You can only fight the way you practice!

你只能在实践中不断摸索你要走的路！

–Musashi Miyamoto

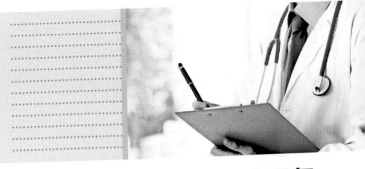

供住院医师、全科医师使用

全科医学临床住院医师指导手册

主　　编　Mori J. Morikawa
副 主 编　李　洰　宋震亚　韩建军
编　　者　（按姓氏笔画排序）
　　　　　Mori J. Morikawa　　王贵峰　王选锭　王静华
　　　　　毛玲娜　尹俊华　朱　莹　牟利军　李　洰
　　　　　李天瑯　杨付叶　吴玲燕　余馨妍　应　鑫
　　　　　汪慧英　宋震亚　张片红　张晓红　金晨宇
　　　　　周　权　单鹏飞　项美香　赵　奕　俞莹莹
　　　　　韩建军　童钰铃　楼　敏　蔡浩雷　颜杨杨
　　　　　戴平丰
秘　　书　毛玲娜
编者单位
　　　　　美国凯斯西储大学/大学医院克利夫兰医学中心
　　　　　　　家庭医学科
　　　　　浙江大学医学院附属第二医院全科医学科
　　　　　中国全科医学杂志社

人民卫生出版社

图书在版编目（CIP）数据

全科医学临床住院医师指导手册 /（美）莫里·J. 莫里卡瓦（Mori J. Morikawa）主编 . —北京：人民卫生出版社，2017

ISBN 978-7-117-24209-7

Ⅰ.①全… Ⅱ.①莫… Ⅲ.①家庭医学 - 手册 Ⅳ.①R499-62

中国版本图书馆 CIP 数据核字（2017）第 039345 号

| 人卫智网 | www.ipmph.com | 医学教育、学术、考试、健康，购书智慧智能综合服务平台 |
| 人卫官网 | www.pmph.com | 人卫官方资讯发布平台 |

版权所有，侵权必究！

全科医学临床住院医师指导手册

主　　编：Mori J. Morikawa
出版发行：人民卫生出版社（中继线 010-59780011）
地　　址：北京市朝阳区潘家园南里 19 号
邮　　编：100021
E - mail：pmph @ pmph.com
购书热线：010-59787592　010-59787584　010-65264830
印　　刷：三河市潮河印业有限公司
经　　销：新华书店
开　　本：787×1092　1/32　印张：26.5
字　　数：706 千字
版　　次：2017 年 3 月第 1 版　2019 年 1 月第 1 版第 2 次印刷
标准书号：ISBN 978-7-117-24209-7/R · 24210
定　　价：76.00 元

打击盗版举报电话：010-59787491　E-mail：WQ @ pmph.com
（凡属印装质量问题请与本社市场营销中心联系退换）

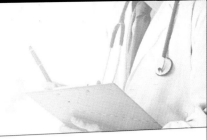

院士寄语

　　"人文心，科学脑，世界观，勤劳手"，这是我对医学生的赠言，也是当前全科医学人才培养的目标。《全科医学临床住院医师指导手册》整合临床知识、临床研究、临床问题，以六大核心能力的全科理念充分演绎上述"十二字"的精髓。希望全科医师、各科住院医师能够很好地利用该书，融会贯通，造福患者。

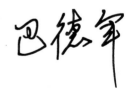

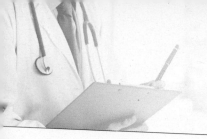

院士寄语

　　医疗卫生是关乎民生的头等大事,培养一支经过正规医学教育和临床培训的全科队伍是当务之急。目前阶段,要依靠三甲医院协同基层医疗机构来承担全科住院医师规培任务。浙江大学医学院附属第二医院全科医学科与国际同行合作,高标准、高起点编写这本《全科医学临床住院医师指导手册》,可谓顺应时势、助力建设全科医师的培养模式。我相信本书将成为全科医师们的良师益友,也希望浙江大学医学院附属第二医院为我国全科医学事业做出更大贡献。

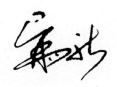

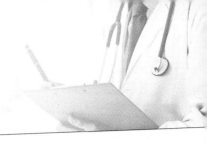

序

　　2011年7月1日，在我国全科医学发展的里程碑文件《国务院关于建立全科医生制度的指导意见》中，提出了到2020年通过多种途径培训30万名全科医生，实现每万名居民拥有2~3名全科医生的总体目标。2015及2016年又相继出台了《关于推进分级诊疗制度建设的指导意见》和《关于推进家庭医生签约服务的指导意见》》两个文件，其核心思想是以强基层为重点的完善分级诊疗服务体系，到2020年要达到"首诊基层，双向转诊，急慢分治，上下联动"的目标。

　　要达到以上目标，加强基层全科医生的岗位胜任力是重中之重。全科医生的诊疗能力提高后，就能分清疾病的轻重缓急，常见病、多发病就能在基层的医疗机构里得到解决，一些不能治愈但能控制的慢性病能得到很好的管理，从而提高患者的生活质量，延长患者的寿命；一些疑难疾病能及时转诊到上一级医疗机构，由专科医生处理。与此同时，二、三级医院将一些稳定的、需康复的患者又转回到全科进行治疗随访。如此分级诊疗就实现了，看病难、看病贵的问题从根本上得以解决，医改的目标大部分也就实现了。

　　现有的问题是如何提高基层全科医生的基本医疗技能和基本公共卫生服务能力。除了日常的临床工作训练，阅读教科书及中外文献资料外，一本科学性强、方便携带的临床手册也是必不可少的。所幸在2017年仲春，浙江大学医学院附属第二医院宋震亚主任容许我先看了由美国凯斯西储大学家庭医学科与宋主任所在医院全科医学科合作编著的《全科医学临床住院医师指导手册》。由于各位编者既是具有丰富临床经验的全科医生，又是多年从事全科医学教育的教师，编著的手册自然是融基础与临床，理论与实践有机结合。此外，由于国家体制、医学教育、人文素养的巨大差别,使得照搬、照抄国外经验必然无法适应我国的需要,探索并创新适合我国国情的全科医学人才培养模式已成为国家、社会发展的必然选择,也势必成为医学教育改革的核心。本指导手册虽由中外全科医生合作编写,但无论是诊断还是治疗,能从中国国情考虑,并增加了社会心理支持及问题患者等内容。因此,我相信本书一定有助于各级全科医生及从事全科教学师资的临床能力提升。

祝墡珠

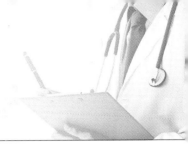

前　言

　　住院医师的工作是异常忙碌的，一旦他们步入医院，收到的紧急呼叫声就会不绝于耳。尽管每天他们要处理天文数字级别的各种医嘱和任务，但仍需要保证能够学到有助于医学实践的知识。住院医师的工作需要不停地解决杂乱无章的临床问题和对问题进行优先排序，无论工作如何繁忙，有一点是确定无疑的：就是在住院医师生涯最后阶段，必须具备为病人提供高质量医学服务的能力和信心。

　　本书编写之初，是为培养美国凯斯西储大学 / 大学医院克利夫兰医学中心的家庭医学住院医师而用，旨在帮助他们解决前文提到的一些临床常见的困境。在近几年美国凯斯西储大学家庭医学系与浙江大学医学院附属二院全科医学科互访交流学习中发现，这种内容和形式的手册完全不同于中国国内常见的临床参考书，对国内全科医师、大内科和大外科住院医师的阅读技巧、临床思维培养和技能提升是极好的参考与补充。

　　本书由基础和实践两部分组成。基础部分主要是一些住院医师必须掌握的医学知识。没有这些功底，他们将无法参与医学讨论。基础部分的知识有助于他们掌握通科医学常识和语言。因此，这些基础知识必须反复被教授和背诵才能举一反三。

　　实践部分涉及的是住院医师们在提供住院医疗服务时常见的问题。这部分内容的目的并不是取代现有的教科书或者各种流行的住院医师培训手册，而是帮助住院医师们更好地理解和消化上述书籍及最新的医学文献。它着重于经常出现在病床边的一些热点问题的争议和讨论，以便切实提高循证医疗服务的品质。请务必谨记：没有一个病人的问题会和教科书上所描述的一模一样。作为治疗医师的你,必须应用你所掌握的基础知识去处理你在日常临床实践中遇到的各种问题及之间的无限关联。

我们相信:实践出真知。实践会引导你在任何环境下依旧坚持达到高品质的临床服务标准,这才是我们医学专业的精髓。通过实践,你才能成为一个真正的治疗者,而这不是任何指南或书籍所能达到的。

请享用此书!

Mori J Morikawa

李浬(Li Li)　宋震亚　韩建军

本书使用指南

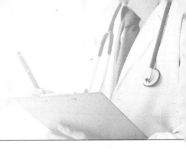

　　本手册参考美国凯斯西储大学家庭医学系住院部培训材料的最新版本。相比之前的版本,删减了大部分距今 10 年以上的参考文献,仅保留了一些必要的,还增减了部分章节。希望阅读本书的低年级住院医师能关注于基础篇,而高年资住院医师应该要掌握实践篇。

　　章节的标题在各自章节的开头以黑体标出。在浏览每个章节的时候,你可以沿着这些黑体字快速进行。

　　本手册目的在于帮助我们的住院医师在繁忙工作之余,能更好地加强床旁学习效果,并且有助于进一步加深对教科书和文献原文的理解,并不意味代替后两者。为了更好地掌握手册中的标题,允许医师们进行复制、粘贴或者任意涂写。

　　以下是文献标志的含义:
　　● 被标上 ☺☺☺ 的文献对于第一年的住院医师而言是最重要的。
　　● 被标上 ☺☺ 的文献适用于第二年的住院医师。
　　● 被标上 ☺ 的文献适用于第三年的住院医师。

　　对于第一年的住院医师:
　　● 在教学查房的时候带上基础篇,以便于床旁讨论。
　　● 填满所有基础篇中的空白。
　　● 阅读被标上 ☺☺☺ 的文献。

　　对于第二年的住院医师:
　　● 在查房的时候带上基础篇和实践篇,以便于讨论和参考。

- 阅读被标上 ☺☺ 的文献。
- 填写实践篇中的所有空白。

对于第三年的住院医师：
- 确保所有基础篇和实践篇内的空白都被填满，且掌握这些问题。
- 阅读被标上 ☺ 的文献。

对于主治医师：
- 考虑在每个章节内增加更多的标题。

对于带组的主任们：
- 请为本手册添加新的章节。

希望大家能享受此书!!! 不断学习进步!!!

由于版权问题，很多参考文献原文中的图和表未能在本书中呈现。若对本书内容、尤其是书中涉及的文献或图表理解有疑问、异议或寻求对原文的中文理解，欢迎发信息至邮箱 hbtranslation@sina.com 交流。

主编简介

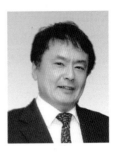

Mori J. Morikawa,MD,MPH, FAAFP

教授、医学博士，毕业于日本东京医科大学，曾就职于日本医科大学医院创伤与危重病科。后赴美国取得美国约翰霍普金斯大学的公共卫生学硕士（MPH）后，在美国凯斯西储大学/大学医院克利夫兰医学中心完成了家庭医学住院医师培训并留美行医至今。目前是美国凯斯西储大学家庭医学与社区健康系 Ann S.& Anthony J.Asher 教授，该系住院部主任和该系全球健康追踪部门负责人。Morikawa 教授热心于推动全球医学生和住院医师的床旁临床教育以及全球健康实践活动。

Morikawa 教授曾获得 2012 年美国家庭医师协会颁发的模范带教奖、2011 年美国俄亥俄州年度家庭医学指导老师奖以及多年的美国凯斯西储大学最佳教师奖。为世界各地培养了大批优秀的家庭医师，发表了大量有关初级卫生保健、住院医师临床培训以及创伤医学方面的文章。

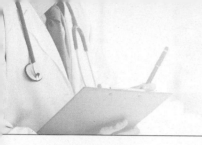

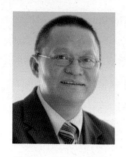

李浬（Li Li），MD，PhD

教授，博士，毕业于中国武汉同济医科大学，1990年赴美，在美国南加州大学攻读预防医学专业，取得博士学位。后在美国国家癌症研究所（National Cancer Institute）完成博士后训练，并于1997~2000年在美国肯塔基大学完成家庭医学临床住院医师培训，取得美国行医资格。现任美国凯斯西储大学/大学医院克利夫兰医学中心家庭医学系临床教授、凯斯西储大学终身教授、凯斯西储大学史怀特兰环境健康医学中心主任、史怀特兰基金会特聘教授、凯斯西储大学综合癌症研究中心副所长及该校临床转化科学博士（PhD）培训项目主任。李浬教授热心推动中美全科医学/家庭医学交流，现在是该校中美医学合作项目负责人。该交流项目为中国培养了大量的医学生及临床全科医师。

李浬教授亦是国际知名的肿瘤分子流行病专家，他承担着多项美国国立癌症研究所及美国国立卫生研究院的课题，近期主要研究结肠癌的筛查、分子及遗传学发病机制以及预防等。

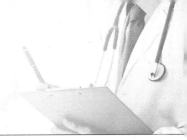

副主编简介

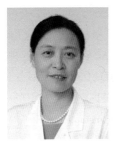

宋震亚

主任医师，医学博士，澳大利亚Flinders大学医院管理硕士，硕士生导师。毕业于浙江大学医学院，现任浙江大学医学院附属第二医院院长助理、国际医学中心执行院长、全科医学科及国际保健中心主任、中华医学会健康管理学分会常委兼慢病学组副组长、中国抗癌协会肿瘤内镜专委会委员、中国医师协会内镜专委会委员、浙江省医学会健康管理学分会候任主委等其他学术任职，为多本杂志编委、通讯编委；先后主持省部级和全国多中心研究等十余项，发表SCI及I级期刊论著近30篇；曾获全国健康管理学科与机构建设个人贡献奖及省教育工会事业"家庭兼顾型"先进个人等称号。

从事医院临床工作近30年，近年来投身于全科医学及慢病健康管理理论与实践工作，先后主办三届"中美全科论坛"及八届"西湖论健"等学术会议和国家级继续教育项目，重视大型医院全科师资培养，为国家级全科住院医师规范化培训基地主任，与美国凯斯西储大学建立长期战略合作关系，努力培养国际化的全科师资和全科医师。

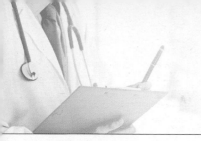

副主编简介

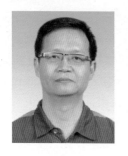

韩建军

教授、编审。毕业于澳大利亚 LA TROBE UNIVERSITY 卫生事业管理学，现任中国全科医学杂志社社长，从事全科医学研究 20 余年。现任海峡两岸医药卫生交流协会副会长、海峡两岸医药卫生交流协会全科医学专委会副主委兼总干事、中国社区卫生协会常务理事、中国农村卫生协会常务理事、中国医师协会全科医师分会常务理事兼副总干事等。2011 年被国家新闻出版广电总局评为"全国新闻出版领军人物"。

目 录

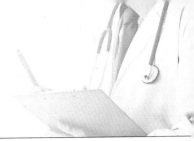

基 础 篇

实　践　篇

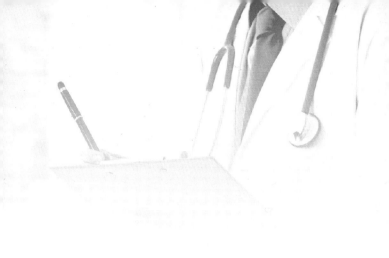

基　础　篇

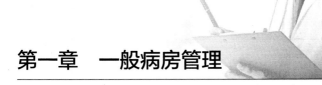

第一章　一般病房管理

原　　则

原则 1：守时！！！

原则 2：了解病人（查看既往病程记录和检查检验记录）

原则 3：不论周末或节假日[1]，必须知晓病区所有的病人

原则 4：每天早上 7 点必须到岗，无一例外[2]

原则 5：每天至少查房 3 次

原则 6：为每一个病人提供"社会心理支持"

社会心理支持

- 拒绝复苏
- 生存意愿和法定代理人的权力
- 转诊资料
- 社会服务工作
- 物理治疗 / 作业治疗师会诊
- 居家照护的安排
- 家庭成员每日沟通
- 始终要考虑姑息治疗会诊[3]

病房的教学安排

上午教学查房（早上 8 点 ~10 点）

- 应小于 2 小时
- 始终要考虑：该病人是否仍需要遥控床？鼻胃管？导尿管？
- 能否提前进食？

3

- 出院计划？此次住院的目的？

中午

每位住院医师都应该向上级医生汇报当日的病情变化和存在的问题（周末除外）

- 假如你还没有一早拿到住院病人的实验室检查结果、会诊意见或影像学检查结果,务必再去联系实验室并取回结果,或再次联系会诊医生和影像科医生,这是你的责任!

转科

- 当你接收从内科重症监护室（medical intensive care unit,MICU）、心内重症监护室（coronary care unit,CCU）、外科重症监护室（surgical intensive care unit,SICU）或急诊室（emergency department,ED）转运过来的病人时,在你花时间去查阅既往病历和报告之前,请首先要仔细检查病人并确保其病情稳定

下午教学查房（下午1点半~4点）

- 制订夜间和第二天的医疗计划
- 开立实验室检查、放射或其他影像学检查医嘱
- 术前医嘱
- 为夜间值班团队写明"待完成事项"清单

夜间查房

- 检查生命体征、尿液和引流量
- 氧气需求,止痛药物需求
- 睡眠计划
- 简要记录所观察到的病人急性变化和(或)任何给予的干预措施

问 题 病 人

- 问题病人是审查你管理能力和技巧的绝好机会
- 你需要思考为什么你在处理这个病人的时候感觉到困难和不舒服
- 如果你感觉到困难,你需要停下来多去观察这个病人

处理期望值和医方不一样的病人常常是困难的(SSM 2006[4])"克莱曼问题(Kleinman's question)"有助于探索这类病人的期望和信仰(Ann Intern Med 1978[5])

- 导致你问题出现的原因是什么?
- 问题是怎么开始的?
- 你的疾病对你造成了什么后果? 它是怎么影响你的?
- 你的疾病严重程度如何? 它会持续较短或较长一段时间吗?
- 你认为你应该接受什么样的治疗?
- 这次治疗,什么样的结果对你来说是最重要的?
- 疾病对你造成的主要问题是什么?
- 关于你的疾病,你最害怕什么?

拒绝治疗的病人

治疗拒绝治疗的病人的时机和方法(BMJ 2014[6])

- 在能力评估前,①确定病人的脑功能情况或精神状态有否受损;②决策制订过程中的 4 个要素,缺乏其中一个即可评定此病人能力不足
- 决策制订过程评估病人是否能:①理解;②记住;③使用或权衡与决策相关的信息;④做出选择

参 考 文 献

1. Peberdy, M., et al. (2008). "Survival from in-hospital cardiac arrest during nights and weekends." JAMA, 299：785-792.

2. Kostis, W., et al. (2007). "Weekend versus weekday admission and mortality from myocardial infarction." N Engl J Med, 356；1099-1109.

3. ☺ J Strand, J., et al. (2013). "Top 10 things palliative care clinicians wished everyone know about palliative care." Mayo Clin Proc, 88(8)：859-865.

4. Hansson, M., et al. (2006). "Sickness absence and sickness attendance-What people with neck or back pain think." Soc Sci & Med,

62:2183-2195.

5. ☺ ☺ ☺ Kleinman, A., et al. (1978). "Culture, illness, and care. Clinical lessons from anthropologic and cross-cultural research." Ann Intern Med, 88:251-258.

6. Humphreys, R., et al. Ibid, "When and how to treat patients who refuse treatment." g2043.

第二章　基础知识

第一节　发热及感染性疾病

发热人体图

不明原因发热的检查

导管脓毒症

外科手术植入物感染的处理

脓毒性关节炎

耐甲氧西林金黄色葡萄球菌

糖尿病足 / 骨髓炎 / 蜂窝织炎

心内膜炎

中性粒细胞减少伴发热

脊柱感染

实体器官移植病人的感染

留置导尿病人尿路感染

腹腔内感染

结核病

- 发热是炎症的标志,不等于感染
- 发热的严重程度不能反映感染的严重程度
- 严重感染可引起脓毒症,脓毒症是导致住院病人死亡的主要原因之一
- 体温的升高也表示细菌生长受到了抑制

发热的定义

直肠温度 = 口腔温度 +0.5℃

口腔温度 = 腋下温度 +0.5℃

发热 = 口腔温度 >37.7℃

"发热人体图"(The ICU book 2nd edition 1998)(图见文献原文)

填写人体常见发热部位:

1.

2.

3.

4.

5.

6.

7.

8.

9.

10.

术后发热的五个"W"

1)Wind 术后 1~2 天:肺炎、肺栓塞、吸入性肺炎

2)Water 术后 3~5 天:尿路感染

3)Walking 术后 4~6 天:静脉血栓

4)Wounds 术后 5~7 天:手术部位感染

5)Wonder drugs 术后 7 天及以上:药物热、多发性感染

早期术后发热原因(24 小时以内)(请填写):

1)

2)

3)

4)

5)

6)

7)

常见术后非感染性发热原因（请填写）：

1）

2）

3）

4）

5）

6）

7）

不明原因发热（FUO）

● FUO 的定义是指多次测量体温均 >38.3℃并持续三周以上

● 住院病人中不明原因发热的患病率为 2.9%

● 病因包括：感染（28%），其他炎性疾病（21%），恶性肿瘤（17%），深静脉血栓（3%）以及老年人颞动脉炎（16%~17%）

● 大部分不明原因发热病人能自愈（51%~100%）

● 腹部 CT 是为了排除腹腔内脓肿和淋巴细胞增殖症（Arch Intern Med 2003[1]）

● 三个最常见的原因为感染、肿瘤和结缔组织病（BMJ 2010[2]）

● 发热待查的处理流程，见文献原文图 2（Arch Intern Med 2003[1]）

● 腹部 CT 需选择增强

● 如果考虑心内膜炎建议行经胸心脏彩超

● 排除静脉血栓形成可考虑行多普勒检查

● 除非病人的血沉或 C 反应蛋白升高，否则 FDG-PET 扫描没有诊断作用

最基本检查：

血常规、电解质、尿素氮 / 肌酐、血沉 /C 反应蛋白（CRP）、肌酸磷酸激酶、肝功能、尿常规（如有脓尿需培养）、血培养 × 3、抗核抗体、ANCA、类风湿因子、HIV 抗体、PPD 皮试或者干扰素 γ 释放试验、胸片、腹部 B 超或 CT 检查。

根据降钙素原决定抗生素的使用（Arch Intern Med 2011[3]）

- 在住院病人和急诊病人中度敏感
- 普通住院病人及急诊病人根据降钙素原（procalcitonin，PCT）评估抗生素使用时机（见文献原文表）
- 在 ICU 病人为高度感染
- ICU 病人根据降钙素原评估抗生素使用时机（见文献原文表）
- 一般情况下，如果 PCT<0.25mg/L，则考虑停用抗菌药物

导 管 感 染

导管脓毒症（血管内和导管相关的血流感染）：

- 如若经静脉留置导管采集血标本培养所得的阳性结果比同时采集的外周静脉血培养的阳性结果提前至少两个小时，则高度提示静脉导管相关血流感染（Ann Intern Med 2005[4]）
- 以下 5 种措施有助减少导管相关感染：①洗手；②操作时实施全程预防；③使用氯己定消毒皮肤；④留置导管避开腹股沟部位；⑤及时拔除没有必要的导管（NEJM 2006[5]）

导管相关血流感染诊断和治疗的临床实践指南（Clin Infect Dis 2009[6]）

- 2009 年美国社会感染性疾病的最新数据
- （文献原文图 1）为诊断方法
- MRSA 发病率升高，经验性治疗建议使用万古霉素
- 利奈唑胺不应该在经验性治疗中使用
- （文献原文图 2）为短期 CVC 或动脉导管相关血流感染中的治疗
- （文献原文图 3）为长期 CVC 或输液港相关的血流感染中的治疗
- （文献原文图 4）为血透病人的导管相关血流感染
- 正在血透病人的抗生素用量（见文献原文表 8）
- 抗生素封管液的最终浓度（见文献原文表 9）
- 抗生素维持治疗的第一天是指的拿到血培养阴性结

果的当天

外科植入手术感染

人工关节相关的感染（NEJM 2009[7]）

● 全膝关节置换术和全髋关节置换术的人工关节相关感染发生率分别为 0.8%~1.9% 和 0.3%~1.7%

● 人工髋关节和膝关节感染中超过 50% 由葡萄球菌引起

● 对于有类风湿性关节炎基础疾病病人，金黄色葡萄球菌感染尤为常见

● 发生人工关节感染后最常见的症状是关节疼痛

● CRP 检测是发现人工关节感染最有效的方法

● 当 CRP 取分界点 $\geq 13.5mg/l$ 时，其诊断人工膝关节感染的灵敏度为 73%~91%，特异度为 81%~86%

● 出现感染症状小于 3 周，或术后 3 个月内出现感染，或源于血源性感染的，或术后修复良好、功能正常、没有窦道的，并有明确微生物诊断的病人，可实施清创并保留假体

● 若预期术后关节功能恢复无法达到满意程度，或多次治疗性手术后感染仍无法控制，可以考虑取出假体争取再次髋关节假体植入术，或做膝关节融合术

● 清创术后保留假体的病人中，人工髋关节感染的治疗疗程通常需要 3 个月，人工膝关节需要 6 个月

● 在发生人工关节感染后取出假体的病人，通常需要 4~6 个星期的全身性抗菌药物治疗

人工关节感染的诊断及处理（BMJ 2009[8]）

● 人工关节感染并不常见，每关节每年的感染发生率在 0.6%~2% 之间

● 诊断及干预（见文献原文图 1）

● 稳定的病人可考虑行血样检查、X 线片检查

● 关节抽吸术进行细胞计数检测

● 如果保留假体，需要至少 6 周的静脉使用抗菌药物治疗

● 如果进行关节修复，可缩短静脉使用抗菌药物时间至

2~4 周

● 如果选择口服抗菌治疗,保留假体,病人通常需要至少 3~6 个月的抗菌药物;进行关节修复者一般需要 6 周的抗菌药物

脓毒性关节炎

这个病人有脓毒性关节炎吗? (JAMA 2007[9])

● 临床症状通常不能帮助确定诊断

● 近 50% 的脓毒性关节炎病人没有发热

● 关节滑液白细胞计数和多形核细胞百分比可提示更高的似然比(LR)。(关节滑液白细胞 >50 000,LR7.7,成熟多形核细胞 >90%,LR3.4)

● 年龄 >80 岁、糖尿病、类风湿性关节炎曾行关节手术者,都会增加阳性似然比(见文献原文表 2)

成人细菌性脓毒性关节炎(Lancet 2010[10])

● 最常见的病原微生物为金黄色葡萄球菌,其次是包括链球菌在内的其他革兰阳性细菌

● 在使用抗菌药物治疗之前,应先留取血标本进行培养

● (文献原文表 1)为临床确诊和拟诊之间的临床变化

● 当白细胞计数、红细胞沉降率、C 反应蛋白不可靠时,PCT 可以有效区分炎症反应和感染

● (文献原文表 2)为抗菌药物使用指导

● (文献原文图 3)为抗菌谱

● 抗菌药物的疗程通常至少为 6 周,前 2 周内静脉,之后改口服

脓毒性关节炎的处理要点(AFP 2011[11])

● 全身症状用于诊断脓毒性关节炎敏感性很差

● 在关节滑液中,白细胞计数 >50 000/mm^3 并且多形核细胞 >90%,可认为与感染性关节炎直接相关

● 脓毒性关节炎病人 80% 以上的感染由非淋球菌性病原体所致

● 在美国,金黄色葡萄球菌感染最为常见

- （文献原文表 5）为经验性治疗方案:革兰阳性球菌:万古霉素,革兰阴性球菌:头孢曲松,以及革兰阴性杆菌:头孢他啶

- 疗程通常为 3~4 周

脑膜炎（NEJM 2006[12]）

细菌性脑膜炎评分（JAMA 2007[13]）

- 通过评分以排除细菌性脑膜炎低风险病人

- 适合出生 29 天 ~19 岁的孩子

- 无下述情况者患细菌性脑膜炎风险极低:脑脊液革兰染色检测阳性,脑脊液中性粒细胞绝对值计数 >1000 个 /μl,脑脊液蛋白质 >80mg/dL 的,外周血中性粒细胞绝对值计数 > 10 000 个 /μl,发病前后有癫痫病史

这个成年病人有急性脑膜炎吗?（JAMA 1999[14]）

- 系统综述

- 缺少经典三联征即发热、精神状态异常和颈强直,即可排除脑膜炎

- 对于伴有发热和头痛的病人,晃动会加重头痛是一种有效的细菌性脑膜炎辅助诊断依据

病毒性脑膜炎（BMJ 2008[15]）

- 肠道病毒是引起儿童和成人病毒性脑膜炎最常见的病因

- 颈强直这一症状在成人病人中不一定会出现

- 单纯疱疹病毒性脑膜炎是原发性生殖器疱疹的一种并发症,尤其见于 HSV-2 感染

- 非原发性生殖器疱疹感染极少会伴有无菌性脑膜炎

- 20%~50% 的 HSV-2 脑膜炎病人（伴或不伴生殖器症状）可临床复发

- HSV-2 已被认为与良性复发性淋巴细胞性脑膜炎（包括 Mollaret 脑膜炎）相关,该种脑膜炎是一种临床综合征,表现为无菌性脑膜炎,至少发作 3 次后可自愈

脑炎的处理（Clin Infec Dis 2008[16]）

● 主要致病原为病毒

● 磁共振（MRI）是用来评估脑炎的敏感度最高的神经影像学检查

● 所有疑似脑炎病人在诊断结果出来之前，应当先服用阿昔洛韦

● 先前感染的微生物或免疫治疗引起的抗原刺激，或初次感染、疫苗接种后的部分抗原，可引起免疫反应，被认为介导引起感染后或免疫接种后脑炎或脑脊髓膜炎

● 脑病定义为脑实质在并无直接的炎症损伤时脑功能发生紊乱

● 在美国，已知的脑炎最常见的病原为 HSV、西尼罗河病毒和肠道病毒，其次是其他疱疹病毒

● 在很多脑炎病例中，病因仍然未知

● 所有脑炎病人都需要做血培养

院内获得性细菌性脑膜炎（NEJM 2010[17]）

● 在开颅术后发生脑膜炎的病人中，大约 1/3 发生在术后第一周，1/3 发生在第二周，1/3 发生在第二周之后

急性社区获得性细菌性脑膜炎诊断的困境（Lancet 2012[18]）

● 急性社区获得性细菌性脑膜炎是一种急症

● 临床表现（脑膜刺激征）对诊断的敏感性较低（见文献原文表 1）

● 在 90% 的急性社区获得性细菌性脑膜炎病人中脑脊液蛋白含量升高

● 预先使用抗生素的病人，其血培养阳性率下降 20%

● 各种评分（见文献原文表 3）

● 诊断性标记物（见文献原文表 4）

● 抗菌药物使用 8 小时内，脑脊液中敏感菌就会被快速杀灭

● 在开始使用抗菌药物后 4 小时内行腰穿，有 73% 的病人脑脊液培养呈阳性，相比之下，超过 4 小时后再行腰穿的病

人,阳性率仅 11%

细菌性脑膜炎的治疗进展(Lancet 2012[19])

● 在医疗资源匮乏地区的疾病负担是最大的,仅靠地塞米松是没有效果的

● 在发达国家,细菌性脑膜炎的疑似病人应当将地塞米松在首剂抗菌药物前或同时给药

● 儿童病人地塞米松的用法用量为 0.6mg/kg 静注,每日 1 次,持续 4 天;成人病人为 10mg 静注,每 6 小时 1 次,持续 4 天

● 地塞米松的停药指征:发现病人未患细菌性脑膜炎,或引起脑膜炎的病原体不是流感嗜血杆菌和肺炎链球菌

MRSA

金黄色葡萄球菌血症的临床处理(JAMA 2014[20])

● 所有患金黄色葡萄球菌血症的成年病人都应当做心脏超声检查

● 只有符合以下所有情况的低风险病人才可以不做经胸心脏彩超检查:①院内获得性菌血症;②首次血培养阳性后 4 天内再次血培养无细菌生长;③没有永久性心内植入装置;④没做血透;⑤没有心内膜炎的临床体征或继发性感染病灶

● 非复杂性金黄色葡萄球菌血症病人,自首次血培养阴性开始至少使用 14 天抗菌药物

万古霉素最低抑菌浓度与金黄色葡萄球菌血流感染病人死亡率之间的关系(JAMA 2014[21])

● 总体死亡率为 26.1%

● 对比不同最低抑菌浓度(MIC)的金黄色葡萄球菌感染病人,其死亡风险无统计学差异

社区获得性 MRSA(CA-MRSA)

不同于院内获得性耐甲氧西林金黄色葡萄球菌,CA-MRSA 更易引起皮肤和软组织感染以及坏死性肺炎。(Mayo Clin Proc[22]2005)

● 社区相关性 MRSA:Ⅳ类,皮肤和软组织感染(疖、皮

肤囊肿)、感染后坏死性肺炎

● 医院相关性 MRSA：Ⅱ、ⅰ、Ⅲ 类，医院获得性肺炎、血管内导管或血流感染

CA-MRSA 和 CA-MSSA 病人出院后的结局（CID 2007[23]）

● 前瞻性随访两组由 CA-MRSA 或 CA-MSSA 引起的皮肤感染病人

● 两组临床结局相似

● CA-MSSA 病人比 CA-MRSA 病人更易在初次住院后 30 天内再次入院

● 抗菌治疗 30 天时效果不理想的一个比较重要的原因是，初次入院时病人未作切开引流处理

● 对 TMP-SMX 的治疗反应率为 70%

MRSA 引起的皮肤和软组织感染（NEJM 2007[24]）

● CA-MRSA 通常对克林霉素敏感

● CA-MRSA 的外毒素会引起皮肤坏死、重度坏死性肺炎和脓肿形成

● 在美国，CA-MRSA 是急诊科中皮肤和软组织感染病人培养得到的最常见病原体

● 大多数的 CA-MRSA 病人表现为皮肤和软组织感染

● 仅靠切开引流可能已足够，尤其是对于直径 <5cm 的脓肿

目前 CA-MRSA 的治疗方案（CID 2008[25]）

● 口服抗菌药物中只对利奈唑胺进行了随机对照临床研究

● 目前在美国，TMP-SMX 和克林霉素是用来治疗门诊 CA-MRSA 病人最常用的抗菌药物，而世界其他地区通常以夫西地酸和利福平联合治疗

● 克林霉素耐药率随地区不同差异很大，例如：旧金山 <12%，而波士顿达 49%~76%

● 利福平不能单独使用，因其耐药性可迅速出现，甚至可发生在治疗过程中

CA-MRSA（Lancet 2010[26]）

● CA-MRSA 菌株相比传统的医院获得性 MRSA 菌株更具毒性和传播能力

● 20 世纪 90 年代初报道了第一批发生在澳大利亚西部金伯利的 CA-MRSA 感染的病人

● 蜂窝织炎和脓肿是 CA-MRSA 感染后最常见的症状，而 HA-MRSA 感染往往表现为菌血症

● 治疗 CA-MRSA 的抗生素的剂量及耐药性（见文献原文表 2），其中克林霉素有 3%~24% 耐药性，而复方新诺明只有 0~10%。

金黄色葡萄球菌血症，危险因素，并发症和处理（Crit Care Clin 2013[27]）

● 并发症的预测指标之一是血培养持续呈阳性达 48~96 小时

● 血培养从采血到出现阳性结果的时间（阳性报告时间）与并发症出现速度相关

● 1/3 的金黄色葡萄球菌血症病人至少有 1 处感染迁徙灶

● 脊柱、膝关节是感染迁徙最常见的部位

● 建议每个金黄色葡萄球菌血症病人做二维心脏彩超检查，尤其是金黄色葡萄球菌血症病人，因其心内膜炎的发生率高达 30%

克林霉素和 TMP-SMZ 对非复杂性皮肤感染的疗效比较（NEJM 2015[28]）

● 胰岛素依赖性糖尿病 07-0051 研究

● 临床随机对照试验：每日服用 3 次，每次 300mg 克林霉素和每日服用 2 次每次 1g 复方新诺明，治疗 10 天进行比较

● 金黄色葡萄球菌感染比例占为 41.4%，其中有 77% 为 MRSA

● 在治愈率上，两者没有差异

复方新诺明和万古霉素对 MRSA 引起的严重感染的疗效对比（BMJ 2015[29]）

- 高剂量的复方新诺明效果不如万古霉素

糖尿病足感染 / 骨髓炎 / 蜂窝织炎

探针测试（JAMA 1995[30]）

糖尿病足感染发生的预测（Diabetes Care 2006[31]）

- 西雅图糖尿病足研究
- 平均年龄为 62 岁
- 平均随访时间 3~4 年
- 2 型糖尿病
- 有意义的预测因子：糖化血红蛋白 A1c，视力受损，既往足溃疡，既往已截肢，对尼龙线触觉减退，足癣以及甲癣

这个糖尿病人的下肢有骨髓炎吗？（JAMA 2008[32]）

- 诊断的金标准是做骨组织活检
- 某处溃疡 >2cm^2（PLR 7.2）和探针测试（PLR 6.4）阳性是最有用的临床诊断依据
- 血沉 >70mm/h 增加了骨髓炎诊断的可能性（LR11）

危及四肢的感染[33]

- 糖尿病病人的神经病性足溃疡的诊治（见文献原文图 4）
- 威胁肢体的感染：全层溃疡或大于 2cm 的蜂窝织炎，骨或关节累及

针对骨髓炎引起的糖尿病足溃疡，查体和影像学检查的诊断准确性（CID 2008[34]）

- 骨头外露或骨探针试验有 60% 的敏感性和 91% 的特异性。这两个结果可以大概地预测骨髓炎
- 磁共振是诊断骨髓炎最准确的影像检查

争论的焦点：诊断糖尿病足骨髓炎（CID 2008[35]）

- 有两个问题使得对糖尿病足感染病人的骨髓炎诊断变得复杂：① X 线能明显显示骨质缺失通常要花几周时间；②长期患有糖尿病的病人通常伴有外周神经病变，这种情况

会掩盖感染的临床表现,并易诊断为神经性骨关节病

● 骨髓感染病人的 C 反应蛋白水平通常会提高,而患 Charcot 足的病人不会,所以 C 反应蛋白检测可能利于诊断骨髓炎

糖尿病足感染外敷蜂蜜治疗(J Fam Prac 2005[36])

● 每天涂一层厚厚的蜂蜜

● 2 周内肉芽形成,6~12 个月伤口愈合

骨髓炎的诊断和治疗(AFP 2011[37])

● 依病人年龄不同,主要的病原菌也不同

● 磁共振在发病 3~5 天内就可以提供更多诊断信息,而普通的 X 线平片在初次感染 2 周后才能显示异常

● 慢性骨髓炎通常需要静脉使用 2~6 周的抗菌药物,之后还需要 4~8 周的口服抗菌药物治疗

蜂窝织炎(NEJM 2004[38])

蜂窝织炎和丹毒之间的区别是什么?(Adv Stud Med 2006[39])

下肢蜂窝织炎的发病率(Mayo Clin Proc 2007[40])

● 奥姆斯特德研究

● 蜂窝织炎的发病率随病人年龄增加显著升高

● 男性和女性的发病率没有差异

● 22% 的下肢蜂窝织炎病人需住院治疗

● 22% 的病人在两年内复发

● 下肢蜂窝织炎发病率在春末和夏季增加

侵入皮下组织:深部组织化脓性链球菌感染的免疫发病机制(CID 2010[41])

● 化脓性链球菌会引起链球菌毒素休克综合征和坏死性筋膜炎

● 化脓性链球菌对 β- 内酰胺类抗菌药物高度敏感,但在严重的侵袭性感染中,建议联合克林霉素治疗,因为克林霉素的药效不受细菌生长周期的影响,而且还能抑制蛋白质合成,包括一些重要的超抗原

● 链球菌所致的组织感染通常与微血管血栓形成致组织

低灌注有关。我们仍需思考,感染部位抗菌药物浓度是否足够

● 在严重感染时,静脉免疫球蛋白(IVIG)或可作为一种辅助治疗手段

蜂窝织炎:定义,病因以及临床表现(Am J Med 2011[42])

● 蜂窝织炎累及真皮层和皮下组织

● 丹毒只涉及表皮层

● 急诊科中化脓性软组织感染 76% 的病因归结于金黄色葡萄球菌,其中 59% 为 MRSA

● 坏死性软组织感染的三联征是剧痛、肿胀和发热

●(文献原文图 1)是临床评分,低风险得分的阴性预测率达 96%,中高风险得分的阳性预测达 92%

● 坏死性筋膜炎的实验风险预估(LRINEC)分数:C 反应蛋白≥150mg/L,计 4 分;白细胞计数≥25cells/mm^2,计 2 分;15~25cells/mm^2,计 1 分;血红蛋白 <11g/dL,计 2 分;11~13.5g/dL,计 1 分;血清钠 <135mmol/L,计 2 分;肌酐 >1.6mg/dL,计 2 分;血糖 >180mg/dL,计 1 分

● 化脓性蜂窝织炎的治疗,可以参照 CA-MRSA 的经验性治疗方法,再根据实际培养结果调整。但对 β 溶血性链球菌感染,上述经验性疗法并不适用

● 溶血性链球菌和对甲氧西林敏感的金黄色葡萄球菌的经验性治疗对非化脓性蜂窝织炎有效。而 CA-MRSA 的治疗方案对于 β- 内酰胺类抗菌治疗失败或病情严重者可以参照使用

● 化脓性蜂窝织炎的诊治流程(见文献原文图):门诊化脓性蜂窝织炎患者:使用 CA-MRSA 经验疗法;门诊非化脓性蜂窝织炎患者:使用链球菌和 MSSA 疗法

蜂窝织炎的诊断和治疗(BMJ 2012[43])

● 大部分蜂窝织炎由化脓性链球菌和金黄色葡萄球菌引起

● C 反应蛋白升高比白细胞计数升高能更好地提示细菌感染

● Eron 分类和 Dundee 分级(见文献原文表 3)

青霉素预防腿部蜂窝织炎的复发（NEJM 2013[44]）

● 青霉素或安慰剂 250mg 每日两次，进行随机对照临床研究

● 青霉素能有效预防感染复发

坏死性筋膜炎（J Trauma 2012[45]）

● 表现为难以预测的、可快速发生并蔓延的炎症及坏死改变

● 坏死性筋膜炎分为 3 种类型，1 型，多种微生物：至少一种厌氧 ± 兼厌氧菌（肠杆菌科细菌，非 A 群链球菌），局限部位为躯干、腹部和会阴；2 型，单一微生物：A 群 β 溶血性链球菌和 / 或其他链球菌 ± 葡萄球菌，局限部位为四肢；3 型，海洋弧菌，局限部位为四肢

● 最常见的感染部位是四肢，尤其是上肢

● 发生坏死性筋膜炎病人 50% 以上存在一些基础疾病

● 查体最多见的是与坏死程度不相称的躯体疼痛

● 几乎所有的病人都存在着红斑、压痛、皮温升高和多汗

● 只有 10%~40% 病人身上可观察到可靠的体征，如水疱，皮下捻发音

● 表 2-1-1 LRINEC 计分系统

表 2-1-1 LRINEC 计分系统

LRINEC 评分		
项目	量	计分
C- 反应蛋白（mg/L）	<150	0
	>150	4
白细胞（cells/mm^3）	<15	0
	15~25	1
	>25	2
血红蛋白（g/dL）	>13.5	0
	11~13.5	1
	<11	2

续表

LRINEC 评分		
项目	量	计分
血清钠（mmol/L）	≥135	0
	<135	2
肌酐（mg/dL）	≤1.6	0
	>1.6	2
血糖（mg/dL）	≤180	0
	>180	1
LRINEC 总分	风险分类	坏死性筋膜炎可能性
≤5	低	<50%
6~7	中	50~75
≥8	高	≥75%

● 当病人的 LRINEC 分数≥6 时，其病死率和致残率都会上升

● 若考虑致病菌包括 GAS（group A Streptcocci），永远记得抗生素方案里应有青霉素

● 为覆盖 G 阴性细菌可能需联合使用大剂量青霉素、克林霉素、喹诺酮类、氨基糖甙类等

坏死性软组织感染（Crit Care Clin 2013[46]）

● （文献原文表 5）为坏死性软组织感染的治疗方案

● 治疗混合感染：氨苄西林/舒巴坦或哌拉西林/他唑巴坦钠

● 坏死性软组织感染病人死亡风险预测评分（见原文文献表 6）

根据不同入院情况：心率 >110 次/分钟，体温 <36℃，肌酐 >1.5mg/dL，分别评 1 分；白细胞计数 >40 000/μL，红细胞压积 >50%，年龄 >50 岁，分别评 3 分

评分 0~2 分死亡率为 6%；3~5 分死亡率 24%；≥6 分死

亡率 88%

泰地唑胺（Tedizolid）磷酸酯和利奈唑胺在治疗急性细菌性皮肤与皮肤附属器感染中的对比（JAMA 2013[47]）

- ESTABLISH-1 试验
- 开始治疗后 48~72 小时,泰地唑胺磷酸酯不比利奈唑胺效果差

MRSA 引起的皮肤脓肿的治疗（NEJM 2014[48]）

- 超声对识别脓肿形成很有帮助
- （文献原文图 2）为脓肿引流
- 脓肿一期闭合建议行垂直褥式缝合
- （文献原文表 1）为经验性抗菌治疗方案

每周一次达巴万星（Dalbavancin）与常规处理方法治疗皮肤感染的对比（NEJM 2014[49]）

- DISCOVER 1 和 2 研究
- 达巴万星每周一次静注使用与万古霉素每日两次静注使用对比
- 主要结局为临床应答情况
- 达巴万星不比万古霉素差
- 达巴万星是一种糖肽类抗菌药物

单一剂量的奥利万星（Oritavancin）治疗急性细菌性皮肤感染（NEJM 2014[50]）

- SOLO I 研究
- 单次 1200mg 奥利万星静注使用和万古霉素每日 2 次静注连续 7~10 天比较
- 主要结局为临床应答情况
- 奥利万星不比传统的万古霉素差
- 奥利万星是一种糖肽类抗菌药物

儿童骨髓炎（Pediatr Clin N Am 2005[51]）

- 大约有一半的儿科病例发生在 5 岁以内
- 大多数的病例都继发于微生物血流感染
- 金黄色葡萄球菌是最常见的病原菌
- 只有 35% 的病人在入院时白细胞增多

- 炎性标记物、C反应蛋白、血沉在骨髓炎时都增高,可用于治疗反应随访

儿童急性骨髓炎(NEJM 2014[52])

- 男童患病率是女童的2倍
- 急性骨感染最常见源于血行散播
- 金黄色葡萄球菌是目前已知最常见的病原菌
- 流感嗜血杆菌B型更易影响关节而非骨骼
- 文献原文图2为治疗路径
- 克林霉素极少会导致儿童腹泻,但偶尔会引起皮疹
- 在MRSA治疗中,抗菌药物应该至少要用4~6周
- 文献原文表1为治疗方案

耐万古霉素肠球菌(VRE)

VRE:定植,感染(Mayo Clin Proc 2006[53])

- 血透病人中10%存在VRE定植
- VRE感染通常发生在腹部器官移植受体和血液病病人

心 内 膜 炎

HACEK菌(JAMA 1995[54])

- 一组革兰阴性杆菌:嗜血杆菌属(H)、放线菌属(A)、人心杆菌属(C)、噬蚀艾肯菌属(E)和金氏杆菌属(K);共同特征是易导致心内膜感染,是导致正常人群心内膜炎的常见原因之一

人工瓣膜心内膜炎的临床和转归(JAMA 2007[55])

- 人工瓣膜心内膜炎(PVE)有较高的发病率和病死率
- 前瞻性队列观察研究
- 主要评估指标是住院病人的病死率
- PVE占感染性心内膜炎的20.1%
- 金黄色葡萄球菌是心内膜炎最常见的致病菌
- 在所有的PVE中,医疗保健相关的PVE占36.5%

在入院时对左心心内膜炎的预后进行分层(Am J Med 2007[56])

● 入院时心衰、瓣膜环改变和金黄色葡萄球菌感染是 3 个具有预测价值的指标:无上述指标者风险为 25%,有 1 个预测指标者风险为 38%~49%,有 2 个预测指标者风险为 56%~66%,有 3 个预测指标者风险达 79%

● 死亡和手术被定义为一次事件

● 心内膜炎的预测指标及风险值(见文献原文图)

复杂性成人左心自体瓣膜心内膜炎(JAMA 2003[57])

● 主要评估指标为 6 个月时的全因死亡率

● 6 个月时死亡率是 25%

● 精神状态异常,中重度心力衰竭,病因为非草绿色链球菌的细菌感染,未进行瓣膜手术治疗均与病人死亡率相关

21 世纪感染性心内膜炎的临床表现、病因及结果(Arch Intern Med 2009[58])

● ICE-PCS 研究,是一个多中心的前瞻性研究

● 72.1% 的病人是自体瓣膜心内膜炎

● 金黄色葡萄球菌是最常见的致病菌

● 感染性心内膜炎病人院内死亡率是 15%~20%

● 瓣膜存在易发生感染的情况,但感染主要还是归因于瓣膜退行性变或人工瓣膜,而不是风湿性心脏病

● 累及人工瓣膜、年龄增加、肺水肿、金黄色葡萄球菌感染、凝固酶阴性葡萄球菌感染、二尖瓣瓣膜赘生物、瓣膜并发症,均会增加在院病人的死亡率

感染性心内膜炎(AFP 2012[59])

● (文献原文表 1)为 Duke 标准

● 以下情况需考虑手术:真菌感染、耐药细菌、抗菌药物效果差、革兰阴性细菌引起的左心心内膜炎、抗菌药物治疗一周后仍存在感染、在前两周治疗过程中出现至少两次栓塞事件

感染性心内膜炎(NEJM 2013[60])

● 80% 是由链球菌和葡萄球菌引起感染

- 两种情况下感染性心内膜炎病人血培养可阴性:确诊前已经使用抗菌药物、引起感染的微生物难以培养
- 如果血培养阴性,需考虑巴尔通体、贝纳柯克斯体、布鲁菌感染
- 非复杂性链球菌感染性心内膜炎治疗两周,肠球菌感染则治疗 6 周
- 不再推荐庆大霉素用于金黄色葡萄球菌感染的自体瓣膜心内膜炎的治疗
- (文献原文表 2)为手术指征
- 阿司匹林不再推荐用于治疗感染性心内膜炎

早期接受人工瓣膜手术的心内膜炎病人的住院和 1 年死亡率(JAMA Intern Med 2013[61])

- ICE-PCS 研究
- 早期瓣膜置换并不降低死亡风险

感染性心内膜炎的管理:挑战与观念(Lancet 2012[62])

- 院内死亡率约为 20%
- 诊断方法:两套血培养和类风湿因子、贝纳柯克斯体、巴尔通体、布鲁菌、衣原体、肺炎支原体、肺炎军团菌和曲霉菌抗体检测
- 第一次抽血做血培养后两小时再次采集 1 套血培养
- SELDI-TOF 质谱对鉴定细菌很有帮助
- 超声心动图很有必要
- 经食道超声心动图的指征:①超声心动图结果阴性,但临床高度怀疑;②超声心动图阳性;③超声心动图质量差;④有人工瓣膜或心内植入物
- 全身 PET-CT 可以检测周围动脉栓塞或迁徙性感染灶。
- 手术的两大目的是全面清除感染组织,以及重建心脏形态
- 微生物采样后尽快予以经验性抗菌治疗
- 高风险病人(心衰、感染性休克、持续发热超过 7~10 天、新发心室传导阻滞)可能需要手术

重症监护病人感染性心内膜炎（Crit Care Clin 2013[63]）

● 金黄色葡萄球菌感染最常见，尤其容易发生在有血管内装置病人、血透病人和糖尿病人

● （文献原文表 2）手术指征：心脏衰竭的指征、无法控制的感染、伴大型赘生物的需预防栓塞

粒细胞减少症发热病人

粒细胞减少伴发热病人（AFP 2006[64]，CID 2002[65]）

● 癌症病人化疗后粒细胞减少伴发热应尽快静注抗菌药物

● 发热的定义：单次测量口腔温度 >38.3℃或口腔温度持续 >38.0℃逾 1 小时

● 粒细胞缺乏的定义：中性粒细胞计数 <500 个 $/mm^3$

● 评分系统仅适用于年龄 >18 岁的病人

● 初始评估请参考 AFP 文献

● 完整程序应包括治疗疗程和 CID 指南（2002）

● 粒细胞减少伴发热病人感染风险临床决策（见文献原文表 3 及图）

癌症风险指数多国协会：多国评分系统用来确认低风险的粒细胞减少伴发热癌症病人（J Clin Oncol 2000[66]）

● 风险评分≥21 提示病人 PPV91% 低风险，评分系统（见文献原文表 6）

粒细胞减少的癌症病人抗菌药物使用的临床指南（Clin Infec Dis 2011[67]）

● 危险分层非常重要

● 万古霉素不推荐作为粒细胞减少伴发热病人的初始抗菌药物的常规选择

● 诊疗流程（见文献原文图 1）

● 2~4 天后对经验性抗菌药物治疗效果再次评估（见文献原文图 2）

● 高危病人使用 4 天抗菌药物后的情况（见文献原文图 3）

粒细胞减少癌症病人的感染（Crit Care Clin 2013[68]）

- 癌症病人经过全身化疗后引起的细胞毒性反应和骨髓抑制通常是引起粒细胞减少伴发热综合征的原因
- 指南提倡对伴有 SIRS 和脓毒症的粒细胞减少伴发热病人经验性给予单一抗菌药物治疗

脊 柱 感 染

脊柱硬膜外脓肿（NEJM 2006[69]）

- 大多数脊柱硬膜外脓肿病人有一个或者多个易感因素，比如基础疾病、脊柱畸形、全身性感染
- 约 2/3 由金黄色葡萄球菌感染引起
- MRSA 感染在快速增加，有些中心已经达到 40%
- 三联征：背痛、发热、神经功能缺失
- 急诊椎板切除减压术配合抗菌药物治疗是金标准
- 术前神经功能分级是术后神经功能恢复情况的重要预测指标
- 因为硬膜外脓肿病人多数存在椎体骨髓炎，因此抗菌药物静脉使用疗程通常需要 6 周，记住硬膜外脓肿处理流程（见文献原文图 4）

脊椎骨髓炎（NEJM 2010[70]）

- 脊椎骨髓炎可以分为急性、亚急性和慢性
- 脊椎骨髓炎多数由血源播散、脊柱手术时直接感染或者邻近软组织感染蔓延引起
- 金黄色葡萄球菌是化脓性脊椎骨髓炎最常见的致病菌，其次是大肠埃希菌
- 背痛往往是最常见的早期症状
- 1/3 以上的脊椎骨髓炎病人亦诊断了心内膜炎
- 有神经功能损害的病人，应首先行头颅磁共振检查
- 急性血源性骨髓炎可单用抗菌药物治愈

化脓性脊椎骨髓炎病人分别进行 6 周和 12 周疗程的抗菌药物治疗（Lancet 2015[71]）

- DTS 研究

- 6 周的治疗效果不比 12 周差

器官移植感染

实体器官移植受体感染（NEJM 2007[72]）

- 移植后感染风险随时间而有所不同，特别是机体免疫力受到抑制时，感染风险增加
- 感染分为四类：供体来源的感染、受体来源的感染、院内感染、社区感染
- 供体来源感染可由巨细胞病毒、结核分枝杆菌及克氏锥虫引起
- 受体来源感染的致病菌包括结核分枝杆菌、寄生虫、病毒和地方性真菌
- 3 种常见的预防措施包括：疫苗接种、常规预防措施、抢先性治疗
- 免疫抑制方案的改变可以导致新发感染的出现
- 例如，以西罗莫司为基础的免疫抑制方案与特定的非感染性肺炎发生有关
- 感染分为 3 个阶段，早期（<1 个月），中期（1~6 个月），晚期（>6 个月）
- 供体或受体来源的感染主要表现为早发感染，病毒和移植物排斥反应是引起中期发热的主要原因。感染风险在移植 6 个月后减小，但社区获得性病原体感染的风险增大（文献原文表 4）
- 慢性病毒感染或机体恶病质状态可能会引起很多问题，例如引发器官移植后淋巴增殖性疾病（PTLD）
- 巨细胞病毒对机体的直接和间接影响（见文献原文表 5）

器官移植受体发生威胁生命的感染（Cri Care Clin 2013[73]）

- 移植后的时间节点尤为重要
- 移植手术后的病原体是根据术后的时间而变的。器官移植感染时间及其病原菌（见文献原文表）
- 早期感染的概念在实体器官移植中定义为移植手术至移植术后 4 周内，对造血干细胞移植而言为移植前阶段

- 器官移植后感染的时间（见文献原文表 1）
- C diff 细菌在移植后前 3 个月有很高的致死率
- CMV 是移植后最普遍的致病菌之一
- 在异基因造血干细胞移植受体中，曲霉菌是最常见的侵袭性真菌感染的原因之一

泌尿道感染

无症状菌尿（ASB）和老年人尿路感染（Clin Geriatr Med 2007[74]）

- 不推荐常规筛查和治疗无症状性菌尿
- 只有在以下两种情况下，才推荐在老年人中筛查和治疗 ASB：①经尿道前列腺电切术前；②尿路操作前（预计会黏膜出血）
- 护理院中拟诊尿路感染的病人抗菌药物使用指南（见文献原文图）
- 病人如果需要进行导尿，务必确定患者没有以下情况：新肋椎压痛、寒战、新发谵妄、发热

导管相关尿路感染（Infect Dis Clin N Am 2003[75]）

- 菌尿症病人，1%~4% 可发展为菌血症
- 一旦导管插入尿道，其内外表面很容易形成生物膜
- 导管表面的生物膜是微生物的集合体，由多糖物质作为细胞外基质包绕这些微生物
- 生物膜的存在提示细菌耐药、尿路感染，以及需要对导管相关尿路感染进行处理
- 大多数无症状菌尿症病人不应接受抗菌治疗，原因如下：1）无症状菌尿并发症发生率低；2）抗菌药物治疗不能防止菌尿复发；3）治疗可导致耐药菌出现

老年人血流感染（Am J Med 2007[76]）

- 罗切斯特流行病学项目（REP）
- 病人暴露分为 3 类：医院获得性、健康护理机构获得性、社区获得性
- 院内获得性定义为：入院 48 小时或者更长时间后出

现临床感染症状

● 21% 的病人确认存在原发血流感染，79% 为继发性血流感染

● 3/4 病例来源于尿路感染，其次为胃肠道感染

● 金葡菌是引起医院获得性和健康护理机构相关感染的最常见病原体，分别占 25% 和 24%

● 约 50% 引起院内获得性和健康护理机构感染的金葡菌为 MRSA

● 总的来说，14 天时全因死亡率为 11%

泌尿道感染的尿路改道（J Am Kidney Dis 2005[77]）

三种改道方式：1）不可控的改道；2）非原路尿路改道；3）原位尿路改道

血行感染，静脉血栓形成和外周留置中心导管：重新评估循证证据（Am J Med 2012[78]）

● 住院病人中 PICC 相关的感染比门诊病人中更常见

● 预防 PICC 相关血栓形成的最佳方法仍不确定

抗菌导管的应用可减少需要短期留置导管成人症状性尿路感染的发生（Lancet 2012[79]）

● 银合金涂布导管、呋喃西林涂布导管以及聚四氟乙烯涂布导管进行的临床随机对照研究

● 主要结局是在应用抗菌药物 6 周后有症状性尿路感染的发生率

● 试验结果不支持常规使用抗菌导管

头孢洛扎硫酸盐 / 他唑巴坦与左氧氟沙星治疗复杂性尿路感染的比较（Lancet 2015[80]）

● ASPECT-cUTI 研究

● 头孢洛扎硫酸盐 / 他唑巴坦比高剂量左氧氟沙星有更好的治疗应答率

腹腔内感染

复杂性腹腔内感染的诊断和处理（Clin Infec Dis 2010[81]）

● 远端小肠、阑尾以及结肠来源的感染需要覆盖专性厌

氧菌

● 非胆源性复杂腹腔内感染初诊经验用药指南（见文献原文表 2）

● 氨苄西林 - 舒巴坦不推荐使用，因其对 E.coli 有很高的耐药性

● 头孢替坦和克林霉素不推荐使用，因其增加脆弱拟杆菌类对其他药物的耐药性

院内获得性感染主要是 G 阴性菌感染（NEJM 2010[82]）

● 院内获得性感染主要与侵入性医疗器械或者外科手术有关

● 30% 院内获得性感染与革兰阴性菌有关，在 VAP 中占 47%，UTI 中占 45%

● 感染的血清标记物，包括降钙素原、CRP、sTREM-1（可溶性髓样细胞触发受体 -1）

● （文献原文表 4、5）为治疗方法

腹腔内感染的短疗程治疗（NEJM 2015[83]）

● STOP-IT 试验

● 一般疗程（约 4 天）与长疗程（8 天）的抗生素治疗的效果类似

结　　核

当前关于结核病管理的理念（Mayo Clin Proc2011[84]）

● 90% 成人结核是由于潜伏结核感染再度激活（复燃）所致（NEJM2011[85]）

● 临床疑似肺结核病人的诊治流程（见原文流程图）

● 对于隐性结核感染病人，首选异烟肼治疗 9 个月

● 隐性结核感染的病人的治疗（见原表 4）

● 对于患有神经疾病高危病人，包括原有周围神经病、营养缺乏、皮肌炎、艾滋病、慢性肾衰、酗酒、甲状腺疾病以及孕妇或者哺乳期妇女，建议补充维生素 B6（25mg/ 天）

● HIV 感染与非感染成人，隐性结核感染与肺结核病的治疗方案基本一致（少数不一样）

● 在接受抗反转录病毒治疗的病人中,应避免使用利福平,可考虑利福布汀

● 巩固治疗阶段,因为高复发率,异烟肼加利福平方案不应使用

多重耐药结核病(BMJ 2015[86])

● 多重耐药结核是指对利福平和异烟肼都产生耐药性

● 多重耐药结核需要至少 5 种药持续治疗 18~24 个月

潜伏性结核分枝杆菌感染(NEJM 2015[87])

● 活动性结核病人中有 5%~15% 在一生中会出现隐性结核

● 没有完善的方法可以诊断隐性肺结核

● (文献原文表 2)为隐性肺结核的治疗方案

参 考 文 献

1. ☺ ☺ Mourad, O., et al.(2003). "A comprehensive evidence-based approach to fever of unknown origin." Arch Intern Med, 163:545-551.

2. ☺ ☺ Varghese, G., et al.(2010). "Investigating and managing pyrexia of unknown origin in adults." BMJ, 341:878-881.

3. ☺ Schuetz, P., et al.(2011). "Procalcitonin algorithms for antibiotic therapy decisions." Arch Intern Med, 171(15):1322-1331.

4. Safdar, N., et al.(2005). "Meta-analysis: methods for diagnosing intravascular device-related bloodstream infection." Ann Intern Med, 142:451-466.

5. Pronovost, P., et al.(2006). "An intervention to decrease catheter-related bloodstream infection in the ICU." N Engl J Med, 355:2725-2732.

6. ☺ ☺ ☺ Mermel, L., et al.(2009). "Clinical practice guidelines for the diagnosis and management of intravenous catheter-related infection: 2009 update by the Infectious Disease Society of America." Clin Inf Dis, 49:1-45.

7. ☺ Del Pozo, J. and R. Patel. Infection associated with prosthetic joints. N Engl J Med, 2009, 361:787-794.

8. ☺ ☺ Matthews, P., et al. (2009). "Diagnosis and management of prosthetic joint infection." BMJ, 338: 1378-1383.

9. ☺ ☺ Margaretten, M., et al. (2007). "Does this adult patient have septic arthritis?" JAMA, 297: 1478-1488.

10. ☺ Mathews, C., et al. (2010). "Bacterial septic arthritis in adults." Lancet, 375: 846-855.

11. Horowitz, D., et al. (2011). "Approach to septic arthritis." AFP, 84 (6): 653-660.

12. van de Beek, D. (2006). "Community-acquired bacterial meningitis in adults." N Engl J Med, 354: 44-53.

13. ☺ ☺ ☺ Nigrovie, L., et al. (2007). "Clinical prediction rule for identifying children with cerebrospinal fluid pleocytosis at very low risk of bacterial meningitis." JAMA, 297: 52-60.

14. Attia, J., et al. (1999). "Does this adult patient have acute meningitis?" Ibid, 282: 175-181.

15. Logan, S. and E. MacMahon (2008). "Viral meningitis." BMJ, 336: 36-40.

16. ☺ ☺ Tunkel, A., et al. (2008). "The management of encephalitis: Clinical practice guidelines by the Infectious Diseases Society of America." Clin Infec Dis, 47: 303-327.

17. van de Beek, D., et al. (2010). "Nosocomial bacterial meningitis." N Engl J Med, 362: 146-154.

18. ☺ ☺ Brouwer, M., et al. (2012). "Bacterial meningitis 1. Dilemmas in the diagnosis of acute community acquired bacterial meningitis." Lancet, 380: 1684-1692.

19. van de Beek, D., et al. Ibid, "Bacterial meningitis 2. Advances in treatment of bacterial meningitis." 1693-1702.

20. Holland, T., et al. (2014). "Clinical management of Staphylococcus aureus bacteremia." JAMA, 312 (13): 1330-1341.

21. Kalil, A., et al. Ibid, "Association between Vancomycin minimum inhibitory concentration and mortality among patients with Staphylococcus aureus bloodstream infections. A systematic review

and meta analysis." (15): 1552-1564.

22. ☺ ☺ ☺ Kowalski, T. and E. Berbari (2005). "Epidemiology, treatment, and prevention of community acquired methicillin-resisteant Staphlococcus aureus infections." Mayo Clin Proc, 80: 1201-1208.

23. Miller, L., et al. (2007). "A prospective investigation of outcomes after hospital discharge for endemic, community-acquired Methicillin-resistant and-susceptible *Staphylococcus aureus* skin Infection." CID, 44: 483-492.

24. ☺ ☺ ☺ Daum, R. (2007). "Skin and soft-tissue infections caused by methicillin-resistant *Staphylococcus aureus*." N Engl J Med, 357: 380-390.

25. ☺ Moellering, R. (2008). "Current treatment options for community-acquired Methicillin-resistant *Staphylococcus aureus* infection." Clin Infec Dis, 46: 1032-1037.

26. DeLeo, F., et al. (2010). "Community-associated meticillin-resistant Staphylococcus aureus." Lancet, 375: 1557-1568.

27. Keynan, Y. and E. Rubinstein (2013). "Staphylococcus aureus bacteremia, risk factors, complications and management." Crit Care Clin, 29: 547-562.

28. Miller, L., et al. (2015). "Clindamycin versus trimethoprim-sulfamethoxazole for uncomplicated skin infections." N Engl J Med, 372: 1093-1103.

29. Paul, M., et al. (2015) Trimethoprim-sulfamethoxazole versus vancomycin for severe infections caused by meticillin resistant Staphylococcus aureus: randomised controlled trial. BMJ 350, h2219 DOI: 10.1136/bmj. h2219.

30. ☺ ☺ ☺ Grayson, M., et al. (1995). "Probing to bone in infected pedal ulcers. A Clinical sign of underlying osteomyelitis in diabetic patients." JAMA, 273: 721-723.

31. Boyko, E., et al. (2006). "Prediction of diabetic foot ulcer occurrence using commonly available clinical information. The Seattle Diabetic Foot Study." Diabetes Care, 29: 1202-1207.

32. ☺ ☺ ☺ Butalia, S., et al. (2008). "Does this patient with diabetes have osteomyelitis of the lower extremity?" JAMA, 299:806-813.

33. Caputo, G., et al. (1994). "Assessment and management of foot disease in patients with diabetes." N Engl J Med, 331:854-860.

34. Dinh, M., et al. (2008). "Diagnostic accuracy of the physical examination and imaging tests for osteomyelitis underlying diabetic foot ulcers: Meta-analysis." Clin Infec Dis, 47:519-527.

35. Lipsky, B. Ibid, "Bone of contention: diagnosing diabetic foot osteomyelitis." 528-530.

36. Eddy, J. and M. Gideonsen (2005). "Topical honey for diabetic foot ulcers." J Fam Prac, 54:533-535.

37. Hatzenbuehler, J. and T. Pulling (2011). "Diagnosis and management of osteomyelitis." AFP, 84(9):1027-1033.

38. Swartz, M. (2004). "Cellulitis." N Engl J Med, 350:904-912.

39. ☺ ☺ Auwaerter, P. (2006). "Cellulitis, skin abscesses, and community-acquired methicillin-resistant staphylococcus aureus." Adv Stud Med, 6:62-70.

40. McNamara, D., et al. (2007). "Incidence of lower-extremity cellulitis: a population-based study in Olmsted County, Minnesota." Mayo Clin Proc, 82:817-821.

41. Johansson, L., et al. (2010). "Getting uder the skin: The immunop-athogenesis of Streptococcus pyogenes deep tissue infections." Clin Infec Dis, 51:58-65.

42. ☺ ☺ Gunderson, C. (2011). "Cellulitis: Definition, etiology, and clinical features." Am J Med, 124:1113-1122.

43. Phoenix, G., et al. (2012). "Diagnosis and management of cellulitis." BMJ, 345:e4955.

44. Thomas, K., et al. (2013). "Penicillin to prevent recurrent leg cellulitis." N Engl J Med, 368:1695-1703.

45. ☺ Lancerotto, L., et al. (2012). "Necrotizing fasciitis: classification, diagnosis, and management." J Trauma, 72:560-566.

46. Hussein, Q. and D. Anaya (2013). "Necrotizing soft tissue infections." Crit

Care Clin,29:795-806.

47. Prokocimer,P.,et al.(2013). "Tedizolid phosphate vs linezolid for treatment of acute bacterial skin and skin structure infections. The ESTABLISH-1 randomized trial." JAMA,309(6):559-569.

48. Singer,A. and D. Talan(2014). "Management of skin abscesses in the era of methicillin-resistnat Staphylococcus aureus." N Engl J Med, 370:1039-1047.

49. Boucher,H.,et al. Once-weekly dalbavancin versus daily conventional therapy for skin infection. Ibid,2169-2179.

50. Corey,G.,et al. Single-dose oritavancin in the treatment of acute bacterial skin infection. Ibid,2180-2190.

51. Frank,G.,et al.(2005) "Musculoskeletal infections in children." Pediatr Clin N Am,52:1083-1106.

52. Peltola,H. and M. Paakkonen(2014). "Acute osteomyelitis in children." N Engl J Med,370:352-360.

53. ☺ Zirakzadeh,A. and R. Patel(2006). "Vancomycin-resistant enterococci:colonization,infection,detection,and treatment." Mayo Clin Proc,81:529-536.

54. Wilson,W.,et al.(1995). "Antibiotic treatment of adults with infective endocarditis due to Streptococci,Enterococci,Staphulococci, and HACEK microorganisms." JAMA,274:1706-1713.

55. Wang,A.,et al.(2007). "Contemporary clinical profile and outcome of prosthetic value endocarditis." Ibid,297:1354-1361.

56. San Roman,J.,et al.(2007). "Prognostic stratification of patients with left-sided endocarditis determined at admission." Am J Med,120:369. e361-e367.

57. ☺ Hasbun,R.,et al.(2003). "Complicated left-sided native valve endocarditis in adults." JAMA,289:1933-1940.

58. Murdoch,D.,et al.(2009). "Clinical presentation,etiology,and outcome of infective endocarditis in the 21st century. The International Collaboration on Endocarditis-Prospective Cohort Study." Arch Intern Med,169:463-473.

59. Pierce, D., et al. (2012). "Infectious endocarditis: diagnosis and treatment." AFP, 85(10): 981-986.

60. ☺ Hoen, B., and X. Duval(2013). "Infective endocarditis." N Engl J Med, 368: 1425-1433.

61. Lalani, T., et al. (2013). "In-hospital and 1-year mortality in patients undergoing early surgery for prosthetic value endocarditis." JAMA Intern Med, 173(16): 1495-1504.

62. ☺ ☺ Thuney, F., et al. (2012). "Management of infective endocarditis: challenges and perspectives." Lancet, 379: 965-975.

63. ☺ Keyman, Y., et al. (2013). "Infective endocarditis in the intensive care unit." Crit Care Clin, 29: 923-951.

64. ☺ ☺ ☺ Higdon, M. And J. Higdon(2006). "Treatment of oncologic emergencies." AFP, 74: 1873-1880.

65. ☺ ☺ Hughes, W., et al. (2002). "2002 guidelines for the use of antimicrobial agents in neutropenic patients with cancer." Clinical Infectious Diseases, 34: 730-751.

66. Klastersky, J., et al. (2000). "The multinational association for supportive care in cancer risk index: a multinational scoring system for identifying low-risk febrile neutropenic cancer patients." J Clin Oncol, 18: 3038-3051.

67. ☺ Freifeld, A., et al. (2011). "Clinical practice guideline for the use of antimicrobial agents in neutropenic patients with cancer: 2010 update by the infectious diseases society of America." Clin Infec Dis, 52(4): e56-e93.

68. Bow, E. (2013). "Infection in neuropenic patients with cancer." Crit Care Clin, 29: 411-441.

69. Darouiche, R. (2006). "Spinal epidural abscess." N Engl J Med, 355: 2012-2020.

70. Zimmerli, W. (2010). "Vertebral osteomyelitis." Ibid, 362: 1022-1029.

71. Benard, L., et al. (2015). "Antibiotic treatment for 6 weeks versus 12 weeks in patients with pyogenic vertebral osteomyelitis: an open-label, non-inferiority, randomised, controlled trial." Lancet, 385: 875-882.

72. ☺ ☺ Fishman, J. (2007). "Infection in solid-organ transplant recipients." N Engl J Med, 357: 2601-2614.

73. O'Shea, D. And A. Humar (2013). "Life-threatening infection in transplant recipients." Crit Care Clin, 29: 953-973.

74. ☺ ☺ Juthani-Mehta, M. (2007). "Asymptomatic bacteriuria and urinary tract infection in older adults." Clin Geriatr Med, 23: 585-594.

75. ☺ Saint, S. And C. Chenoweth (2003). "Biofilms and catheter-associated urinary tract infections." Infec Dis Clin N Am, 17: 411-432.

76. Crane, S., et al. (2007). "Bloodstream infections in a geriatric cohort: A population-based study." Am J Med, 120: 1078-1083.

77. Falagas, M. And P. Vergidis (2005). "Urinary tract infections in patients with urinary diversion." Am J Kidney Dis, 46: 1030-1037.

78. Chopra, V, et al. (2012). "Bloodstream infection, venous thromboembolism, and peripherally inserted central catheters: reappraising the evidence." Am J Med, 125: 733-741.

79. Pickard, R., et al. (2012). "Antimicrobial catheters for reuduction of symptomatic urinary tract infection in adults requiring short-term catheterisation in hospital: a muticenter randomised controlled trial." Lancet, 380: 1927-1935.

80. Wagenlehner, F., et al. (2015). "Ceftolazane-tazobactam compared with levofloxacin in the treatment of complicated urinary-tract infections, including pyelonphritis: a randomised, double-blind, phase 3 trial (ASPECT-cUTI)." Ibid, 385: 1949-1956.

81. ☺ Solomkin, J., et al. (2010). "Diagnosis and management of complicated intra-abdominal infection in adults and children: Guidelines by the Surgical Infection Society and the Infectious Disease Society of America." Clin Infec Dis, 50: 133-164.

82. ☺ Peleg, A. and D. Hooper (2010). "Hospital-acquired infections due to gram-negative bacteria." N Engl J Med, 362: 1804-1813.

83. Sawyer, R., et al. (2015). "Trial of short-course antimicrobial therapy for intraabdominal infection." N Engl J Med, 372: 1996-2005.

84. ☺ Sia, I. and M. Wieland (2011). "Current concept in the management

of tuberculosis." Mayo Clin Proc, 86(4):348-361.

85. Horsburgh, C. and E. Rubin(2011). "Latent tuberculosis infection in the United States." N Engl J Med, 364:1441-1448.

86. Millard, J., et al. (2015) Multidrug resistant tuberculosis. BMJ, 350, h882 DOI:10.1136/bmj. h882

87. Getahun, H., et al. (2015). "Latent mycobacterium tuberculosis infection." N Engl J Med, 372:2127-2135.

第二节　酸　碱　阐　释

阴离子间隙(anion gap, AG)
MUDPILES ADICT
MADGAS
HARDUP
公式

基础知识(NEJM1998[1], NEJM1998[2]):

- 酸血症:血 pH<7.38 的状态
- 碱血症:血 pH>7.42 的状态
- 酸中毒是一个倾向于产生酸血症的过程
- 碱中毒是一个倾向于产生碱血症的过程
- 机体代偿时,酸碱失衡不可能被完全纠正,也不可能被过度代偿

代谢性酸中毒

$$AG=Na^+-(Cl^-+HCO_3^-)$$

当然, AG 不是量化酸碱平衡的唯一方法。强离子差(strong ion difference, SID)也已经被用来量化酸碱平衡。H^+ 浓度的 3 个决定因素是:PCO_2、SID 和总弱酸浓度(Crit Care Clin 2005[3])

AG 正常值:8~14mEq/L(8-14mmol/L)

如果 AG>20,一般均说明出现了代谢性酸中毒 [4]

白蛋白每下降 1g/dL（10g/L），AG 下降 2.5g/dL（25g/L）

例如：AG 为 10mmol/L，同时白蛋白下降 2g/dL（20g/L）

实际的 AG 是 10+2×2.5=15mmol/L

AG 校正值 =AG 实测值 +2.5（白蛋白正常值 −

白蛋白实测值）(g/dL)

AG 升高代谢性酸中毒：隐匿性原因有 MUDPILES 和 ADICT[5]

MUDPILES：Methanol—甲醇

　　　　　　Uremia—尿毒症

　　　　　　DKA/AKA—糖尿病酮症酸中毒 / 酒精性酮

　　　　　　　　症酸中毒

　　　　　　Paraldehyde—副醛

　　　　　　Iron, INH—铁，异烟肼

　　　　　　Lactic acidosis—乳酸性酸中毒

　　　　　　　　［L- 同分异构体，A 类（缺

　　　　　　　　氧），B 类（氧供正常）］

　　　　　　Ethylene glycol, ETOH—乙二醇，乙醇

　　　　　　Salicylates（ASA）—水杨酸盐

ADICT：Antiretroviral—抗逆转录病毒药物

　　　　　D-lactic acidosis（D-isomer）—D- 乳酸中毒（D-

　　　　　　同分异构体）

　　　　　INH/Iron—异烟肼 / 铁

　　　　　Carbon monoxide/Cyanide—氧化碳 / 氰化物

　　　　　Toluene—甲苯

GOLD MARK（Lancet 2008[6]）

● D- 乳酸出现在某些短肠综合征病人中

● 与长期使用对乙酰氨基酚相关的 5- 羟脯氨酸，常常发生于营养不良女性中

● 丙醇是一些肠外给药药物的溶剂，包括劳拉西平和苯巴比妥

GOLD MARK：Glycols（Ethylene and propylene）—乙二醇

（乙烯和丙烯）

> Oxoproline—焦谷氨酸
>
> L-lactate—L- 乳酸
>
> D-lactate—D- 乳酸
>
> Methanol—甲醇
>
> Aspirin—阿司匹林
>
> Renal failure—肾衰竭
>
> Ketoacidosis—酮症酸中毒

AG 升高性酸中毒和代偿

- Winter 公式（如下）
- $PCO_2=$"15 法则"或 pH 后两位数字
- 明显的 AG 升高性酸中毒是不可能被完全代偿的
- 机体不会产生代偿性 AG 升高性酸中毒

渗透压间隙（osmol gap，OG）：渗透压实测值 - 渗透压计算值，正常值 <10（Clin Lab Med 2006[7]）

校正的渗透压 $=2 \times$ Na+BUN/2.8+ 血糖 /18+ 乙醇 /4.6+ 甲醇 /3.2+ 乙烯 + 乙二醇 /6.2+ 异丙醇 /6

鉴别中毒病人代谢性酸中毒原因的方法（Clin Lab Med 2006[8]）

- 升高 OG 的物质可用 MADGAS 帮助记忆：Mannitol（甘露醇），Alcohols（醇类）：甲醇、乙烯、乙二醇、异丙醇、甲醇和丙二醇，Diatrizoate（泛影葡胺），Glycerol（丙三醇），Acetone（丙酮）和 Sorbitol（山梨醇）
- 急性丙戊酸酸中毒导致严重的代谢性酸中毒
- 刺激肾上腺素受体的药物，如安非他明、咖啡因、可卡因、β-2 受体激动剂、麻黄碱、苯环乙哌啶和茶碱，均可能导致代谢性酸中毒

ICU 中的毒理学：一般概述和治疗方法（Chest 2011[9]）

- 正常 OG 范围：–14~10
- 醇类的转换系数以及通过渗透压计算其血清学浓度的方法（见文献原文表）

● 可通过碱化尿液增加肾脏清除率的外源性物质（见文献原文表 6）

尿阴离子间隙（urinary anion gap，UAG）（或者尿 Delta 间隙 [10]）

UAG：$(Na^+ + K^+) - Cl^-$

如果 UAG<30mEq/L（30mmol/L）——说明是胃肠道丢失碳酸氢盐造成的代谢性酸中毒，肾脏恰当的分泌铵，尿 pH<6

如果 UAG>30mEq/L（30mmol/L）——说明肾脏排泄氢离子减少造成的代谢性酸中毒，如远端型肾小管酸中毒，肾脏分泌铵减少，尿 pH>6

但是，尿 pH 并不可靠

尿 Delta 间隙是相当准确的，因为这个公式是间接测量可滴定的 NH_4^+

正常 AG 代谢性酸中毒原因：HARDUP（Emerg Med Clin N Am 2005 [11]）

HARDUP：Hyperventilation/Hyperalimentation——（过度换气 / 高营养支持）

Acids 酸——HCl，碳酸酐酶抑制剂（乙酰唑胺），Addison 病

RTA——肾小管酸中毒 [12]

Diarrhea/Diuretics——腹泻 / 利尿剂

Ureterosigmoidostomy（and ileal diversions）——输尿管乙状结肠吻合术（和回肠改道）

Pancreatic fistula or drainage——胰瘘或胰液引流

● 肠外高营养支持时造成的高氯性酸中毒是由于没有同时补充足够的碳酸氢盐或产碳酸氢盐的溶液，例如：乳酸或乙酸

● 乙酰唑胺抑制近端肾小管重吸收 HCO_3^-

● 输尿管肠吻合导致的高氯性代谢性酸中毒是由于尿液到达结肠时，结肠分泌的碳酸氢盐与尿氯离子交换，尿液被碱化

● 胰液中 HCO_3^- 含量丰富，其从肠道转移到腹腔或胸腔，

导致正常 AG 的代谢性酸中毒

糖尿病酮症酸中毒（Diabetic ketoacidosis，DKA）中的酸碱平衡问题（NEJM 2015[13]）

- 使用血浆 AG 的一个不足是无法校正由于血浆白蛋白所带的净负电荷

- 在 DKA 中，AG 的增加值与碳酸氢盐浓度的减少值的比值接近 1

- 必须清楚，这个比值是基于浓度的，当使用这个比值测量酸负荷大小时，需考虑到细胞外液（external cell fluid，ECF）容积的改变

乳酸酸中毒（Crit Care Clin 2010[14]）

- 乳酸酸中毒过程（见文献原文图 1）

- 丙酮酸盐减少是已知的乳酸产生的唯一途径

- 乳酸清除主要发生在肝脏（60%）、肾脏（30%）和少许其他器官

- 危重病人中乳酸是死亡的强烈预测因素：最初的乳酸水平可独立于低血压作为预测住院死亡率的预测因素（见文献原文图 3）

- 在一项有 60 名严重的败血症或中毒性休克病人的研究中，由于生理盐水的输入导致高氯性代谢性酸中毒是产生代谢性酸中毒的主要原因

- 典型的乳酸酸中毒是在休克时，由于组织氧供不足所导致的，称为 A 型

- 在病危期间，病人血乳酸水平不断升高，但同时没有正在进行的细胞缺氧或缺血的证据。在这类病人中，这时需要考虑 B 型乳酸酸中毒

- B 型乳酸酸中毒，分为 B1 型（与基础疾病相关）、B2 型（与药物或毒物作用相关）和 B3 型（与先天性代谢障碍相关）

- B 型乳酸酸中毒原因（见文献原文表 1）

酮症和酮症酸中毒综合征的毒性和代谢性原因（Crit Care Clin 2012[15]）

- 3 种酮体，分别为乙酰乙酸、β- 羟基丁酸和丙酮

- 使用非经典抗精神病药物常诱发酮症酸中毒
- 异丙醇或外用酒精常常出现在家庭和汽车产品中
- 地西泮、苯妥英钠、劳拉西泮、苯巴比妥、戊巴比妥、依托咪酯、硝酸甘油和地高辛等静脉或口服药物,使用丙二醇作为溶媒

血乳酸水平升高的病因和治疗方法(Mayo Clin Proc 2013[16])

- 分为 2 类:灌注不足 / 低氧血症或非灌注不足 / 非低氧血症
- 非低氧组是由于药物、癫痫发作、恶性肿瘤、肝脏疾病和维生素 B_1 缺乏
- 血乳酸水平升高的临床评估流程(见文献原文表3)

代谢性碱中毒

常见原因:

- 呕吐
- 摄入碳酸氢盐过多
- 利尿剂治疗导致的脱水

容量减少时肾脏的第一道防线是重吸收碳酸氢钠

"盐反应性" VS "盐抵抗性"

"盐反应性"[尿 Cl^-<10mEq/L(10mmol/L)]

所谓"浓缩性碱中毒":

- 呕吐
- 利尿剂
- 鼻胃管引流
- 腹泻
- 绒毛状腺瘤

"盐抵抗性"[尿 Cl^->10mEq/L(10mmol/L)]

- Cushing 综合征
- 原发性醛固酮增多症
- 继发性醛固酮增多症:充血性心力衰竭,慢性肾衰竭,肝衰竭

HCO_3^- 每升高 $10mEq/L(10mmol/L)$，$PaCO_2$ 增加 $5mmHg$

然而，如果 $PaCO_2 > 55mmHg$，说明出现呼吸衰竭

代谢性碱中毒的病理生理学：一种基于集合管离子通道激活为中心的新分类（Am J Kidney Dis 2011[17]）

● 肾脏离子转运的功能性改变可以诱发和维持代谢性碱中毒

● 仅当肾脏排泄碳酸氢盐的功能受损导致碳酸氢盐持续异常升高时，代谢性碱中毒才表现为临床可见的显性酸碱平衡紊乱

● 代谢性碱中毒时肾脏排泄碳酸氢盐功能受损的原因，包括：①肾衰竭；②集合管离子转运的继发激活；③集合管离子转运的原发激活

● 持续碱中毒的关键事件可能位于远端肾单位

● 文献原文表 2 新的分类方法，最常见的病理生理学过程是集合管离子转运的继发激活，大多数情况下是通过集合管钠运输和随之而来的上皮细胞钠通道钠重吸收增加所诱发

● 第二种病理生理学过程是集合管离子转运的原发激活。最常见的例子是原发性醛固酮增多症

● 第三种类型是肾脏碳酸氢盐排泄功能受损时碱的摄取或输入。这种类型最常见于肾衰竭病人

● 文献原文图 4 为诊断流程

● 氯和钾缺乏的交互作用（见文献原文图 3）

危重症病人中，血钠水平升高与同时出现的代谢性碱中毒相关（Intensive Care Med 2013[18]）

● 高钠血症伴随着代谢性碱中毒和 pH 升高

● 确切的机制不清楚

● 与浓缩性碱中毒相似

算法

规则 1：酸中毒或碱中毒

规则 2：单纯酸碱失衡？

规则 3：AG

规则 4："15 原则"

规则 5："Delta-Delta"

规则 6：渗透压间隙，UAG，尿氯

评估酸碱紊乱的生理学方法（NEJM 2014[19]）

● 弄清酸碱平衡紊乱没有新的方法但有综合的措施

● 呼吸过程中常见的问题（见文献原文表 6）

● 乳酸性酸中毒，$\Delta HCO_3^- = 0.6 \times \Delta AG$

酸碱和电解质紊乱的整合（NEJM 2014[20]）

● 斯图尔特方法的讨论

● 基于电中性法则

●（文献原文图 1 和表 2）

混合性酸碱失衡

$\Delta HCO_3^- > \Delta AG$

1. 混合的高 AG 和正常 AG 酸中毒

2. 混合的高 AG 酸中毒和有代偿性高氯性酸中毒的慢性呼吸性碱中毒

$\Delta AG > \Delta HCO_3^-$

混合的高 AG 酸中毒和原发性代谢性碱中毒

AG 正常的代谢性酸中毒：Cl^- 每增加 1mEq/L（1mmol/L）会伴随 HCO_3^- 减少 1mEq/L（1mmol/L）

水、电解质和酸碱平衡紊乱的评估（Prim Care Clin Office Pract 2008[21]）

● 生化指标和酸碱的概述，"检测 Cl^-" 有助于评估呼吸过程

● 检测相对于血钠浓度的 Cl^- 浓度

● Cl^- 浓度的下降伴随着 HCO_3^- 浓缩的增加

● Cl^- 浓度的增加伴随着 HCO_3^- 浓度的下降

在血钠恒定的情况下，血氯减少提示急性 / 慢性呼吸性酸中毒或代谢性碱中毒

在血钠恒定的情况下，血氯增加提示急性 / 慢性呼吸性碱中毒或 AG 正常的代谢性酸中毒

代偿规则（Winter 法则）

代谢性酸血症的代偿

$PaCO_2$ 的下降 $=1.3 \times$（HCO_3^- 下降）

$PaCO_2=1.5 \times HCO_3^- +8+2$

代谢性碱血症的代偿

$PaCO_2$ 的下降 $=0.6 \times$（HCO_3^- 下降）

呼吸性酸血症的代偿

急性：$PaCO_2$ 每增加 10mmHg，HCO_3^- 增加 1mEq/L（1mmol/L）

慢性：$PaCO_2$ 每增加 10mmHg，HCO_3^- 增加 4mEq/L（4mmol/L）

呼吸性碱血症的代偿

急性：$PaCO_2$ 每下降 10mmHg，HCO_3^- 下降 2mEq/L（2mmol/L）

慢性：$PaCO_2$ 每下降 10mmHg，HCO_3^- 下降 4mEq/L（4mmol/L）

公式（请填写）：

参 考 文 献

1. Adrogue, H. and N. Madias（1998）. "Management of life-threatening acid-base disorders. First of two parts." N Engl J Med, 338:26-34.（Good concept papers but not practical）

2. Adrogue, H. and N. Madias（1998）. "Management of life-threatening acid-base disorders. Second of two parts." N Engl J Med, 338:107-111.（Good concept papers but not practical）

3. ☺☺ Kellum, J.（2005）. "Determinants of plasma acid-base balance." Crit Care Clin, 21:329-346.

4. ☺☺ Haber, R.（1991）. "A practical approach to acid-base disorders." West J Med, 155:146-151.（Very practical way to interpret Acid-Base disorder. Highly recommended.）

5. From Frazee BW. "MUDPILES and beyond" in ACEP Scientific Assembly, Boston, 2003.

6. Mehta, A., et al.（2008）. "GOLD MARK:an anion gap mnemonic for

the 21st century." Lancet, 372:892.

7. Eldridge, D. and C. Holstege (2006). "Utilizing the laboratory in the poisoned patient." Clin Lab Med, 26:13-30.

8. ☺ ☺ Judge, B. Ibid, "Differentiating the causes of metabolic acidosis in the poisoned patient." 31-48.

9. Levine, M., et al. (2011). "Toxicology in the ICU. Part 1: general overview and approach to treatment." Chest, 140(3):795-806.

10. Hood, V. and R. Tannen (1998). "Protection of acid-base balance by pH regulation of acid production." N Engl J Med, 339:819-826.

11. ☺ ☺ Casaletto, J. (2005). "Differential diagnosis of metabolic acidosis." Emerg Med Clin N Am, , 23:771-787.

12. ☺ Gluck, S. (1998). "Acid-base." Lancet, 352:474-479. (More elaboration on RTAs and non-anion gap acidosis. Advanced level.)

13. ☺ ☺ ☺ Kamel, K. and M. Halperin (2015). "Acid-base problems in diabetic ketoacidosis." N Engl J Med, 372:546-554.

14. ☺ ☺ Vernon, C. and J. LeTourneau (2010). "Lactic acidosis: recognition, kinetics, and associated prognosis." Crit Care Clin, 26:255-283.

15. Cartwright, M., et al. (2012). "Toxigenic and metabolic causes of ketosis and ketoacidotic syndromes." Crit Care Clin, 28:601-631.

16. ☺ Andersen, L., et al. (2013). "Etiology and therapeutic approach to elevated lactate levels." Mayo Clin Proc, 88(10):1127-1140.

17. ☺ Gennari, F. (2011). "Pathophysiology of metabolic alkalosis: a new classification based on the centrality of stimulated collecting duct ion transport." Am J Kidney Dis, 58(4):626-636.

18. Lindner, G., et al. (2013). "Rising serum sodium levels are associated with a concurrent development of metabolic alkalosis in critically ill patients." Intensive Care Med, 39:399-405.

19. ☺ ☺ ☺ Berend, K., et al. (2014). "Physiological approach to assessment of acid-base disturbances." N Engl J Med, 371:1434-1445.

20. ☺ ☺ ☺ Seifter, J. Ibid, "Integration of acid-base and electrolytes disorders." 1821-1831.

21. JPalmer, B. (2008). "Approach to fluid and electrolyte disorders and acid-base problems." Primary Care: Clinics in office practice, 35: 195-213.

第三节 血容量不足、液体

容量分布

低血容量

晶体与胶体

液体管理

容 量 分 布

水占人体体重的 60%(体内水总含量)(total body water, TBW)

低 血 容 量

> ● 容量不足:细胞外钠(血管内和组织间隙液体)的丢失,为失钠;血清尿素氮/肌酐比值升高
> ● 脱水:细胞内水的丢失最终导致细胞脱水和高钠血症和高渗透压

临床表现

● 细胞外容量(extracellular volume, ECV)状态的其他表现

1)体重突然下降—ECV 下降

2)出现外周水肿—ECV 升高

3)尿钠浓度 <10mEq/L(10mmol/L)—ECV 下降

4)老年病人中原本就有的黏膜干燥易被误导为容量不足[1]

● 严重的体位性头晕(无法站立)或者脉搏增加 >30 次/分

- 在脱水的老年人中，同时出现 7 个症状：①意识模糊；②乏力；③说话欠流利；④黏膜干燥；⑤舌干燥；⑥舌裂；⑦眼窝凹陷，增加低血容量的可能性
- 老年人腋窝干燥支持低血容量的诊断（JAMA 1999[2]）
- 在儿童中，异常的毛细血管再充盈、异常的皮肤弹性和异常的呼吸节律改变可以准确预测脱水已达 5%（JAMA 2004[3]）
- 在第一个 24 小时，心率不能敏感的反映是否需要紧急干预或需要输红细胞悬液
- 单凭心率不能充分评估是否需要紧急干预
- 对创伤病人，没有心动过速（心率 >100 次 / 分）无法排除是否需要紧急干预（J Trauma 2007[4]）

液体复苏（NEJM 2013[5]）
- 当内皮细胞管腔侧上的膜结合糖蛋白和蛋白多糖网络被确认为内皮多糖 - 蛋白质复合物层后，经典模型中的 ICF、IV 和 IS 模型受到了挑战（文献原文图 1）
- 血管内皮多糖蛋白复合层下间隙产生的胶体渗透压，是液体跨毛细血管流动的重要决定因素
- 在各种血管器官系统中，血管内皮多糖蛋白质复合层的结构和功能是膜渗透性的主要决定因素
- 高分子量的羟乙基淀粉与凝血功能改变相关
- 白蛋白在创伤性脑损伤中没有应用指征
- 严重败血症早期复苏时考虑使用白蛋白

晶体与胶体

- 当需要快速增加血容量时，仅需要等张溶液
- 在其他情况下，才需要考虑含电解质成分
- 为了确保氧气输送到组织和细胞，需要合适的血管内容量

胶体：主要用于保持血管内容量

　　　不含细胞的胶体：白蛋白，血液制品

晶体：

等张溶液:分布至细胞外间隙,随后增加全身总水量

低张溶液:保持全身总水量比例不变

高张溶液:促使细胞外和组织间隙内的液体到血管内

复苏时晶体和胶体的临床价值比较(见表 2-3-1)

表 2-3-1　复苏时晶体和胶体的临床价值比较

登革热失血性休克液体类型	2005[6]	NEJM	<li>越南,在中度登革热失血性休克综合征病人中比较 3 种液体,晶体和胶体(右旋糖酐、淀粉)</li><li>复苏时晶体与胶体同样有用</li><li>复苏目标是脉压有临床改变,休克定义为脉压 <20mmHg</li><li>纳入病人是 2~15 岁儿童</li>
在 ICU 病人中,白蛋白(4%) vs 生理盐水(normal saline, NS)	2004[7]	SAFE 研究	<li>ICU 中复苏时两种液体比较</li><li>28 天死亡率没有差别</li><li>病人年龄 >18 岁</li><li>病人包括:创伤、败血症和急性呼吸窘迫综合征</li><li>创伤病人可能通过 NS 复苏获益,(创伤病人中 28 天死亡率不同,P 值是 0.06)</li><li>同时败血症病人可能从白蛋白中获益</li><li>白蛋白复苏与血细胞比容明显下降相关</li>
白蛋白和 NS 对酸碱平衡状态的影响	2006[8]	SAFE 研究	<li>当大量补液时(>3L),输入 4% 白蛋白将导致血氯浓度升高</li><li>然而,与输入液体量相比,液体类型差异很小</li>

续表

脑外伤病人中白蛋白 vs NS	2007[9]	SAFE研究	● 事后 24 月随访研究 ● 复苏时使用 4% 白蛋白比 NS 死亡率高，33.2% vs 20.4%，p=0.003 ● 大多数死亡发生在 28 天内
儿童液体选择	2010[10]	系统性综述	● 目前儿童感染复苏的液体选择证据不足 ● 对特定的病人如疟疾或登革热败血症休克病人，使用人血白蛋白或其他胶体扩容效果比晶体好
胶体综述	2011[11]	系统性综述	● 白蛋白对生存率没有不良影响 ● 使用羟乙基淀粉病人中观察到出现急性肾损伤和剂量依赖的死亡率的增加 ● 使用羟乙基淀粉，尤其在心脏手术中，有频繁报道出现凝血功能障碍和临床出血
发热儿童，大剂量补液 vs 非大剂量补液	2011[12]	NEJM	● FEAST 研究 ● 20~40mL/kg 的 5% 白蛋白或 NS 与非大剂量补液组的对照 ● 大剂量补液明显增加 48 小时死亡率
院外高张 NS 复苏	2011[13]	Ann Surg	● 低血容量病人 RCT ● 主要结局是 28 天生存率 ● 高张盐水无明显差异
儿童胃肠炎病人快速 vs 标准速度静脉水化	2011[14]	BMJ	● NS 快速（60mL/kg）与标准速度（20mL/kg）静脉水化 1 小时 ● 对血流动力学稳定的病人，快速静脉与标准速度静脉水化相比，无临床相关获益

续表

NS vs 平衡液	2012[15]	Ann Surg	<ul><li>开放性腹部手术病人</li><li>NS 组病人住院死亡率高</li><li>平衡液治疗病人术后并发症发生率低</li></ul>
NS vs 平衡液	2012[16]	Ann Surg	<ul><li>健康志愿者中 RCT 研究验证它们对肾血流量及肾灌注量的作用</li><li>NS 组平均肾动脉血流量和肾皮质灌注量显著减少</li><li>这种减少是归咎于 NS 输注相关的高氯性酸中毒</li></ul>
羟乙基淀粉 vs 醋酸林格液	2012[17]	NEJM	<ul><li>6S 试验</li><li>严重败血症时羟乙基淀粉 130/0.4 与醋酸林格液比较</li><li>临床结局是 90 天死亡或终末期肾病</li><li>羟乙基淀粉增加 90 天时的死亡风险和对肾脏替代治疗的需要</li></ul>
休克复苏时合成胶体 vs 晶体	2012[18]	Crit Care Med	<ul><li>休克复苏时合成胶体与晶体</li><li>休克复苏时使用这两种液体具有相同快的复苏速度</li><li>低分子量羟乙基淀粉和明胶都可能导致肾功能损害</li></ul>
静脉补液,不限氯 vs 限氯	2012[19]	JAMA	<ul><li>在 ICU,限氯与不限氯比较</li><li>主要终点是肌酐变化和基于 RIFLE 分类的急性肾损伤发病率</li><li>在 ICU 限氯治疗策略与急性肾损伤发生率和使用肾脏替代治疗事件明显下降相关</li></ul>

续表

低血容量性休克中，胶体 vs 晶体	2013[20]	JAMA	● CRISTAL 研究 ● 胶体与晶体的 RCT ● 28 天内的死亡率 ● 28 天死亡率没有差别
严重败血症或脓毒性休克中白蛋白替代疗法	2014[21]	NEJM	● ALBOIS 研究 ● 20% 的白蛋白和晶体与仅有晶体的 RCT ● 28 天的全因死亡率 ● 白蛋白替代疗法不会改善 28 天或 90 天的生存率
羟乙基淀粉 130/0.42 vs 醋酸林格液	2014[22]	Intensive CareMed	● 两组的长期死亡率没有差异
氨甲环酸在创伤性出血中	2012[23]	BMJ	● CRASH-2 试验数据 ● 氨甲环酸与全因死亡和出血所致死亡的明显减少相关
白蛋白在败血症中	2014[24]	BMJ	● 系统性综述和荟萃分析 ● 在任何严重程度败血症的成人病人中，使用白蛋白不会有效减少全因死亡率

NS 与乳酸林格液（lactated ringer，LR）

复苏时 NS 和 LR 的临床价值比较，见表 2-3-2

表 2-3-2 复苏时生理盐水和乳酸林格液的临床价值比较

Cl^- 诱导的代谢性酸中毒	2005[25]	Crit Care Clin	● 输注大量的 NS 将使大量的阴离子 Cl^- 进入正常血液中 ● 结果，过剩的 Cl^- 会驱使 H^+ 浓度升高以保持血浆电中性

续表

LR 复苏	2005[26]	J Trauma	● 使用失血性休克成年猪模型进行试验 ● 比较内皮功能障碍[内皮依赖血管舒张功能(endothelium dependent relaxing function, EDR)下降] ● 与复苏时使用血液或血液联合 LR 组相比,LR 组 EDR 分数明显较低
高凝	2006[27]	J Trauma	● 与 NS 组相比,复苏时使用 LR 导致更明显的高凝和更少的出血
创伤复苏中使用 NS	2011[28]	J Trauma	● NS 复苏结果导致高氯性酸中毒 ● 这种酸中毒可能与全身血管舒张、肺血管水增加和凝血障碍相关
休克复苏中使用 LR	2011[29]	J Trauma	● 发现 LR 可促进炎症和激活中性粒细胞 ● 我们需要避免使用包含右旋体的 LR ● 早期复苏时等渗晶体的总量是腹腔间隔室综合征的强独立危险因素
NS 和普外科	2012[30]	Ann Surg	● 与平衡液组相比,NS 组病人输血需求、感染并发症和肾衰竭比率高

液 体 管 理

液体管理需基于每天容量状态评估

● 液体摄入(请填写图表)
● 每天评估容量状态

出量 / 入量、体重、生命体征、其他临床症状和实验室结果

> 液体需要量 = 生理需要量 + 补充量

> 生理需要量
>
> 第一个 10kg——100ml/kg
>
> 第二个 10kg——50ml/kg
>
> 超过 20kg——25ml/kg

- 血管内容量 = 有效循环血容量
- 由于第三间隙的存在,输入的容量或者正平衡并不能保证充足的血管内容量

第三间隙液体量的决定因素

- 血管内容量的渗透压;如:低蛋白
- 毛细血管的通透性;如:化学介质可以改变通透性,例如烧伤和炎症

补充量

- 失血:失血 1mL 需要补充 LR 或 NS 3mL
- 引流管,鼻胃管:鼻胃管引流出 1mL 需要补充 45% NS 1mL 和 20mmol KCL
- 手术中:第一个小时 15mL/kg 的 LR,随后 8mL/(kg·h) 的 LR

手术后:见尿排出才能补钾

- 复苏:如果大量失血,最好使用 LR 而不是 NS

特别注意事项:

1) 手术后的病人

手术后见尿排出才能补钾;失血需使用晶体液补充

英国共识指南:成人手术病人的静脉液体治疗(BAPEN 2011[31])

- 由于高氯性酸中毒风险,当有使用晶体复苏或者补充的指征时,应该使用 LR 平衡液或者 Hartmann 替代 NS
- 静脉溶液(见文献原文表 1)

2) 大面积烧伤病人

Baxter 公式:4 × 体重 × 体表面积

近来烧伤复苏已经不采用 Parkland 公式。蛋白胶体液已经代替了 Parkland 公式。Parkland 公式被诟病的原因之一在于循环中的蛋白被稀释,进一步降低胶体渗透压,进而导致严重水肿(Injury 2006[32])

3) 蛛网膜下腔出血(subarachnoid hemorrhage,SAH)

7.2% 高张生理盐水 6% 羟乙基淀粉(hydroxyethyl starch,HSS)用于蛛网膜下腔出血(Bentsen G,Crit Care Med 2006[33])

● 介入治疗后 180 分钟内 NS 或 HSS 对颅内压作用的随机对照研究

● 2mL/kg 高张盐水显著降低颅内压和明显升高脑灌注压

4) 严重创伤病人:在活动性出血期间的低血压复苏(J Trauma 2007[34])

● 创伤液体复苏研究

● 随机分为常规治疗组,收缩压(systolic blood pressure,SBP)>100mmHg,或者低 SBP(70mmHg)组,比较住院结局

● 110 个入组病人随访 20 个月以上时,院内死亡率没有差别

● 研究表明,在活动性出血中低 SBP 不会影响死亡率

损伤控制性复苏(J Trauma 2007[35])

● LR 和 NS 将增加再灌注损伤和白细胞黏附

● 这些将导致严重创伤病人已经存在的酸中毒和的凝血功能障碍加重

● 损伤控制性复苏包括两个部分。第一,液体复苏应有所限制,保持血压在 90mmHg 左右,以防止刚止血的血管再出血。第二,使用解冻血浆作为主要复苏液体,并与浓缩红细胞以 1:1 或 1:2 比例混合,以用于血管内容量恢复

休克复苏指南(J Trauma 2006[36])

● 正常氧气输送指数(oxygen delivery index,DO2I)大致约为 450mL/(min·m²)

- 复苏目标是心脏指数(cardiac index, CI)>3.8L/(min·m²)
- (文献原文表1)复苏时 NS 和 LR 的临床价值比较

容量超负荷与手术结局(Ann Surg 2009[37])

- 液体超负荷似乎不利于吻合口愈合
- 水肿导致的张力作用于吻合口的缝合处。另一个原因是由于液体超负荷导致的内脏性水肿会增加腹压和腹水,甚至出现腹腔间隔室综合征

腹部大手术病人中,保守的与限制的个体化目标导向的液体替代治疗的比较(Arch Surg 2010[38])

- 两种不同方法的 RCT
- 过度的液体复苏增加了低血容量的水平,导致中心性静脉血氧饱和度(systemic central venous oxygen saturation, $SCvO_2$)的降低和由此增加术后并发症的发生

严重创伤病人的损伤控制性复苏(BMJ 2009[39])

- 损伤控制性复苏结合了两种策略:允许性低血压和损伤控制性外科止血复苏(文献原文图2)
- 病人需要大量输血,新鲜冰冻血浆:红细胞悬液 =1∶1
- 1∶1 比例复苏可显著的改善死亡率
- 枸橼酸加重低钙血症,钙离子水平需要维持在至少 0.9mmol/L
- 出血性休克,推荐血小板:新鲜冰冻血浆:红细胞悬液 =1∶1∶1
- 重组人凝血因子Ⅶa 可用于凝血障碍的辅助药物

严重创伤中早期液体复苏(BMJ 2012[40])

- 在清醒的病人中治疗目标为允许性低血容量(低血压),或者在穿通伤病人中治疗目标为血压 70~80mmHg,在钝挫伤病人中目标为血压 90mmHg,采用以血液制品为基础的复苏
- 止血性复苏就是使用血制品治疗凝血障碍
- 外伤 3 小时内静脉使用氨甲环酸可以改善被认为有出血病人的死亡率

冷凝蛋白质和氨甲环酸与改善战时受伤后存活率的关系（JAMA Surg 2013[41]）

- MATTERs Ⅱ研究
- 冷凝蛋白质可能独立增加氨甲环酸带来的生存获益

败血症病人中，羟乙基淀粉 130/0.38~0.45 vs 晶体或白蛋白：采用 meta 分析进行系统性综述和连续性试验分析（BMJ 2013[42]）

- 羟乙基淀粉没有任何临床获益

5）儿童病人

儿童脱水的诊断和治疗方法（AFP 2009[43]）

- 脱水最实用的临床症状是毛细血管再充盈时间（capillary refill time，CRT）延长、异常的皮肤弹性和异常的呼吸节律
- 与成人不一样，在儿童中计算尿素氮／肌酐比值并无价值
- 严重的脱水，10~15 分钟内需要输入 20mL/kg 的等张液体
- 若要使病情稳定，通常需要 1 小时内输入高达 60mL/kg 的液体
- 复苏后，病人需要在 4 小时内补充 100mL/kg 的口服液体，以满足生理需要量和补充正在丢失的液体

败血症中液体复苏（Ann Intern Med 2014[44]）

- Meta 分析
- 与其他液体相比，平衡晶体液或白蛋白似乎与死亡率下降相关

住院儿童病人中，140mmol/L 钠与 77mmol/L 钠用于静脉补液治疗（Lancet 2014[45]）

- PIMS 研究
- 静脉使用等张液体有较低的低钠血症风险

液体状态

液体负荷后脉压的改变：主动脉根部和股动脉之间的比较（Intensive Care Med 2011[46]）

● 无创性评估主动脉根部压力与有创性监测股动脉压力来评估机体对补液反应的作用是一样的

使用便携式超声测量下腔静脉的塌陷程度用于评估血管容量（J Am Coll Surg 2009[47]）

● CVP 与下腔静脉塌陷程度的关系（见文献原文图）

● 在低（<0.2）和高（>0.6）塌陷范围中，下腔静脉 - 心脏指数与 CVP 最相关（见文献原文图）

水肿性疾病中有效血容量的下降：意味着什么？（J Am Soc Nephrol 2007[48]）

● 85% 血容量在低压的静脉系统，而 15% 血容量在高压的动脉系统

● 即使在动脉循环容量不足时，也可能出现总血容量的增加，原因在于总血容量的增加主要是由于静脉腔的扩张所致

● 动脉灌注不足诱发的事件，如心输出量下降或者全身动脉收缩等，是机体恢复动脉循环完整性的代偿性反应

中毒性休克中 CRT 的探索（Intensive Care Med 2014[49]）

● 当测量食指指端或膝盖区域时，CRT 是一个临床上可重复的参数

● CRT 是一个预测 14 天死亡率的有效指标

ICU 中血流动力学评估（Crit Car Clin 2014[50]）

● 被动抬腿试验可用于评估对前负荷的反应性

● 心脏彩超可用于评估血流动力学

● 经食管多普勒超声监测和脉搏曲线

通过基于非侵入性生物反应性的被动抬腿试验预测液体反应（Intensive Care Med 2010[51]）

● 通过被动抬腿试验预测液体反应性的可行性研究

● 被动抬腿试验在临床上可有效预测液体反应性，且效果良好

床旁生理和监测的相互作用（Crit Care Clin 2015[52]）

● 循环休克的 4 个基本功能性原因：①低血容量；②心源性；③梗阻性；④分布性（见表 2-3-3）

表 2-3-3　休克的病因及病理生理学

循环休克的原因	病理生理学（请填写）
低血容量	
心源性	
梗阻性	
分布性	

- 3 类药物疗法：①血管加压药；②正性肌力药；③血管扩张剂

被动抬腿试验预测危重病人的液体反应（Crit Care Med 2006[53]）

- 使用呼吸机的危重病人中，被动抬腿试验所致血流动力学参数变化的检测

- 被动抬腿试验所致的主动脉血流量的改变可高度预测呼吸机病人对前负荷的反应性

- 通过经食管多普勒超声测量主动脉脉压变化和主动脉血流量

- 被动抬腿试验所致的主动脉血流量的增加与容量扩张导致的主动脉血流量增加具有良好的相关性

评估前负荷的静态指标（Crit Care Clin 2010[54]）

- 心肌前负荷临床上可被认为是左心室或右心室舒张末期容积

- 床边最容易获得的方法仍然是评估压力产生的前负荷，尤其是 CVP

参 考 文 献

1. Weinberg, A. and K. Minaker (1995). "Dehydration. Evaluation and management of older adults." JAMA, 274:1552-1556.

2. ☺McGee, S. and W. Abernethy (1999). "Is this patient hypovolemic?" Ibid, 281:1022-1029.

3. ☺☺☺Steiner, M. and D. DeWalt (2004). "Is this child dehydrated?" Ibid,

291:2746-2754.

4. ☺ Brasel, K., et al. (2007). "Heart rate: is it truly a vital sign?" J Trauma, 62:812-817.

5. ☺ Myburgh, J. and M. Mythen (2013). "Resuscitation fluid." N Engl J Med, 369:1243-1251.

6. Wills, B. and N. Dung (2005). "Comparision of three fluid solutions for resuscitation in Dengue shock syndrome." Ibid, 353:877-889.

7. SAFE study investigators (2004). "A comparison of albumin and saline for fluid resuscitation in the intensive care unit." Ibid, 350:2247-2256.

8. Bellomo, r., et al. (2006). "The effects of saline or albumin resuscitation on acid-base status and serum electrolytes." Crit Care Med, 34:2891-2897.

9. The SAFE Study Investigators (2007). "Saline or albumin for fluid resuscitation in patients with traumatic brain injury." N Engl J Med, 357:874-884.

10. Akech, S., et al. (2010). Choice of fluids for resuscitation in children with severe infection and shock: systematic review. BMJ, 341, c4416 DOI: doi: 10. 1136/bmj. c4416

11. Groeneveld, A., et al. (2011). "Update on the comparative safety of colloids: a systematic review of clinical studies." Ann Surg, 253:470-483.

12. Maitland, K., et al. (2011). "Mortality after fluid bolus in African children with severe infection." N Engl J Med, 364:2483-2495.

13. Bulger, E., et al. (2011). "Out-of-hospital hypertonic resuscitation after traumatic hypovolemic shock." Ann Surg, 253:431-441.

14. Feedman, S., et al. (2011). "Rapid versus standard intravenous rehydration in paediatric gastroenteritis: pragmatic blinded randomised clinical trial." BMJ, 343: d6976

15. Shaw, A., et al. (2012). "Major complications, mortality, and resource utilization after open abdominal surgery. 0. 9% saline compared to plasma-lyte." Ann Surg, 255:821-829.

16. Chowdhury, A., et al. Ibid, "A randomized, controlled, double-blind

crossover study on the effects of 2-L infusions of 0. 9% saline and Plasma-Lyte 148 on renal blood flow velocity and renal cortical tissue perfusion in healthy volunteers." 256:18-24.

17. Perner, A. , et al. (2012). "Hydroxyethyl starch 130/0. 4 versus Ringer's acetate in severe sepsis." N Engl J Med, 367:124-134.

18. Bayer, O. , et al. (2012). "Effects of fluid resuscitation with synthetic colloid or crystalloids alone on shock reversal, fluid balance, and patient outcomes in patients with severe sepsis: a prospective sequential analysis." Crit Care Med, 40:2543-2551.

19. Yunos, N. , et al. (2012). "Association between a chloride-liberal vs chloride-restrictive intravenous fluid administration strategy and kidney injury in critically ill adults." JAMA, 308(15):1566-1572.

20. Annane, D. , et al. (2013). "Effects of fluid resuscitation with colloid vs crystalloids on mortality in critically ill patients presenting with hypovolemic shock. The CRISTAL randomized trial." Ibid, 310(17): 1809-1817.

21. Caironi, P. , et al. (2014). "Albumin replacement in patients with severe sepsis or septic shock." N Engl J Med, 370:1412-1421.

22. Perner, A. , et al. (2014). "Long-term outcomes in patients with severe sepsis randomised to resuscitation with hydroxyethyl starch 130/0. 42 or Ringer's acetate." Intensive Care Med, 40:927-934.

23. Roberts, I. , et al. (2012). "Effect of tranexamic acid on mortality in patients with traumatic bleeding: prespecified analysis of data from randomised controlled trial." BMJ, 345:e5839.

24. Patel, A. , et al. (2014) Randomised trials of human albumin for adults with sepsis: systematic review and meta-analysis with trial sequential analysis of all-cause mortality. Ibid, 349, g4561 DOI:10.1136/bmj. g4561

25. ☺ ☺ Lafrance, J. and M. Leblanc (2005). "Metabolic, electrolytes, and nutritional concerns in critical illness." Crit Care Clin, 21:305-327.

26. Savage, S. and C. Fitzpatrick (2005). "Endothelial dysfunction after

Lactated Ringer's solution resuscitation for hemorrhagic shock." J Trauma,59:284-290.

27. Kiraly,L.,et al.(2006). "Resuscitation with normal saline(NS) vs. lactated Ringers(LR)modulates hypercoagulability and leads to increased blood loss in an uncontrolled hemorrhagic shock swine model." Ibid,61:57-65.

28. Schreiber,M.(2011). "The use of normal saline for resuscitation in trauma." Ibid,70(5(Suppl)):S13-S14.

29. Moore,F. "The use of lactated Ringer's in shock resuscitation:The good,the bad and the ugly." Ibid,S15-S16.

30. Lobo,D.(2012). "Intravenous 0.9% saline and general surgical patients. A problem,not a solution." Ann Surg,255:830-832.

31. Powell-Tuck,J.,et al.(2011)British consensus guidelines on intravenous fluid therapy for adult surgical patients. DOI:www. bapen. org. uk/pdfs/bapen_pubs/giftasup. pdf

32. Fodor,L.,et al.(2006). "Controversies in fluid resuscitation for burn management:literature review and our experience." Injury,37:374-379.

33. Bentsen,G.,et al.(2006). "Hypertonic saline(7.2%)in 6% hydroxyethyl starch reduces intracranial pressure and improves hemodynamics in a placebo-controlled study involving stable patients with subarachnoid hemorrhage." Crit Care Med,34:2912-2917.

34. ☺ Dutton,R.,et al.(2002). "Hypotensive resuscitation during active hemorrhage:impact on in-hospital mortality." J Trauma,52:1141-1146.

35. ☺ ☺ Holcomb,J.,et al.(2007). "Damage control resuscitation: directly addressing the early coagulopathy of trauma." Ibid,62:307-310.

36. Moore,F.,et al. "III. Guidelines for shock resuscitation." Ibid,61:82-89.

37. Lobo,D.(2009). "Fluid overload and surgical outcome." Ibid,249:186-188.

38. Futier, E., et al. (2010). "Conservative vs restrictive individualized goal-directed fluid replacement strategy in major abdominal surgery. A prospective randomized trial." Arch Surg, 145:1193-1200.

39. ☺ Jansen, J., et al. (2009). "Damage control resuscitation for patients with major trauma "BMJ 338:1436-1440.

40. Harris, T., et al. (2012). "Early fluid resuscitation in severe trauma." Ibid, 345:e5752.

41. Morrison, J., et al. (2013). "Association of cryoprecipitate and tranexamic acid with improved survival following wartime injury."JAMA Surg, 148(3):218-225.

42. Haase, N., et al. (2013). "Hydroxyethyl starch 130/0. 38-0. 45 versus crystalloid or albumin in patients with sepsis:systematic review with meta-analysis and trial sequential analysis." BMJ, 346:f839.

43. ☺☺☺ Canavan, A. and B. Arant(2009). "Diagnosis and management of dehydration in children." AFP, 80(7):692-696.

44. Rochwerg, B., et al. (2014). "Fluid resuscitation in sepsis." Ann Intern Med, 161:347-355.

45. McNab, S., et al. (2014)140 mmol/L of sodium versus 77mmol/L of sodium in maintenance intravenous fluid therapy for children in hospital(PIMS):a randomised controlled double-blind trial. Lancet, DOI:10.1016/S0140-6736(14)61459-8

46. Dufour, N., et al. (2011). "Changes in pulse pressure following fluid loading:a comparison between aortic root(non-invasive tonometry) and femoral artery(invasive recordings)." Intensive Care Med, 37:942-949.

47. Stawicki, S., et al. (2009). "Intensivist use of hand-carried ultrasonography to measure IVC collapsibility in estimating intravascular volume status:correlations with CVP." J Am Coll Surg, 209:55-61.

48. ☺ Schrier, R. (2007). "Decreased effective blood volume in edematous disorders: What does this mean?" J Am Soc Nephrol, 18:2028-2031.

49. Ait-Oufella, H., et al. (2014). "Capillary refill time exploration during septic shock." Intensive Care Med, 40:958-964.

50. ☺ Kenaan, M., et al. (2014). "Hemodynamic assessment in the contemporary intensive care unit." Crit Care Clin, 30: 413-445.

51. Benomar, B., et al. (2010). "Fluid responsiveness predicted by noninvasive bioreactance-based passive leg raise test." Intensive Care Med, 36: 1875-1881.

52. ☺☺☺ Bose, E., et al. (2015). "The interface between monitoring and physiology at the bedside." Crit Care Clin, 31: 1-24.

53. ☺ Monnet, X., et al. (2006). "Passive leg raising predicts fluid responsiveness in the critically ill." Crit Care Med, 2006: 1402-1407.

54. Nahouraii, R. and S. Rowell (2010). "Static measure of preload assessment." Crit Care Clin, 26: 295-305.

第四节　输　　血

红细胞输注
大量输血
血小板输注

红细胞输注

● 成人输注 1 单位红细胞可以提高血红蛋白浓度 1g/dL（10g/L）

● 红细胞生存能力评估的金标准是 75% 输注的放射性同位素标记细胞在 24 小时的存活率

● 在红细胞输注时，接受输血者对白细胞和相对少见的细胞因子的免疫反应会导致寒战、发热反应，常被称为"非溶血发热性输血反应"

● 非溶血发热性输血反应很常见

● 急性溶血性反应是罕见的（风险评估见原文表 3）（Lancet 2007[1]）

● 输血相关的急性肺损伤（transfusion related acute lung injury, TRALI）或者是由于无意的细菌污染所致的败血症对创伤病人尤其重要（J Trauma 2006[2]）

输血反应（Crit Care Clin 2012[3]）

● 输血相关性急性肺损伤（transfusion-related acute lung injury，TRALI）定义为在输血后 6 小时内或者输注 ≥1 单位全血或成分血发生的急性肺损伤

● 国立心肺血液研究所共识工作组关于 TRALI 定义的总结（文献原文表 1）

急性起病

低氧血症（PaO_2/FiO_2 比值 ≤300mmHg）

前位胸片上两肺斑片影

无左房高压（测得肺动脉阻塞压力 ≤18mmHg）

TRALI（Lancet 2013[4]）

● 输血相关死亡的首要原因

● 输血相关的急性肺损伤是由于白细胞介素-8（Interleukin-8，IL-8）、IL-6 和弹性蛋白酶 α1 抗胰蛋白酶复合物浓度的增加所诱发（文献原文图 1）

● TRALI 的定义（见文献原文表 1）

● TRALI 的二次打击模型（见文献原文图 4）

输血相关指征以及并发症的系列研究（表 2-4-1）

表 2-4-1　输血相关指征以及并发症的系列研究

儿科重症监护病人	2007	NEJM[5]	● 危重儿童病人输血适应证中最佳的血红蛋白阈值不清楚 ● 稳定的危重儿童病人随机分为两组，限制策略组 Hb=7g/dL（70g/L）vs 非限制策略组 Hb=9g/dL（90g/L） ● 主要终点是 28 天内所有原因的死亡 ● 28 天内两组死亡率无差别

续表

α-促红细胞生成素（Erythropoietin，EPO）	2007	EPO危重试验[6]	● 病人随访140天 ● 主要终点事件是需要输注红细胞悬液病人的百分比 ● α-EPO不会减少红细胞输注的发生率
髋骨手术	2011	POCUS试验[7]	● 髋骨骨折后非限制（Hb<10g/dL）与限制（Hb<8g/dL）输血 ● 随访60天的死亡或在没有帮助时无法走出房间的事件 ● 两种策略结果没有差异
重大创伤	2013	PROMMTT研究[8]	● 第一个24小时内输入至少3单位血制品的病人中，早期复苏时较高的血浆和血小板比值与死亡率下降相关
镰状细胞病	2013	TAPS研究[9]	● 镰状细胞病病人术前输血与围手术期并发症下降相关
创伤性脑损伤	2014	EPO在严重创伤性脑损伤中的研究[10]	● 使用EPO或维持Hb>10g/dL（100g/L）都不会改善6个月时神经系统功能
中毒性休克	2014	TRISS[11]	● 输血指征为Hb<7g/dL（70g/L）与Hb<9g/dL（90g/L） ● 主要终点是90天死亡 ● 两组没有明显差别

续表

严重创伤时,血浆:血小板:红细胞的比例为:1:1:1 与 1:1:2	2015	PROPPR 试验 [12]	● 24 小时或 30 天死亡率没有明显差别 ● 1:1:1组有更多的病人成功止血
心脏术后自由 vs 限制输血	2015	TITRe2 研究 [13]	● 限制输血(<7.5g/dL)(75g/L)不优于自由输血(<9g/dL)(90g/L)
FOCUS 随访研究	2014	FOCUS 随访研究 [14]	● 年龄大于 50 岁,有心血管疾病史,髋关节骨折切开复位内固定术 ● 自由输血不会影响死亡率
限制或自由输血	2015	系统性综述 [15]	● 没有证据表明限制性输血有危害

红细胞储存时间和心脏手术后并发症(NEJM 2008[16])

● 验证心脏手术术后输入储存时间大于 2 周红细胞导致严重并发症和死亡率增加的假说

● 调查心脏手术病人、冠状动脉搭桥术及心脏瓣膜术或两者都有的病人的数据

● 中位储存时间,新鲜血液是 11 天和陈旧血液是 20 天

● 输注储存时间大于 2 周的红细胞与术后并发症风险明显增加相关,同时减少短期和长期生存率

大 量 输 血

● 大量输血通常定义为输入≥10 单位浓缩红细胞或者 24 小时内输入大于病人整个血容量的血量

● 大量输血是指:24 小时内输血量为整个血容量,或
  24 小时内输血量≥10 单位浓缩红细胞,或

24 小时内输血量≥20 单位浓缩红细胞

● 当病人需要大量输血时,红细胞悬液:新鲜冰冻血浆:血小板按照 1∶1∶1 输注与死亡率下降相关(文献原文图 3)(Chest 2009[17])

大量输血并发症(Chest 2010[18])

● 与大量输血相关的致死性酸中毒、低体温和凝血障碍造成与高死亡率相关

● 温度每下降 1℃,凝血因子活性降低 10%,这会造成温度低于 33℃时凝血时间延长

● 创伤性凝血障碍是由于损伤的严重性、失血、凝血因子消耗、纤维蛋白溶解、低体温、低钙血症和酸中毒的总体作用,是病人对创伤和治疗的个人生理反应,不是单纯的稀释作用

● TRALI 定义为在输血后 6 小时内发生的 ALI,与 ALI 或急性呼吸窘迫综合征(acute respiratory distress syndrome,ARDS)的其他危险因素明确无关

铁螯合剂治疗输血铁超负荷(NEJM 2011[19])

● 所有需要长期红细胞输注的病人都需要考虑铁螯合剂治疗

● 铁螯合剂剂量主要由 3 个因素决定:心脏铁超负荷的有或无、输血相关的铁负荷增加速度和体内铁负荷

ICU 中红细胞生成刺激药物的使用(Crit Care Clin 2012[20])

● (文献原文图 1)铁调素的作用

● 铁摄入可能促进感染

● 铁可能参与了反应性氧自由基合成诱发的持续性炎症反应

● 危重病人中 EPO 的药代动力学研究(见文献原文表 2)

输血替代品(Lancet 2013[21])

● 手术前贫血的发现、评估和管理方法流程图(见文献原文图 2)

输血安全性和适宜性(BMJ 2013[22])

● TRALI 的并发症的概率为 1/150 000

● 输注 ABO 血型不匹配的红细胞并发症的概率为 1/180 000

血小板输注(Lancet 2007[23])

● 应用先进技术准备血小板输注
● 通常在 10~60 分钟和 18~24 小时后评估输血的有效性
● 如果血小板计数增加很少,则认为病人对输血抵抗
● 评估血小板输注有效性的方法(见文献原文表 3)
● 在 72%~88% 难治性输血病人中,最有可能是由非免疫性因素造成的
● 免疫因素占难治性输血病人的 25%~39%,与人类白细胞抗原抗体相关
● 可通过从红细胞和血小板成分中去除污染的白细胞来预防同种免疫作用

参 考 文 献

1. ☺ ☺ Klein, H., et al. (2007). "Red blood cell transfusion in clinical practice." Lancet, 370:415-426.

2. Norda, R., et al. (2006). "Cumulative risks of early fresh frozen plasma, cryoprecipitate and platelet transfusion in Europe." J Trauma, 60:S41-S45.

3. Sayah, D., et al. (2012). "Transfuion reactions. Newer concepts on the phathophysiology, incidence, treatment, and prevention of transfusion-related acute lung injury." Crit Care Clin, 28:363-372.

4. ☺ Vlaar, A. and N. Juffermans (2013). "Transfusion-related acute lung injury: a clinical review." Lancet, 382:984-994.

5. Lacroix, J., et al. (2007). "Transfusion strategies for patients in pediatric intensive care units." N Engl J Med, 356:1609-1919.

6. Corwin, H., et al. "Efficacy and safety of Epoetin Alfa in critically ill patients." Ibid, 357:965-976.

7. Carson, J., et al. (2011). "Liberal or restrictive transfusion in high-risk patients after hip surgery." Ibid, 365:2453-2462.

8. Holcomb, J., et al. (2013). "The prospective, observational, multicenter, major trauma transfusion (PROMMTT) study." JAMA Surg, 148(2):127-136.

9. Howard, J., et al. (2013). "The transfusion alternatives preoperatively in sickle cell disease (TAPS) study: a randomised, controlled, multicentre clinical trial." Lancet, 381:930-938.

10. Robertson, C., et al. (2014). "Effect of erythropoietin and transfusion threshold on neurological recovery after traumatic brain injury." JAMA, 312(1):36-47.

11. Holst, L., et al. (2014). "Lower versus higher hemoglobin threshold for transfusion in septic shock." N Engl J Med, 371:1381-1391.

12. Holcomb, J., et al. (2015). "Transfusion of plasma, platelets, and red blood cells in a 1 : 1 : 1 vs a 1 : 1 : 2 ratio and mortality in patients with severe trauma. The PROPPR randomized clinical trial." JAMA, 313(5):471-482.

13. Murphy, G., et al. (2015). "Liberal or restrictive transfusion after cardiac surgery." N Engl J Med, 372:997-1008.

14. Carson, J., et al. (2014) Liberal versus restrictive blood transfusion strategy: 3-year survival and cause of death results from the FOCUS randomised controlled trial. Lancet, DOI: 10.1016/S040-6736(14) 62344-8

15. Holst, L., et al. (2015) Restrictive versus liberal transfusion strategy for red blood cell transfusion: systematic review of randomised trials with meta-analysis and trial sequential analysis. BMJ, 350, h1354 DOI: 10.1136/bmj. h1354

16. Koch, C., et al. (2008). "Duration of red-cell storage and complications after cardiac surgery." N Engl J Med, 358:1229-1239.

17. Sihler, K. and L. Napolitano (2009). "Massive transfusion." Chest, 136:1654-1667.

18. ☺ Sihler, K. and L. Napolitano (2010). "Complications of massive transfusion." Chest, 137:209-220.

19. Brittenham, G. (2011). "Iron-chelating therapy for transfusional iron

overload." N Engl J Med,364:146-156.

20. Piagnerelli,M. and J. Vincent(2012)."The use of erythropoiesis-stimulating agents in the intensive care unit." Crit Care Clin,28:345-362.

21. Spahn,D. and L. Goodnough(2013)."Blood transfusion 2. Alternatives to blood transfusion." Lancet,381:1855-1865.

22. Murphy,M.,et al.(2013)."Transfusing blood safely and appropriately." BMJ,347:f4303.

23. ☺ ☺ Stroncek,D. and P. Rebulla(2007)."Transfusion medicine 2. Platelet transfusions." Lancet,370:427-438

第五节 血 钠 紊 乱

肾素血管紧张素系统(renin angiotensin aldosterone system,RAAS)与抗利尿激素(antidiuretic hormone,ADH)
高钠血症
低钠血症
抗利尿激素分泌异常综合征(syndrome of inappropriate antidiuretic hormone,SIADH)

肾素血管紧张素系统(renin angiotensin aldosterone system,RAAS)与抗利尿激素(antidiuretic hormone,ADH)

渗透压

- 溶液中溶质活性
- 总渗透活性 = 所有溶质活性的总和
- 单价离子,mOsm/L=mEq/L
- 两种溶液中的相对渗透活性 = 有效渗透压
- 能自由通过两个分隔腔室的溶质可以增加两种液体的渗透压,但是不会改变任何一种液体的张力,如尿素

血浆渗透压 =2 × Na+GLU/18+BUN/2.8
血浆张力 =2 × Na+GLU/18

血清钠浓度、血浆渗透压和总的可交换钠、总的可交换钾和体内总水量之间的交互作用（J Clin Invest 1958[1]）

- 血浆渗透压与血清钠浓度密切相关（见原文图 1 和 2）
- 但钠与体内总水量无关

醛固酮和精氨酸加压素（arginine vasopressin，AVP）

AVP 有两个受体（Am J Med 2006[2]）

1. V1a 受体——外周循环血管收缩
2. V2 受体——肾脏集合管的水潴留

- 血浆渗透压由钠和水的比例决定，而细胞外液容量由钠和水的绝对值决定
- 醛固酮和 RAAS 是体内和细胞外液中血钠浓度的主要调节者
- ADH 释放激素调节自由水，因此血浆渗透压对细胞外液容量直接调节作用较小
- 细胞外液容量主要由肾脏排泄的钠决定，而不是由血钠浓度决定[3]

钠的调节系统（见表 2-5-1）

表 2-5-1　钠的调节系统

	渗透压调节	容量调节
感应内容	血浆渗透压	有效循环血容量
感应器	下丘脑渗透压感受器	颈动脉窦 入球小动脉 心房
效应器	ADH	RAAS 心钠肽 交感神经系统
效应	水的排泄和摄入	尿钠排泄

血钠紊乱（NEJM 2015[4]）

- 血钠紊乱和病理生理学
- 尿中电解质浓度，而不是渗透压，决定尿液对血钠浓

度的作用

- 治疗（见文献原文表 1 和表 2）

水平衡的分子生理学（NEJM 2015[5]）

- 下丘脑 - 神经垂体 - 肾脏轴维持水平衡
- 参与上述过程的重要蛋白质见文献原文表 1

2000 年后小鼠模型和尿浓缩机制（Physiol Rev 2007[6]）

- 有关肾脏调节水电解质平衡的新发现,基于基因敲除小鼠与肾微穿刺技术方面
- 肾脏主要转运蛋白（见文献原文图 4）
- 转运蛋白表达位置（见文献原文图 5）

高 钠 血 症

血 Na>145mEq/L（145mmol/L）

评估细胞外液（extracellular fluid, ECF）容量

1. 体重突然下降（ECV）
2. 出现外周水肿（ECV）
3. 随机尿钠浓度 <10mEq/L（10mmol/L）（ECV）
4. 随机尿 / 血浆渗透压

三类高钠血症（表 2-5-2）

表 2-5-2　高钠血症的分类（请填写）

	Na, H_2O 状态	ECF 状态	病因
1			
2			
3			

慢性高钠血症的临床治疗方法（Am J Kidney Dis 2012[7]）

- 钠稳态取决于 3 个因素:口渴感、ADH 和肾功能
- 第一步是鉴别体液的状态

低 钠 血 症

血 Na<135mEq/L（135mmol/L）

最常见的电解质紊乱之一。119 名需要看护照顾的居民中,低钠血症的年发生率为 18%(Am J Kidney Dis 2012[8])

三类低钠血症(见表 2-5-3)

表 2-5-3 低钠血症的分类(请填写)

	Na,H_2O 状态	ECF 状态	病因
1			
2			
3			
4			

高血糖时钠的校正

DKA 时,阴离子间隙的计算应该使用校正的钠还是实际的钠?(Cleve Clin J Med 2001[9])

作者认为不应该使用校正的钠,因为糖是电中性的,不会影响阴离子间隙。然而,如同作者所承认的,水化状态与未测量的阴离子的潴留程度直接相关,因此笔者认为在 DKA 中,使用校正的钠判断脱水(细胞内液的丢失)的程度很有效。

低钠血症和高血糖时的校正(Am J Med 1999[10])

- 健康人群的实验性研究
- 2.4mmol/L 的校正因子比传统的 1.6mmol/L 更合适
- 当血糖大于 400mg/dL(22.22mmol/L)时更加准确
- 校正并不是线性的

流行病学和病理生理学:

轻度慢性低钠血症与跌倒和行走不稳步态不稳相关(Am J Med 2006[11])

- 不管低钠血症的程度如何,跌倒的频率与低钠血症相关

高血压病人中噻嗪类利尿剂诱导的低钠血症的风险(Am J Med 2011[12])

- 以 10 年为间隔,10 个长期使用噻嗪类利尿剂的病人

中,大约有 3 个出现低钠血症

住院癌症病人中低钠血症和其对临床结局的影响(Am J Kidney Dis 2012[13])

- 住院癌症病人中,入院时高达 47% 的病人有低钠血症
- 癌症病人中低钠血症与住院时间延长和死亡率增高相关

噻嗪类利尿剂相关低钠血症:基于人口学的研究(Am J Kidney Dis 2013[14])

- 使用噻嗪类利尿剂的病人,发生轻度低钠血症的风险增加至 4.5 倍
- 使用噻嗪类利尿剂的病人,发生中度和重度低钠血症的风险增加至 8 倍

甲氧苄啶(trimethoprim,TMP)**相关的低钠血症**(Am J Kidney Dis 2013[15])

- TMP/ 磺胺甲噁唑的作用似乎是与 TMP 对远端肾小管的作用有关
- 它可逆性的与远端肾小管上皮钠通道相互作用,从而产生保钾利尿的功能

低钠血症诊断和治疗的临床实践指南(Intensive Care Med 2014[16])

- 与急性低钠血症(<48h)相关的药物和疾病,包括:①术后阶段;②前列腺切除术后,内镜下子宫术后;③多饮;④锻炼;⑤近期服用噻嗪类利尿剂;⑥ 3,4- 二亚甲基双氧安非他明;⑦结肠镜检查准备;⑧环磷酰胺(静脉);⑨催产素;⑩近期开始使用去氨加压素治疗;⑪近期开始使用特利加压素和血管加压素
- 运算法则(见文献原文表 1)

利尿剂的低钠血症风险:氯噻酮与氢氯噻嗪(Am J Med 2014[17])

- 比较氯噻酮与氢氯噻嗪的低钠血症风险
- 每天等剂量(mg/mg)的氯噻酮与氢氯噻嗪相比,增加低钠血症的风险

● 氯噻酮与每天 2 倍剂量的氢氯噻嗪（达到相似的降压效果）增加低钠血症的风险没有差异

低钠血症的诊断、评估和治疗（Am J Kidney Dis 2013[18]）

● "6s 法则"：血钠每天升高 6mEq/L（6mmol/L）是安全的；因此，对于症状严重的病人，血钠在 6 小时内升高 6mEq/L（6mmol/L）即可停止

● 渗透性脱髓鞘综合征的危险因素：血钠浓度≤105mmol/L、低钾血症、酗酒、营养不良和晚期肝病

● 限制液体治疗可能失败的预测因素：高尿渗透压（>500mOsm/kg H_2O），尿钠和尿钾浓度总和超过血钠浓度、24 小时尿量 <1.5L/d，限制液体≤1L/d 的情况下和 24~48 小时内血钠浓度升高 <2mmol/（L·d）

● 发展成为慢性抗利尿激素分泌失调综合征（SIADH），且需要长期治疗的病因（见文献原文图 4）

渗透性脱髓鞘综合征（BMJ 2005[19]，Ann Intern Med 1997[20]）

● 通常发生在低钠血症纠正后几天

● 是低钠血症的快速纠正而不是低钠血症本身导致脱髓鞘

● 开始的症状是构音障碍和缄默症

渗透性脱髓鞘的机制和治疗方法（Am J Med 2006[21]）

● 地塞米松对渗透性脱髓鞘的保护作用仍存在争议

● 地塞米松能有效抑制血脑屏障的破坏

低渗透压时脑血容量的调节（Am J Med 2006[22]）

● 对低钠血症的适应依赖于脑细胞有机渗透物质的丢失

● 有机渗透物质缺乏最多的大脑区域是快速纠正低钠血症损害最严重的部位

低钠血症诊断和治疗方法（Am J Med 2007[23]）

● 合成和释放血管加压素受到渗透压和非渗透压机制共同的调节

● 低钠血症往往是由于血管加压素的非渗透性释放机制所致

● 血管加压素的非渗透性释放机制在以下 4 种情况时不

起作用:①脑耗盐综合征;②慢性肾衰竭(肾脏血流量减少);③精神性烦渴;④运动相关性低钠血症(exercise-associated hyponatremia,EAH)

- 低钠血症的临床病因

1. 假性低钠血症:高脂血症、高蛋白血症、高血糖和使用甘露醇后

2. 血管加压素的非渗透压释放:①细胞外液容量下降,包括肾脏丢失、呕吐、腹泻、出汗过多和出血;②正常细胞外液容量,包括甲状腺功能减退、Addison病和SIADH;③细胞外液容量增多,包括慢性充血性心力衰竭、肝衰竭、肾病综合征和妊娠

3. 过量水摄入:EAH、精神性烦渴、过多盐分丢失、脑耗盐综合征、尿液稀释障碍和慢性肾衰

一例严重低钠血症和低钾血症的病人(Am J Kidney Dis 2010[24])

- 在老年低BMI女性中,噻嗪类利尿剂诱导的低钠血症更常见

- 低钾血症是发生低钠血症的一个独立预测因素

血钠紊乱:为什么病人死亡?(Southern Med J 2006[25])

- 血钠紊乱病人,由尿电解质而不是尿渗透压决定病人自由水的排泄

- 当存在造成自由水排泄受损的基础疾病时,仍有自由水的摄入是形成低钠血症的必要条件

- 如果尿中钠钾的浓度之和大于血浆中的浓度和,那么病人处于自由水潴留状态

- 如果尿中钠钾的浓度之和小于血浆中的浓度和,那么病人自由水从尿中丢失

- 水排泄受损状态

低血容量,原因包括容量不足和使用利尿剂

正常血容量,原因包括术后状态、皮质醇缺乏、SIADH、疼痛、甲状腺功能减退和恶心

高血容量,原因包括慢性充血性心力衰竭、肝硬化和肾病

- 低钠性脑病的表现,头痛、恶心和呕吐、癫痫发作和呼

吸骤停

● 低钠性脑病的危险人群：经期女性、儿童和缺氧患者

● 氢氯噻嗪类利尿剂作用于远曲小管，损害尿液稀释功能，但不影响尿液浓缩功能，而袢利尿剂作用于髓袢升支粗段，同时损害尿液稀释和浓缩功能

● 肝脏疾病和低氧血症增加脱髓鞘的风险

● 单凭尿渗透压不能明确尿中是否有自由水丢失，因为水可以与非电解质产渗透压物质（如尿素）一起排泄

● 大多数高钠血症病人同时存在水补给困难和显著持续的水丢失

● 低钠血症的常见病因（见文献原文表 5）

● 新生儿高钠血症最常见的症状是：黄疸、昏睡和发热

● 低钠血症的治疗流程：

1. 有症状低钠血症

1）严重脑水肿，出现癫痫发作或呼吸衰竭

100mL 负荷剂量 3%NaCl 溶液静脉输注 10 分钟

可以重复 1~2 次，以达到或增加血钠浓度 2~4mmol/L 的目标或直到临床症状改善

2）低钠脑病出现时（癫痫发作、精神状态变差或头痛、恶心和呕吐），即开始输注：

3%NaCl 输注速度为 1mL/（kg·h），ICU 使用输注泵

每 2 小时监测血钠浓度直到无症状为止

当患者没有症状，则停止输注高渗钠溶液；在最初 48 小时治疗中，血钠浓度改变不能超过 15~20mmol/L

2. 无症状低钠血症

限制液体

地美环素

尿素

抗利尿激素 V2 受体拮抗剂？（目前无法获得）

低钠血症治疗（NEJM 2000[26]）

托伐普坦，用来治疗低钠血症的一种口服选择性血管紧张素 V2 受体拮抗剂（NEJM 2006[27]）

- SALT-1 和 SALT-2 试验
- 等容量或高容量低钠血症病人中，托伐普坦和安慰剂的随机对照试验。试验对象是慢性心功能衰竭、肝硬化和 SIADH 病人
- 从基线到治疗后第 4 天和第 30 天血钠浓度改变
- 托伐普坦能有效升高这些病人的血钠浓度
- 常见的副作用是口渴、口干和尿量增加

治疗低钠血症的血管加压素拮抗剂（Am J Med 2006[28]）

- 大多数是 V2 拮抗剂
- 用于管理低钠血症的公式和输入液体特点（见文献原文表 2）

评估输注 1 升任何液体对血钠的作用：血钠改变 = 输入 Na^+ − 血 Na^+/（体内总水量 +1）

评估输注 1 升任何包含 Na^+ 和 K^+ 的液体对血钠的作用：血钠改变 =（输入 Na^+ + 输入 K^+）− 血 Na^+/（体内总水量 +1）

治疗严重低钠血症：控制性纠正低钠血症策略（Am J Kidney Dis 2010[29]）

- "6s 规则"，所有慢性低钠血症病人，在第一个 24 小时内纠正目标是 6mEq/L（6mmol/L）
- 对有严重症状的病人，目标是第一个 6 小时内升高血钠 6mEq/L（6mmol/L），然后推迟接下来升高血钠的措施，直到第二天。
- 严重低钠血症管理的教学点（见文献原文表 2）
- 6s 原则：血钠每天升高 6mmol/L 是安全的；因此，对于症状严重的病人，血钠在 6 小时内升高 6mmol/L 即可停止升高。

低钠血症治疗中抗利尿激素受体拮抗剂的作用（Am J Kidney Dis 2013[30]）

- 抗利尿激素受体拮抗剂不能用于治疗有严重症状的低钠血症
- 抗利尿激素受体拮抗剂不能用于低血容量时
- 抗利尿激素受体及其主要功能（见文献原文表 2）

受体 V1a:血管收缩

受体 V1b:促肾上腺皮质激素和 β- 脑内肽释放

受体 V2:人水通道蛋白 2 通道插入顶端膜,血管舒张

算法

1. 血渗透压

2. 尿渗透压:增加 >100mmol/L—SIADH

   降低 <100mmol/L—精神性烦渴

3. 尿钠:>20mmol/L—肾性丢失、SIADH 和利尿剂使用

   <20mmol/L—脱水

4. 尿酸:低—SIADH(<4mg/dL(238μmol/L);高—脱水

该算法中最大混杂因素是利尿剂是如何影响这种评估的

(Endocrinol Metab Clin N Am 2003[31])

抗利尿激素分泌异常综合征(syndrome of inappropriate antidiuretic hormone,SIADH)

SIADH 4 种分类病因是什么(请填写)?

-
-
-
-

SIADH(NEJM 2007[32])

- 低钠血症最常见的原因是 SIADH

- 已知有 4 种不同类型的 AVP 分泌模式,并不是所有的 SIADH 都有高水平的 AVP

- 低尿酸血症可用于鉴别 SIADH 或肾性失钠,尿酸 < 4mg/dL(238μmol/L)提示 SIADH 的阳性预测值为 73%~100%

- 有症状的急性低钠血症,钠纠正速度应 <8~10mmol/ (L·h)

- 低钠血症的持续时间未知,钠纠正速度应 <12mmol/ (L·h)

孕期低钠血症的诊断和治疗(Am J Kidney Dis 2015[33])

- 危险因素(见文献原文表 1)

● 抗利尿不当综合征:①渗透压稳态重新设定;②SIADH;③ NSIAD(肾源性抗利尿不当综合征)

参 考 文 献

1. Edelman, I., et al. (1958). "Interrelations between serum sodium concentration, serum osmolarity and total exchangeable sodium, total exchangeable potassium and total body water." J Clin Invest, 37 (9): 1236-1256.

2. Goldsmith, S. (2006). "Is there a cardiovascular rationale for the use of combined vasopressin V1a/V2 receptor antagonists?" Am J Med, 119 (7A): S93-S96.

3. ☺ Rose, B. and T. Post (2001). Clinical physiology of acid-base and electrolyte disorders. New York, McGraw-Hill, Medical publishing division.

4. ☺ ☺ ☺ Sterns, R. (2015). "Disorders of plasma sodium-causes, consequences, and correction." N Engl J Med, 372: 55-65.

5. ☺ ☺ ☺ Knepper, M., et al. Ibid, "Molecular physiology of water balance." 1349-1358.

6. ☺ ☺ Fenton, R. and M. Knepper (2007). "Mouse models and the urinary concentrating mechanism in the new millennium." Physiol Rev, 87: 1083-1112.

7. Al-Absi, A., et al. (2012). "A clinical approach to the treatment of chronic hypernatremia." Ibid, 60 (6): 1032-1038.

8. Upadhyay, A., et al. (2006). "Incidence and prevalence of hyponatremia." Am J Med, 119 (7A): S30-S35.

9. Beck, L. (2001). "Should the actual or the corrected serum sodium be used to calculate the anion gap in diabetic ketoacidosis?" Cleve Clin J Med, 68: 673-674.

10. ☺ Hillier, T., et al. (1999). "Hyponatremia: evaluating the correction factor for hyperglycemia." Am J Med, 106: 399-403.

11. Renneboog, B. (2006). "Mild chronic hyponatremia is associated with falls, unsteadiness, and attention deficits." Am J Med, 119: 71. e71-71.

e78.

12. Leung, A., et al. (2011). "Risk of thiazide-induced hyponatremia in patients with hypertension." Am J Med, 124: 1064-1072.

13. Doshi, S., et al. (2012). "Hyponatremia in hospitalized cancer patients and is impact on clinical outcomes." Am J Kidney Dis, 59 (2): 222-228.

14. Rodenburg, E., et al. (2013). "Thiazide-associated hyponatremia: a population-based study." Am J Kidney Dis, 62 (1): 67-72.

15. Babayev, R., et al. (2013). "Trimethoprim-associated hyponatremia." Am J Kidney Dis, 62 (6): 1188-1192.

16. ☺ Spasovski, G., et al. (2014). "Clinical practice guideline on diagnosis and treatment of hyponatremia." Intensive Care Med, 40: 320-331.

17. van Blijderveen, J., et al. (2014). "Risk of hyponatremia with diuretics: cholorthalidone versus hydrochlorothiazide." Am J Med, 127: 763-771.

18. ☺☺ Verbalis, J., et al. (2013). "Diagnosis, evaluation, and treatment of hyponatremia: expert panel recommendations." Ibid, 126: S1-S42.

19. Abbott, R., et al. (2005). "Osmotic demyelination syndrome." BMJ, 331: 829-830.

20. Laureno, R. and B. Karp (1997). "Myelinolysis after correction of hyponatremia." Ann Intern Med, 126: 57-62.

21. Murase, T., et al. (2006). "Mechanisms and therapy of osmotic demyelination." Am J Med, 119 (7A): S69-S73.

22. ☺ Sterns, R. and S. Silver. "Brain volume regulation in response to hypo-osmolality and its correction." ibid, S12-S16.

23. ☺☺ Lien, Y. and J. Shapiro (2007). "Hyponatremia: clinical diagnosis and management." Am J Med, 120: 653-658.

24. Beri, T. and A. Rastegar (2010). "A patient with severe hyponatremia and hypokalemia: osmotic demyelination following potassium repletion." Am J Kidney Dis, 55 (4): 742-748.

25. ☺☺ Achinger, S., et al. (2006). "Dysnatremias: Why are patients still dying?" Southern Med J 99(4): 353-362.

26. ☺☺☺ Adrogue, H. and N. Madias (2000). "Hyponatremia." N Engl J Med, 342: 1581-1589.

27. Schrier, R., et al. (2006). "Tolvaptan, a selective oral vasopressin V2-receptor antagonist, for hyponatremia." Ibid, 355: 2099-2112.

28. Palm, C., et al. (2006). "Vasopressin antagonists as aquaretic agents for the treatment of hyponatremia." Am J Med, 119(7A): S87-S92.

29. ☺ Sterns, R., et al. (2010). "Treating profound hyponatremia: a strategy for controlled correction." Am J Kidney Dis, 56(4): 774-779.

30. Lehrich, R., et al. (2013). "Role of vaptans in the management of hyponatremia." Ibid, 62(2): 364-376.

31. ☺ Janicic, N. and J. Verbalis (2003). "Evaluation and management of hypo-osmolality in hospitalized patients." Endocrinol Metab Clin N Am, 32: 459-481.

32. Ellison, D. and T. Berl (2007). "The syndrome of inappropriate antidiuresis." N Engl J Med, 356: 2064-2072.

33. Pazhayattil, G., et al. (2015). "Approach to the diagnosis and treatment of hyponatremia in pregnancy." Am J kidney Dis, 65(4), 623-627.

第六节　血钾紊乱

低钾血症和高钾血症的三种原因
低钾血症的治疗
高钾血症的治疗

- 钾是机体细胞内主要的阳离子
- 仅有体内钾总量的 2% 分布在细胞外
- 健康成人体内钾的总量大约 50mEq/kg（50mmol/kg）
- 因此，血钾紊乱必须考虑跨细胞转移

● 血钾每下降 1mEq/L（1mmol/L）= 体内钾存储缺乏 10%

成人钾的总量约 50mEq/kg（50mmol/kg）

例如，70kg 成年男性，钾丢失从 3.5mmol/L 至 2.5mmol/L

然后，50×70×0.1= 钾缺乏 350mEq（350mmol）（The ICU

Book 1998）

低钾血症和高钾血症的原因

病因（请填写）：

	低钾血症	高钾血症
1		
2		
3		

体内钾稳态的综合性观点（NEJM 2015[1]）

● 肾脏排泄钾具有昼夜生理节律
● 内在和外在的系统共同维持体内钾的稳态
● 外在系统调节肾脏排泄钾，以平衡钾的摄入量
● 内在系统调节钾在细胞内外的不对称分布
● 体内稳态（见文献原文图 1）
● 皮质集合管的主要细胞（见文献原文图 2）

低 钾 血 症

K<3.5mEq/L（3.5mmol/L）

1. 跨细胞转移

1）β- 受体激动剂支气管扩张剂

2）胰岛素

3）碱中毒

4）低体温

2. 经肾丢失

1）利尿剂治疗

2）镁丢失

3）鼻胃管丢失

4）碱中毒

3. 肾外丢失（胃肠道丢失）

腹泻

低钾血症的治疗策略

1. 治疗促进跨细胞转移的疾病

2. 可以通过尿钾和尿氯的浓度来鉴别钾缺乏的原因

3. 如果血钾浓度恢复缓慢，需检测血镁浓度

仅存在低钾血症不会产生严重的心律失常，但会增强其他原因，如镁丢失、洋地黄诱导的心律失常

钾稳态和低钾血症的更新观点（Ann Intern Med 2009[2]）

● 探讨钾稳态的正反馈机制及其临床意义

低钾血症（BMJ 2013[3]）

● 尿钾/尿肌酐比值（kreatinine ration，KCR）可用于评估肾脏钾的丢失

● KCR>2.5 提示肾性失钾

蛛网膜下腔出血（subarachnoid hemorrhage，SAH）病人严重低钾血症（Am J Kidney Dis 2014[4]）

● 严重低钾血症的鉴别流程（见文献原文图 2）

● 跨小管钾梯度（transtubular K concentration gradient，TTKG）不再推荐用于低钾血症

● 若尿钾 <20mEq/L（20mmol/L），考虑肾外丢失或跨细胞转移

低钾性非周期性麻痹病人的病因和治疗方法分析（Am J Med 2015[5]）

● 尿钾排泄增加和代谢性酸中毒病人中，肾小管酸中毒和长期甲苯滥用是主要的原因

● 代谢性碱中毒常见于原发性醛固酮增多症、Gitelman综合征和使用利尿剂

高钾血症的治疗

K>5.5mEq/L（5.5mmol/L）

高钾血症(BMJ 2009[6])

● 钾是体内含量最丰富的阳离子

● 体内钾的 98% 在细胞内

● 心电图的改变与血钾紊乱的严重程度相关性较差

● 肾衰竭是高钾血症的最主要原因,占严重高钾血症原因的 75%

● 肾小球旁器损害以致肾素产生不足,最终导致低肾素性醛固酮减少症

● 治疗需关注于 3 种关键措施:①稳定心肌细胞,②转移钾到细胞内,③将体内钾清除

● 高钾血症的诊治流程(见文献原文流程图)

溶血致假性高钾血症很常见:

1. 跨细胞转移

1)酸中毒

2)肿瘤溶解综合征

3)药物

4)横纹肌溶解(烧伤、创伤)

5)高渗状态

2. 肾脏排泄受损

1)肾功能不全

2)肾上腺功能不全

为了鉴别上述两种情况,需要评估醛固酮和肾素水平(Emerg Med Clin N Am 2005[7])

● 低肾素低醛固酮血症(肾素水平降低)

糖尿病(最常见)、间质性肾炎、系统性红斑狼疮、获得性免疫缺陷综合征和非甾体抗炎药(non-steroidal antiinflammatory drugs,NSAIDs)

● 高肾素性低醛固酮血症(醛固酮产生缺乏)

Addison 病、血管紧张素转换酶抑制剂(angiotensin converting enzyme-I,ACE-I)、血管紧张素受体拮抗剂(angiotensin receptor inhibitor,ARB)和肝素

3. 药物（NEJM 2004[8]）

● β- 受体阻滞剂（阻滞刺激肾素释放的效应，阻碍细胞钾的摄取）

● 肝素（抑制肾上腺醛固酮的生物合成）

心血管病病人高钾血症的治疗方法（Am J Med 2009[9]）

● 钾梯度是通过 Na-K-ATP 酶泵维持，它将 3 个钠离子转移到细胞外交换 2 个钾离子到细胞内

● 远端肾小管钾排泄受 RAAS 调控，是血钾浓度的主要决定因素

● 出现以下 3 个过程中的 1 种或 1 种以上时就会发生高钾血症：钾摄取增加、钾在细胞内外的转移受损或者肾脏钾排泄功能受损

● 转移受损：β- 受体阻滞剂、地高辛毒性、心肺旁路和代谢性酸中毒

● 排泄受损：慢性肾功能不全、充血性心力衰竭、RAAS阻滞、肝素（肝素是醛固酮分泌的强有力的抑制剂）和 NSAIDs

● 血钾 6.0~6.5mmol/L：T 波高尖

● 血钾 6.5~7.5mmol/L：PR 间期延长和 P 波低平

● 血钾 >8.0mmol/L，QRS 波增宽

● 使用 RAAS 阻滞剂的病人，如果血钾 <5.5mmol/L，或肌酐升高 30% 以内，不需要进一步干预，病人应该继续使用ARB 或 ACE-I

药物引起高钾血症的途径（Halperin 2010[10]）

1. 影响转移

2. 干扰肾排泄

● 抑制肾素释放

● 干扰 RAAS 轴（请填写）

1）

2）

3）

4）

5）

6）

TTKG（AFP 2006[11]）

TTKG<6—肾衰竭伴高钾血症

TTKG 非常低—低醛固酮血症

TTKG>8—肾外原因

● 高钾血症的诊断公式（见文献原文表 4）

复方新诺明在接受 RAAS 抑制剂的病人中诱导的高钾血症（Arch Intern Med 2010[12]）

● 基于人群的,在同时使用复方新诺明和 AEC-I 或 ARB 病人中出现高钾血症风险的研究

● 与阿莫西林相比,使用复方新诺明导致的高钾血症相关住院治疗风险增加近 7 倍

联合使用阿利吉仑和 RAAS 阻滞剂对高钾血症和急性肾损伤的影响（BMJ 2012[13]）

● 阿利吉仑联合 RAAS 阻滞剂与高钾血症风险增加相关

高钾血症的评估策略

尿钾水平非常有用

尿钾 >30mEq/L（30mmol/L）　　　跨细胞改变

尿钾 <30mEq/L（30mmol/L）　　　肾排泄受损

高钾血症减慢心脏传导

● K>6mEq/L（6mmol/L）:开始出现心电图改变

● 当 K>8mEq/L（8mmol/L）:心电图往往异常

严重高钾血症的治疗方法（Crit Care Med 2008[14]）

● 肾脏负责清除每天钾负荷的 95%,剩余的由肠道清除

● 肾脏所有钾的排泄几乎均来源于远端肾单位的排泄

● 50% 葡萄糖 50mL 加 10 单位常规胰岛素静脉推注,在起初 15 分钟内降低血钾 0.6mmol/L

● 离子交换树脂（exchange resin,SPS,聚苯乙烯磺酸钠）起效慢,至少需要 2 小时,且最大作用可能需要 6 小时或以上才能出现

● 使用 SPS 需要注意,当 SPS 与作为灌肠剂的山梨醇同时使用时,可能导致肠坏死

● 在第一个 60 分钟内,血液透析降低血钾大于 1mmol/L,在 180 分钟内,降低血钾总量为 2mmol/L

● "帐篷形 T 波"(见文献原文图)

一种基于生理学的急性高钾血症的治疗方法(Am J Kidney Dis 2010[15])

● 即使没有心电图改变,开始治疗需快速,因为当血钾大于 6.5mEq/L(6.5mmol/L)时,出现上述改变的风险明显增加

● 高钾血症的处理流程(见文献原文图)

● 当 K^+>6.5mmol/L 和心电图出现改变时,给予葡萄糖酸钙

● 高钾血症的治疗及预期效果(见文献原文表 3)

高钾血症出院病人中,出院后 28 天环硅酸锆钠的降钾作用(JAMA 2014[16])

● HARMONIZE 随机试验

● 48 小时内环硅酸锆钠可使血钾降至正常水平

Patiromer 在有肾脏疾病和高钾血症接受 RAAS 抑制剂的病人中的作用(NEJM 2015[17])

● OPAL-HK 研究

● Patiromer,一种不可吸收的钾螯合剂

● Patiromer 可有效降低血钾水平

环硅酸锆钠在高钾血症中的作用(NEJM 2015[18])

● 选择性阳离子交换体 ZS-9

● ZS-9 可明显降低血钾水平

参 考 文 献

1. Gumz, M., et al. (2015). "An integrated view of potassium homeostasis." N Engl J Med, 373:60-72

2. Greenlee, M., et al. (2009). "Narrative review:evolving concepts in potassium homeostasis and hypokalemia." Ann Intern Med, 150:619-625.

3. Oram, R., et al. (2013). "Investigating hypokalemia." BMJ, 347:f5137.

4. ☺ Ybanez, N., et al. (2014). "Severe hypokalemia in a patient with

subarachnoid hemorrhage." Am J Kidney Dis,63(3):530-535.

5. Sung,C.,et al.(2015). "Etiologic and therapeutic analysis in patients with hypokalemic nonperiodic paralysis." Am J Med,128:289-296.

6. ☺ ☺ ☺ Nyirenda,M.,et al.(2009). "Hyperkalaemia." BMJ,339: 1019-1024.

7. Schaefer,T. and R. Wolford(2005). "Disorders of potassium." Emerg Med Clin N Am,23:723-747.

8. ☺ ☺ ☺ Palmer,B. F.(2004). "Managing hyperkalemia caused by inhibitors of the renin-angiotensinaldosterone system." N Engl J Med, 351:585-592.

9. ☺ ☺ Khanna,A. and W. White(2009). "The management of hyperkalemia in patients with cardiovascular disease." Am J Med,122: 215-221.

10. Halperin,M.,et al.(2010). Fluid,electrolyte,and acid-base physiology. Philadelphia,Saunders/Elsevier.

11. ☺ Hollander-Rodriguez,J.(2006). "Hyperkalemia." AFP,73:283-290.

12. Antoniou,T.,et al.(2010). "Trimethoprim-sulfamethoxazole-induced hyperkalemia in patients receiving inhibitors of the renin-angiotensin system." Arch Intern Med,170:1045-1049.

13. Harel Z,et al.(2012). "The effect of combination treatment with aliskiren and blockers of the renin-angiotensin system on hyperkalaemia and acute kidney injury systemic review and meta-analysis."

14. ☺ Weisberg,L.(2008). "Management of severe hyperkalemia." Crit Care Med,36:3246-3251.

15. Shingarev,R. and M. Allon(2010). "A physiologic-based approach to the treatment of acute hyperkalemia." Am J Kidney Dis,56(3):578-584.

16. Kosiborod,M.,et al.(2014). "Effect of sodium zirconium cyclosilicate on potassium lowering for 28 days among outpatients with hyperkalemia. The HARMONIZE randomized clinical trial." JAMA, 312(21):2223-2233.

17. Weir, M., et al. (2015). "Patiromer in patients with kidney diseas and hyperkalemia receiving RAAS inhibitors." N Engl J Med, 372:211-221.

18. Packham, D., et al. "Sodium zirconium cyclosilicate in hyperkalemia." Ibid, 222-231.

第七节 钙

低钙血症
高钙血症

- 骨骼的结构完整性
- 体内最丰富的电解质
- 只有离子钙是有活性的
- 白蛋白结合 80% 血浆中与蛋白结合的钙

钙补充剂和骨折预防（NEJM 2013[1]）
- 钙制剂（见文献原文表 3）

图表：

原因	低钙血症	高钙血症
1		
2		
3		

低 钙 血 症

低钙血症的诊断和治疗方法（BMJ 2008[2]）
- 基层医院中低钙血症最常见的原因是维生素 D 缺乏
- 甲状旁腺素（parathyroid hormone, PTH）和维生素 D 通过作用于肾脏、骨骼和胃肠道来调节血清钙水平
- 抗癫痫药通过增加维生素 D 的代谢导致低钙血症
- 10% 的正常人 Chvostek 征阳性，而 Trousseau 征对低钙血症有相对较高的特异性（94%）

● 血清钙以离子的形式存在(50%)或与白蛋白或与其他离子结合。只有离子钙具有生物活性

● 血镁对 PTH 合成和释放非常重要。低镁血症时,PTH 释放受到抑制,导致低钙血症

● 低钙血症的诊断流程(见文献原文图)

● 葡萄糖酸钙是静脉补钙的首选钙剂,因为氯化钙更容易导致局部刺激发生

● PTH 缺乏的病人,需要补充骨化三醇或阿法骨化三醇,而不是传统剂量的胆骨化醇或麦角骨化醇

甲状旁腺功能减退(NEJM 2008[3])

● 获得性甲状旁腺功能减退最常见的原因是甲状旁腺意外的摘除或不可逆的腺体损害

● 离子钙的水平受到 PTH 活性和维生素 D 水平的严格调控

$$校正的总钙(mg/dl) = 测得的总钙 + 0.8[4.0 - 血清白蛋白(g/dl)]$$

● 推荐每年用裂隙灯和眼底镜检查来监测所有病人中白内障的发病

● 低钙血症初始评估包括:

● 详细的家族史(可能提示遗传原因)
● 颈部手术的相关病史
● 血总钙和离子钙
● 白蛋白
● 磷
● 镁
● 全段 PTH(intact PTH,iPTH)水平

公式:

高 钙 血 症

甲状旁腺功能亢进的非手术治疗方法（Mayo Clin Proc 2007[4]）

● 原发性甲状旁腺功能亢进是门诊病人中高钙血症最主要的原因

● 恶性肿瘤是高钙血症的第二位最常见原因,通过低或者被抑制的 PTH 水平来与原发性甲状旁腺功能亢进相鉴别

● 有症状的甲状旁腺功能亢进通常 Ca>12mg/dL(3.0mmol/L),所有 Ca>14mg/dL(3.49mmol/L)病人都有症状

● 80%~85% 原发性甲状旁腺功能亢进有良性甲状旁腺腺瘤

● 治疗有 2 个阶段:静脉注射 NS 补充丢失的液体,然后祥利尿剂抑制钠重吸收,从而减少钙的被动重吸收

● 低钙饮食可能增加 PTH 分泌,导致进一步的骨骼并发症,另一方面,高钙饮食可能加重高钙血症

● 治疗方法:双磷酸盐能改善骨矿物质的密度。钙敏感受体调节剂可增加甲状旁腺主细胞中钙敏感受体的敏感性。雷洛西芬是一种选择性雌激素受体调节剂,能减少骨骼吸收和总骨转换

原发性甲状旁腺功能亢进（NJEM 2011[5]）

● 原发性甲状旁腺功能亢进的危险因素是儿童时头颈部放疗和长时间锂治疗

● 手术治疗适应证（见文献原文表 2）

临床表现

"石头"（Stones）,"骨头"（Bones）,"呻吟"（Moans）和"叹息"（Groans）（AFP 2003[6]）

高钙血症的临床表现:肾"石头",骨骼"骨头",胃肠道"腹部呻吟",神经肌肉性"精神性叹息",心血管疾病(高血压、心律失常、血管钙化和心电图上 OT 间期缩短)

高钙血症的原因:

● PTH 相关

- 维生素 D 相关
- 恶性肿瘤
- 药物
- 内分泌疾病
- 遗传性疾病
- 其他

4 种最常见的引起高钙血症的恶性肿瘤(请填写):

1.

2.

3.

4.

高钙血症治疗

出现临床症状时,或者血 Ca>14mg/dL(3.49mmol/L)(游离 Ca>3.5mmol/L)时需要治疗

无症状原发性甲状旁腺功能亢进病人中,甲状旁腺手术指征的新旧标准比较(见文献原文表 1)

甲状旁腺功能亢进(Lancet 2009[7])

- 原发性甲状旁腺功能亢进是第 3 位最常见内分泌疾病,绝经后女性发病率最高
- 继发性甲状旁腺功能亢进是慢性肾功能不全的结果,其对肾性骨病的发生具有重要作用
- 单发腺瘤是原发性甲状旁腺功能亢进最常见的原因
- 78%~80% 的原发性甲状旁腺功能亢进病人没有明显的症状或体征(文献原文表 1)
- 肾结石是最常见的症状
- 原发性甲状旁腺功能亢进的唯一治愈方法是外科手术切除甲状旁腺腺瘤
- 高钙血症的治疗方法(见文献原文图 2)
- 外科手术适应证(见文献原文表 1)
- 继发性甲状旁腺功能亢进(见文献原文表 2)
- 肾衰竭病人钙和磷的目标范围(见文献原文表 6)

恶性还是良性?

血清 iPTH 水平解析图(见文献原文图)

恶性肿瘤导致的高钙血症通常与恶性肿瘤分泌的 PTH 相关肽有关(NEJM 2005[8])

原发性甲状旁腺功能亢进的诊断和治疗方法(BMJ 2012[9])

● 在非卧床病人中,原发性甲状旁腺功能亢进是最常见的高钙血症原因

● 85% 的原因是由于分泌 PTH 的散发孤立性腺瘤所致

● 无症状原发性甲状旁腺功能亢进病人,甲状旁腺手术治疗指南(见文献原文表 1)

● 无症状原发性甲状旁腺功能亢进病人随访指南(见文献原文表 2)

参 考 文 献

1. Bauer,D.(2013). "Calcium supplements and fracture prevention." N Engl J Med,369:1537-1543.

2. ☺☺Cooper,M. and N. Gittoes(2008). "Diagnosis and management of hypocalcemia." BMJ,336:1298-1302.

3. ☺☺Shoback,D.(2008). "Hypoparathyroidism." N Engl J Med,359: 391-403.

4. ☺☺Farford,B.,et al.(2007). "Nonsurgical management of primary hyperparathyroidism." Mayo Clin Proc,82:351-355.

5. Marcocci,C. and F. Cetani(2011). "Primary hyperparathyroidism." N Engl J Med,365:2389-2397.

6. ☺☺☺Carroll,M. and D. Schade(2003). "A practical approach to hypercalcemia." AFP,67:1959-1966.

7. ☺Fraser,W.(2009). "Hyperparathyroidism." Lancet,374:145-158.

8. Stewart,A.(2005). "Hypercalcemia associated with cancer." N Engl J Med,352:373-379.

9. Pallan,S.,et al.(2012). "Diagnosis and management of primary hyperparathyroidism." BMJ,344:e1013

第八节　磷代谢异常

低磷血症

高磷血症

- 开始对病人营养支持(糖负荷)时,磷很重要
- 骨骼的结构完整性
- 主要在细胞内

图表:

原因	低磷血症	高磷血症
1		
2		
3		

慢性肾脏病(chronic kidney disease,CKD)**中磷的平衡**(Am J Kidney Dis 2013[1])

- 肾功能减退最早期的异常表现之一是肾小管磷重吸收持续减少
- 成骨细胞产生的成纤维细胞生长因子 23(fibroblast grow factor-23,FGF-23)通过下调肾脏钠磷协同转运子 a/c 减少尿磷潴留
- Klotho 是单次跨膜转运蛋白,表达于远端肾小管、甲状旁腺和血管系统,与成纤维生长因子受体一同作为 FGF-23 的共同受体

低 磷 血 症

$$PO_4 < 2.5mg/dL(0.81mmol/L)$$

主要原因:

1. 糖负荷

2. 呼吸性碱中毒

3. β- 肾上腺能激动剂

4. 败血症

5. 含铝复合物,如硫糖铝和制酸剂

6. DKA

症状:

1. 心输出量减少

2. 溶血性贫血

3. 组织缺氧

4. 肌无力(横纹肌溶解症)

诊断

公式(请填写):

磷丢失(NEJM 2014[2])

● 替诺福韦导致的一例 Fanconi 综合征

● 低磷血症最常见的原因是尿磷的丢失

● 磷调节的机制(见文献原文图 4)

治疗方法:

$PO_4 < 1.0 mg/dL(0.32 mmol/L)$ 时,推荐静脉输液治疗

当 $PO_4 > 2.0 mg/dL(0.65 mmol/L)$,改为口服治疗

高 磷 血 症

主要原因:

1. 肾功能不全

2. 大量细胞坏死,如横纹肌溶解症、肿瘤溶解

公式(请填写):

治疗方法:

1. 含铝制酸剂

2. 血液透析

肾衰竭病人口服磷结合剂（NEJM 2010[3]）

- 高磷血症是肾衰竭普遍存在的并发症，同时伴有低钙血症和低水平的维生素 D
- 若不治疗，将导致严重的继发性甲状旁腺功能亢进
- 肾脏排泄过多的磷是维持磷平衡的主要方法
- 肾小球滤过率下降至 $30mL/(min \cdot 1.73m^2)$ 以下才会导致血清磷水平明显升高
- 含钙的药物是一线磷结合剂

肾磷盐转运基因异常（NEJM 2010[4]）

- 即使在肾功能正常人群中，磷水平轻度升高（1.13mmol/L 以上）就会增加心血管疾病事件的死亡率
- 大部分磷与钙共同储存在骨骼中
- 肾小球滤过的磷几乎完全在近端肾小管重吸收，这是一个主动的激素调节过程
- 在近端肾小管细胞中有 3 类钠磷协同转运子（Na-Pico-transporter，NPT），NPT-Ⅰ、NPT-Ⅱa、Ⅱb、Ⅱc 和Ⅲ型 NPT-1（typeⅢ sodium-dependent phosphate cotransporter-1，Pit-1），Pit-2

肾功能正常病人中磷和发生肾功能不全的风险（Am J Med 2013[5]）

- 磷每升高 0.5mg/dL（0.16mmol/L），发生终末期肾病的校正风险比为 1.4

参 考 文 献

1. ☺ Block, G., et al. (2013). "Phosphate homeostasis in CKD: report of a scientific symposium sponsored by the National Kidney Foundation." Am J Kidney Dis, 62(3):457-473.

2. Hamnvik, O., et al. (2014). "Wasting away." N Engl J Med, 370:959-966.

3. Tonelli, M., et al. (2010). "Oral phosphate binders in patients with kidney failure." Ibid, 362:1312-1324.

4. Prie, D. and G. Friedlander "Genetic disorders of renal phosphate

transport." Ibid, 2399-2409.

5. Sim, J., et al. (2013). "Phosphorus and risk of renal failure in subjects with normal renal function" Am J Med, 126: 311-318.

第九节 镁

低镁血症
高镁血症

细胞内第二常见的阳离子

1. 作为 3000 多种酶的辅助因子

2. 镁调节钙的转移

3. 一半以上位于骨骼中

4. <1% 在血浆中,所以血浆中镁离子对评估体内总镁含量的价值是有限的

图表:

	低镁血症	高镁血症
1		
2		
3		

低 镁 血 症

● 往往伴有其他电解质紊乱,低钾血症、低钙血症和低磷血症

● 心律失常,尤其增加洋地黄类毒性。尖端扭转性室性心动过速是最严重的并发症

● 神经系统方面并发症

"反应性中枢神经系统镁缺乏"

诊断

公式(请填写):

镇排泄分数

治疗方法

镁不能与 LR 混合使用（被钙拮抗）

长期使用质子泵抑制剂（proton-pump inhibitor, PPI）治疗会出现严重的低镁血症（Am J Kidney Dis 2010[1]）

- 严重的低镁血症导致致命性心律失常和神经性病变
- 80% 的血镁通过肾小球自由滤过
- 长期禁食是低镁血症常见的原因
- 由于对外周血甲状旁腺素的抵抗及对其合成的抑制，严重的低镁血症通常伴有继发性甲状旁腺功能减退
- 病因（见文献原文表 1）

评估低镁血症：肾小管转运功能障碍的经验教训（Am J Kidney Dis 2013[2]）

- 低镁血症作为一种孤立的电解质紊乱不常见，往往与其他电解质紊乱相关
- 低镁血症与肾离子丢失最有相关性
- 低镁血症导致的临床表现（见原文表 1）
- 由于肾性丢失导致的获得性低镁血症的病因（见原文表 2）

高 镁 血 症

- 往往发生在肾功能不全的患者中
- 镁是"天然的钙阻滞剂"，故其临床特点是心血管抑制
- 治疗方法：血液透析

参 考 文 献

1. Regolisti, G., et al. (2010). "Severe hypomagnesemia during long-term treatment with a proton pump inhibitor." Am J Kidney Dis, 56: 168-174.

2. ☺ Dimke, H., et al. (2013). "Evaluation of hypomagnesemia: lessons from disorders of tubular transport." Ibid, 62 (2): 377-383.

第十节 营　养

基　础　知　识

- 营养是医学上最容易忽视的问题之一
- 营养是医生的工作,不仅是护士、也不仅是营养师的工作
- 营养支持是照顾病人的一个关键步骤

蛋白质

- 氨基酸是蛋白质的基本单位
- 推荐日摄入量为 $0.8g/(kg \cdot d)$[1]
- 代谢旺盛为 $1.4g/(kg \cdot d)$
- 蛋白质摄入量(g)/6.25= 氮摄入量(g)

碳水化合物

- 碳水化合物来源首选葡萄糖
- CNS(中枢神经系统)、RBC(红细胞)首先利用葡萄糖
- 血糖 >300~350mg/dL(16.7~19.4mmol/L)将会影响中性粒细胞功能
- 碳水化合物过量可能引起 CO_2 产生过多

脂肪

- 脂肪提供 4% 的能量预防必需脂肪酸缺乏
- 20%~25% 的能量来自于脂肪
- 肠外脂肪乳剂输入不应该超过 $2.6g/(kg \cdot d)$(0.11g/kg/h)
- CO_2 潴留者应该通过脂肪提供更多的能量
- 脂肪含量 <2g/kg 可以预防肝脏中毒

供能

- 葡萄糖 4.0kcal/g;脂肪 9.0kcal/g;蛋白质 4.0kcal/g

危重病人的鱼油应用（Crit Care Clin 2010[2]）

- 鱼油是 EPA 和 DHA 最丰富的来源
- 鱼油对危重病人临床结局的影响还不完全清楚

营 养 评 估

3~6 个月内体重下降超过 10% 需要营养评估

1. 人体测量评估：

上臂中部臂围

身高体重指数

上臂皮褶厚度（瘦重估计：肌肉重量）

2. 氮平衡

氮平衡 = 氮摄入 − 氮排出

氮排出 = 尿氮 + 粪氮 + 皮肤排出的氮

1.5g~2.5g/d 经尿排出（肌酐、尿酸或其他氮化合物）

2.0g/d 经大便和皮肤丢失

3. 快速消耗蛋白

快速消耗蛋白的半衰期见表 2-10-1

表 2-10-1　快速消耗蛋白的半衰期

蛋白	半衰期
白蛋白	20 天
转铁蛋白（总铁结合力 ×0.8–43）	9 天
前白蛋白	2~4 天
维生素结合蛋白	12 小时

能量需要量

成人能量需要量

以下是两种基础能量消耗（basal energy expenditure，BEE）的计算方法

1. Harris-Benedict 等式

男性：66.47+13.75（体重）+5（身高）−6.76（年龄

女性:655.1+9.56(体重)+1.85(身高)-4.68(年龄)

● 体重单位:kg(千克),身高单位:cm(厘米)

● 在病态肥胖病人,使用体重 =120kg

● 简化公式:

$$BEE=25 \times 体重(kg)$$

或者 70 × 体重(kg)的 3/4(国际红十字协会营养手册)

日总需要量 = 基础能量消耗 × 活动系数 × 应激系数

2. 基于呼吸商(RQ)的间接计算法(VCO_2/VO_2)

脂肪 0.7

碳水化合物 1.0

蛋白质 0.8

RQ>1——纯碳水化合物使用

RQ<0.7——生酮作用

● 当 FIOs>50% 时能量计算方法不可靠

能量 /N(全非蛋白能量 / 氮)

● 正常健康人:300/1

● 蛋白质利用:100~150/1

● 病人越重,比值越低,例如:败血症时为 80/1,开始可 120/1

儿童的能量需求,见表 2-10-2

表 2-10-2 能量推荐摄入量

年龄	能量平均换算指南[kcal/(kg·d)]
10 天 ~1 个月	120
1~2 个月	115
2~3 个月	105
3~6 个月	95
6 个月 ~5 岁	90

* 经 Hay WW 授权调整,现代儿童诊断和治疗,第 15 版 Norwalk,Conn:Appleton& Lange,2001:250

营养管理、监测（肠外营养）

越来越多的证据表明全肠外营养不能代替消化系统的功能

完整消化道的全肠外营养（Lancet 2006[3]）

● 对于具有消化道功能的住院病人，推荐使用肠内营养而不是肠外营养

● 肠外营养仅推荐于胃肠功能不全或营养不良病人

全肠外营养的并发症：

1. 碳水化合物输注

高血糖症

低磷酸血症

脂肪肝

高碳酸血症

2. 脂质输注

氧化损伤

氧合作用受损

3. 消化道并发症

黏膜萎缩

非结石性胆囊炎

危重病人肠外营养（NEJM 2009[4]）

● 大部分 ICU 病人的每日能量供给相当于静息能量消耗的 1.0~1.2 倍

● 对于大部分正常肝、肾功能的病人，氨基酸需求量为 1.2~1.5g/（kg·d）

● 监测基线血甘油三酯水平，且一般每周复查

● 碳水化合物代谢加速会增加机体维生素 B_1（硫胺素）的使用，从而逐渐出现维生素 B_1 缺乏的症状或体征

● 肠外营养的并发症（见文献原文图）

危重病人的肠外营养（Crit Care Clin 2010[5]）

● 尽管肠外营养增加感染并发症的发生，但是它并不增加危重病人的死亡率

- （文献原文表 1）是肠外营养结合肠内营养的优点

个体化营养支持（AFP 2011[6]）

- 平均能量需求为 25~35kcal/（kg·d）
- 对于年龄 >5 岁的儿童，第一个 20kg 体重为 1500kcal+ 剩下的体重为 25kcal/（kg·d）
- （文献原文图 2）为全球评估
- （文献原文表 3）为肠内营养公式
- （文献原文表 5）为并发症

危重病人肠外营养能量补充优化策略（Lancet 2013[7]）

- 肠内营养与肠内营养 + 肠外营养的随机病例对照研究
- 主要终点是停止干预后的院内感染发生
- 进入 ICU 后 4 天开始补充肠外营养，可以减少院内感染的发生

短期内有肠内营养禁忌的危重病人的早期肠外营养治疗（JAMA 2013[8]）

- 早期肠外营养研究
- 60 天内的病死率
- 早期肠外营养并不改变 60 天内病死率

成年危重病人早期营养支持的路径研究（NEJM 2014[9]）

- CALORIES 研究
- 比较肠外和肠内营养两种营养支持方式
- 主要终点是 30 天内的全因死亡
- 无论采取何种早期营养支持方式，（在主要终点方面）没有差异

急性胰腺炎病人的早期喂养与按需鼻肠营养管喂食治疗比较研究（NEJM 2014[10]）

- PYTHON 研究
- 24 小时内的早期鼻饲喂食与 72 小时后的口服喂食随机病例对照研究
- 主要终点是重大感染或随访 6 月内的死亡
- 两组之间无明显差异

营养管理、监测（肠内营养）

- 肠道活动减少会导致肠黏膜萎缩和发生菌群移位的风险增加
- 营养摄入不足 >5 天是肠内营养的指征
- 对于胃喂食者无需启动肠内营养
- 碳水化合物是决定渗透压的主要因素

肠内营养并发症

1. 胃潴留：如果胃残余量小于总入量的 50%，可以继续胃内喂食

2. 腹泻：可能是配方中的山梨糖醇引起，或者可能是难辨梭菌肠炎，可行肠道渗透压检查明确

肠道渗透压

肠道渗透压 = 测得的渗透压 –2 ×（钠离子浓度 Na– 钾离子浓度 K）

经皮胃造瘘（percutaneous endoscopic gastrostomy，PEG）喂食（BMJ 2010[11]）

- 临床研究显示脑卒中病人使用 PEG 有明显获益（在改善营养状况和减少病死率方面），口咽癌病人也明显获益（在改善营养状况方面）
- 并发症：腹壁疼痛、伤口感染、坏死性筋膜炎、植入的缓冲器综合征、吸入性肺炎、PEG 管渗漏、溃疡、堵塞等等。
- "植入的缓冲器综合征"是一种罕见但严重的并发症，发生于 1.5%~1.9% 的病人，由于内外缓冲器间张力的关系，内缓冲器沿着 PEG 管道从胃壁向皮肤移行

症状包括：喂食疼痛、食物从瘘管漏出，以及罕见的胃穿孔

危重病人胃残留量（Crit Care Clin 2010[12]）

- 由于肠内营养推送减少，胃残留量可能会导致肺炎发生增加
- 胃排空和胃残留量之间的关系不大
- 胃残留量的临界值为 150~400mL，它对吸入事件的敏

感性非常低,仅仅 1.9%~8.1%

● 根据胃残留量监测指导肠内营养

当胃残留量小于 400~500mL 时,停止肠内营养是不合适的

如果初次监测提示胃残留量大于 400mL,启动:

1）按照目前速度继续肠内营养;

2）让病人右侧卧位,如有可能,保持 30 分钟;

3）甲氧氯普胺 10mg 静脉使用,每 6 小时一次;

4）盐酸纳洛酮 8mg 化入 10mL 生理盐水,通过摄食管道注入;

5）每 4 小时监测胃残留量一次

当如果第二个 4 小时胃残留量监测结果仍是大于 400mL 时停止肠内营养,否则继续

需要进入 MICU 管理的急性胰腺炎病人的营养治疗（Crit Care Med 2011[13]）

● 这是一项在澳大利亚和新西兰开展的观察性研究

● 虽然肠内营养使用更普遍,但是初始阶段通常是肠外营养

危重病人的肠内营养（Crit Care Med 2011[14]）

● 危重病人 48 小时内就应该启动肠内营养

营养管理、监测（其他）

免疫营养

是否存在可以预防术后并发症或者改善癌症病人化疗预后的免疫增强食谱?食物确实对机体的炎症状态可以产生影响,比如:反式脂肪酸有促进炎症作用,且是冠状动脉性疾病的危险因素（NEJM 2006[15]）

肠内营养和肠外营养对发生感染的影响,见表 2-10-3

表 2-10-3　肠内营养和肠外营养对发生感染的影响

谷氨酰胺、硒或者两种都有	2011	SIGNET 试验[16]	● 主要终点是第一个 14 天内的新发感染和死亡率

续表

			● 除了使用天数在 5 天及以上之外，其他的硒补充并没有显著影响病人新发感染 ● 谷氨酰胺的补充对总体的新发感染没有影响 ● 6 个月的病死率在无论是补充硒还是谷氨酰胺后都没有显著不同
谷氨酰胺和抗氧化制剂	2013	加拿大危重病人试验组	● 多器官功能衰竭病人早期使用谷氨酰胺是有害的
肠内营养 vs 肠内 + 补充的肠外营养	2013	Lancet[17]	● 肠内营养 vs 肠内 + 补充的肠外营养的随机病例对照研究 ● 主要终点是停止干预后的院内感染的发生率 ● 入住 ICU 4 天后开始补充性 PN 能减少院内感染发生
早期肠外营养	2013	早期肠外营养研究[18]	● 60 天内的死亡率 ● 早期肠外营养并没有改变 60 天内的死亡率
ICU 病房内富含免疫调节营养素的高蛋白肠内营养和标准的高蛋白肠内营养的院内感染比较研究	2014	MetaPlus 研究[19]	● 免疫调节的高蛋白肠内营养并没有改善 ICU 内院内感染的发生率
危重病人谷氨酰胺和抗氧化剂的 RCT 研究	2013	加拿大重症照护组[20]	● 对于有多器官功能衰竭的危重病人早期使用谷氨酰胺是有害的

续表

允许性低能量喂养

低能量喂养和达标量喂食	2011	Am J Clin Nutr[21]	● 无论是常规胰岛素治疗还是加强胰岛素治疗条件下,ICU 病人的低能量喂养和达标量喂食的随机病例对照研究 ● 主要终点是 28 天内的全因死亡率 ● 两组没有显著差异
早期和晚期肠外营养	2011	EPaNIC 研究[22]	● 入住 ICU 48 小时内启动补充性的肠外营养和入住 8 天后启动肠外营养比较 ● 晚启动组比早启动组存活离开医院和 ICU 的可能性更佳 ● 晚启动组 ICU 内感染更少 ● 晚启动组恢复更快、并发症更少 ● 两组的总体病死率没有差异
部分摄食和完全肠内营养	2013	EDEN 试验[23]	● 部分摄食(目标值的 25%)与全营养(目标值的 80%)的随机对照研究 ● 在机体功能、存活率方面没有差异
危重病人的允许性低能量喂养和标准肠内营养研究	2015	PermiT 试验[24]	● 两组在病死率方面没有差异
危重病人急性期的营养	2014	NEJM 2014[25]	● 对于营养状况良好的病人,在考虑使用肠外营养前,允许 1 周的能量摄入不足 ● (文献原文中表 2)为总结的推荐意见

参 考 文 献

1. Wolfe, R. and S. Miller (2008). "The recommended dietary allowance of protein." JAMA, 299:2891-2893.

2. Stapleton, R., et al. (2010). "Fish oil in critical illness:mechanisms and clinical applications." Crit Care Clin, 26:501-514.

3. Zaloga, G. (2006). "Parenteral nutrition in adult inpatients with functioning gastrointestinal tracts:assessment of outcomes." Lancet, 367:1101-1111.

4. Ziegler, T. (2009). "Parenteral nutrition in the critically ill patient." N Engl J Med, 361:1088-1097.

5. Thibault, R. and C. Pichard (2010). "Parenteral nutrition in critical illness:Can it safely improve outcomes?" Crit Care Clin, 26:467-480.

6. ☺ Kulick, D. and D. Deen (2011). "Specialized nutrition support." AFP, 83(2):173-183.

7. Heidegger, C., et al. (2013). "Optimisation of energy provision with supplemental parenteral nutrition in critically ill patients:a randomised controlled clinical trial." Lancet, 381:385-393.

8. Doig, G., et al. (2013). "Early parenteral nutrition in critically ill patients with short-term relative contraindications to early enteral nutrition." JAMA, 309(20):2130-2138.

9. Harvey, S., et al. (2014). "Trial of the route of early nutritional support in critically ill adults." N Engl J Med, 371:1673-1684.

10. Bakker, O., et al. Ibid, "Early versus on-demand nasoenteric tube feeding in acute pancreatitis." 1983-1993.

11. Kurien, M., et al. (2010). "Percutaneous endoscopic gastrostomy (PEG) feeding." BMJ, 340:1074-1078.

12. ☺ Hurt, R. and S. McClave (2010). "Gastric residual volumes in critical illness:what do they really mean?" Crit Care Clin, 26:481-490.

13. Davies, A., et al. (2011). "Nutritional therapy in patients with acute pancreatitis requiring critical care unit management:A prosepctive

observational study in Australia and New Zealand." Crit Care Med, 39:462-468.

14. Marik, P. (2014). "Enteral nutrition in the critically ill: Myths and misconceptions." Ibid, 42 (4):962-969.

15. Mozaffarian, D., et al. (2006). "Trans fatty acids and cardiovascular disease." N Engl J Med, 354:1601-1613.

16. Andrews, P., et al. (2011) Randomised trial of glutamine, selenium, or both, to supplement parenteral nutrition for critically ill patients. BMJ, 342, d1542 DOI: doi:10. 1136/bmj. d1542

17. Heidegger, C., et al. (2013). "Optimisation of energy provision with supplemental parenteral nutrition in critically ill patients: a randomised controlled clinical trial." Lancet, 381:385-393.

18. Doig, G., et al. (2013). "Early parenteral nutrition in critically ill patients with short-term relative contraindications to early enteral nutrition." JAMA, 309 (20):2130-2138.

19. van Zanten, A., et al. (2014). "High-protein enteral nutrition enriched with immune-modulating nutrients vs standard high-protein enteral nutrition and nosocomial infections in the ICU." Ibid, 312 (5):514-524.

20. Heyland, D., et al. (2013). "A randomized trial of glutamine and antioxidants in critically ill patients." N Engl J Med, 368:1489-1497.

21. Arabi, Y., et al. (2011). "Permissive underfeeding and intensive insulin therapy in critically ill patients: a randomised controlled trial." Am J Clin Nutr, 93:569-577.

22. Casaer, M., et al. (2011). "Early versus late parenteral nutrition in critically ill adults." N Engl J Med, 365:506-517.

23. Needham, D., et al. (2013). "One year outcomes in patients with acute lung injury randomised to initial tropic or full enteral feeding: prospective follow-up of EDEN randomised trial." BMJ, 346:f1532.

24. Arabil, Y., et al. (2015). "Permissive underfeeding or standard enteral feeding in critically ill adults." N Engl J Med, 372:2398-2408.

25. Casaer, M. and G. Van den Berghe (2014). "Nutrition in the acute

phase of critical illness." Ibid, 370:1227-1236.

第十一节 住院病人的血糖调控

胰岛素治疗原则

住院病人的血糖控制目标

低血糖

胰岛素治疗原则

胰岛素的补充基于三个因素（请填写）

1.

2.

3.

传统的胰岛素梯度给药法的两个主要缺点（Diabetes Care 2004[1]）

1.

2.

强化胰岛素治疗的临床价值（见表 2-11-1）

表 2-11-1　强化胰岛素治疗的临床价值

重症病人强化胰岛素治疗	2001	外科 ICU[2]	● 外科重症单元 ● 血糖低于 110mg/dL 的病人死亡率和患病率均下降
ICU 住院病人的强化胰岛素治疗	2006	内科 ICU[3]	● 原则同上,严格血糖控制组血糖低于 110mg/dL ● 强化血糖控制能降低患病率,但不能降低住院病人死亡率、预防肾衰竭、缩短脱机时间和缩短住院时间

创伤病人	2004	创伤杂志[4]	● 早期血糖超过 200mg/dL 和高感染率及死亡率相关
高血糖是住院病人死亡的独立危险因素	2002	J Clin Endocrinol Metab 2002[5]	● 新发现的高血糖病人和既往糖尿病史的病人相比,住院死亡率更高 ● 新发高血糖病人住院时间更久 ● 单个医学中心连续 2030 个成年住院病人的回顾研究
重症创伤病人的严格血糖控制	2007	Ann Surg 2007[6]	● 准试验设计:在创伤中心比较干预前和干预后 ● 感染的发生率从 29% 明显下降至 21%,用呼吸机时间,ICU 住院时间,住院时间和死亡率亦下降
严重败血症病人的强化胰岛素治疗和喷他淀粉复苏	2008	VISEP 研究[7]	● 重症败血症病人强化胰岛素治疗的作用尚不明确 ● 比较强化胰岛素治疗和传统胰岛素治疗方案,使用 10% 喷他淀粉或改良的乳酸林格液为液体复苏 ● 初级终点事件为 28 天死亡率和器官衰竭评分的平均值 ● 初级终点事件上组间无显著差异 ● 强化胰岛素治疗组发生严重低血糖的概率更高 ● HES(喷他淀粉)和林格液相比,发生急性肾衰竭和器官衰竭的概率更高

续表

重症病人强化血糖控制和传统血糖控制方案比较	2009	NICE-SUGAR研究[8]	● 比较ICU成年病人强化血糖控制(81~108mg/dL)和传统血糖控制(<180mg/dL)方案 ● 初级终点事件为随机分组后90天内因任何原因的死亡 ● ICU或普通住院中位时间或机械通气时间或肾脏替代治疗的中位时间,组间均无明显差异 ● 强化血糖治疗增加ICU住院的死亡率(OR 1.14)
重症病人强化血糖治疗的好处及风险	2008	Meta分析[9]	● 按血糖水平分层,死亡率无明显差异 ● 强化血糖控制和常规照护相比,住院死亡率无差异 ● 强化血糖控制使得败血症发生率显著降低,但低血糖风险明显增高
住院病人的强化胰岛素治疗	2011	系统性回顾及Meta分析[10]	● 未有持续性证据表明强化胰岛素治疗促进住院病人的健康状况
住院病人使用强化胰岛素治疗方案控制血糖	2011	指南[11]	● ACP建议合并或不合并糖尿病的SICU,MICU或者非重症单元病人不要使用强化胰岛素治疗 ● ACP建议使用胰岛素治疗的SICU/MICU病人血糖控制在140~200mg/dL

住院病人的血糖控制目标

住院病人血糖的控制（AFP 2010[12]）

● 维持血糖在 180mg/dL 以下可最大限度地减少高血糖和低血糖的症状

> 对于胰岛素不足的病人，因缺乏基础胰岛素
> 血糖水平以每小时 45mg/dl 的速度升高 [13]

哪些是胰岛素不足 / 缺乏的病人？(Clinical Diabetes 2004[14])

● 1 型糖尿病病人

● 胰腺切除术后或者胰腺功能受损的病人

● 血糖水平波动较大的病人

● 有糖尿病酮症病史

● 胰岛素使用超过 5 年，或糖尿病病史超过 10 年的病人

医疗机构中高血糖的管理（NEJM 2006[15]）

● 一般来说，血糖控制良好的病人，基础胰岛素的剂量和餐前使用胰岛素的剂量比是 1∶1

● 高血糖的管理方案（见文献原文图 2）

住院病人的血糖控制（J Hospital Med 2007[16]）

● 住院病人中如有高血糖发生，需检测糖化血红蛋白

● 如果口服药物治疗控制欠佳，可以停口服药，改为基础和餐前胰岛素治疗

● 在使用类固醇激素情况下，不建议选择甘精胰岛素调节血糖，因为类固醇的半衰期往往小于 24 小时

● 静脉胰岛素改为皮下注射胰岛素时，建议合用至少 4 小时作为过渡

● 基础胰岛素的估算可参照以下：

> 2 型糖尿病：0.4U/（kg·d）
>
> 1 型糖尿病：0.2U/（kg·d）
>
> 从静脉胰岛素过渡到基础皮下胰岛素：最近 6 小时内总剂量 ×0.8×4

● 如果是甘精胰岛素,每天一次全剂量;如果是中效胰岛素,2/3 早餐前,1/3 晚餐前

● 餐前胰岛素剂量估算可参照如下:

> 2 型糖尿病:0.1、0.15、0.15U/kg,分别于早餐前,中餐前,晚餐前
>
> 1 型糖尿病:0.05~0.1U/kg,分别于三餐前

● 在使用类固醇激素情况下,需适当调整剂量:

> 中效胰岛素剂量 3/4 早餐前,1/4 晚餐前
>
> 小剂量使用(10~20mg 强的松)情况下,剂量增加 20%
>
> 中等剂量使用(21~40mg 强的松)情况下,剂量增加 30%
>
> 大剂量使用(大于 40mg 强的松)情况下,剂量增加 50%

ICU 病人血糖控制(NEJM 2010[17])

● 强化胰岛素治疗并不能降低死亡率(空腹血糖 80~110mg/dL)

● 指南(见文献原文表 1)

● (文献原文图 2)为公式

● 目标水平在 140~180mg/dL 之间

强化胰岛素治疗:2 型糖尿病病人有哪些有效的选择?(Am J Med 2013[18])

● 起始用基础 - 餐前策略,依照迈阿密 4/12 原则

迈阿密 4/12 法则

基础胰岛素剂量:体重(公斤)除以 4

餐前胰岛素剂量:体重(公斤)除以 12

低 血 糖

"ReExPLAIND"(低血糖的原因)

Re:Renal 肾脏原因

Ex:Exogenous drug 外源性药物(胰岛素,口服降糖药,酒

精,喷他脒,奎宁,喹诺酮)

P：Pituitary insufficiency 垂体功能不全

L：Liver failure 肝功能衰竭

A：Adrenal failure/Alcohol 肾上腺功能不全 / 饮酒

I：Insulinomas/Immune hypoglycemia 胰岛素瘤 / 免疫性低血糖

N：Non-pancreatic neoplasms/retroperitoneal sarcoma 非胰腺肿瘤 / 腹膜后肉瘤

D：Drugs

与饮食相关的低血糖事件

- 空腹低血糖：内分泌功能,beta 细胞肿瘤,垂体,肾上腺皮质功能减退,黏液性水肿,肝功能异常 / 酒后低血糖
- 餐后低血糖：倾倒综合征,迟发型低血糖(隐性糖尿病)

年龄大于 66 岁病人,加替沙星可能导致低血糖或高血糖（NEJM 2006[19]）

- 加替沙星可能导致低血糖,OR=4.3
- 左氧氟沙星亦与低血糖相关,OR=1.5
- 加替沙星也可能增高高血糖风险,OR=16.7
- 风险的增高和有无糖尿病无关

血糖代谢障碍和氟喹诺酮类（J Fam Prac 2007[20]）

- 在所有氟喹诺酮类,加替沙星导致低血糖的风险最高,往往发生在开始使用的 3 天内
- 在所有喹诺酮类,加替沙星导致高血糖风险最高,往往发生在使用 4 天后
- 氟喹诺酮类引起血糖紊乱,多发生在 2 型糖尿病或轻中度肾功能损害病人

格列本脲的低血糖风险及心血管事件（Diabetes Care 2007[21]）

- Meta 分析
- 格列本脲引起至少一次低血糖反应的风险较其他促泌剂高 52%,较其他磺脲类高 83%
- 格列本脲不增加心血管事件风险

低血糖的危害（见表 2-11-2）

表 2-11-2　低血糖的危害

自发性低血糖和医源性低血糖与急性心肌梗死住院病人死亡率的关系	2009	JAMA[22]	● 监测心肌梗死病人中自发性低血糖和胰岛素治疗下低血糖的死亡率 ● 住院病人全因死亡率 ● 低血糖与未使用胰岛素治疗的病人的死亡率相关，与使用胰岛素治疗的病人的死亡率无关 ● 低血糖是未使用胰岛素治疗病人高死亡率的预测因子，OR=2.3，而在使用胰岛素病人则不是
基础情况的特征、高血糖治疗途径、糖化血红蛋白情况对严重低血糖风险的影响：流行病学 ACCORD 研究	2010	ACCORD 队列研究[23]	1. ACCORD 研究，探索严重低血糖的潜在决定因素 2. 在强化治疗组中，低血糖的年发生率为 3.14%，而在标准治疗组，则是 1.03% 3. 治疗 4 个月后糖化血红蛋白降低程度和低血糖的风险增高无明显关系 4. 无论与哪个治疗组相比，血糖控制越差的病人（糖化血红蛋白越高）低血糖的风险越高
2 型糖尿病病人中有症状的严重低血糖和死亡率的关系	2010	ACCORD 队列研究[24]	● 在 ACCORD 的参与者中研究低血糖和死亡率是否有关 ● 每个研究组均显示严重的有症状的低血糖和死亡风险增高相关

续表

			● 在 ACCORD 研究中，强化控制组死亡风险的增加并不能归咎于严重低血糖风险的增加
严重低血糖和心血管事件及死亡的风险	2010	ADVANCE 研究[25]	● 中位随访时间 5 年 ● 严重低血糖和主要大血管事件、主要微血管事件、心血管疾病死亡、全因死亡率矫正风险值的显著升高相关
重症病人低血糖和死亡风险的关系	2012	NICE-SUGAR 研究[26]	● 强化血糖控制可导致中度到重度低血糖，两者均和死亡风险增加有关
严重低血糖和心血管疾病	2013	Meta 分析[27]	● Meta 分析和系统回顾 ● 严重低血糖使得心血管疾病风险加倍

参 考 文 献

1. ☺ ☺ ☺ Clement, S., et al. (2004). "Management of diabetes and hyperglycemia in hospitals." Diabetes Care, 27:553-591.

2. ☺ Van den Berghe, G., et al. (2001). "Intensive insulin therapy in critically ill patients." New E J Med, 345:1359-1367.

3. Van den Berghe, G. (2006). "Intensive insulin therapy in the medical ICU." N Engl J Med, 354:449-461.

4. Laird, A., et al. (2004). "Relationship of early hyperglycemia to mortality in trauma patients." J Trauma, 56:1058-1062.

5. Umpierrez, G., et al. (2002). "Hyperglycemia: an independent marker of in-hospital morality in patients with undiagnosed diabetes." J Clin Endocrinol Metab, 87:978-982.

6. Scalea, T., et al. (2007). "Tight glycemic control in critically injured trauma patients." Ann Surg, 246:605-612.

7. Brunkhorst, F., et al. (2008). "Intensive insulin therapy and

pentastarch resuscitation in severe sepsis." N Engl J Med, 358:125-139.

8. The NICE-SUGAR Study investigators (2009). "Intensive versus conventional glucose control in critically ill patients." Ibid, 360:1283-1297.

9. Wiener, R., et al. (2008). "Benefits and risks of tight glucose control in critically ill adults." JAMA, 300:933-944.

10. Kansagara, D., et al. (2011). "Intensive insulin therapy in hospitalized patients: a systematic review." Ann Intern Med, 154:268-282.

11. Qaseem, A., et al. Ibid, "Use of intensive insulin therapy for the management of glycemic control in hospitalized patients: a clinical practice guideline from the American College of Physicians." 260-267.

12. Sawin, G. and A. Shaughnessy (2010). "Glucose control in hospitalized patients." AFP, 81 (9):1121-1124.

13. ☺ ☺ ☺ Clement, S., et al. (2004). "Management of diabetes and hyperglycemia in hospitals." Diabetes Care, 27:553-591.

14. Campbell, K. and S. Braithwaite (2004). "Hospital management of hyperglycemia." Clinical Diabetes, 22:81-88.

15. ☺ ☺ ☺ Inzucchi, S. (2006). "Management of hyperglycemia in the hospital setting." N Engl J Med, 355:1903-1911.

16. ☺ Asudani, D. and J. Calles-Escandon (2007). "Inpatient hyperglycemia: slide through the scale but cover the bases first." J Hospital Med, 2 (Suppl 1):23-32.

17. ☺ ☺ Kavanagh, B. and K. McCowen (2010). "Glycemic control in the ICU." N Engl J Med, 363:2540-2546.

18. Meneghini, L. (2013). "Intensifying insulin therapy: What options are available to patients with type 2 diabetes?" Am J Med, 126:S28-S37.

19. Park-Wyllie, L., et al. (2006). "Outpatient Gatifloxacin therapy and dysglycemia in older adults." N Engl J Med, 354:1352-1361.

20. Catero, M. (2007). "Dysglycemia and fluoroquinolones: are you putting patients at risk?" J Fam Prac, 56:101-107.

21. Gangji, A., et al. (2007). "A systematic review and meta-analysis of

hypoglycemia and cardiovascular events." Diabetes Care, 30:389-394.

22. Kosiborod, M., et al. (2009). "Relationship between spontaneous and iatrogenic hypoglycemia and mortality in patients hospitalized with acute myocardial infarction." JAMA, 301:1556-1564.

23. Miller, M., et al. (2010) The effects of baseline characteristics, glycemia treatment approach, and glycated hemoglobin concentration on the risk of severe hypoglycemia: post hoc epidemiological analysis of the ACCORD study. BMJ, 340, b5444 DOI: doi: 10. 1136/bmj. b5444

24. Bonds, D., et al. Ibid, The association between symptomatic severe hypoglycemia and mortality in type 2 diabetes: retrospective epidemiological analysis on the ACCORD study. b4909 DOI: doi: 10. 1136/bmj. b4909

25. Zoungas, S., et al. (2010). "Severe hypoglycemia and risk of vascular events and death." N Engl J Med, 363:1410-1418.

26. The NICE-SUGAR study investigators (2012). "Hypoglycemia and risk of death in critically ill patients." Ibid, 367:1108-1118.

27. Goto, A., et al. (2013). "Severe hypoglycaemia and cardiovascular disease: systematic review and meta analysis with bias analysis." BMJ, 347:f4533.

第十二节 肺气体交换、低氧血症、高碳酸血症

肺泡氧合 / 肺泡通气
氧运输和氧浓度
低氧血症
高碳酸血症

肺泡氧合 / 肺泡通气

基本概念：

血液循环必须运输足够的氧气到达组织才能保持机体细

胞的生存,细胞需要多少氧气才能存活,血液循环能够提供多少氧气,这些均由以下条件决定。

氧合作用:

- PaO_2(动脉血氧分压)=动脉中的氧分子所产生的张力(或压力)
- 氧气运输量(DO_2)=心输出量(C.O.) × 氧浓度
- 氧浓度(CaO_2)=1.36× 血红蛋白(Hb)× % 饱和度 + 0.003 × PaO_2
- 氧耗量(VO_2):多少氧气在外周组织被消耗?

$$C.O. × (CaO_2 - CvO_2)$$

或者我们可以用摄氧率(O_2ER):氧耗量(VO_2)/ 运输量(DO_2)

通常这个利用率比值为 24%~28%

年龄和肥胖对组织氧合的影响和创伤对此的作用(J Trauma 2007[1])

- 检测肥胖和老年人创伤病人血流动力学和组织氧气弥散 / 氧合过程
- 发现幸存者的组织氧合更好,心脏指数更高

氧气输送和消耗:大循环视角(Crit Care Clin2010[2])

- 细胞和组织损伤在严重败血症极早期即出现
- 摄取率(extraction ratio, ER)被定义为氧气消耗量与输送量的比值,正常 ER 值为 25% 左右
- 在氧依赖下 DO_2-VO_2 关系曲线斜率相当陡峭,其变化范围在 30%~50% 之间
- 在 DO_2 临界值上,斜率降到 10% 以下,但很少达到平台期
- DO_2 临界值或缺氧阈值被定义为代偿不足以满足组织需求时的 DO_2
- 超出正常范围的 DO_2 治疗策略对于败血症是无效甚至潜在有害的
- 能够达到高于正常量的氧气输送量和氧气摄取率的败血症病人,预后是很好的;在积极的肌力支持下提高了氧气

运输量而依然不能增加氧耗量的病人的预后是很差的

血气分析(ABG)我们得到以下信息：

酸碱度／二氧化碳分压／氧分压／氧饱和度(PH/PCO$_2$/PO$_2$/O$_2$sat)

- 对 40 岁的人来说,室内氧分压(PO_2)的需求是多少？
- 正常二氧化碳分压(PCO_2)是多少？
- 正常呼吸频率是多少？(这个对参加全球健康追踪的住院医师尤其重要,是儿童疾病综合管理的重要部分)
- 缺氧的初始症状是什么？
- 高碳酸血症的初始症状又是什么？

氧运输和氧浓度

气体交换

V/Q=1(请做图表)

V/Q>1(请做图表)

- "无效腔"
- PO$_2$
- PCO$_2$

  肺泡 - 毛细血管间隙破坏(肺气肿)

  血流(肺栓塞,P.E.)

  呼气末气道正压(positive end expiratory pressure,PEEP)

V/Q<1(请做图表)

- "分流"

- PO_2
- PCO_2
- 肺内分流：
  小气道塌陷（哮喘，支气管炎）
  肺泡内积液（肺水肿，肺炎）
  肺泡萎陷（肺不张）

如何评估 V/Q 值？

- 无效腔（VD/VT）
- 分流比（QS/QT）
- A-a（肺血管 - 肺泡）PO_2 梯度

临床上最为常用的是上述第 3 个，这也是医学生们的最爱。但它确实对于诊断肺动脉栓塞（PE）有用吗？并不尽然。事实上它影响数个因子，对临床上某些参数的阐释起了混淆作用

- A-a（肺血管 - 肺泡）PO_2 梯度随年龄增加而增加
- FIO_2 每增加 10%，A-a（肺血管 - 肺泡）PO_2 梯度增加 5~7mmHg

低 氧 血 症

低氧血症的五个原因：

- 分流：肺不张，肺炎，肺水肿，心内分流
- V/Q 比例失调：哮喘，COPD（慢性阻塞性肺疾病）
- 低 FIO_2：高海拔
- 低通气
- 弥散异常：肺间质疾病

缺氧公式

埃弗勒斯峰登山者的动脉血气和氧浓度（NEJM 2009[3]）

- 埃弗勒斯山 Caudwell 极限研究小组
- 提取了 10 位登山者的血气分析样本
- 氧分压随着海拔增加而下降，而氧浓度相对稳定
- 受试者吸入山峰周围环境空气的平均动脉血氧分压值为 24.6mmHg

高碳酸血症

$PaCO_2$(动脉二氧化碳分压)

高碳酸血症的三个原因:

- 通气不足:中枢神经系统:镇静剂使用,肌病
- 无效腔:COPD
- CO_2 产生增加:再摄食综合征

ICU 病人动脉二氧化碳分压增加(Chest 2011[4])

- 二氧化碳清除率是与机体产生量和血浆浓度的比值成比例

- 动脉血中二氧化碳分压增加意味着二氧化碳产生增加或肺泡通气减少

- 腹腔间隔室综合征的首发症状通常是尿量减少,继发于深静脉受压引起的肾血流灌注减少而致的尿量减少

高碳酸血症公式

危重病人的肥胖低通气综合征(Crit Care Clin2015[5])

- 大多数患有肥胖低通气综合征的病人同时有睡眠呼吸暂停综合征

- 瘦素可能导致低通气且在肥胖低通气综合征病人中有高水平表达

- 乙酰唑胺和甲羟孕酮缺少有效性的证据

参 考 文 献

1. Belzberg, H., et al. (2007). "Effects of age and obesity on hemodynamics, tissue oxygenation, and outcome after trauma." J Trauma, 62: 1192-1200.

2. ☺ ☺ Nichols, D. and N. Nielsen. (2010). "Oxygen delivery and consumption: A macrocirculatory perspective." Crit Care Clin, 26: 239-253.

3. Grocott, M., et al. (2009). "Arterial blood gases and oxygen content in climbers on Mount Everest." Ibid, 360: 140-149.

4. Schwartzstein, R. and M. Parker (2011). "Rising PaCO$_2$ in the ICU.

Using a physiologic approach to avoid cognitive biases." Chest, 140(6): 1638-1642.

5. Jones, S., et al. (2015). Obesity hypoventilation syndrome in the critically ill. Crit Care Clin, 31.

第十三节　急性肺水肿 / 急性呼吸窘迫综合征

急性肺水肿相关定义

急性肺水肿 / 急性呼吸窘迫综合征(acute lung injury/ acute respiratory distress syndrome, ALI/ARDS)诊断与治疗

通气诱导性肺损伤(ventilator-inducedlung injury, VILI)

急性肺水肿相关定义

肺水肿病因:

● 急性呼吸窘迫综合征(acute respiratory distress syndrome, ARDS)

　● 急性肺损伤(acute lung injury, ALI)、

　● 通气诱导性肺损伤(ventilator-inducedlung injury, VILI)

肺水肿机制:弥漫性及局灶性;低压力及高压力

急性肺水肿(MEJM 2005[1])

● 两种不同解剖类型的肺水肿:心源性和非心源性

● 它们的病理生理机制不同(见文献原文图)

● 心源性肺水肿和非心源性肺水肿的影像学特征(见文献原文表 1)

　ALI/ARDS(急性肺损伤 / 急性呼吸窘迫综合征)

ALI:RI(=PaO_2/FiO_2) <300

ARDS:RI<200

柏林 ARDS 定义 (Intensive Care Med 2012[2])

● PWP 标准被废除

● "ALI" 说法被废除

● 柏林定义（见文献原文表 3）

轻度：200<RI<300；中度：100-200；重度：RI<100

ALI 或 ADS 病人 SpO_2/FIO_2（S/F）与 PaO_2/FIO_2（P/F）的比较（Chest 2007[3]）

● S/F 值 235 相当于 P/F 值 200，S/F 值 315 相当于 P/F 值 300

● 它们两者间的关系可以用以下公式表示：

$$S/F=64+0.84 \times P/F$$

ALI/ARDS 的定义（Crit Care Clin 2011[4]）

● AECC 在 1994 年对 ARDS 及 ALI 的定义

● ALI：RI（=PaO_2/FiO_2）<300

● Murray（默里）评分系统包括 ALI/ADRS 定义的 4 个标准：胸部 X 线片，低氧血症，PEEP，呼吸系统顺应性（见文献原文表 1）

1）评分 0：没有肺损伤；评分 1~2.5 轻度 - 中度肺损伤；评分 >2.5，严重肺损伤

● 未来的定义应该有不同的通气设备参数

ALI 和 ARDS（Lancet 2007[5]）

● ALI 缺乏特异性实验室或影像学的病因特征，常常造成诊断困惑（ALI 的鉴别诊断见文献原文表 3）

● 起初的气体交换损害程度对预后预测作用不大，除非程度严重（RI<50）

● 持续性严重缺氧对预后的预测价值更大

ALI/ARDS 病人凝血和纤溶的改变对于病因推测和预后判断的意义（Crit Care Med 2007[6]）

● 这个多中心试验观察了凝血和炎症级联反应和 ALI/ARDS 的关系

● 测量了蛋白 C 和 PAI-1

● ALI/ARDS 病人基线蛋白 C 含量低，但 PAI-1 升高

● 低蛋白 C 和高 PAI-1 是很强的死亡、无通气天数及无器官衰竭天数的独立预测指标

- 急性肺损伤的原因（见文献原文表 2）
- 急性肺损伤鉴别诊断（见文献原文表 3）

保护性肺通气（低潮气量 PEEP）

- 与传统通气方法相比，保护性肺通气的 ARDS 病人 28 天存活期内表现更好（NEJM 1998[7]）
- 限制性肺通气策略没有任何获益（NEJM 1998[8]）
- 在 ARDS 和疾病肺损伤病人，采用低潮气量（6mL/kg）远比传统通气方法好且撤机拔管更早

允许性高碳酸血症

- 通常问题不在于 CO_2 分压多高，而是血清 pH，pH 对重要生命器官有负反馈效应

绝大多数药理学新进展和研究被总结在 Jain 的文章里（Mayo Clin Proc 2006[9]）

ARDS 病人的低潮气量通气（NEJM 2007[10]）

- 肺血管静水压下降导致肺水肿，引发急性肺损伤病人呼吸衰竭
- 弥漫性肺泡损坏合并肺泡 - 毛细血管膜渗透增加
- 保护性肺通气包括低潮气量、高 PEEP 和允许性高碳酸血症
- 允许性高碳酸血症可能诱导肺血管收缩、肺高压，致心律失常作用增加交感神经紧张度，引发脑血管扩张从而增加颅内压

估计体重（PBW）

男性：PBW=50.0+0.91［身高（单位为 cm）–152.4］

女性：PBW=45.5+0.91［身高（单位为 cm）–152.4］

通气诱导性肺损伤

（ventilator-inducedlung injury，VILI）

机械通气的生理机制（Crit Care Clin 2007[11]）

- 动物模型上研究机械通气诱导的急性肺损伤
- VALI（通气相关肺损伤）被定义为类似 ARDS 的肺损

伤,且损伤是由于机械通气所致

● 机械通气可以导致三种肺损伤:①表面活性物质的灭活;②肺泡-毛细血管膜渗透性增加;③炎性细胞激活并释放细胞因子

● 通气诱导性肺损伤和通气相关肺损伤定义(见文献原文表1)

通气诱导性肺损伤(VILI)

动物模型中,机械通气诱导的急性肺损伤

通气相关肺损伤

机械通气病人出现的类似ARDS的急性肺损伤

VALI可能与之前已经存在的肺部病理比如ARDS相关

VALI仅与机械通气相关

● 通气诱导肺损伤机制(见文献原文图)

通气诱导的肺损伤:解剖学和生理学框架(Crit Care Med 2010[12])

● 在过去的数十年里,人们的关注点开始从单纯的气压损伤向容积损伤、气道萎陷损伤和生物损伤转移

● 高潮气量而非气道压力的使用,是引起肺结构机械损伤的主要因素,这就是所谓的容积损伤

● 对这种机械压力的生物反应被称之为容积损伤

● 呼气末正压由于使肺部结构在呼气末保持开放而非萎陷,从而对通气诱导肺损伤有保护作用

通气诱导性肺损伤(NEJM 2013[13])

● 通气诱导肺损伤的产生是由于高容量的通气导致肺泡撕裂、气体漏出,从而产生的容积损伤

● 通气策略(见文献原文图3)

参 考 文 献

1. ☺ ☺ ☺ Ware, L. and M. Matthay(2005). "Acute pulmonary edema." N Engl J Med, 353: 2788-2796.

2. Ferguson, N., et al. (2012). "The Berlin definition of ARDS: an

expanded rationale, justification, and supplementary material." Intensive Care Med, 38: 1573-1582.

3. Rice, T., et al. (2007). "Comparison of the SpO_2/FIO_2 ratio and the PaO_2/FIO_2 ratio in patiens with acute lung injury or ARDS." Chest, 132: 410-417.

4. Raghavendran, K. and L. Napolitano (2011). "Definition of ALI/ARDS." Crit Care Clin, 27: 429-437.

5. ☺ ☺ ☺ Wheeler, A. and G. Bernard (2007). "Acute lung injury and the acute respiratory distress syndrome: a clinical review." Lancet, 369: 1553-1565.

6. Ware, L., et al. (2007). "Pathogenetic and prognostic significance of altered coagulation and fibrinolysis in acute lung injury/acute respiratory distress syndrome." Crit Care Med, 35: 1821-1828.

7. Amato, M. and C. Barbas (1998). "Effect of a protective-ventilation strategy on mortality in the acute respiratory distress syndrome." N Engl J Med, 338: 347-354.

8. Stewart, T. and M. Meade ibid. "Evaluation of a ventilation strategy to prevent barotrauma in patients at high risk for acute respiratory distress syndrome." 355-361.

9. Jain, R. (2006). "Pharmacological therapy for acute respiratory distress syndrome." Mayo Clin Proc, 81: 205-212.

10. ☺ ☺ ☺ Malhotra, A. (2007). "Low-tidal-volume ventilation in the acute respiratory distress syndrome." N Engl J Med, 357: 1113-1120.

11. ☺ Haitsma, J. (2007). "Physiology of mechanical ventilation." Ibid, 23: 117-134.

12. Gattinoni, L., et al. (2010). "Ventilator-induced lung injury: The anatomical and physiological framework." Crit Care Med, 38 (10 (Supple.)): S539-S548.

13. J☺ Slutsky, A. and V. Ranieri (2013). "Ventilator-induced lung injury." N Engl J Med, 369: 2126-2136.

第十四节 氧 疗

脉氧测定与氧疗

高流量和低流量系统

无创正压通气（non invasive positive pressure ventilation, NIPPV）

脉氧测定与氧疗

使用分光光度测定法

= 所有分子反应特定波长的光

血氧定量法

= 使用分光光度测定法检测含氧血红蛋白

● 只能记录传播于搏动的动脉的光

局限性

● 氧化血红素, 碳氧血红蛋白

● 色素

涂指甲油能减少 SPO_2 3%~5%

氧疗

● 动脉低氧血症和组织低氧血症联系不强

● 氧气吸入后动脉氧分压增加并不能作为组织获得氧气增加的依据

以下条件时需要供氧：

● 动脉氧分压 <60mmHg

● 动脉氧饱和度 <90%

● 以上两者并存

氧气对于人体的作用：

● 收缩除肺血管以外的人体血管

● 减少心输出量

高流量和低流量系统

● 低、高流量系统给氧的比较见表 2-14-1

表 2-14-1　低、高流量系统给氧的比较

低流量系统	高流量系统
仅提供病人分钟通气量的部分容量	流量超过病人的吸入流速峰值
吸入氧分压（FiO_2）取决于 ● 氧储存池的大小 ● 储存池被填满的速度 ● 病人的通气方式	稳定的吸入氧分压

低流量系统
- 经鼻吸氧：**每给氧 1L/min，吸入氧分压增加 4%**
- 给氧面罩：需要至少 5L/min 来清除面罩中被呼出的气体，面罩的无效腔是 100~200mL
- 100% 非重复呼吸面罩

急性心肌梗死的氧疗（AM J Med 2011[1]）
- 急性期给氧可能有助于升高血压、降低心输出量和心律，并减少心脏氧耗
- 无论初始氧饱和度如何，高氧血症诱导的血管收缩可使冠脉血流下降
- 迅速吸入 100% 纯氧能减少 29% 的冠脉血流和增加 41% 的冠脉血管阻力
- 仅对于氧饱和度在 94% 以下且没有高碳酸性呼吸衰竭风险的病人提供氧疗，目标值是氧饱和度在 94%~98%
- 在 ST 段抬高性心肌梗死（STEMI）发作的 6 小时内使用氧疗
- 对于 COPD 病人，在没有血气分析的情况下目标氧饱和度是 88%~92%

发绀（Am J Med 2013[2]）
- 外周或者中心性的
- 病因（见文献原文表格）
- 脱氧血红蛋白的绝对数量影响发绀
- 是毛细血管而非动脉内的脱氧血红蛋白水平产生发

绀的蓝色

急性低氧性呼吸衰竭通过鼻导管的高流量氧疗（NEJM 2015[3]）

- FLORALI 研究
- 对于急性非高碳酸血症的低氧血症性呼吸衰竭病人，使用高流量给氧、标准氧疗或者无创通气在气管插管率方面没有差异
- 高流量给氧在 90 天内的死亡率方面有显著优势

心胸外科术后低氧血症病人，高流量给氧和无创正压通气治疗比较研究（JAMA2015[4]）

- BiPOP 研究
- 对合并或存在呼吸衰竭风险的心胸外科手术病人风险，高流量给氧与间歇无创正压通气相比，对呼吸衰竭的治疗没有显著差异

无创正压通气（NIPPV）

无创正压通气的临床应用价值（见表 2-14-1）

表 2-14-1　无创正压通气的临床应用价值

COPD	1995	NEJM[5]	● 入住 ICU 的 COPD 病人的随机病例对照研究 ● 标准氧疗（氧气＋必要时插管）和无创正压通气比较 ● 无创通气组的院内病死率更低 ● 无创正压通气组的住院时间更短
ARF	2001	NEJM[6]	● 同时有肺部浸润、发热和低氧血症的病人 ● NIPPV 组 vs 无通气支持＋吸氧 ● NIPPV 组病人气管插管更少 ● 病死率更低

续表

急性心源性肺水肿（acute cardiogenic pulmonary edema，ACPE）	2005	JAMA[7]	● 无创通气、CPAP、双水平无创压力支持通气（NIPSV）有效性的荟萃分析 ● 回顾了 15 个研究 ● 总体，无创通气显著减少病死率达 54%，CPAP 也能显著减少病死率，但是 NIPSV 不然 ● 前两种支持方式都显著减少了插管机率
ACPE	2008	3CPO trial[8]	● 急性心源性肺水肿病人使用标准氧疗、CPAP 和 NIPPV 的多中心研究 ● CPAP 和 NIPPV 比较的主要终点是死亡或者 7 天内气管插管 ● 在两组使用无创通气的病人中，死亡或者 7 天内气管插管作为联合终点比较，没有差异

参 考 文 献

1. Kones, R. (2011). "Oxygen therapy for acute myocardial infarction- Then and now, A century of uncertainty." Am J Med, 124:1000-1005.

2. McMullen, S. and W. Patrick (2013). "Cyanosis." Am J Med, 126:210-212.

3. Frat, J., et al. (2015). "High-flow oxygen through nasal cannula in acute hypoxemic respiratory failure." N Engl J Med, 372:2185-2196.

4. Stephan, F., et al. (2015). "High-flow nasal oxygen vs noninvasive positive airway pressure in hypoxemic patients after cardiothoracic surgery. A randomized clinical trial." JAMA, 313(23):2331-2339.

5. Brochard, L., et al. (1995). "Noninvasive ventilation for acute

exacerbations of chronic obstructive pulmonary disease." N Engl J Med, 333:817-822.

6. Hilbert, G., et al. (2001). "Noninvasive ventilation in immunosuppressed patients with pulmonary infiltrates fever, and acute respiratory failure." Ibid, 344:481-487.

7. Masip, J. and M. Roque (2005). "Noninvasive ventilation in acute cardiogenic pulmonary edema." JAMA, 294:3124-3130.

8. Gray, A., et al. (2008). "Noninvasive ventilation in acute cardiogenic pulmonary edema." N Engl J Med, 359:142-151.

第十五节 精神异常

身体地图
谵妄
谵妄的危险因素
非肝源性高氨血症

身 体 地 图

让我们保持意识、警觉和定向力的大脑两个关键部位:

- 脑干上行网状激活系统
- 大脑皮层

非器质性精神病的意识障碍是非常少见的

间歇性意识不清提示谵妄

急性精神异常常见的有 4 种类型(请填写)(NEJM 2004[1])

1.

2.

3.

4.

精神异常的"身体地图"(请填写)(The ICU Book 1998)

1.

2.

3.

4.

5.

6.

7.

8.

9.

10.

11.

谵　　妄

谵妄还是痴呆?

- 3/4 谵妄的病例合并潜在的痴呆

老年人谵妄(BMJ 2007[2])

- 急性起病

- 三种临床类型:多动型、淡漠型和混合型

- 多达 40% 的老年谵妄是由药物导致的

- 治疗原则:①治疗加重因素;②停用可疑药物;③支持治疗

意识波动

记忆受损和注意力下降

思维紊乱

此外,幻觉和睡眠 - 觉醒周期异常

急性精神障碍发作的处理(BMJ 2007[3])

- 精神障碍的诊断基于临床表现,辅助检查有助于鉴别病因(见文献原文表 1)

- 三大核心情绪症状是:情绪、动力和兴趣

- 如果存在思维紊乱语言也会杂乱无章

- 既往史是必不可少的

关于韦尼克脑病的几个观点(Ann Emerg Med 2007[4])

- 常见的三联征是:精神异常,眼球运动障碍和共济失调

- 除了经典的三联征,若存在低体温、低血压和昏迷,需

要临床上怀疑此病可能

● 最常见的眼部异常是眼球震颤,而不是完全性眼肌麻痹,其次是双侧展神经麻痹

● 韦尼克脑病最常见的诱发因素是感染

谵妄的危险因素

住院老年病人谵妄的评估与处理(AFP 2008[5])

● 2/3 发生谵妄病人存在潜在的认知障碍或痴呆

● 预测模型:低危 =0 分,10% 的风险出现谵妄

中危 =1~2 分,25% 的风险

高危 =3~4 分,80% 风险

● 风险评分:(每项一分)

视觉障碍

认知障碍

严重疾病

血尿素氮 / 血清肌酐比值 >18

老年病人的谵妄:评估与处理(AFP 2014[6])

● 淡漠型谵妄最常见于临终关怀和姑息治疗机构

● 精神异常评估法(confusion assessment method,CAM)(见文献原文表 6)

老年病人谵妄与出院后的死亡、住收容机构、痴呆的关系(JAMA 2010[7])

● 评估老年病人谵妄和远期预后不良之间的关系

● 与对照组比较,平均随访 22.7 个月,谵妄组的死亡率增加(HR 1.95)

● 有过谵妄的病人住收容机构的风险增加(OR 2.41),痴呆风险也增加(OR 12.52)(原文图 2)

这些病人有谵妄吗?(JAMA 2010[8])

● 精神异常评估法(CAM)可作为床边评估谵妄的最有效手段

出院后的不良结局和阿尔茨海默病病人的谵妄(Ann Intern Med 2012[9])

● 约 8 个出现谵妄症状的阿尔茨海默病住院病人就有 1 例出现至少一种不良结局,包括死亡、住收容机构或认知功能下降

● 阿尔茨海默病病人住院后不良预后风险增加,如果出现谵妄,则预后更差

老年病人的谵妄(Lancet 2014[10])

● 发病率和转归(见文献原文表 1)

全科病区患病率 18%~35%,发病率 11%~14%;ICU 患病率 7%~50%,发病率 19%~82%

● 评估与处理(见文献原文表 4)

老年人认知功能评估(BMJ 2011[11])

● 综合三个部分来识别认知障碍:观察病人、照料者的旁述和标准化的测试结果

● 旁述应明确:哪些症状、发生的时间及其与基线精神状态的关系

● GPCOG 是基于网络的工具 www.gpcog.com/au/index.php

● 院内常用简易精神测试评分(见表 2-15-1)

表 2-15-1 简易精神测试评分

每回答正确一题得 1 分,10 分中得分≤7 分提示认知障碍

1. 你几岁了?

2. 现在几点了?(最接近的钟点)

3. 告诉病人一个地址(比如西大街 42 号),在测试结束时让他复述。

4. 今年是哪一年?

5. 现在在什么地方?

6. 病人能认出相关的两个人(比如一个护士和一个医生)

7. 你的生日是哪天?

8. 第二次世界大战是什么时候?

9. 现在的国家领导人是谁?

10. 从 20 倒数到 1(不允许有错误和给提示)

- 思维紊乱评估法是一种筛查谵妄的工具
- 诊断谵妄的意识评估方法（见文献原文表 6）

1. 急性起病和波动的病程
2. 注意力不集中
3. 混乱的思维
4. 意识水平的改变

1 和 2 是谵妄的基本特征

重症监护病房 4 种精神急症的处理（Crit Care Med 2012[12]）

- 躁动谵妄，神经阻滞剂恶性综合征（NMS），5- 羟色胺综合征（SS）和精神类药物过量
- NMS 必须停用多巴胺阻滞剂，可以用苯二氮䓬类、多巴胺激动剂和（或）丹曲林治疗
- 用苯二氮䓬类控制 SS 的躁动，可以用 5- 羟色胺 2A 拮抗剂赛庚啶治疗 5- 羟色胺综合征
- 简称"I WATCH DEATH"有助于谵妄的记忆

Infection 感染—中枢神经系统，全身

Withdrawal 撤药—酒精，镇静剂

Acute metabolic 急性代谢异常—电解质或酸碱平衡紊乱，肝功能或肾衰竭

Trauma 创伤—脑损伤，外科手术，严重烧伤，心脏卒中，低温

Central nervous system pathology 中枢神经系统病理改变
　　　—肿瘤，血肿，癫痫发作，脑积水，血管炎，脑膜癌病，自身免疫性脑炎

Hypoxia 缺氧—呼吸衰竭，左心功能衰竭，低血压，贫血，一氧化碳中毒

Deficiencies 缺乏—维生素缺乏

Endocrinopathies 内分泌疾病
　　　—皮质醇或血糖失调，甲状腺功能减低，甲状旁腺功能亢进

Acute vascular 急性血管事件—脑血管事件,休克,心律失常,高血压脑病

Toxins/drugs 毒素 / 药物

　　—杀虫剂,溶剂,维生素中毒,酒精或毒品,药物(包括 γ- 氨基丁酸和抗胆碱能药物)

Heavy metals 重金属—铅,锰,汞

● 氟哌啶醇是首选药物

● 静脉注射相对锥体外系反应少

● 溴隐亭可导致 5- 羟色胺综合征恶化

● 恶性综合征和 5- 羟色胺综合征的特点(见文献原文表 2)

● 5- 羟色胺综合征的特点是阵挛,兴奋,出汗,肌张力增高,反射亢进

● 使用 5- 羟色胺能制剂,诊断 5- 羟色胺中毒:

如果存在自发性阵挛

或如果存在眼肌阵挛和兴奋或出汗

或如果存在眼肌阵挛和肌张力增高和体温 >38℃

或如果存在震颤和反射亢进

● 5- 羟色胺综合征最敏感和特征性体征是阵挛

● 与神经阻滞剂恶性综合征相关的药物:

典型抗精神病药:匹莫齐特、氟哌利多、氟哌啶醇、氟奋乃静、三氟拉嗪、thiothixene、奋乃静、洛沙平、吗茚酮、美索达嗪、硫利达嗪、氯丙嗪

典型抗精神病药:氯氮平、奥氮平、利培酮、喹硫平、齐拉西酮、阿立哌唑

其他多巴胺受体阻滞剂:甲氧氯普胺、丙氯拉嗪、异丙嗪

● 与 5- 羟色胺综合征相关的药物(见文献原文表 3)

5- 羟色胺综合征(NEJM 2005[13])

● 三联征:精神状态改变,自主神经功能亢进和神经肌肉异常

5- 羟色胺综合征的亨特诊断标准(AFP 2010[14])

● 亨特诊断流程:

是

自发性阵挛→5-羟色胺中毒

↓否　　　　　　　是

诱导阵挛伴兴奋或出汗→5-羟色胺中毒

↓否　　　　　　　是

眼肌阵挛伴兴奋或出汗→5-羟色胺中毒

↓否　　　是

震颤和反射亢进→5-羟色胺中毒

↓否　　　　　　　　　　　是

肌张力增高,体温>38℃,和眼肌或诱导阵挛→5-羟色胺中毒

↓否

排除5-羟色胺中毒

- 可导致5-羟色胺综合征的药物(见文献原文表1)

在ICU如何预防谵妄(Crit Care Clin 2013[15])

- 谵妄在ICU中很常见
- 谵妄的危险因素(见文献原文表1)
- 非药物干预及其效果(见文献原文图1)
- 谵妄的ABCDE预防法

觉醒与呼吸的协调(Awakening and Breathing coordination)

镇静药物的选择(Choice of sedative agents)

谵妄的监测和管理(Delirium monitoring and management)

早期活动和锻炼(Early mobility and exercise)

ICU的镇静与谵妄(NEJM 2014[16])

- ICU三联症:疼痛、兴奋和谵妄
- γ-氨基丁酸能和胆碱能神经递质系统在谵妄中发挥作用
- 方法(见文献原文表1)
- 评分(见文献原文表2)
- 计算公式(见文献原文图2)

危重病后的长期认知障碍(NEJM 2013[17])

- BRAIN-ICU研究

- 离开 ICU 3 个月和 12 个月的整体认知和执行能力
- 危重病后 12 个月有 1/4 病人有认知障碍
- 持续时间较长的谵妄与更严重的长期认知和功能障碍有关

危重病人谵妄的转归（BMJ 2015[18]）

- 系统回顾
- 近 1/3 收住 ICU 的病人出现谵妄，并增加死亡、住院时间延长和出院后认知障碍的风险

初级医疗中的精神状态检查（AFP 2009[19]）

- 内容包括外观、行为、运动、语言、情绪/情感、思维过程、思维内容、知觉紊乱、认知、洞察力和判断力
- 有 4 个记忆系统，分别为：片段性、语义性、程序性和工作性

放疗和化疗的中枢神经系统并发症（Lancet 2009[20]）

- 放疗或化疗后的进行性认知功能障碍越来越多见诸报道
- 辐射引起的不良反应分为：急性（放疗期间），早期延迟（<6 个月）和晚期延迟（>6 个月）
- 高剂量辐射后，急性脑病的发生高达 50%，症状包括头痛、嗜睡、发热、呕吐和神经系统体征的恶化
- 激素可以减轻这些症状的严重程度
- 放疗最常见和最严重的并发症是辐射诱发的白质脑病相关的认知功能障碍
- 放疗病人患脑肿瘤的风险增加 7 倍，脑膜瘤（70%）、胶质瘤（20%）、肉瘤（10%）与辐射有关
- 中枢神经系统淋巴瘤病人使用大剂量氨甲蝶呤和全脑辐射后可发生播散性坏死性白质脑病

非肝源性高氨血症

成人非肝性高氨血症：病例报告及鉴别诊断（Am J Med 2010[21]）

- 非肝脏病变可导致转氨酶升高，如持续的循环衰竭状

态下

- 丙戊酸可诱导脑病已得到公认
- 有5种类型的高氨血症：药物、感染、近期手术、迟发性酶缺陷和静脉营养
- 成年病人高氨血症的诊断方法（见文献原文图1）

参 考 文 献

1. Jha, A. and K. Shojania (2004). "Forgotten but not gone." N Engl J Med, 350: 2399-2404.

2. ☺☺☺ Young, J. and S. Inouye (2007). "Delirium in older people." BMJ, 334: 842-846.

3. ☺☺☺ Byrne, P. (2007). "Managing the acute psychotic episode." BMJ, 334: 686-692.

4. ☺☺ Donnino, M., et al. (2007). "Myths and misconceptions of Wernicke's encephalopathy: what every emergency physician should know." Ann Emerg Med, 50: 715-721.

5. ☺☺ Miller, M. (2008). "Evaluation and management of delirium in hospitalized older patients." AFP, 78: 1265-1270.

6. Kalish, V., et al. (2014). "Delirium in older persons: evaluation and management." Ibid, 90(3): 150-158.

7. ☺ Witlox, J., et al. (2010). "Delirium in elderly patients and the risk of post-discharge mortality, institutionalization, and dementia." JAMA, 304: 443-451.

8. ☺ Wong, C., et al. Ibid, "Does this patient have delirium? Value of bedside instruments." (7): 779-786.

9. ☺ Fong, T., et al. (2012). "Adverse outcomes after hospitalization and delirium in persons with Alzheimer disease." Ann Intern Med, 156: 848-856.

10. ☺ Inouye, S., et al. (2014). "Delirium in elderly people." Lancet, 383: 911-922.

11. ☺☺☺ Young, J., et al. (2011) Cognitive assessment of older people. BMJ, 343, d5042 DOI: 10.1136/bmj. d5042

12. ☺☺ Bienvenu, O., et al. (2012). "Treatment of four psychiatric emergencies in the intensive care unit." Crit Care Med, 40: 2662-2670.

13. ☺ Boyer, E. and M. Shannon (2005). "The serotonin syndrome." N Engl J Med, 352: 1112-1120.

14. ☺ Ables, A. and R. Nagubilli (2010). "Prevention, diagnosis, and management of serotonin syndrome." AFP, 81 (9): 1139-1142.

15. Brummel, N. and T. Girard (2013). "Preventing delirium in the intensive care unit." Crit Care Clin, 29: 51-65.

16. ☺☺ Reade, M. and S. Finfer (2014). "Sedation and delirium in the intensive care unit." N Engl J Med, 370: 444-454.

17. Pandharipande, P., et al. (2013). "Long-term cognitive impairment after critical illness." Ibid, 369: 1306-1316.

18. Salluh, J., et al. (2015) Outcomes of delirium in critically ill patients: systematic review and meta-analysis. BMJ, 350, h2538 DOI: 10.1136/bmj. h2538

19. ☺☺ Synderman, D. and B. Rovner (2009). "Mental status examination in primary car: a review." AFP, 80 (8): 809-814.

20. ☺ Soussain, C., et al. (2009). "CNS complications of radiotherapy and chemotherapy." Lancet, 374: 1639-1651.

21. ☺☺ LaBuzetta, J., et al. (2010). "Adult nonhepatic hyperammonemia: a case report and differential diagnosis." Am J Med, 123: 885-891.

第十六节　急性肾衰竭

急性肾衰竭的三种类型及急诊血透的三个指征
急性肾损伤的病理生理学
急性肾损伤的治疗
对比剂肾病（contrast-induced nephropathy，CIN）

急性肾衰竭的三种类型及急诊血透的三个指征

呋塞米是挽救还是损害肾功能（JAMA 2002[1]）？
急性肾衰竭（acute renal failure，ARF）的三种类型（请

填写)（Lancet 2005[2]）

1.

2.

3.

急诊血透的三个指征（请填写）

1)

2)

3)

● 急性肾衰竭在住院病人中的发生率约 1%

● 在重症病人,感染性休克是急性肾衰竭的最常见原因（JAMA 2005[3]）

● 急性肾小管坏死（acute tubular necrosis, ATN）导致的急性肾衰竭在住院的急性肾衰竭病人中占 38%,在住 ICU 的急性肾衰竭病人中占 76%（Chest 2005[4]）

● 肾前性氮质血症,在院外发生的急性肾衰竭病人中占 70%,在医院获得性急性肾衰竭病人中占 40%

● 肾功能是死亡、心血管疾病和住院的重要独立危险因子（NEJM 2004[5]）

急性肾衰竭的定义

● 少尿（<0.5mL/(kg·h) 或者 <500mL/24h),可能不伴有肾脏功能异常

● 血清肌酐水平较基础水平增高 0.5mg/dL

● 血肌酐水平较基础水平增高大于 50%

● 肌酐清除率降低大于 25%

RIFLE 系统评估 ICU 中的急性肾损伤（Crit Care Med 2007[6]）

● 根据 RIFLE 标准,分析回顾 ICU 病人,研究预后因素

● 在 RIFLE 分级中,院内死亡率随着功能衰竭的器官最大数目增加而升高

● 在多因素回归分析,RIFLE 分级因素包括风险、损伤和功能衰竭,均分别与院内全因死亡率独立相关

改善**急性肾损伤**(acute tubular necrosis,ATN)的预后
(Am J Kidney Dis 2007[7])

- 急性肾损伤的诊断标准(见文献原文表 1)

急性肾损伤(Lancet 2012[8])

- 肾脏排泄功能迅速下降的临床综合征
- 败血症是住院病人中最常见的引起急性肾损伤的诱因

急性肾损伤的病理生理学

重症病人的急性肾损伤(Crit Care Clin 2002[9])

- 急性肾损伤往往发生于住院病人,而罕见在院外发生
- 急性肾损伤最常见的原因是肾前性肾衰竭(超过 35%),和急性肾小管坏死(超过 50% 的病例)
- 肾前性急性肾损伤的原因包括:①有效血容量降低:细胞外液的绝对丢失(真性容量不足),心功能不全,周围血管扩张;② GFR 的自主调节功能不全:入球小动脉狭窄,出球小动脉扩张
- 有效血容量降低的 3 个原因:①真性容量不足;②慢性心功能不全;③系统性血管扩张。系统性血管扩张最主要的原因是败血症和肝肾综合征
- NSAIDs 通过引起入球小动脉狭窄,使得肾脏灌注不足和缺氧,从而降低肾小球滤过率
- ACEI 和 ARBs 通过扩张肾脏出球动脉使得肾脏功能不全,这两类种药物极少引起急性肾小管坏死,除非出现低血压
- 丙二醇诱导的毒性往往在大量注射含有丙二醇的药物,例如苯二氮䓬类药物治疗酒精戒断的情况下发生

药物介导急性肾损伤机制的综述(Crit Care Med 2008[10])

- 重症病人中严重急性肾损伤的所有病因中,肾毒性药物比例高达 25%
- 肾毒性药物导致的肾损伤中,以急性肾小管坏死最为常见
- 有直接肾毒性的药物可能通过多条机制引起肾损伤

● 肾毒性急性肾小管坏死大多是剂量依赖性的,可预知的发生在有较高肾脏损伤风险的病人,表现为非特征性非炎症性的特征

● 肾毒性药物导致的急性肾损伤的机制包括:①直接肾毒性(肾小管上皮损伤,间质性肾损伤,肾小球疾病,阻塞性尿路疾病);②间接肾毒性(肾脏血流减少)

● 相比之下,急性间质性肾炎是一种药物引起的异质性的炎症反应

● 新霉素是氨基糖苷类中肾毒性最强的

● 补钙可减少氨基糖苷类的肾毒性

● 两性霉素 B 也是一种常见的肾毒性药物

● 万古霉素亦有肾毒性,且和氨基糖苷类有协同作用

● 急性间质性肾炎的肾功能不全往往发生在暴露后 7~14 天

● 导致急性间质性肾炎的药物:NSAIDs,包括选择性抑制剂;青霉素和头孢类;利福平;磺胺类,包括甲氧苄氨嘧啶,磺胺甲噁唑,呋塞米,布美他尼,噻嗪类利尿剂);环丙沙星;西米替丁;别嘌醇;奥美拉唑和兰索拉唑;印地那韦;5- 氨基水杨酸

● 渗透性肾病是由注射高渗药物导致的,包括静脉用免疫球蛋白

● 蛋白酶抑制剂印地那韦和反转录酶替诺福韦的肾毒性多见

药物的肾毒性(AFP 2008[11])

● 与病人自身相关的药物诱导肾毒性的危险因素包括:年龄大于 60 岁,有肾功能不全病史(肾小球滤过率低于 $60mL/(min \cdot 1.73m^2)$),血容量不足,糖尿病,心功能不全和败血症(文献原文表 2)

● 大多数药物通过一个或多个常见的致病机制导致肾毒性,包括肾小球内血流动力性改变、肾小管细胞毒性、炎症、晶体性肾病、横纹肌溶解、血栓性微血管病(文献原文表 1 列举了部分药物及可能的机制)

肿瘤溶解综合征和急性肾损伤（Am J Kidney Dis 2010[12]）

● 细胞内液迅速释放可导致高尿酸血症、高钾血症、高磷血症和继发性低钙血症（原文图 1）

● 肿瘤溶解综合征往往发生于快速增殖的血液系统恶性肿瘤，例如 Burkitt 淋巴瘤、急性白血病（B-cell ALL）和白细胞明显升高的急性白血病

● 扩容是最重要的干预措施之一

肾移植病人的急性肾衰竭

原因：SCRI

S：structural：anastomosis stricture 结构的：吻合口狭窄

C：calcineurin inhibitor：钙调磷酸抑制剂

R：rejection：排异反应

I：infection：感染

横纹肌溶解

横纹肌溶解病人的肾衰竭或死亡率的一种风险预测分值（JAMA Intern Med 2013[13]）

● 基于针对肾脏替代治疗和住院死亡率的综合结果的风险预测因子长达 10 年的观察研究进展

● 年龄、女性、横纹肌溶解的原因，和初始血肌酐水平、肌酸激酶、血磷、血钙和碳酸氢盐水平均为重要的风险因子（见文献原文表 3）

● 住院患者死亡率或急性肾损伤需要肾脏替代治疗的可能性（见原文图 2）

横纹肌溶解和急性肾损伤（NEJM 2009[14]）

● 急性肾损伤是严重横纹肌溶解的潜在并发症，无论横纹肌溶解的原因是创伤或者其他因素

● 高血清肌酸激酶 - 慢性或间断的肌肉破坏，往往症状较少，不伴肾衰竭

● 横纹肌溶解的 8 种类型：创伤，劳累，肌肉缺氧，基因缺陷，感染，体温改变，代谢和电解质紊乱，药物和毒物，特发性（有时发生）

● 有时需要在临床症状出现后等待数周或数月再进行

活检,因为早期活检可能不能得到有效的信息

● 横纹肌溶解的病理机制是肌纤维膜的直接损伤或者肌细胞 ATP 的消耗,导致细胞内钙的上升

● 横纹肌溶解最严重的并发症为肌红蛋白尿相关的急性肾损伤

● 血管病变引起肢体缺血导致的横纹肌溶解的发生率较高,死亡率达 32%

● 当肌红蛋白水平达到 100mg/dL,肉眼可以看到肌红蛋白尿的红棕色尿液

● 肌红蛋白似乎对于小管无明显肾毒性作用,除非出现酸性尿

● 另一个横纹肌溶解导致急性肾损伤的特征性的特点是钠排泄分数低(低于 1%),可能是反应球前血管收缩和小管阻塞占主导作用,而并非小管坏死

● 高钾,高磷,高尿酸血症,高 AG 间隙酸中毒和高镁血症

● 低钙是横纹肌溶解常见的并发症,往往是由于钙从坏死的肌细胞内钙磷沉积物进入到缺血损伤的肌肉细胞内

● 积极补液是关键

● 碱化治疗和单纯扩容相比的临床优势并不明确

● 除了早期低钙血症以外,所有电解质紊乱均应立即处理

● 早期低钙血症除非有症状或存在严重高钾,均无需处理

● 传统的血液透析治疗不能有效去除肌红蛋白

急性肾衰竭的评估

急性肾衰竭流程(Lancet 2005[15])

● 急性肾衰竭病因(见文献原文流程图)

肾脏疾病病人的治疗策略(Prim Care Clin Office Pract 2008[16])

● 血尿的相关检查(文献原文图 1)

● 肾小球源性出血 vs 肾小球以外疾病引起出血

肾小球源性血尿：放大镜下呈红色或粉红色，可能存在血块，蛋白尿小于 500mg/d；红细胞形态正常，无红细胞管形

肾小球以外来源血尿：镜下呈红色，烟棕色，可乐的颜色，无血块，蛋白尿大于 500mg/d，红细胞形态为异型小细胞，可能存在红细胞管型

急性肾损伤病人（Prim Care Clin Office Pract 2008[17]）

● （文献原文图 1）为急性肾损伤的分类包括传统的肾小球源性、间质性和小管损伤

附加两种类型：急性血管性和管腔梗阻

评估 GFR 更精确的方法（Ann Intern Med 1999[18]）

● CCr 高估 GFR 约 19%，Cockcroft-Gault 公式高估 GFR 约 16%

● 新的计算公式包含尿素氮、血清白蛋白、血肌酐、年龄、性别和种族。不需要收集 24 小时尿

肾脏功能（NEJM 2006[19]）

● GFR<60mL/（min·1.73m^2）

● 肾脏损伤持续超过 3 个月

● GFR<60mL/（min·1.73m^2）与心血管疾病的死亡风险相关

● 血清胱抑素 C 可能是心血管疾病更好的预测因素

● 肌酐由近端小管分泌，且受许多因素影响，故 Cockcroft-Gault 计算公式会高估 GFR

● Cockcroft-Gault 计算公式在老年病人及肥胖人群中不如 MDRD 研究计算公式准确

Cockcroft-Gault 公式：Ccr（mL/min）=（140−年龄）× 体重 ×（0.85 女性）/（72 × 肌酐）

急性肾损伤的新生物学标记（Crit Care Med 2008[20]）

● 血清学指标有 NGAL 和血清胱抑素 C

● 尿液指标有 NGAL，IL-18 和 KIM-1

● 各种临床状态下急性肾损伤的早期生物学指标（见文献原文表 1）

急性肾损伤生物学标记的临床应用（Am J Kidney Dis 2011[21]）

- IL-8 备受关注
- 新的生物学标记（见文献原文图 1）

重症病人中用肾脏多普勒评价肾脏灌注情况（Intensive Care Med 2012[22]）

- 多普勒肾脏阻抗指数 RI 可作为重症病人肾脏灌注变化的评估工具
- RI 或阻力指数

= 收缩期峰值 – 舒张期低值 / 收缩期峰值

- RI 范围 0~1
- 正常范围 <0.7

住院病人中尿液的显微镜下检查对于急性肾损伤鉴别诊断的诊断价值（Clin J Am Soc Nephrol 2008[23]）

- 基于管型和肾小管上皮细胞（renal tubular epithelial cells，RTE）计数的尿液评分系统用于鉴别急性肾小管坏死和肾前性急性肾损伤
- 评分≥2 分是急性肾小管坏死的强烈预测因子
- 基于颗粒管型和每高倍镜下肾小管上皮细胞计数的评分系统，鉴别 ATN 和肾前性急性肾损伤

评分 1 分：RTE 细胞 0 和颗粒管型 0

评分 2 分：RTE 细胞 0 和颗粒管型 1~5 或者 RTE 细胞 1 和颗粒管型 0

评分 3 分：RTE 细胞 1~5 和颗粒管型 1~5 或者 RTE 细胞 0 和颗粒管型 6~10 或者 RTE 细胞 6~20 和颗粒管型 0

急性肾损伤的治疗

急性肾损伤的重症病人的密切肾脏支持治疗（NEJM 2008[24]）

- 确定重症病人肾脏替代治疗（renal replacement treatment，RRT）治疗的最佳强度
- 60 天内任何原因的死亡作为初始终点事件

● 高强度治疗组接受每周 6 次的血液透析及持续性血液滤过治疗【35mL/（kg·h）】

● 低强度治疗组接受每周 3 次血液透析及持续性血液滤过治疗【20mL/（kg·h）】

● 急性肾损伤的重症病人中,高强度肾脏支持治疗和低强度支持治疗相比,并不能降低死亡率,不能提高肾功能恢复程度,或者降低除外肾脏的其他器官功能衰竭发生率

重症病人中持续性肾脏替代治疗的强度（NEJM 2009[25]）

● RENAL 研究

● 急性肾损伤病人血液透析 40mL/（kg·h）或 25mL/（kg·h）,RCT 研究

● 90 天内死亡作为主要终点事件

● 高强度的持续性 RRT 并不能降低 90 天内的死亡率

围手术急性肾损伤:危险因素,识别,处理和结果（BMJ 2010[26]）

● 在基础肾功能正常人群,大手术后的急性肾损伤影响其远期生存率

● 伴有急性肾损伤的病人经历心脏瓣膜手术后的死亡概率是没有发生急性肾损伤病人的 25 倍

● RIFLE 策略（见文献原文表 1）

● 急性肾损伤的 AKIN 策略（见文献原文表 2）

● 据报道,肝脏移植病人发生急性肾损伤的概率在 17%~95%

急性肾损伤的持续肾脏替代治疗（NEJM 2012[27]）

● KDIGO 共识指南将急性肾损伤定义为 48 小时内血肌酐上升 >0.3mg/dL;7 天内血肌酐水平较基线水平上升 1.5 倍;或者尿量少于 0.5mL/（kg·h）持续 6 小时

● 肾小管坏死是住院病人缺血或是肾毒性药物损伤肾小管导致急性肾损伤最常见原因

● 肾小管坏死有 4 个阶段:起病,发展,维持和恢复

● RRT 的原则（见文献原文表 1）

● 连续性静脉 - 静脉血液透析,溶质通过弥散的清除率

与其分子量呈负相关,因此大分子的溶质相对清除效果较差

● 连续性静脉 - 静脉血液滤过,溶质通过对流的清除率仅取决于滤过膜的孔径大小

● 指征(见文献原文表 2)

● 急性肾损伤 RRT 的总结(见文献原文表 3)

对比剂肾病(CIN)

CIN 预防策略(JAMA 2006[28])

● 已发表数据的 Meta 分析

● 造影剂导致肾毒性的机制尚不清楚

● 目前尚无策略存在明确优势,且统计边际效应低,研究质量参差不齐

● 目前最佳的研究策略基于风险因素,使用文献原文 2766 页的表格和 2776 页的运算法则

降低 CIN 风险的策略(Am J Cardiol 2006[29])

● CIN 工作小组共识报告

● 回顾既往的研究

● 操作前 3~12 小时至操作后 6~24 小时等张的晶体【1~1.5mL/(kg·h)】滴注,可降低 CIN 的发生率

● 尚无辅助药物或操作被证实是有益的

● N 乙酰半胱氨酸对于降低 CIN 风险并非一贯有效

● 在操作时二甲双胍需停药,如若肾功能正常,可在 48 小时后继续使用

● 如若基础肾功能不正常,二甲双胍应在操作 48 小时前停药,并在 48 小时后才可继续使用

CIN 风险预测因子(Am J Cardiol 2006[30])

● 危险因素的作用可叠加

● 在 GFR<60mL/(min·1.73m^2)的病人,CIN 风险预测尤其重要

● 危险分层(见文献原文图 1)

PCI 的对比剂剂量和继发 CIN 及死亡率(Ann Intern Med 2009[31])

- ST 段抬高型心肌梗死病人初次 PCI
- 约 20% 的 ST 段抬高型心肌梗死的病人初次 PCI 后发生 CIN，并且预后较差
- 造影剂剂量和 CIN 密切相关（见文献原文图），CIN 和住院死亡率密切相关
- 所有病人中住院死亡率约 5%，而在发生 CIN 病人中死亡率为 21%
- MCD（最大对比剂剂量）=［5 × 体重（kg）］/ 血清肌酐（mg/dL）
- 造影剂比例等于给予的造影剂剂量除以最大对比剂剂量

血流动力学指导下的补液治疗在预防对比剂诱发的急性肾损伤的作用（Lancet 2014[32]）

- POSEIDON 试验
- 左心室舒张末期压力指导下的液体复苏组发生对比剂肾病的频率较低

参 考 文 献

1. Mehta, R., et al. (2002). "Diuretics, mortality and nonrecovery of renal function in acute renal failure." JAMA, 288: 2547-2553.

2. Lameire, N., et al. (2005). "Acute renal failure." Lancet, 365: 417-430.

3. Uchino, S., et al. (2005). "Acute renal failure in critically ill patients. A multinational, multicenter study." JAMA, 294: 813-818.

4. Gill, N., et al. (2005). "Renal failure secondary to acute tubular necrosis. Epidemiology, diagnosis, and management." Chest, 128: 2847-2863.

5. Go, A., et al. (2004). "Chronic kidney disease and the risks of death, cardiovascular events, and hospitalization." N Engl J Med, 351: 1296-1305.

6. Ostermann, M. and R. Chang (2007). "Acute kidney injury in the intensive care unit according to RIFLE." Crit Care Med, 35: 1837-1843.

7. Levin, A., et al. (2007). "Improving outcomes from acute kidney injury: repot of an initiative." Am J Kidney Dis, 50: 1-4.

8. ☺ ☺ Bellomo, R., et al. (2012). "Acute kidney injury." Lancet, 380: 756-766.

9. ☺ ☺ Abernethy, V. and W. Lieberthal (2002). "Acute renal failure in the critically ill patient." Crit Care Clin, , 18: 203-222.

10. Pannu, N. and M. Nadim (2008). "An overview of drug-induced acute kidney injury." Crit Care Med, 36 (Suppl): S216-S223.

11. ☺ ☺ ☺ Naughton, C. (2008). "Drug-induced nephrotoxicity." AFP, 78: 743-750.

12. ☺ Abu-Alfa, A. and A. Younes (2010). "Tumor lysis syndrome and acute kidney injury: evaluation, prevention, and management." Am J Kidney Dis, 55 (Sppl 3): S1-S13.

13. McMahon, G., et al. (2013). "A risk prediction score for kidney failure or mortality in rhabdomyolysis." JAMA Intern Med, 173 (19): 1821-1828.

14. ☺ ☺ Bosch, X., et al. (2009). "Rhabdomyolysis and acute kidney injury." N Engl J Med, 361: 62-72.

15. ☺ Lameire, N., et al. (2005). "Acute renal failure." Lancet, 365: 417-430.

16. Lerma, E. (2008). "Approach to the patient with renal disease." Primary Care: Clinics in office practice, 35: 183-194.

17. ☺ ☺ Khalil, P., et al. Ibid, "The patient with acute kidney injury." 239-264.

18. ☺ ☺ Levey, A., et al. (1999). "A more accurate method to estimate glomerular filtration rate from serum creatinine: A new prediction equation." Ann Intern Med, 130: 461-470.

19. Stevens, L., et al. (2006). "Assessing kidney function-measured and estimated glomerular filtration rate." N Engl J Med, 354: 2473-2483.

20. ☺ Parikh, C. and P. Devarajan (2008). "New biomarkers of acute kidney injury." Crit Care Med, 36 (Suppl): S159-S165.

21. Belcher, J., et al. (2011). "Clinical applications of biomarkers for acute kidney injury." Am J Kidney Dis, 57(6):930-940.

22. Schnell, D. and M. Darmon (2012). "Renal doppler to assess renal perfusion in the critically ill: a reapprasal." Intensive Care Med, 38: 1751-1760.

23. Perazella, M., et al. (2008). "Diagnostic value of urine microscopy for differential diagnosis of acute kidney injury in hospitalized patients." Clin J Am Soc Nephrol, 3:1615-1619.

24. ☺ The VA/NIH Acute Renal Failure Trial Network (2008). "Intensity of renal support in critically ill patients with acute kidney injury." N Engl J Med, 359:7-20.

25. The RENAL Replacement Therapy Study Investigators (2009). "Intensity of continuous renal replacement therapy in critically ill patients." Ibid, 361:1627-1638.

26. ☺ Borthwick, E. and A. Ferguson (2010). "Perioperative acute kidney injury: risk factors, recognition, management, and outcomes." BMJ, 341:85-91.

27. J☺ Tolwani, A. (2012). "Continuous renal-replacement therapy for acute kidney injury." N Engl J Med, 367:2505-2514.

28. Pannu, N., et al. (2006). "Prophylaxis strategies for contrast-induced nephropathy." Ibid, 295:2765-2779.

29. ☺ CIN Concensus Working Panel (2006). "Strategies to reduce the risk of contrast-induced nephropathy." Am J Cardiol, 98(Suppl):59K-77K.

30. ☺ ☺ McCullough, P., et al. (2006). "Risk prediction of contrast-induced nephropathy." Am J Cardiol, 98(suppl):27K-36K.

31. Marenzi, G., et al. (2009). "Contrast volume during primary percutaneous coronary intervention and subsequent contrast-induced nephropathy and mortality." Ann Intern Med, 150:170-177.

32. Brar, S., et al. (2014). "Haemodynamic-guided fluid administration for the prevention of contrast-induced acute kidney injury: the POSEIDON randomised controlled trial." Lancet, 383:1814-1823.

第十七节　尿潴留、尿失禁

尿潴留

尿失禁及 DIAPPERS 记忆法

膀胱过度活动症

尿　潴　留

膀胱的功能分两个阶段：充盈阶段和排空阶段

膀胱充盈功能紊乱导致尿失禁，膀胱排空功能紊乱导致尿潴留

尿潴留定义

● 正常残余尿量 <50mL

● 50~100mL 提示虚弱或可能存在梗阻

● >100mL 提示异常，>200mL 需要转诊或进一步评估

成人尿潴留（AFP2008[1]）

● 病因分为梗阻、感染、炎症、药物源性、神经源性和其他

● 良性前列腺增生是尿潴留的最常见原因

● 急性前列腺炎是急性感染性尿潴留最常见的原因

● 高至 56% 的脑卒中病人由于逼尿肌反射减退而出现尿潴留，但绝大多数会在 3 个月内能恢复

● 神经源性膀胱的病人也可出现尿潴留情况

● 急性潴留需要通过置入导尿管立即完全解除膀胱的压力

慢性尿潴留（请填写）（Mayo Clin Proc 1997[2]）

低压力的慢性尿潴留：

高压力的慢性尿潴留：

因急性尿潴留入院的男性的死亡率（BMJ 2007[3]）

● 英国所有第一次因急性尿潴留入住英国国民健康保险制度下医院的年龄大于 45 岁的男性病人

● 良性前列腺增生或尿潴留作为第一诊断者定义为并发；其他的定义为诱发

- 75~84 岁是尿潴留最多发的年龄组,无并发症者 1 年死亡率为 12.5%,有并发症者 1 年死亡率在 28.8%
- 尿潴留类型与 1 年死亡率的关系(见表 2-17-1)

表 2-17-1 尿潴留类型与 1 年死亡率的关系

	并发	诱发
45~54 岁	4.1%	9.5%
≥85 岁	32.8%	45.4%

尿失禁及 DIAPPERS 记忆法

尿失禁

- 护理院 1/3~1/2 病人存在尿失禁
- 急迫性尿失禁是主要原因

描绘你所需要的:(图表)

分类(请填写)
-
-
-
-

原因:

记忆方法: DIAPPERS 还是 DRIP(Prim Care Clin Office Pract 2005[4])

DIAPPERS

D-Delirium 谵妄

I-Infection(urinary tract)感染(尿路)

A-Atrophic vaginitis or urethritis 萎缩性阴道炎或尿道炎

P-pharmaceuticals 药物

P-Psychological problems（depression）精神问题（抑郁）

E-Excess urine output 尿量过多（充血性心衰,高血糖）

R-Restricted mobility 动力受限

S-Stool impaction 大便影响

DRIP

D-Delirium 谵妄

R-Restricted mobility, retention 动力受限,潴留

I-Infection, inflammation 感染,炎症

P-Polyuria, pharmaceuticals 多尿,药物

这位女性的尿失禁是什么类型?（JAMA 2008[5]）

● 压力性、急迫性和混合性尿失禁是女性尿失禁的最常见类型

● 压力性尿失禁是年轻女性病人最主要的类型,占 1/2~2/3

● 随着女性年龄增长,急迫性尿失禁逐渐占主要地位。在老年人群,急迫性尿失禁和混合性尿失禁占 2/3~3/4

● 咳嗽、喷嚏、举重、行走或跑步可成为漏尿的诱因,这增加了压力性尿失禁的可能性（LR 2.2）,而反之则降低压力性尿失禁可能性（LR 0.39）

● 你是否有强烈而突然的感觉要避免进厕所之前漏尿?若答案是肯定的,则增加了急迫性尿失禁的可能（LR 4.2）,反之降低其可能性（LR 0.48）

● 残余尿的测定（<100mL）可发现膀胱排空不完全,但是尚无数据表明可用其区分女性尿失禁的类型

女性压力性尿失禁（NEJM 2008[6]）

● 压力性尿失禁发生的高峰年龄在 45~49 岁

● 咳嗽试验:膀胱充盈时咳嗽,若试验阳性提示压力性尿失禁诊断

● 压力性尿失禁的一线治疗是盆底锻炼和行为方式调整

● 对于肥胖的女性,减重有可能改善失禁的状况

● 最近的研究显示,雌激素组或雌激素孕激素组均有明

显升高的压力性和急迫性尿失禁的风险。故启用激素治疗压力性尿失禁目前尚不确定

尿失禁的诊断（AFP 2013[7]）

- 三个问题（见文献原文图 2）
1）既往 3 个月内，是否曾有漏尿情况（即使是少量）
2）既往 3 个月内，出现漏尿是在何种情况下（可多选）
   从事体力劳动过程中
   有迫切需要排尿的感觉但等不及漏出
   毫无任何感觉情况下
3）既往 3 个月中，何种情况下漏尿最频繁（仅选一项）
   从事体力劳动过程中
   有迫切需要排尿的感觉但等不及漏出
   毫无任何感觉情况下
   从事体力劳动过程中以及有迫切需要排尿的感觉情况下，两者频率差不多

- 膀胱残余尿 <50mL 可排除过度充盈
- >200mL 提示过度充盈，过度充盈是失禁的主要因素

女性混合性尿失禁（JAMA 2014[8]）

- 3 个失禁的问题见文献原文图 1
- 女性尿失禁诊断的问卷见文献原文图 2
治疗的相关研究见（表 2-17-2）

表 2-17-2　治疗的相关研究

阴道悬吊术 vs 筋膜条悬吊术	2007[9]	NEJM	● 初级终点事件为所有尿失禁的检测成功 ● 24 个月，筋膜条悬吊术的成功率优于阴道悬吊术 ● 但是，泌尿系感染和排尿困难，及术后急迫性尿失禁在筋膜条悬吊术组更多见
减重	2009[10]	PRIDE 研究	● 在 BMI 25~50 之间的超重或肥胖的女性病人中，研究 6 个月减重计划的作用

续表

			● 6 个月后每周发生失禁事件的平均次数在干预组降低 47%,对照组为 28% ● 和对照组相比,干预组压力性尿失禁的发生频率降低很明显,但是急迫性尿失禁的发生频率降低不明显
耻骨后的 vs 经闭孔的悬吊术	2010[11]	NEJM	● 初级终点时间为 12 个月是主观和客观评价 ● 耻骨后的悬吊术相较经闭孔的悬吊术,并发症的发生率低 ● 主观效果评价两组间相似
抗胆碱能药物 vs 肉毒杆菌素 A	2012[12]	ABC 研究	● 抗胆碱能药物 vs 肉毒杆菌的 RCT 研究 ● 初级终点事件为 6 个月每天失禁次数的减少 ● 结果两者无差别 ● 肉毒杆菌组尿潴留和尿路感染的发生更多
手术 vs 理疗	2013[13]	NEJM	● 理疗和中段尿道悬吊术的 RCT 研究 ● 初级终点事件为 12 个月症状改善情况 ● 手术治疗 1 年内主观症状改善和客观治愈的比例均高于理疗
压力性尿失禁术前尿动力学检查	2012[14]	NEJM	● 术前普通评估病人 1 年的结果并不比术前经过尿动力学检测的病人差

老年女性尿失禁(JAMA 2010[15])

● 风险因素(见文献原文表 1)

● 治疗措施(见文献原文图)

老年女性尿失禁的治疗（BMJ 2010[16]）

● 膀胱控制的机制（见文献原文图 1）

● 度洛西汀，5 羟色胺和去甲肾上腺素再摄取抑制剂（serotonin-norepinephrine reuptake inhibitor, SNRI）的一种，已经批准用于中重度的压力性尿失禁

● 下例情况下女性术前检查需考虑尿动力学检测：①怀疑逼尿肌的过度活跃；②症状提示膀胱排空不完全；③病人既往有压力性尿失禁或者脱垂手术史

● 急迫性尿失禁病人，无论男性还是女性，膀胱抑制均属于一线治疗措施

下尿路症状的分类

● 充盈症状——尿急，尿频，夜尿，急迫性尿失禁

● 排泄症状——尿等待，间歇尿，排尿缓慢，尿线变形，排尿淋漓

● 排尿后症状——排尿后淋漓不尽，排尿不尽感

男性下尿路症状的处理（BMJ 2014[17]）

● 下尿路症状在男性非常常见，超过 1/3 的 50 岁以上男性病人存在中度到重度症状

● 排泄症状在男性最为常见，但是充盈症状更为让人烦恼

● 单纯充盈症状多数是由于膀胱过度活跃

● 所有磷酸二酯酶 5 抑制剂能改善下尿路症状

有下尿路症状的该男性病人是否存在膀胱排出受阻?（JAMA 2014[18]）

● 国际前列腺症状评分（IPSS）>20 增加膀胱排出受阻的可能性，而评分 <20 时可能比的 95% 可信区间内包含 1.0

● 尚无精确体格检查的数据能预测膀胱排出受阻

● 国际前列腺症状评分（IPSS）（见文献原文表 2）

女性尿失禁（BMJ 2014[19]）

● 米拉贝隆被证实通过激动 β3 肾上腺素受体松弛膀胱括约肌治疗膀胱过度活跃症状

● 治疗女性尿失禁流程（见文献原文图）

膀胱过度活动症

膀胱过度活跃的新药物(AFP 2006[20])

- 曲司氯铵,非选择性抗副交感神经受体
- 索利那新,选择性 M_3 毒蕈碱受体拮抗剂
- 达菲那新,M_3 毒蕈碱受体拮抗剂
- 这些药物的效果比得上老药(奥昔布宁),且耐受性较老药好

女性间质性膀胱炎或膀胱疼痛综合征症状的诊治(BMJ 2009[21])

- 已证实有两种类型的间质性膀胱炎:经典型有显著的膀胱壁炎症性改变,非经典型者膀胱镜下无明显发现
- 该疾病往往是多因性的
- 有些病人可因进食某种食物或者饮酒、咖啡因、酒精、碳酸饮料等加重其症状
- 戊聚糖多硫酸酯钠在美国是唯一的口服治疗间质性膀胱炎的药物
- 阿米替林对于缓解症状有效
- 间质性膀胱炎症状多不典型,诊断见文献原文图4

参 考 文 献

1. Selius, B. and R. Subedi(2008). "Urinary retention in adults: diagnosis and initial management." AFP, 77: 643-650.

2. Nyman, M., et al. (1997). "Management of urinary retention: rapid versus gradual decompression and risk of complication." Mayo Clin Proc, 72: 951-956.

3. Armitage, J., et al. (2007) Mortality in men admitted to hospital with acute urinary retention: database analysis. BMJ, DOI: doi: 10. 1136/bmj. 39377. 617269. 55

4. Keilman, L. (2005). "Urinary incontinence: basic evaluation and management in the primary care office." Prim Care Clin Office Pract, 32: 699-722.

5. ☺ ☺ Holroyd-Ledec,J.,et al.(2008). "What type of urinary incontinence does this woman have?" JAMA,299:1446-1456.

6. ☺ Rogers,R.(2008). "Urinary stress incontinence in women." N Engl J Med,358:1029-1036.

7. Khandelwal,C. and C. Kistler(2013). "Diagnosis of urinary incontinence." AFP,87(8):543-550.

8. Myers,D.(2014). "Female mixed urinary incontinence." JAMA,311 (19):2007-2014.

9. Albo,M.,et al.(2007). "Burch colposuspension versus fascial sling to reduce urinary stress incontinence." N Engl J Med,356:2143-2155.

10. Subak,L.,et al.(2009). "Weight loss to treat urinary incontinence in overweight and obese women." Ibid,360:481-490.

11. Richter,H.,et al.(2010). "Retropubic versus transobturator midurethral slings for stress incontinence." Ibid,362:2066-2076.

12. Visco,A.,et al.(2012). "Anticholinergic therapy vs. onabotulinumtoxin A for urgency urinary incontinence." Ibid,367: 1803-1813.

13. Labrie,J.,et al.(2013). "Surgery versus physiotherapy for stress urinary incontinence." Ibid,369:1124-1133.

14. Nager,C.,et al.(2012). "A randomized trial of urodynamic testing before stress-incontinence surgery." Ibid,366:1987-1997.

15. ☺ Goode,P.,et al.(2010). "Incontinence in older women." JAMA, 303(21):2172-2181.

16. Thirugnanasothy,S.(2010). "Managing urinary incontinence in older people." BMJ,341:339-343.

17. ☺ ☺ Rees,J.,et al.(2014)The management of lower urinary tract symptoms in men. BMJ,348,g3861 DOI:10.1136/bmj. g3861

18. D'Silva,K.,et al.(2014). "Does this man with lower urinary tract symptoms have bladder outlet obstruction?" JAMA,312(5):535-542.

19. Wood,L. and J. Anger(2014)Urinary incontinence in women. BMJ, 349,g4531 DOI:10.1136/bmj. g4531

20. ☺ ☺ ☺ Epstein,B.,et al.(2006). "Newer agents for the management

of overactive bladder." AFP, 74: 2061-2068.

21. ☺ Marinkovic, S., et al. (2009). "the management of interstitial cystitis or painful bladder syndrome in women." BMJ, 339: 337-342.

第十八节　心电图、心脏起搏

ST 段抬高和压低的原因
左束支传导阻滞心肌缺血的 Sgarbossa 标准
室性和室上性心动过速
心脏起搏
急性情绪应激

ST 段抬高和压低的原因

需要系统的判读心电图：

1）心率

2）心律

3）心电轴

4）心室肥厚

5）ST 段改变

T 波倒置

ST 段抬高

ST 段压低

Q 波

但要记得判读解剖上连续导联变化（请填写）：

1. 如果不是窦性又不规则的，只有一种情况

1）

2. 快速但规则的，仅三种情况需要考虑

1）

2）

3）

3. 非窦性的，缓慢但规则的

1）

2）

3）

对高年级住院医师（以下四点）：

1. 宽 QRS 波的六种原因

1）

2）

3）

4）

5）

6）

2. ST 段抬高的十种原因？（NEJM 2003[1]）

1）

2）

3）

4）

5）

6）

7）

8）

9）

10）

11）（circulation 2007[2]）

3. ST 段压低的六个原因

水平型 ST 段压低是异常的

1）

2）

3）

4）

5）

6）

Q 波从不会出现在 V1~V4 导联

ST 段压低和 T 波倒置（Cleveland Clin J Med 2001[3]）

● 以下的 ST 段压低和 T 波倒置是异常的：ST/T 改变方向与 QRS 波群一致；ST 段压低但 T 波直立；双向 T 波；T 波对称性倒置（见文献原文图 1）

T 波：

● 高大 T 波：缺血，高钾血症

● 深的倒置 T 波：缺血，中枢神经病变

● 对称性 T 波倒置是病理性的：应变型是非对称性 T 波倒置

Wellens' 征

● V_2 和 V_3 导联的双相 T 波改变显示左前降支近端的病变

4. 宽 QRS 心动过速

● 室速（VT）或室上速（SVT）伴差异性传导：Brugada 标准（circualtion 1991[4]）

如果看到下面的情况要高度怀疑肢体导联放置错误：

● 在 aVR 中正向的 P 波

● I 导联的 P 波大于 I 导联（通常 II 导联的 P 波大于 I 导联）（Consultant 2007[5]）

左束支传导阻滞心肌缺血的 Sgarbossa 标准

下壁心肌梗死的梗死相关动脉（NEJM 2003[6]）

● 下壁心肌梗死中梗死相关血管的心电图特征（见文献原文图 1）

● 前壁心肌梗死的梗死相关血管，前壁心梗中梗死动脉血管的心电图特征的分析（见文献原文图 2）

完全性左束支传导阻滞病人诊断急性心肌梗死的心电图标准（Ann Emerg Med 2008[7]）

● Meta 分析

● 检查 Sgarbossa 心电图评分的可靠性

● Sgarbossa 心电图评分 ≥3，左胸导联 R 波高耸的病人，可能是急性心肌梗死

- Sgarbossa 评分≥3 被定义为 V_1 和 V_3 导联与 QRS 主波方向一致的 ST 段抬高至少 1mm，或 ST 段压低 1mm

- 评分≥2 不足于诊断急性心肌梗死

- Sgarbossa 心电图评分标准：与 QRS 主波方向一致的 ST 段抬高≥1mm 评 5 分；V1、V2 或 V3 导联 ST 段压低≥1mm 评 3 分；与 QRS 主波方向不一致的 ST 段抬高≥5mm，评 2 分

室性与室上性心动过速

室上性心动过速（JAMA 2007[8]）

- 房颤、房扑、房性心动过速、房室结折返性心动过速、房室折返性心动过速（包括 WPW 综合征）

- 这些异常很少会即刻威胁到生命

- 房室结折返性心动过速是目前最常见的规律的窄 QRS 波群心动过速的原因，病人常常年龄较大（平均年龄 44 岁），主要为女性（70%）

- 与此相反，WPW 综合征（一类典型的房室折返性心动过速）病人较年轻（平均年龄 27 岁），女性大约占 40%

- 导管射频消融在治疗室上性心律失常中的作用（见文献原文图）

室上性心动过速的常见类型（AFP2010[9]）

- 最常见的室上速是房室结折返性心动过速

- 房室折返性心动过速病人比房室结折返性心动过速病人更年轻

- （文献原文图 6、图 7）是处理方案

- （文献原文表 7）是 Brugada 标准

- 对每年发作不超过数次，且发作时间超过 1 小时的室上速病人，随身携带药物是有益的

室性心动过速和心源性猝死（Mayo ClinProc 2009[10]）

- 室颤最常见的原因是急性冠脉缺血，陈旧性心梗的心肌疤痕是伴有器质性心脏病病人持续单形室颤最常见的病因

- 持续性室速是指室速持续 30 秒，和（或）需要中止干预或产生严重血流动力学不稳定或在自发终止前发生晕厥

- 缺血性心脏病是持续性室性心律失常最常见的原因
- 束支折返是约 5%~8% 持续性单形性室速的原因,室速大多表现为典型的左束支传导阻滞形态
- 大多数特发性室速起源于右室流出道(right ventricular outflow tract, RVOT),通常表现为左束支传导阻滞和向下心电轴
- 无论病因如何,对症状性低血压、肺水肿、心肌梗死持续性室速需要紧急的电复律
- β 受体阻滞剂可以减少心律失常复发
- 两类病人需要植入性心脏自动复律除颤器(implantable cardioverter defibrillator, ICD):心脏骤停复苏后的二级预防,以及对那些没有既往心脏骤停或持续性室速的病人的一级预防
- 对于药物难治性的症状性特发性室速,导管消融是合适的选择
- 血流动力学不稳定的室性心动过速/室颤的紧急处理(见文献原文图)

室上性心动过速的评估和起始治疗建议(NEJM 2012[11])

- 初步诊断应该关注心室的表现,QRS 波是宽或窄,节律规则或不规则(见文献原文图 3、4)。
- 窦性心动过速是最常见的室上速
- 心房纤颤是最常见的病理性室上速
- 心房扑动是第二常见的病理性室上速
- 第三常见的室上速是房室结折返性心动过速、房室折返性心动过速和房性心动过速,常被称为三位一体,因为它们有许多共同的特征
- 房室结折返性心动过速常见于年龄大于 20 岁的成人,而房室折返性心动过速常多见于儿童
- 旁道引起三种心动过速:窄、规则的 QRS(顺向传导的);宽、规则的 QRS(逆向传导的);宽、不规则的 QRS
- 房性心动过速常有"温醒现象",即在稳定前的 5~10 秒内房性心率轻度增加

● 宽 QRS 心动过速由室性心律失常引起或伴有差异性传导的室上速,如希氏 - 浦肯野系统疾病、旁道或心室起搏

● 腺苷仅可用于规则的宽 QRS 心动过速

● 维拉帕米和地尔硫草不能用于宽的 QRS 心动过速

● 窄 QRS 心动过速的诊治(见文献原文图 3),宽 QRS 心动过速的诊治(见文献原文图 4)

室上性心动过速的诊断和处理(BMJ 2012[12])

● 典型的房室结折返性心动过速有短 RP 间期(RP<PR)

● 房室折返性心动过速存在旁路

● 静脉注射腺苷作为首选治疗

● 静脉注射维拉帕米(2.5~7.5mg)也是有效的

● 心动过速的心电图表现(见文献原文图 2)

室性心律失常和心源性猝死(Lancet 2012[13])

● 抗心律失常药不足以预防心源性猝死

● 尽管心肌梗死有早期猝死风险,但心梗后 5~40 天内植入心脏自动复律除颤器(ICD)不能改善死亡率

● 心脏骤停或低血压性室性心动过速的复苏(见文献原文图)

● 持续性宽 QRS 心动过速(见文献原文图)

● 可能的猝死风险(见文献原文图)

QT 综合征:长和短 QT 综合征(Lancet 2008[14])

● 讨论了先天性的长 QT 和短 QT 综合征,10 种不同的长 QT 综合征和 5 种短 QT 综合征

● 药物抵抗的抽搐病人考虑长 QT 综合征

● 离子通道失调的严重性和突变的位点影响 QT 间期

● 长 QT 综合征的诊断标准包括 EKG 表现、临床疾病和家族史(见文献原文表 2)

心悸病人存在心律失常吗?(JAMA 2009[15])

● Meta 分析

● 已知的心脏病史,受睡眠或工作影响的心悸,心律失常的可能性轻度增加(似然比 >2)

● 已知的惊恐障碍病史或心悸持续时间小于 5 分钟,心

律失常的可能性较小

● 颈部规律的快速搏动感或可见的与心悸相关的颈部搏动,增加了一种特殊类型心律失常的可能性(房室结折返性心动过速)

早期复极(early repolarization,ER)的临床处理(Circulation 2013[16])

● ER 的定义:①正向 QRS 波群与 ST 段起始连接处,可见明显的正向或切迹波形;或② QRS 波的终末部斜形抬高

● 典型 ER 形态表现为 2 个相邻导联呈挫折或直立型 J 点抬高 >0.1mV

● 1 型(ER 在侧胸导联)常见于健康男性运动员,认为是良性的

● 2 型表现在下壁或下侧壁导联,与心律失常中等风险相关

● 3 型表现在广泛前壁,侧胸和右胸导联,提示心律失常高风险

● Burgada 综合征被分为 4 个类型

● (文献原文图 5)是有症状病人的诊断方法

● (文献原文图 8)是 ER 相关的室性心律失常的处理流程

病态窦房结综合征(AFP 2013[17])

● 起搏器不降低死亡率,但提高生活质量

● 病态窦房结综合征的原因:分窦房结本身的病变与窦房结以外病变(文献原文表 1)

心 脏 起 搏

我们最近在胸部 X 光片中看到越来越多的病人佩戴一些设备。我们必须知道几种常用设备的适应证和不同的临床应用。至于心脏再同步化治疗(cardiac resynchronization therapy,CRT)的适应证,请参考慢性心力衰竭(CHF)的相关研究。

1. 心脏起搏器(多数为双腔起搏器)

2. ICD

3. 心脏再同步化治疗（双心室起搏）

现代起搏器（Mayo Clin Proc 2008[18]）

● 5 字母编码用于描述起搏器模式：第 1 个字母是指起搏心腔，第 2 个字母是指感知心腔，第 3 个字母是指感知的反应方式，第 4 个字母表示频率适应功能，第 5 个字母表示多位点起搏

● 修订后的 NASPE/BPEG 抗心动过缓、频率适应、多点起搏的通用代码：Ⅰ代表起搏心腔，Ⅱ代表感应心腔，Ⅲ代表反应方式，Ⅳ代表频率适应功能，Ⅴ代表多位点起搏

● 对于窦房结疾病的病人，右心室起搏是因心衰和房颤住院的强烈预测因素

● DDD 起搏相比单腔起搏对高度房室传导阻滞的老年病人无显著临床或生存获益

● 疑似起搏器故障处理流程（见文献原文流程图）

UKPACE 研究（NEJM 2005）

● 70 岁或以上的房室传导阻滞病人植入单腔或双室起搏器

● 中位随访时间 4.6 年，观察所有原因的死亡

● 两组的死亡无显著差异

ICD 除颤放电的评估和管理（Gehi AK，JAMA 2006[19]）

● 误放电常见原因是房颤、室上性心动过速

● 电风暴被定义为 24 小时内发生 3 次或以上持续室性心律失常。这些病人应评估电解质情况，三环类抗抑郁药物的使用以及心肌梗死

现代起搏器和 ICD（Circulation 2007[20]）

● 起搏器综合征最常见的原因是在单心室起搏的病人房室顺序丧失，表现为颈部/腹部搏动、心悸、乏力、呼吸困难和（或）晕厥前兆

● 值得注意的是传统的右心室室尖部起搏可能导致心脏不同步，加重或恶化起搏器植入病人的慢性心力衰竭（心房起搏是一种替代方法）

- 自动模式转换是最有效并被广泛应用的方法
- 心脏机械不同步的类型：房室不同步，心室间不同步，心室内不同步
- 心电图 V1 导联的 R/S 波幅≥1 能可靠地检测 CRT 左心室夺获
- QRS 增宽是 CRT 的反应差的预测因子

一级预防植入 ICD 病人，单腔和双腔 ICD 与死亡率、再入院率及并发症的关系比较（JAMA 2013[21]）

- NCDR ICD 注册
- 调整的 1 年死亡率、全因再入院、心衰再入院的风险
- 双腔 ICD 设备相关性并发症风险更高，一年死亡率及住院率结果相似

心脏起搏器进展（Circulation 2013[22]）

- 文献总结目前的建议，大多数 DDD 优于 VDD，但 RAA 起搏正在研究中

ICD 放电（JAMA Intern Med 2013[23]）

- 综述文章
- （文献原文图 2 和 3）描述了误判及误放电的原因
- 窦性心动过速是安装了 ICD 的病人中最常见的心律失常类型

急性情绪应激

急性情绪应激和心律失常（JAMA 2007[24]）

- 急性心理应激对心脏产生 3 个后果：左心功能不全（心尖气球囊样综合征）、心肌缺血以及室性心律失常
- 不对称的大脑活动使心脏更易于发生室性心律失常
- β 受体阻滞剂在所有猝死生还者的治疗中有重要意义

应激相关的心肌病综合征（Circulation 2008[25]）

- 心尖气球囊样综合征，或 Takotsubo 心肌病（TC）在绝经后的妇女中更常见
- 发作时心电图异常常见，包括 ST- 段抬高，并最常见于胸前导联

- 心电图的变化是短暂,在大多数情况下几个月内恢复
- TC 的确切病理生理机制尚不清楚
- 与脑出血、脑卒中和头部外伤有关左心室功能不全,被称为神经应激性心肌病(neurologic stress cardiomyopathy, NSC)
- 大约有75%~92%的脑出血、缺血性脑卒中病人,出现新的心电图异常
- 最常见的变化是 QT 间期延长,ST 段压低
- 在神经应激性心肌病,能观察到的进展性、加深的对称性 T 波倒置,所谓的脑型 T 波。
- 因蛛网膜下腔出血引起的 NSC,最常见的室壁异常运动表现为基底和室壁中段运动减弱伴心尖扩张或全室壁运动功能减退
- 神经应激性心肌病的3个可能发病机制包括:①心外膜冠状动脉痉挛引起缺血心肌顿抑;②急性冠状动脉微血管功能障碍引起缺血心肌顿抑;③儿茶酚胺介导的直接心肌损伤
- 短暂左心室功能障碍也可在急性内科疾病中观察到,尤其是那些重症监护室的病人
- 一项研究表明,有28%的 ICU 急性内科疾病病人出现短暂节段性左室功能不全,累及心尖和心室中段,与 TC 相一致
- 败血症是发生应激性心肌病唯一的独立预测因子
- 神经内分泌肿瘤生产过量的内源性儿茶酚胺,以及给予外源性儿茶酚胺和儿茶酚胺的类似物可导致短暂左心室功能障碍
- 嗜铬细胞瘤危象病人 LV 室壁运动异常往往是弥漫性的,虽然也有心尖部和 Takotsubo 样室壁运动异常的报道

参 考 文 献

1. Wang, K., et al. (2003). "ST-segment elevation in conditions other than acute myocardialinfarction." N Engl J Med, 349:2128-2135.

2. ☺ Prasad, A. (2007). "Apical ballooning syndrome. An important differential diagnosis of acute myocardial infarction." Circulation, 115: e56-e59.

3. Hanna, E. and D. Glancy (2011). "ST-segment depression and T-wave inversion: classification, differential diagnosis and caveats." Cleveland Clinic J Med, 78 (6): 404-414.

4. ☺ Brugada, P., et al. (1991). "A new approach to the differential diagnosis of a regular tachycardia with a wide QRS complex." Ibid, 83: 1649-1659.

5. Brady, W. and T. Chan (2007). "Discordant ECG findings in a man with chest pain." Consultant February, 165-168.

6. ☺ ☺ Zimetbaum, P. and M. Josephson (2003). "Use of the electrocardiogram in acute myocardial infarction." N Engl J Med, 348: 933-940.

7. ☺ ☺ Tobas, J., et al. (2008). "Electrocardiographic criteria for detecting acute myocardial infarction in patients with left bundle branch block: a meta-analysis." Ann Emerg Med, 52: 329-336.

8. ☺ ☺ ☺ Marine, J. (2007). "Catheter ablation therapy for supraventricular arrhythmias." JAMA, 298: 2768-2778.

9. ☺ Coluccin, R., et al. (2010). "Common types of supraventricular tachycardia: Diagnosis and management" AFP, 82 (8): 942-952.

10. ☺ Koplan, B. and W. Stevenson (2009). "Ventricular tachycardia and sudden cardiac death." Mayo Clin Proc, 84: 289-297.

11. ☺ ☺ Link, M. (2012). "Evaluation and initial treatment of supraventricular tachycardia." N Engl J Med, 367: 1438-1448.

12. Whinnett, Z., et al. (2012). "Diagnosis and management of supraventricular tachycardia." BMJ, 345: e7769.

13. ☺ John, R., et al. Ibid, "Cardiac arrhythmia 3. Ventricular arrhythmias and sudden cardiac death." 1520-1529.

14. ☺ Morita, H., et al. (2008). "The QT syndromes: long and short." Ibid, 372: 750-763.

15. ☺ ☺ Thavendiranathan, P., et al. (2009). "Does this patient with palpitations have a cardiac arrhythmia?" JAMA, 302 (19): 2135-2143.

16. ☺ Obeyesekere, M., et al. (2013). "A clinical approach to early repolarization "ibid, 127: 1620-1629.

17. Semelka, M., et al. (2013). "Sick sinus syndrome: a review." AFP, 87: 10.

18. ☺☺ Kaszala, K., et al. (2008). "Contemporary pacemakers: what the primary care physician needs toknow." Mayo Clin Proc, 83: 1170-1186.

19. ☺☺☺ Gehi, A., et al. (2006). "Evaluation and management of patients after implantable cardioverter-defibrillator shock." JAMA, 296: 2839-2847.

20. ☺ Schoenfeld, M. (2007). "Contemporary pacemaker and defibrillator device therapy. Challengesconfronting the general cardiologist." Circulation, 115: 638-653.

21. Peterson, P., et al. (2013). "Association of single-vs Dual-chamber ICDs with mortality, readmissions, and complications among patients receiving and ICD for primary prevention." JAMA, 309 (19): 2025-2034.

22. Vardas, P., et al. (2013). "New developments in cardiac pacemakers." Circulation, 127: 2343-2350.

23. Borne, R., et al. (2013). "Implantable cardioverter-defibrillator shocks." JAMA Intern Med, 173 (10): 859-865.

24. Ziegelstein, R. (2007). "Acute emotional stress and cardiac arrhythmias." JAMA, 298: 324-329.

25. ☺☺ Bybee, K. and A. Prasad (2008). "Stress-related cardiomyopathy syndromes." Circulation, 118: 397-409.

第十九节 贫血、血小板减少症、镰状细胞病

贫血
五种类型的血小板减少症
非典型溶血性尿毒综合征
肝素诱导的血小板减少症

镰状细胞病和肺部并发症

贫　血

正细胞性贫血诊治流程:

1. 查铁蛋白及同型半胱氨酸等排查营养性贫血

2. 查血肌酐排查肾功能不全性贫血

3. 查溶血相关指标(触珠蛋白,乳酸脱氢酶(LDH),间接胆红素,网织红细胞)明确是否溶血性贫血

1)提示溶血性贫血:

若外周血涂片提示球形红细胞,考虑自身免疫性溶血性贫血或遗传性球形红细胞性贫血,行 Coombs 试验,若阴性,行红细胞渗透脆性试验

若外周血涂片提示裂红细胞,考虑血栓性血小板减少性紫癜/溶血性尿毒综合征,DIC 或瓣膜疾病,请血液科会诊

其他情况请血液科会诊

2)未提示溶血性贫血:考虑慢性病性贫血或骨髓异常,结合病史及外周血涂片,血液科会诊

3)胆红素或乳酸脱氢酶升高,提示肝源性

小细胞性贫血诊治流程:

首先检查铁蛋白

1. 铁蛋白低,提示缺铁性贫血

2. 铁蛋白正常或升高,需考虑

1)慢性小细胞性贫血,地中海贫血,行血红蛋白电泳,请血液科会诊

2)获得性小细胞性贫血,考虑慢性病性贫血,常见原因(颞动脉炎,类风湿性关节炎,慢性炎症/慢性感染),非常见原因(霍奇金淋巴瘤,肾细胞癌,Castleman 病,骨髓纤维化)

大细胞性贫血诊治流程

1. 排除药物作用(羟基脲、齐多夫定等)

2. 检查同型半胱氨酸和维生素 B_{12}

正常:非叶酸/维生素 B_{12} 缺乏

1. MCV 100-110fl:考虑 MDS,肝脏疾病,酗酒,甲状腺功

能减低,溶血至网织红细胞增多;

2. MCV 大于 110fl:考虑 MDS,或其他原发性骨髓疾病

- 成人铁蛋白 <15μg/L 为缺铁性贫血诊断
- 成人铁蛋白 >100μg/L 排除缺铁性贫血诊断(BMJ 2006[1])

缺铁性贫血:评估和管理(AFP 2013[2])

- 女性在妊娠期及儿童一岁时需进行筛查
- 男性及绝经后女性无需筛查,但需进行胃肠镜和腹腔血清学检查

红细胞增多症(BMJ 2013[3])

- 初步检查应包括:复查血常规,铁实验,血清促红细胞生成素浓度,JAK2 突变,氧饱和度和尿量和肝肾功能等。

ICU 病人的贫血(Crit Care Clin 2012[4])

- 炎症性贫血(anemia of inflammation,AI)的名称比慢性病性贫血更合适,因炎症状态下急性发生的贫血
- 是贫血中继缺铁性贫血之后,第二大常见病因
- AI 病人缺铁性贫血的诊断很有挑战性
- AI 的治疗:①改善组织氧供;②氧供不足提示着预后较差
- 缺铁性贫血和炎症性贫血的鉴别:

缺铁性贫血:可溶性转铁蛋白受体(sTfR)上升,铁调素下降

炎症性贫血:可溶性转铁蛋白受体(sTfR)下降,铁调素上升

老年病人贫血(Mayo Clin Proc 2007[5])

- 原发性造血功能障碍常见于 65 岁以上老年病人,特别是骨髓增生异常综合征(MDS)平均发病年龄为 70~80 岁
- 铁蛋白并不是评价铁缺乏的完美指标,需结合其他检查,如可溶性转铁蛋白受体
- 红细胞生成素 α 或阿法达贝泊汀治疗 MDS 的效果取决于血清红细胞生成素水平
- 原发性造血异常疾病,如 MDS、骨髓增殖性疾病或白血病的常见表现(见文献原文表 2)

葡萄糖 6 磷酸脱氢酶（glucose-6-phosphate dehydroge-nase, G6PD）缺乏（Lancet 2008[6]）

- 最常见的人类酶的缺乏
- 最常见临床表现为新生儿黄疸和药物或感染诱发的急性溶血性贫血
- 多数 G6PD 缺乏病人终身无症状
- 典型表现为药物使用后 24~72 小时发生临床可见的溶血和黄疸
- 血红蛋白尿所致的尿色加深是其特征
- 贫血恶化持续 7~8 天
- 1/3 有新生儿黄疸的男婴为 G6PD 缺乏
- 可能导致血小板减少症的药物（见原文表）

血小板减少症

基础：

- 初期止血
- 第二期止血
- 临床体征（请填写）：
- 初期止血障碍（请填写）：
- 第二期止血障碍（请填写）：

血小板减少症五个原因（请填写）：

1.

2.

3.

4.

5.

住院病人最常见的血小板减少原因（请填写）：

1.

2.

血小板异常三个原因（请填写）：

1.

2.

3.

五个导致的血小板异常低的原因（请填写）:

1.

2.

3.

4.

5.

危重疾病病人血小板减少症的病因和意义（Crit Care Clin 2012[7]）

● 血小板减少症可分为两种:生成减少或破坏增加（见文献原文表1）

● 入住 ICU 的最初 4~7 天血小板减少症加重或持续的病人,死亡风险高

血栓性血小板减少性紫癜（NEJM 2006[8]）

● 常见临床症状是什么?

● 血栓性血小板减少性紫癜病人多为 ADAMTS13 缺陷,这是一个清除 von Willebrand 因子的蛋白酶,但溶血性尿毒综合征病人无 ADAMTS13 缺陷

药物诱导免疫性血小板减少症（NEJM 2007[9]）

● 药物诱导免疫性血小板减少症实际发病率不详

● 首次使用药物通常需 5~7 天致敏,但血小板抑制剂除外

● 重症血小板减少症（<20 000/mm^3）的表现增加了该病的可能性

● 可能的诱因去除后,症状通常在 1~2 天内缓解,血小板计数在 1 周内回归正常

● 消化道出血或泌尿系出血病人,称为"湿性紫癜",通常血小板低于 20 000/mm^3

● 复方新诺明和奎宁/奎尼丁是为较明确可导致血小板减少的药物（文献原文表 1 为常见药物）

● 不同药物导致血小板减少的机制不同（文献原文表 3 为分类）

● 湿性紫癜需要血小板输注等积极治疗,以防致死性脑出血或肺内出血等危险

● 可给予激素治疗,但目前没有充分证据支持其效果

血小板、淤斑和血管壁的保护(NEJM 2008[10])

● 淤斑,作为血小板减少症临床表现,指在无明显创伤情况下,红细胞从毛细血管后小静脉内皮细胞连接处或细胞间隙渗出

● 内皮细胞和巨核细胞共同参与了众多生理学功能

● 后毛细血管床的正常流变作用可导致血小板有规律的持续性低度激活

● 重症血小板减少症情况下,血小板 - 膜暴露和内皮细胞营养因子释放减少使血管内皮钙黏蛋白多分子复合物分解,导致细胞间桥缺失,红细胞向组织溢出

血栓形成机制(NEJM 2008[11])

● 血管壁损伤和循环系统中血液渗漏,可迅速启动血管壁和血液系统的修复功能

● 循环中的血小板可在受损处聚集,是血栓的主要组成部分

● 两条不同的血小板激活途径,平行或独立作用:皮下胶原蛋白和血管壁来源的组织因子(文献原文图 3)

● 血栓和炎症过程相关并相互促进

非典型溶血性尿毒综合征

溶血性尿毒综合征(haemolytic uraemic syndrome,HUS)和血栓性血小板减少性紫癜(Thrombotic Thrombocytopenic Purpura,TTP)的干预:随机对照试验系统性回顾(Am J Kidney Dis 2009[12])

● 对 HUS 和 TTP 治疗随机对照试验的回顾

● TTP 的治疗,血浆置换的疗效最佳

● 腹泻后 HUS 病人,支持治疗为最佳方案

过敏性紫癜(AFP 2009[13])

● 紫癜但无血小板减少

- 关节炎
- 腹痛
- 肾脏疾病
- 高达 35% 的男性患儿可有睾丸炎和阴囊肿胀

非典型溶血性尿毒综合征(aHUS)中血栓调节蛋白的突变(NEJM 2009[14])

- HUS 中 10% 的病人为非典型,该型预后较差
- 非典型 HUS 中约 50% 存在补体调控基因的突变
- 约 5% 非典型 HUS 基因的突变损伤血栓调节蛋白功能

早期血浆置换治疗急性爆发的丹麦南部成人腹泻相关性溶血性尿毒综合征(Lancet 2011[15])

- 观察性研究
- 5 例 HUS 病人,平均年龄 62 岁
- 血浆置换 7 天后所有病人神经功能状态正常,并予出院

TTP 和非典型 HUS 的鉴别(Am J Med 2013[16])

- 很多非典型 HUS 病人因补体调节功能缺陷被诊为 TTP
- 两种切应力可造成红细胞破碎:血管内装置或微血管狭窄(文献原文图 1)
- 特发性 MAHA 存在两种分子机制:ADAMTS13 反应性调节或补体系统反应性调节
- 非典型 HUS 发现有三种类型的分子缺陷
- (文献原文表 2)为 TTP 和非典型 HUS 的比较
- 有并发症的病人往往难以确定非典型 HUS 的诊断

血栓性微血管病综合征(thrombotic microangiopathy,TMA)(NEJM 2014[17])

- TMA 表现多样化
- 可类似微血管性溶血性贫血、血小板减少症和器官损伤等多种临床症状
- (文献原文表 1)为 TMA 综合征
- (文献原文图 3)为 TMA 综合征诊治流程

肝素诱导血小板减少症（heparin-induced thrombocytopenia, HIT）

肝素诱导血小板减少症（NEJM 2006[18]）

- HIT 病人，血栓风险高于对照人群 30 倍以上
- HIT 病因是抗血小板因子 4（PF4）和肝素复合物的抗体
- 血栓并发症发生在血管损伤部位
- 怀疑 HIT 病人建议检测肝素依赖抗体和 PF4
- HIT 治疗目标为通过减少血小板活化和凝血酶生成降低血栓风险
- HIT 禁忌华法林单药治疗，因为华法林诱导的皮肤坏死和静脉坏疽

HIT 和 HITTs（Crit Care Med 2006[19]）

- 单纯 HIT 指发生 HIT，但无 HIT 相关性血栓；HIT 血栓综合征（HIT thrombotic syndrome, HITTs）指有 HIT 并发急性血栓表现
- 静脉血栓是 HIT 最常见表现，其中以下肢深静脉血栓最常见
- HIT 血栓前状态会导致肢体缺血和静脉性肢体坏疽的高发，是大静脉血栓伴随同侧小血管栓塞表现
- 治疗原则为 6 个"A"：避免和终止所有肝素药物使用（普通肝素和低分子肝素）；选择其他非肝素类抗凝药物；抗 PF4/肝素抗体试验以确诊；避免血小板输注；血小板恢复后开始华法林治疗；和评估下肢深静脉血栓情况（见文献原文表 8）

肝素诱导的血小板减少症（Chest 2009[20]）

- HIT 是抗血小板因子 4/肝素 IgG 抗体介导的血栓前状态
- 约 10%~30% 肝素治疗的病人出现非免疫性肝素相关性血小板减少症
- HIT 的静脉血栓并发症较为常见，发生概率约为动脉血栓并发症的 4 倍以上

- 相比较于猪血清白蛋白肝素,HIT 更多见于使用牛血清白蛋白肝素,以及女性、术后和长期肝素治疗的病人
- 典型病例为肝素治疗后 5~14 天,出现血小板减少(血小板减少超过 50%),此时需怀疑 HIT
- HIT 较少发生极重度血小板减少症(血小板计数 <15–20 × 10^9)
- 肝素治疗时出现腹痛、低血压和发热,及肝素相关性血小板减少,需考虑 HIT 相关性急性肾功能不全
- 当疑似或确诊 HIT 后应立即开始其他非肝素、速效的抗凝治疗
- G Ⅱ b/Ⅲ a 抑制剂不应用于 HIT 单一治疗
- HIT 抗体常在 HIT 发生约 100 天后消失,此后短暂肝素再治疗不太可能导致 HIT 复发
- 尽管如此,对这类病人还是建议避免使用肝素
- 有 HIT 病史、无外周 HIT 抗体,或 HIT 抗体能被 ELISA 检测到但洗涤血小板活性试验未检测到的病人,心脏手术时应用普通肝素治疗
- 比伐卢定、阿加曲班、来匹卢定或达那肝素推荐用于既往有 HIT 病史需行 PCI 手术病人

重症病人发生 HIT(Crit Care Clin 2011[21])

- PF4 依赖酶联免疫试验(enzyme immunoassay,EIA)导致 HIT 过度诊断,因为至少 50%EIA 阳性病人伴随有 5- 羟色胺释放试验阳性(serotonin-release assay,SRA)(见文献原文图)
- EIA 阳性状态提示了血小板活化抗体存在可能,因此为 HIT 的可能性仅 10%~20%
- 对 HIT 诊断上,SRA 比 PF4 依赖性 EIA 特异性更好
- 仅 SRA+/EIA+ 状态和血栓强烈相关
- 相反,SRA- 病人(无论 EIA+ 或 EIA-)30 天死亡率较高,高于 SRA+ 病人
- 4Ts:血小板减少、时机、血栓、血小板减少无其他原因可解释

- HIT 治疗原则：ICU（见文献原文图 2）

肝素导致皮肤损伤（Lancet 2012[22]）

- 皮下肝素治疗通常最不希望见到的副反应是肝素导致的皮肤损伤

- 皮损大多因 HIT 或过敏反应所致
- 淋巴细胞介导迟发型高敏反应最常见，但也可能为 HIT
- 肝素相关皮肤损伤路径（见文献原文图 4）
- 肝素诱导皮肤损伤的治疗（见文献原文图 5）

HIT 非肝素抗凝治疗（NEJM 2013[23]）

- 老年病人和女性 HIT 风险增加
- 低分子肝素发病率小于普通肝素
- （文献原文图 2）新药机制
- （文献原文表 1）药物应用

镰状细胞病和肺部并发症

镰状细胞病 SCD 的羟基脲治疗（NEJM 2008[24]）

- SCD 的病理生理学有 3 条主要路径：血管阻塞和缺血；红细胞寿命缩短导致的慢性血管内和血管外溶血；和血管内皮受损，红细胞表面异常导致的黏附增加及细胞因子增生和其他因导致的急性血管阻塞

- SCD 主要治疗方法为通过改变骨髓增生动力学，利于 F 细胞生成，使产生的血红蛋白从镰状血红蛋白变为胎儿血红蛋白

- 羟基脲为骨髓抑制药物，当血细胞计数和血红蛋白达到一定水平时开始应用。妊娠期或哺乳期禁用（文献原文表 1）

- 羟基脲每日一次口服，起始剂量：15mg/（kg·d）

- 2 周复测血红蛋白水平和血细胞计数。白细胞和血小板计数应显著降低，红细胞平均容量和红细胞数上升

- 治疗 6 个月，胎儿血红蛋白水平通常翻倍，血红蛋白水平升高 1g/dL，网织红细胞绝对值、血胆红素和乳酸脱氢酶水平下降

镰状细胞病（SCD）的肺部并发症（NEJM 2008[25]）

- SCD 严重性主要取决于血红蛋白 S 聚合程度
- 两个最常见的急性事件为血管阻塞性疼痛危象和急性胸部综合征（acute chest syndrome，ACS）
- 两个主要机制：血管阻塞和溶血性贫血，驱动的两种亚型表现的重叠和相互作用，最好地解释了 SCD 的临床表现（原文图）
- 血管阻塞性疼痛危象和急性胸痛综合征的实验室危险因素为白细胞和血红蛋白水平维持在高水平。与此相反，胆石症、腿部皮肤溃疡、阴茎持续勃起症和肺动脉高压与持续低血红蛋白水平及血管内溶血加快相关
- 急性胸部综合征（ACS）3 个主要病因为感染、骨髓脂肪栓塞和镰状红细胞肺血管内滞留导致肺梗死
- 严重的疼痛危象发生 24~72 小时候后进展为急性胸部综合征
- ACS 伴随有显著的全身炎症反应
- ACS 进展前常见血红蛋白突然下降，溶血指标上升
- 血小板常在 ACS 早期下降，血小板 <20 000/μL 是重症 ACS 的独立危险因子
- SCD 常合并哮喘
- SCD 肺动脉高压危险主要因素为重症溶血性贫血（见文献原文表 1）
- BNP 水平和肺血管阻力等级及死亡风险相关
- 除了血管内溶血，还有其他机制导致肺动脉高压的形成

系统性综述：羟基脲治疗成人镰状细胞病（SCD）（Ann Intern Med 2008[26]）

- 有限的证据表明成人 SCD 病人羟基脲治疗与白血病无关
- 疼痛危象中位数约 44%，低于安慰剂组

镰状细胞病（SCD）急诊和再住院率（JAMA 2010[27]）

- 评估 SCD 急诊和再住院率

- 平均每人每年 2.59 次
- 每年约 29% 病人无需急诊或再住院,但 16.9% 的病人需 3 次甚至更多
- 30 天和 14 天再住院率分别为 33.4% 和 22.1%
- 18 到 30 岁病人急诊率最高

无神经受累的成年 SCD 病人神经精神功能障碍和神经影像学异常(JAMA 2010[28])

- 比较神经精神功能和影像学结果的横断面研究
- 主要结果为韦氏成人智力量表(WAIS-III)所得的 IQ 分数来衡量的非语言性神经功能
- SCD 病人平均 WAIS-III 值显著低于对照组
- 对比健康对照组,SCD 成人病人认知功能显著降低,和贫血和年龄相关
- SCD 病人更常见腔梗,但与神经精神功能无独立相关性

镰状细胞病(Lancet 2010[29])

- 反复的血管阻塞和炎症反应导致多处器官的进行性损伤(见文献原文图 2)

参 考 文 献

1. Galloway, M. and W. Smellie(2006). Investigating iron status in microcytic anemia. BMJ, 333:791-793.

2. Short, M. and J. Domagalski(2013). Iron deficiency anemia:evaluation and management. Ibid, 87(2):98-104.

3. Keohane, C., et al. (2013). The diagnosis and management of erythrocytosis. BMJ, 347:f6667.

4. Prakash, D. (2012). Anemia in the ICU. Anemia of chronic disease versus anemia of acute illness. Crit Care Clin, 28:333-343.

5. ☺ ☺ ☺ Steensma, D. and A. Tefferi(2007). Anemia in the elderly: How should we define it, when does it matter, and what can be done? Mayo Clin Proc, 82:958-966.

6. ☺ ☺ ☺ Cappellini, M. and G. Fiorelli(2008). Glucose-6-phosphate dehydrogenase deficiency. Lancet, 371:64-74.

7. Parker, R. (2012). Etiology and significance of thrombocytopenia in critically ill patients. Crit Care Clin, 28:399-411.

8. ☺ ☺ George, J. (2006). Thrombotic thrombocytopenic purpura. Ibid, 354:1927-1935.

9. ☺ ☺ ☺ Aster, R. and D. Bougie (2007). Drug-induced immune thrombocytopenia. Ibid, 357:580-587.

10. ☺ ☺ Nachman, R. and S. Rafii (2008). Platelets, petechiae, and preservation of the vascular wall. Ibid, 359:1261-1270.

11. ☺ ☺ Furie, B. and B. Furie ibid. Mechanisms of thrombus formation. 938-949.

12. Michael, M., et al. (2009). Interventions for hemolytic uremic syndrome and thrombotic thrombocytopenic purpura: a systematic review of randomized controlled trials. Am J Kidney Dis, 53:259-272.

13. ☺ ☺ Reamy, B., et al. (2009). Henoch-Schonlein purpura. AFP, 80 (7):697-704.

14. Delvaeye, M., et al. Ibid, Thrombomodulin mutations in atypical hemolytic-uremic syndrome. 345-357.

15. Colic, E., et al. (2011). Management of an acute outbreak of diarrhoea-associated haemolytic uraemic syndrome with early plasma exchange in adults from southern Denmark: an observational study. Lancet, 378: 1089-1093.

16. ☺ Tsai, H. (2013). Untying the knot of thrombotic thrombocytopenic purpura and atypical hemolytic uremic syndrome. Ibid, 126:200-209.

17. ☺ ☺ George, J. and C. Nester (2014). Syndromes of thrombotic microangiopathy. N Engl J Med, 371:654-666.

18. Arepally, G. and T. Ortel (2006). Heparin-induced thrombocytopenia. Ibid, 355:809-817.

19. ☺ ☺ Napolitano, L., et al. (2006). Heparin-induced thrombocytopenia in the critical care setting: Diagnosis and management. Crit Care Med, 34:2898-2911.

20. ☺ ☺ Shantsila, E., et al. (2009). Heparin-induced thrombocytopenia. A contemporary clinical approach to diagnosis and management.

Chest,135:1651-1664.

21. ☺ Warkentin,T.(2011). Heparin-induced thrombocytopenia in critically ill patients. Crit Care Clin,27:805-823.

22. ☺ Schindewolf,M.,et al.(2012). Heparin-induced skin lesions. Lancet,380:1867-1879.

23. ☺ Kelton,J.,et al.(2013). Nonheparin anticoagulatnts for heparin-induced thrombocytopenia. N Engl J Med,368:737-744.

24. Platt,O.(2008). Hydroxyurea for the treatment of sickle cell anemia. N Engl J Med,358:1362-1369.

25. Gladwin,M. and E. Vichinsky ibid. Pulmonary complications of sickle cell disease. 359:2254-2265.

26. Lanzkron,S.,et al.(2008). Systematic review:Hydroxyurea for the treatment of adults with sickle cell disease. Ann Intern Med,148:939-955.

27. Brousseau,D.,et al.(2010). Acute care utilization and rehospitalizations for sickle cell disease. JAMA,303(13):1288-1294.

28. Vichinsky,E.,et al. Neuropsychological dysfunction and neuroimaging abnormalities in neurologically intact adults with sickle cell anemia. Ibid,(18):1823-1831.

29. Rees,D.,et al.(2010). Sickle-cell disease. Lancet,376:2018-2031.

第二十节 老 年 病 人

痴呆
日常活动能力
跌倒
虚弱
发展轨迹

痴 呆

路易体痴呆(AFP 2006[1])

● 症状(DDaVP):痴呆(D)、谵妄(症状波动)、视觉幻觉

与帕金森症

痴呆:及时诊断和早期干预(BMJ 2015[2])

● (文献原文表 2)为评估工具,包括血液检查如血常规、血沉、尿素、电解质、甲状腺功能、维生素 B_{12} 和叶酸水平;根据临床情况检查尿常规、胸片和心电图;认知功能评估工具:全科医师认知评估(GPCOG);6 项认知障碍测验;简易认知评估工具和记忆受损评估等

轻度认知功能障碍和轻度痴呆:临床展望(Mayo ClinProc 2014[3])

● 轻度认知功能障碍和轻度痴呆的主要区别在于,后者不仅认知领域有受损,还有明显的日常生活功能受损的表现

● 认知有 5 个领域:学习/记忆、语言、视觉空间、执行力和精神运动

● (文献原文表 2)为有关功能活动的问卷

老年人急诊和重病住院与认知功能的关系(JAMA 2010[4])

● 探讨相对于非住院病人,认知功能减退是否在经历了急诊或重病住院的老人中更为常见,并探讨是否这些不同经历导致了痴呆风险不同

● 平均随访年限 6.1 年

● 非重病入院的痴呆矫正风险比为 1.4,重病入院的痴呆风险比为 2.3

早期阿尔茨海默病(NEJM 2010[5])

● 记忆受损是阿尔茨海默病典型的早期症状之一

● 多奈哌齐较卡巴拉汀更有效

额颞部痴呆(AFP 2010[6])

● 语义性痴呆和相对记忆留存的进展性非流畅性失语

● 文献原文表 1 为诊断性行为和语言特征

● 早期情感迟钝和洞察力缺失

● 个性改变和社会行为异常是额颞部痴呆的核心特征

● 语义性错语症,用相关性单词代替正确的词语

额颞部痴呆(BMJ 2013[7])

● 3 种临床症状:行为改变或语言功能减退(语言生成障

碍或言语理解能力受损和语义记忆障碍所致)(见文献原文表及流程图)

- 额颞部痴呆是因异常聚集蛋白的沉积所致

蛋白尿和认知功能减退(Arch Intern Med 2011[8])

- ONTARGET 和 TRANSCEND 队列研究
- 和正常白蛋白尿对照组相比,微量白蛋白尿和大量白蛋白尿病人更易出现建议精神状态量表(mini-mental state examination, MMSE)评分降低
- 微量白蛋白尿和认知功能减退有一定相关性

简易认知功能评估工具的进展和确认(Arch Intern Med 2011[9])

- 可采用 Sweet 16 评估,http://hospitalelderlifeprogram.org
- <14 证明有 80% 敏感性和 70% 特异性

轻度认知功能受损(mild cognitive impairment, MCI)(MEJM 2011[10])

- MCI 分为两种亚型:遗忘和非遗忘
- 遗忘性 MCI 是临床显著的记忆受损,但并没有达到痴呆的标准
- 非遗忘性 MCI 伴随与记忆力无关的其他功能的轻微衰退,包括注意力、语言的使用和视觉空间能力(文献原文图 1)
- 功能性影像学研究对诊断非常重要

阿尔茨海默病治疗(AFP 2011[11])

- 乙酰胆碱酯酶抑制剂的最常见副作用为恶心、呕吐、腹泻、头晕、混沌和心律失常
- 美金刚耐受性良好但临床疗效有争议

痴呆发生事件和住院率的相关性(JAMA 2012[12])

- RCT 队列研究
- 痴呆和包括急诊看护的住院风险升高密切关联

惊人的减退(NEJM 2012[13])

- 痴呆病人,病情进展 <1 年内死亡的,特别是痴呆伴随运动小脑功能障碍,是朊病毒感染的典型表现

阿尔茨海默病利培酮中断治疗后的复发危险（NEJM 2012[14]）

- 利培酮治疗 4~8 个月后出现精神异常或躁动情况的阿尔茨海默病病人，中断治疗后复发危险升高

记忆障碍（Lancet 2012[15]）

- 常用于描述任何严重的记忆受损或缺失
- 基于内容的长时记忆分类有 5 个系统
- 顺行性遗忘表现为无法存储新的信息从而形成长时记忆
- 逆行性遗忘表现为无法回忆之前已存储的信息
- 逆行性遗忘常遵循 Ribot 回归定律，即近期记忆比早期记忆更易受到影响
- 长期记忆系统和储存：程序性记忆，启动效应，长时记忆系统，语义记忆，与情境相关的自传体记忆
- 记忆过程是内隐的或外显的
- 某些疾病会导致记忆障碍，但在大多数情况下，仅仅是与情境相关的自传体记忆受到影响或是受到主要影响
- 失忆症 3 种主要类型的区分是基于局部的脑部受损部位：海马或内侧颞叶失忆、间脑失忆和基底前脑失忆

苯二氮䓬类药物使用和痴呆症风险：前瞻性的人群研究（BMJ 2012[16]）

- PAQUID 研究
- 随访 15 年
- 近期使用苯二氮䓬类药物可增加约 50% 痴呆风险

痴呆结构影像学流程路径（J NeurolNeurosurg Psychiatry 2014[17]）

- 怀疑痴呆诊断的病人须行结构影像学检查
- T2 加权联合 FLAIR 成像可协助评估血管损伤
- 文献原文图 1 为 MRI 的作用
- 文献原文图 2 为信号改变
- 文献原文图 3 为脑萎缩评估

额颞叶痴呆(frontotemporal dementia,FTD)综合征新标准:临床和病理诊断性提示(J Neurosurg Psychiatry 2014[18])

- FTD 有 4 种主要的临床变异
- FTD 病人的临床特征(见文献原文表 1)
- 变异性临床额颞叶痴呆的神经病理学(见文献原文图 2)

苯二氮䓬类药物使用和阿尔茨海默病风险(BMJ 2014[19])

- 病例对照研究
- 苯二氮䓬类药物使用可增加阿尔茨海默病患病风险

痴呆的生物标记:临床实用性和新进展(J NeurolNeurosurg Psychiatry 2014[20])

- 脑脊液或影像学的新型生物学标记
- 文献原文表 2 为新的生物学标记

急性失代偿性心力衰竭住院病人的认知状态(Am Heart J 2014[21])

- 平均年龄 72 岁
- 80% 病人在 3 个认知领域中至少有 1 项受损

痴呆行为学和心理学的评估和治疗(BMJ 2015[22])

- 奥氮平对易激动和攻击性有明显效果
- 西酞普兰比奥氮平效果更好

进展性痴呆(NEJM 2015[23])

- 痴呆是一种进展性、不可治愈的疾病
- 总体衰退量表可对进展性痴呆进行有效的评估
- 进展性痴呆,平均生存时间 1.3 年,最常见的临床并发症为进食问题(86%)、发热(53%)和肺炎(41%)
- 文献原文表 1 为预计生存时间 <6 个月的住院指南

日常活动能力

老年人开始透析前后的功能状态(NEJM 2009[24])

- 通过国家注册局系统评估疗养院老年病人开始透析后的功能状态
- 平均年龄为 73 岁

● 透析后 3 个月,39% 疗养院老人维持一定的活动能力,但 12 个月后,58% 老人死亡,仅 13% 老人可维持透析前功能状态

● 透析和功能状态的实质性持续性下降相关

老年人入院后功能改变或活动受限(JAMA 2010[25])

● 诱发事件项目

● 老年人,特别是身体虚弱、患有需治疗的疾病和损伤病人,伤残新发或加重的可能性显著增加

● 导致住院的可能原因中,跌倒相关性损伤是最可能导致伤残新发或加重的原因

老年病人评估(AFP 2011[26])

● (文献原文表 1 和表 2)是评估工具,分别为 Katz(ADL独立指数):洗澡、穿着、使用厕所、活动转移、控制大小便和进餐能力六个方面来评估;和工具性日常生活活动能力量表(IADL):上街购物、外出活动、食物烹调、家务维持、洗衣服、使用电话能服用药物和处理财务能力六个方面评估

● 迷你认知评估工具是最受欢迎的检查(文献原文表 6)

● 抑郁:可用老年抑郁量表以及汉密尔顿抑郁量表评估,但列举问题较多,用时较长。简易两点氏问题法("在过去的 1 个月内,您是否有悲伤、抑郁或了无希望的感受?""您是否经常觉得没有做事情的兴趣或意愿?")可有同样的效果

老年人辅助装置(AFP 2011[27])

● 手杖或步行器顶部高度,需要和病人直立位,手臂自然垂下时腕部横纹处高度相同

● 虚弱或疼痛下肢的对侧使用手杖,和另一侧肢体(患侧)同步前进

● 文献原文图 9 为装置确认

老年人功能评估(BMJ 2011[28])

● 评估记忆

● 身体状况,上肢功能,下肢功能,感觉和环境

● 文献原文表 3 为 Barthel 积分,包括 10 项内容(进食、洗澡、修饰、穿衣、大便、小便、用厕、转移、行走和上下楼梯),

根据是否需要帮助及其帮助程度分为 0、5、10、15 分四个功能等级,总分为 100 分。得分越高,独立性越强,依赖性越小

- 起床和走路测试(见文献原文表 5)

老年人评估和协助职业生涯(BMJ 2011[29])

- 通过 Zarit 负担量表(ZBI)22 个测试问题进行拓展评估
- 询问单一问题:"总的来说你感觉负担怎么样"可用于快速评估

超高龄老年人的生存率预测(Am J Med 2012[30])

- 85 岁及以上老年人
- 步速慢(女性 <0.4 米 / 秒,男性 <0.45 米 / 秒),及工具ADL 受损都是生存率预测因子
- 步速快与生存率改善相关

质子泵抑制剂和急诊住院老年病人出院后 1 年死亡率和再住院率(JAMA Intern Med 2013[31])

- 平均年龄 80 岁
- 质子泵抑制剂使用和出院后老年病人 1 年死亡率升高相关

老年病人感染(Crit Care Clin 2013[32])

- 老年人急性感染后未出现发热,谵妄可能是常见的唯一症状
- >75 岁老年住院病人泌尿系感染最常见
- 老年病人菌血症可能性增加

90 岁以上老年病人生理和认知功能:相隔 10 年两种丹麦队列比较(Lancet 2013[33])

- 1915 队列的认知试验和 ADL 积分都显著好于 1905队列
- 提示更多病人以总体功能较好的状态存活更长的时间

老年病人的冠脉搭桥(Circulation 2013[34])

- 冠脉搭桥术后的生活质量的 Meta 分析
- 冠脉搭桥使得病人获得同龄人群相当的生活质量
- 生活质量的改善与年轻病人相当

老年人的无故体重减轻（AFP 2014[35]）

● 轮椅上的记忆式用餐

● 非恶性疾病更为常见

医疗保险的老年人的功能障碍和再次入院（JAMA Intern Med 2015[36]）

● 48.3% 住院前存在不同程度的功能障碍，30 天内再次入院率在 15.5%

● 功能障碍和再次入院 30 天内全因死亡率相关

跌　　倒

为什么我的病人会跌倒？（JAMA 2007[37]）

● Meta 分析

● 65 岁以上人群的跌倒风险因素

● 预计 65 岁以上人群任意一年内跌倒的可能性为 27%

● 既往跌倒病史的病人似然比为 2.3~2.8

● 最为一致的预测因素为步态或者平衡感的异常

● 其他变化因素在研究中并不一致

低损伤固定术后的骨折风险（JAMA 2007[38]）

● Dubbo 骨质疏松流行病学调查，澳大利亚

● 16 年的随访研究

● 所有骨折均增加继发性骨折的风险，除男性肋骨骨折和女性踝关节骨折以外

● 女性骨折的预测因子为股骨颈骨密度、年龄和吸烟，而男性骨折的预测因子为股骨颈骨密度、体力劳动和钙的摄入

● 根据年龄和性别增加的风险因素可持续存在长达 10 年

社区跌倒的预防，针对跌倒后需急诊救助的病人（BMJ 2010[39]）

● RCT 研究

● 研究社区预防跌倒的服务是否能降低那些 60 岁以上的跌倒后联系救护车急救但并不需要就诊的老人跌倒的风险

- 干预可显著降低跌倒率（下降 55%）和功能分级

髋关节囊内移位的老年骨折病人，全髋置换术 vs 半髋置换术（BMJ 2010[40]）

- 全髋置换术与半髋置换术相比，是否有更低的二次手术率、死亡率、并发症、和更好的功能和生活质量
- 系统性回顾性研究
- 错位的股骨颈骨折病人，相比较半髋置换术，单纯全髋置换术可降低再次手术率，并获得更好的功能恢复

老年病人的步态和平衡感的异常（AFP 2010[41]）

- 常见的原因有关节炎和体位性低血压
- 步态不稳的常见原因见（文献原文表 5）

老年病人跌倒的感知和生理性风险因素的差异的决定因素（BMJ 2010[42]）

- 澳大利亚悉尼的队列研究
- 焦虑组生理性风险低但感知性风险较高，这与抑郁的症状、神经质人格特质和执行功能下降有关
- 心情平和组则是生理性风险因素高而感知性风险低，对生活具有乐观态度，对跌倒具有预防和调节作用
- 生理性风险和感知性风险都会影响到病人未来跌倒的风险
- 高水平的感知性风险因素可独立于生理性风险因素导致跌倒

老年病人的跌倒评估（BMJ 2011[43]）

- "time up and go" 测试是一种常见的筛查测试
- 近 1 年跌倒大于等于 2 次提示需要进行筛查评估
- 筛查工具（见文献原文表 1）

基于事实的预测哪些老人会跌倒的风险评估工具（STRATIFY）的发展和评价（BMJ 1997[44]）

- 病例控制和队列研究，发现和证实风险评分
- 5 个风险因素被证实：目前的主诉、转移和活动的评分 3 或者 4 分、步态不稳、频繁上厕所和视力障碍
- 评分大于等于 2 分即定义为高风险

老年人日常活动中融入平衡感和力量锻炼,从而降低跌倒风险(BMJ 2012[45])

- LIFE 研究
- 年龄大于 70 岁老人分为干预组和传统组,RCT 研究
- LIFE 是一个定制的平衡感和力量的锻炼项目,分 5 次上门授课和 2 次志愿者帮助
- LIFE 干预组较对照组的跌倒风险降低 30%

"time up and go" 测试和骨密度检测衡量骨折风险(Arch Intern Med 2011[46])

- 衡量 "time up and go" 测试对于预测骨折的风险的作用
- TUG 测试是发生非椎骨骨折和髋关节骨折的独立预测因子

针对社区居住的老人,预防跌倒的锻炼项目对于跌倒导致损伤的作用(BMJ 2013[47])

- 系统性研究和 meta 分析
- 锻炼能预防受伤,包括严重损伤

跌倒所致损伤后住院的风险分层(BMJ 2014[48])

- I2b2 研究
- 跌倒的风险分层系统

家庭损伤预防干预研究(HIPI)中调整家庭降低跌倒受伤风险(Lancet 2015[49])

- 一个组群随机对照研究
- 初级终点事件为每人每年需要医治的跌倒发生率
- 干预组跌倒受伤的风险下降 26%

成人近端肱骨错位骨折的手术 vs 非手术治疗(JAMA 2015[50])

- FROFHER 研究
- 2 年后两组间结果无差异

虚　弱

炎症、血栓和虚弱的途径(Am J Med 2009[51])

- 虚弱已与全身的功能下降等同

- 虚弱的指标（见文献原文表 1）
- 并非所有老年人均虚弱，并非所有虚弱病人均有疾病
- 炎症和血栓根据年龄变化，和两者的相互作用，均被认为可导致虚弱的病理状态

老年病人的虚弱（Lancet 2013[52]）

- 虚弱是年龄相关性多个生理功能下降的结果，微小压力即可引起突发的身体状态的改变
- 虚弱是一种身体对应激状态下内稳态失调的易感性增加的状态，可增加各种不良结果的风险，包括跌倒、精神错乱和残疾
- 和任一单系统异常相比，虚弱病人系统异常的数量更多
- 表型模型和累积损耗模型均为虚弱模型
- 5 种虚弱的表型及其相关衡量标准：体重减轻，自述乏力，卡路里消耗减少，步态缓慢，握力弱
- 虚弱在女性中比例更高，且随年龄增长而增加，85 岁以上老人中可达 26%

老年医学中常见的难题（Mayo Clin Proc 2013[53]）

- 肌少症包括步态不稳速度低于 1m/s，可衡量的肢体肌肉量较 20~30 岁个体低 2 标准偏差

老年人功能下降（AFP 2013[54]）

- （文献原文图 1）是新的评价能力下降的公式

髋关节骨折手术后使用手的握力预测行走能力的康复（Am Med 2013[55]）

- 早期握力和短期和长期行走能力康复的可能性相关

ICU 出院病人住院期间物理康复和信息提供的增加（JAMA Intern Med 2015[56]）

- 和常规治疗相比，医院为基础的康复并不能改善生理功能

发 展 轨 迹

出院后老年病人 1 年内死亡率的预测因素的发现和确定

(JAMA 2001[57])

● 为出院后老年病人(70岁以上)的1年内死亡率寻找预测因素

● 6项独立风险因素被确定:

男性(1分)

出院时ADLS评分的数值(ADL评分1~4,依赖,评2分;任意评分,依赖,评5分)

慢性心功能衰竭(评2分)

癌症(实体肿瘤评3分;转移性肿瘤评8分)

肌酐大于3.0mg/dL(评2分)

低蛋白血症(白蛋白3.0~3.4g/dL,评1分;低于3.0个/dL,评2分)

● 风险评分与死亡率的关系:评分0-1分,死亡率4%;评分2-3分,死亡率19%;评分4-6分,死亡率34%;评分大于6分,死亡率达64%

● 衍生队列的评分系统的ROC曲线为0.75,验证队列为0.79

疗养院患ICU住院后死亡率的风险因素(Crit Care Med 2006[58])

● 75岁以上老年病人

● ICU入院后90天内死亡

● APACHE III评分是住院死亡率和90天内死亡率的独立危险因素

● 住院存活者中,ADL受损是90天内死亡率的独立危险因素

终末期医疗照护(JAMA 2009[59])

● 老年病人多种情况管理的指导证据并不充分,尤其针对年龄大于80岁的老年病人

● 分为3个阶段的治疗目标:短期(1年内)、中期(5年内)和远期(5年后)

既往两年疼痛情况的流行病学研究(Ann Intern Med 2010[60])

- HRS 研究
- 观察性研究
- 参与者中位年龄为 75.7 岁
- 死亡前 24 个月疼痛发生的比例为 26%
- 前 4 个月的比例仍处于低水平，最后 1 个月疼痛比例上升至 46%
- 关节炎病人，生命最后一个月疼痛的比例为 60%，而无关节炎的病人为 26%，且与其他终末期疾病无明显关联

生命最后 2 年的残疾情况（JAMA Intern Med 2013[61]）

- 生命最后 2 年前的残疾比例 28%，最后 1 个月比例升至 56%

生命终末期的功能丧失的轨迹（NEJM 2010[62]）

- 研究生命终末期的残疾情况
- 导致死亡最常见的情况是虚弱，其他为器官衰竭、癌症、痴呆进展和猝死
- 终末期的功能丧失往往是不可预测的

研究姑息治疗研究（PiPS）预测模型，改善进展期癌症的预后（BMJ 2011[63]）

- 观察队列研究
- 14 天和 2 个月的预测因素
- 2 周生存率，4 种表现十分重要：呼吸困难、吞咽困难、骨转移和 ALT 水平
- 2 个月生存率，8 种表现十分重要：原发疾病为乳腺癌、男性生殖系统肿瘤、疲劳、体重减轻、淋巴细胞数、中性粒细胞数、ALP 和白蛋白

老年人孤独，是功能下降和死亡的一个预测因素（Arch Intern Med 2012[64]）

- 健康和退休的研究
- ①感觉被忽视；②感觉被孤立；③缺乏陪伴。如果老年人对以上 3 个问题中任何一个问题回答"某些时候或经常是这样"，则被定义为孤独
- 对于所有 60 岁以上老年病人，孤独是功能下降和死

亡的一个预测因素

一种对于护理院病人抑郁症管理的结构性多学科途径（Lancet 2013[65]）

● 护理院结构性抑郁管理可减少抑郁的流行

因心衰、急性心肌梗死或社区获得性肺炎住院的风险轨迹（BMJ 2015[66]）

● 老年病人因心衰、急性心肌梗死或社区获得性肺炎住院后风险下降缓慢，但高风险可持续数月

进展期痴呆的临床（NEJM 2009[67]）

● 护理院进展期痴呆病人的随访 CASCADE 研究

● 18 个月期间，54.8% 的病人死亡

● 将年龄、性别、疾病时间的因素调整后，住院痴呆病人中，合并肺炎者 6 个月死亡率 46.7%，合并发热者死亡率 44.5%，合并进食困难者死亡率 38.6%

● 在进展期痴呆病人，肺炎、发热和进食障碍均为常见并发症，而上述 3 项并发症与 6 个月内高死亡率相关

卒中后认知功能下降的轨迹（JAMA 2015[68]）

● REGARDS 研究

● 卒中和急性认知功能下降相关，且在未来 6 年里认知功能持续下降

严重感染幸存者的长期认知功能障碍和功能缺陷（JAMA 2010[69]）

● 健康和退休研究

● 幸存者的平均年龄为 76.9 岁

● 在严重败血症幸存病人中，中重度认知功能障碍的比例上升 10.6%（OR 3.34）

● 败血症后新发功能受限的几率很高

严密监护治疗后长期并发症（Crit Care Med 2011[70]）

● 第一年的累积死亡率范围在 26%~63%

● 1 年随访后，超过 70% 的机械通气超过 48 小时的幸存者存在日常生活的困难

● 发生 ICU 相关的焦虑症状的中位数 24%

● 认知障碍非常常见

年龄增加对腹部手术结果的影响（Arch Surg 2009[71]）

● CHARS 数据

● 65 岁或以上病人术后 90 天的致残率和致死率

● 约 88.2% 的手术为胆囊切除术、结肠切除术、子宫切除术 / 卵巢切除术或者前列腺切除术

● 90 天死亡率为 5.4%

● 每 5 年一阶段，65 岁及以上病人腹部手术术后并发症和死亡率随年龄增加而显著升高

老年病人重大疾病前后功能变化轨迹（JAMA Intern Med 2015[72]）

● 老年病人（70 岁以上）超过半数以上 1 个月内死亡，或在接下去的 1 年内功能明显下降

干预性的住院对生命终末期病人的功能的作用（BMJ 2015[73]）

● 70 岁以上既往无残疾的病人

● 生命终末期，定义的六项功能障碍

● 干预性住院对生命终末期病人功能的作用（见文献原文图）

参 考 文 献

1. ☺ Neef, D. and A. Walling (2006). Dementia with Lewy Bodies: an emerging disease. AFP, 73: 1223-1229.

2. Robinson, L., et al. (2015) Dementia: timely diagnosis and early intervention. BMJ, 350, h3029 DOI: 10.1136/bmj. h3029

3. Knopman, D. and R. Petersen (2014). Mild cognitive impairment and mild dementia: a clinical perspective. Mayo Clin Proc, 89 (10).

4. ☺ Ehlenbach, W., et al. (2010). Association between acute care and critical illness hospitalization and cognitive function in older adults. JAMA, 303: 763-770.

5. Mayeux, R. (2010). Early Alzheimer's disease. N Engl J Med, 362: 2194-2201.

6. ☺ ☺ Cardarelli, R., et al. (2010). Frontotemporal dementia: a review for primary care physicians. AFP, 82(11): 1372-1377.

7. Warren, J., et al. (2013). Frontotemporaldementia. BMJ, 347: f4827.

8. Barzilay, J., et al. (2011). Albuminuria and decline in cognitive function. The ONTARGET/TRANSCEND studies. Arch Intern Med, 171(2): 142-150.

9. Fong, T., et al. Ibid, Development and validation of a brief cognitive assessment tool. The sweet 16. (5): 432-437.

10. Petersen, R. (2011). Mild cognitive impairment. N Engl J Med, 364: 2227-2234.

11. Winslow, B., et al. (2011). Treatment of Alzheimer disease. AFP, 83 (12): 1403-1412.

12. Phelan, E., et al. (2012). Association of incident dementia with hospitalizations. JAMA, 307(2): 165-172.

13. Rinne, M., et al. (2012). A startling decline. N Engl J Med, 366: 836-842.

14. Devanand, D., et al. Relapse risk after disntinuation of risperidone in Alzheimer's disease. Ibid, 367: 1497-1507.

15. ☺ Markowitsch, H. and A. Staniloiu (2012). Amnesic disorders. Lancet, 380: 1429-1440.

16. Billioti de Gage, S., et al. (2012). Benzodiazepine use and risk of dementia: prospective populationbased study. BMJ, 345: e6231.

17. Harper, L., et al. (2014). An algorithmic approach to structural imaging in dementia." Ibid, 85: 692-698.

18. Chare, L., et al. (2014). New criteria for frontotemporal dementia syndromes: clinical and pathologicaldiagnostic implications. J Neurol Nurosurg Psychiatry, 85: 866-871.

19. Billioti de Gage, S., et al. (2014) Benzodiazepine use and risk of Alzheimer's disease: case-control study. BMJ, g5205 DOI: 10.1136/bmj. g5205

20. Ahmed, R., et al. (2014). Biomarkers in dementia: clinical utility and new directions. J Neurol Nurosurg Psychiatry, 85: 1426-1434.

21. Levin, S., et al. (2014). Cognitive status in patients hospitalized with acute decompensated heart failure. Am Heart J, 168:917-923.

22. Kales, H., et al. (2015) Assessment and management of behavioral and psychological symptoms of dementia. BMJ, 350, h369 DOI: 10.1136/bmj. h369.

23. ☺ Mitchell, S. (2015). Advanced dementia. N Engl J Med, 372:2533-2540.

24. Tamura, M., et al. (2009). Functional status of elderly adults before and after initiation of dialysis. Ibid, 361:1539-1547.

25. Gill, T., et al. (2010). Change in disability after hospitalization or restricted activity in older persons. JAMA, 304(17):1919-1928.

26. Elsawy, B. and K. Higgins (2011). The geriatric assessment. AFP, 83:48-56.

27. Bradley, S. and C. Hernandez ibid. Geriatric assistive devices. 84(4):405-411.

28. Quinn, T., et al. (2011) Functional assessment in older people. BMJ, 343, d4681 DOI: 10.1136/bmj. d4681

29. Cameron, I., et al. Ibid, Assessing and helping carers of older people. d5202 DOI: 10.1136/bmj. d5202

30. Taekema, D., et al. (2012). Predicting survival in oldest old people. Am J Med, 125:1188-1194.

31. Maggio, M., et al. (2013). Proton pump inhibitors and risk of 1-year mortality and rehospitalizationinolder patients discharged from acute care hospitals. JAMA Intern Med, 173(7):518-523.

32. Heppner, H., et al. (2013). Infections in the elderly. Crit Care Clin, 29:757-774.

33. Christensen, K., et al. (2013). Physical and cognitive functioning of people older than 90 years: a comparison of two Danish cohorts born 10 years apart. Lancet, 382:1507-1513.

34. Shan, L., et al. (2013). Coronary artery bypass graft surgery in the elderly. A review of postoperative quality of life. Circulation, 128:2333-2343.

35. Gaddey, H. and K. Holder (2014). Unintentional weight loss in older adults. AFP, 89 (9): 718-722.

36. Greysen, S., et al. (2015). Functional impairment and hospital readmission in Medicare seniors. JAMA Intern Med, 175 (4): 559-565.

37. Ganz, D., et al. (2007). Will my patient fall? JAMA, 297: 77-86.

38. Center, J., et al. Ibid, Risk of subsequent fracture after low-trauma fracture in men and women. 387-394.

39. Logan, P., et al. (2010) Community falls prevention for people who call an emergency ambulance after a fall: randomised controlled trial. BMJ, 340, c2102 DOI: doi: 10. 1136/bmj. c2102.

40. Hopley, C., et al. Ibid, Primary total hip arthroplasty versus hemiarthroplasty for displaced intracapsular hip fractures in older patients: systematic review. c2332 DOI: doi: 10. 1136/bmj. c2332.

41. Salzman, B. (2010). Gait and balance disorders in older adults. AFP, 82: 62-68.

42. Delbaere, K., et al. (2010) Determinants of disparities between perceived and physiological risk of falling among elderly people: cohort study. BMJ, 341, c4165 DOI: doi: 20. 1136/bmj. c4165.

43. Close, J. and S. Lord (2011) Fall assessment in older people. Ibid, 343, d5153 DOI: 10.1136/bmj. d5153.

44. Oliver, D., et al. (1997). Development and evaluation of evidence based risk assessment tool (STRATIFY) to predict which elderly inpatients will fall: case-control and cohort studies." Ibid, 315: 1049-1053.

45. Clemson, L., et al. (2012). Integration of balance and strength training into daily life activity to reduce rate of falls in older people (the LiFE study): randomised parallel trial. Ibid, 345: e4547.

46. Zhu, K., et al. (2011). "Timed up and go" test and bone mineral density measurement for fracture prediction. Arch Intern Med, 171 (18): 1655-1661.

47. El-Khoury, F., et al. (2013). The effect of fall prevention exercise programmes on fall induced injuries in community dwelling older

adults：systematic review and meta-analysis of randomised controlled trials. BMJ,347：f6234.

48. Castro,V.,et al.(2014)Stratification of risk for hospital admissions for injury related to fall：cohort study. Ibid,349,g5863 DOI：10.1136/bmj. g5863

49. Keall,M.,et al.(2015). Home modifications to reduce injuries from falls in the home injury preventionintervention(HIPI)study：a cluster-randomised controlled trial. Lancet,385：231-238.

50. Rangan,A.,et al.(2015). Surgical vs nonsurgical treatment of adults with displaced fractures of the proximalhumerus. The PORFHER randomized clinical trial. JAMA,313(10)：1037-1047.

51. ☺ Kanapuru,B. and W. Ershler(2009). Inflammation,coagulation, and the pathway to frailty. Am J Med,122：605-613.

52. ☺ JClegg,A.,et al.(2013). Frailty in elderly people. Lancet,381： 752-762.

53. Tung,E.,et al.(2013). Common curbsides and conundrums in geriatric medicine. Mayo Clin Proc,88(6)：630-635.

54. Colon-Emeric,C.,et al.(2013). Functional decline in older adults. AFP,88(6)：388-394.

55. Savino,E.,et al.(2013). Handgrip strength predicts persistent walking recovery after hip fracture surgery. Am J Med,126：1068-1075.

56. Walsh,T.,et al.(2015). Increased hospital-based physical rehabilitation and information provision after intensive care unit discharge. The RECOVER randomized clinical trial. JAMA Intern Med,175(6)：901-910.

57. Walter,L.,et al.(2001). Development and validation of a prognostic index for 1-year mortality in older adults after hospitalization. JAMA, 285：2987-2994.

58. Mattison,M.,et al.(2006). Nursing home patients in the intensive care unit：Risk factors for mortality. Crit Care Med,34：2583-2587.

59. ☺ ☺ Reuben,D.(2009). Medical care for the final years of life. When

you're 83, it's no going to be 20years. JAMA, 302 (24):2686-2694.

60. ☺ Smith, A., et al. (2010). The epidemiology of pain during the last 2 years of life. Ann Intern Med, 153:563-569.

61. Smith, A., et al. (2013). Disability during the last two years of life. JAMA Intern Med, 173 (16):1506-1513.

62. Gill, T., et al. (2010). "Trajectories of disability in the last year of life." N Engl J Med, 362:1173-1180.

63. Gwilliam, B., et al. (2011) Development of prognosis in palliative care study (PiPS) predictor models to improve prognostication in advanced caner: prospective cohort study. BMJ, 343, d4920 DOI:10.1136/bmj. d4920.

64. Perissinotto, C., et al. (2012). Loneliness in older persons. A predictor of functional decline and death. Arch Intern Med, 172 (14):1078-1083.

65. Leontjevas, R., et al. (2013). A structural multidisciplinary approach to depression management in nursing-home residents: a multicenter, stepped-wedge cluster-randomised trial. Lancet, 381:2255-2264.

66. Dharmarajan, K., et al. (2015) Trajectories of risk after hospitalization for heart failure, acute myocardial infarction, or pneumonia: retrospective cohort study. BMJ, 350, h411 DOI:10.1136/bmj. h411.

67. Mitchell, S., et al. (2009). The clinical course of advanced dementia. N Engl J Med, 361:1529-1538.

68. Levine, D., et al. (2015). Trajectory of cognitive decline after incident stroke. JAMA, 314 (1):41-51.

69. Iwashyna, T., et al. (2010). Long-term cognitive impairment and functional disability among survivors of severe sepsis. Ibid, 304:1787-1794.

70. Desai, S., et al. (2011). Long-term complications of critical care. Crit Care Med, 39:371-379.

71. Massarweh, N., et al. (2009). Impact of advancing age on abdominal surgical outcomes. Arch Surg, 144:1108-1114.

72. Ferrante, L., et al. (2015). Functional trajectories among older persons

before and after critical illness. JAMA Intern Med, 175 (4) : 523-529.

73. Gill, T., et al. (2015) The role of intervening hospital admissions on trajectories of disability in the last year of life : prospective cohort study of older people. BMJ, 350, h2361 DOI : 10.1136/bmj. h2361

第二十一节 物 质 滥 用

酒精

阿片类

大麻和可卡因

中毒, 滥用

基层医疗中降低阿片类成瘾的健康危害 (Am J Med 2013[1])

- 常规成瘾筛查的缺乏导致基层医疗中错失治疗时机
- 讨论了 3 种筛查工具
- 毒品滥用的筛查 (DAST-10) (见文献原文表 2)
- CAGE-AID 问卷

酒 精

酒精戒断的谵妄的处理 (Arch Intern Med 2004[2])

- Meta 分析
- 针对持续谵妄, 注射用快速镇静催眠药物可控制烦躁症状, 保持轻度嗜睡状态
- 药物举例

劳拉西泮, 1~4mg 静脉每 5~15 分钟, 或者 1~40mg 肌内注射每 30~60 分钟, 直至安静下来, 每小时根据情况维持在轻度嗜睡状态

一种逐渐增加苯二氮䓬类和苯巴比妥剂量的策略可减少震颤性谵妄病人机械通气的需要 (Crit Care Med 2007[3])

- 回顾性队列研究
- ICU 单元

- 制订逐渐增加地西泮和苯巴比妥剂量的指南
- 指南显著降低机械通气的使用
- （文献原文图）是地西泮和苯巴比妥的治疗流程

ICU 内的酒精戒断综合征（Crit Care Med 2010[4]）

- 苯二氮䓬类抵抗的情况下，其他选择是大剂量的苯二氮䓬类，巴比妥类和丙泊酚
- 酒精戒断的 4 种临床表现：①自主性亢奋；②幻觉；③中枢性兴奋；④震颤性谵妄
- 不完全的酒精戒断综合征可早在停止饮酒 6 小时发生，典型高峰期在 24~48 小时
- 大约 30% 的病人会出现酒精性幻觉，往往发生在 8~48 小时内
- 酒精戒断的抽搐发生于 10% 的病人，在减少酒精摄入后 12~48 小时内出现
- 大约 5% 的病人会出现震颤性谵妄，典型者在末次饮酒后 48~72 小时出现
- 支持苯二氮䓬类中的一种优于另一种的证据很少
- 在肝硬化病人，不经过肝脏代谢的劳拉西泮和 exazepam 更优

重症病人的酒精滥用（Lancet 2006[5]）

- ICU 病人有酒精滥用史的有 10%
- 文章解释了酒精相关的代谢性精神错乱
- 肝脏判别函数对于决定类固醇的使用有帮助
- 酒精戒断综合征可在末次饮酒后 6~24 小时出现，然而，戒断性的谵妄往往在末次饮酒后 2~4 天才出现

酒精戒断综合征（Crit Care Clin 2012[6]）

- 酒精戒断综合征的特征有心动过速，出汗，高血压合并症状性过度活跃
- 酒精戒断综合征可分为 4 个阶段：

第一阶段发生在酒精减少或停用后 8 个多小时，表现为轻度震颤，紧张，恶心，有或无颤抖，心动过速，高血压；

第二阶段发生在酒精减少或停用后大约 24 小时，可能至

8天,表现为明显的颤抖,出汗,过度活跃,失眠,头脑清醒但可能有噩梦或错觉 - 可发展为幻觉(视力,触觉和听觉);

第三阶段发生在酒精减少或停用后 12~48 小时,表现与第二阶段类似,加上强直阵挛发作,可能是多次,1/3 进展至 4 期;

第四阶段通常发生在 3~5 天,可能延迟至 12 天,表现为震颤性谵妄,典型者存在烦躁,过度活跃,广泛性思维混乱,往往有心血管,呼吸,代谢及其他异常

- 临床戒断反应评估量表(clinical institute withdrawal assessment-advanced revised,CIWA-Ar)并未在 ICU 病人中得到确认
- 文献原文表 4 是收住入院的流程
- Richmond Agitation 镇静评分系统(RASS)被用来滴定镇静状态(见文献原文表 3)
- ICU 谵妄评估量表(ICU confusion assessment method,CAM-ICU)衡量 4 个特征:急性发作,注意力不集中,思维紊乱,意识改变
- ICU 谵妄 vs 酒精戒断引起的谵妄(见文献原文表 4)
- 苯二氮䓬类治疗酒精戒断性谵妄(见文献原文表 5)

戒断性谵妄(震颤性谵妄)的认识和处理(NEJM 2015[7])

- 由于酒精的作用时间短,戒断综合征往往在血酒精浓度下降 8 小时内出现,峰值约在 72 小时,戒酒后 5~7 天会显著下降
- 戒断性谵妄往往在出现酒精戒断综合征后 3 天出现,持续时间从 1~8 天或更久(通常 2~3 天)
- 文献原文表 2 是震颤性谵妄的诊断标准:包括注意力下降,注意力及定向力、记忆力等的紊乱,但需排除昏迷或其他神经系统紊乱
- 震颤性谵妄的预测因素:CIWA-Ar 大于 15,尤其合并舒张压大于 150,心率大于 100,近期戒断性抽搐,既往震颤性谵妄或抽搐,老年人,近期误用其他镇静剂和合并其他疾病
- 文献原文表 3 是推荐的治疗措施

阿 片 类

海洛因 vs 美沙酮治疗阿片类成瘾（NEJM 2009[8]）

● 可注射的海洛因 vs 口服美沙酮的 RCT 研究

● 初级终点事件为 12 个月时停止成瘾的治疗或无需用药状态，和违法用药或其他违法行为的减少

● 注射用海洛因比口服美沙酮更有效

阿片类止痛药物过量的处理（NEJM 2012[9]）

● 过量的临床表现：呼吸抑制，瞳孔缩小，昏迷均是常见表现（文献原文图 2）

● 纳洛酮剂量（见文献原文图 3）

● 文献原文图 4 是成人阿片类过量的治疗流程图

大麻和可卡因

非医疗的大麻的使用的健康危害（Lancet 2009[10]）

● 大麻的作用与剂量相关，与摄入的模式相关

● 认知功能障碍是大麻常规使用的危险因素

● 大麻的使用与教育程度差有关

● 大麻的使用与精神错乱风险增加相关

可卡因的心血管作用（Circulation 2010[11]）

● 可卡因通过抑制交感神经末梢的儿茶酚胺的重摄取刺激交感神经系统，刺激中枢性交感输出，增加肾上腺神经末梢的敏感性，分泌去甲肾上腺素

● 苯二氮䓬类被认为通过抗焦虑作用缓解胸痛

可卡因中毒（Crit Care Clin 2012[12]）

● 可卡因半衰期较短，仅 0.7~1.5 小时

● 局部麻醉，收缩血管和拟交感作用

● 急性中毒症状有心动过速，高血压和烦躁

● 主要的治疗为苯二氮䓬类镇静

● 劳拉西泮肌内注射或静脉注射 2mg，重复使用直至烦躁控制

● 和可卡因的使用相关的肺部渗出性改变被称为"挫裂

肺"。多数渗出性改变是暂时性的。

● 在高热,抽搐,烦躁和迟钝的病人,横纹肌溶解需怀疑

参 考 文 献

1. Bowman, S., et al. (2013). "Reducing the health consequences of opioid addiction in primary care." Am J Med, 126:565-571.

2. Mayo-Smith, M., et al. (2004). "Management of alcohol withdrawal delirium." Arch Intern Med, 164:1405-1412.

3. Gold, J., et al. (2007). "A strategy of escalating doses of benzodiazepines and phenobarbital administration reduces the need for mechanical ventilation in delirium tremens." Crit Care Med, 35:724-730.

4. ☺ Sarff, M. and J. Gold (2010). "Alcohol withdrawal syndromes in the intensive care unit." Crit Care Med, 38[9(Suppl)]:S494-S501.

5. ☺☺☺ Moss, M. and E. Burnham (2006). "Alcohol abuse in the critically ill patient." Lancet, 368:2231-2242.

6. JCarlson, R., et al. (2012). "Alcohol withdrawal syndrome." Crit Care Clin, 28:549-585.

7. JJSchuckit, M. (2014). "Recognition and management of withdrawal delirium (Delirium Tremens)." N Engl J Med, 371:2109-2113.

8. Oviedo-Joekes, E., et al. (2009). "Diacetylmorphine versus methadone for the treatment of opioid addiction." N Engl J Med, 361:777-786.

9. JBoyer, E. (2012). "Management of opioid analgesic overdose." Ibid, 367:146-155.

10. Hall, W. and L. Degenhardt (2009). "Adverse health effects of non-medical cannabis use." Lancet, 374:1383-1391. 558

11. ☺☺ Schwartz, B., et al. (2010). "Cardiovascular effects of cocaine." Circulation, 122:2558-2569.

12. Zimmerman, J. (2012). "Cocaine intoxication." Crit Care Clin, 28:517-526.

第三章 基础用药

第一节 缓 泻 剂

五种类型的缓泻剂
计算方案
可能引起便秘的药物
排便的正确姿势

五种类型的缓泻剂

● 便秘是住院病人中最常见的并发症之一
● 便秘可能是潜在的严重身体病变的微妙表现[1]
● 大便软化剂或者润滑剂单用,对于大多数老年病人疗效差

便秘的三种不同原因(请填写)(NEJM 2003[2])

1.

2.

3.

缓泻剂的分类及作用机制(表 3-1-1)

表 3-1-1 缓泻剂的分类及作用机制

	分类和作用机制	举例
1	泻药:亲水性泻药,可吸收肠腔内水分,使得大便体积增大且质地变软,但是在动力障碍情况下效果欠佳,可引起腹胀、积气	甲基纤维素 车前草 聚卡波非

续表

	分类和作用机制	举例
2	粪便软化剂 降低表面张力,使得水分容易进入粪便 效果不如番泻叶	多库酯钙 多库酯钠
3	渗透性泻药 高渗性泻药,促进水分分泌入肠道	乳果糖,山梨醇,柠檬酸镁,氢氧化镁,聚乙二醇,磷酸二氢钠
4	刺激性泻药 促进肠道活动,亦促进水分分泌入肠道	比沙可啶,蓖麻油,番泻叶,美鼠李皮
5	促进肠道动力药物 促进肠道蠕动,增加排便频率	秋水仙碱,米索前列醇,莫沙必利,伊托必利

继发性便秘原因包括:

1. 内分泌及代谢性疾病(糖尿病、高钙血症、甲状旁腺功能亢进、甲状腺功能减低、尿毒症)

2. 肌病(淀粉样变性、肌营养不良、硬皮病)

3. 神经系统疾病(自主神经病、脑血管病、先天性巨结肠、多发性硬化、帕金森病、脊髓损伤、肿瘤)

4. 精神异常(焦虑、抑郁、躯体化)

5. 结构异常(肛裂、肛门狭窄、痔疮、结肠狭窄、炎症性肠病、结肠肿瘤梗阻、直肠脱垂或脱肛)

6. 其他(肠功能紊乱、妊娠)

床边缓泻剂使用阶梯治疗(AFP 2005[3])

1. 增加纤维摄入、氢氧化镁、排便教育

2. 加用比沙可啶

3. 加用聚卡波非

● 继发性便秘相关药物:制酸剂(包括铝或者钙),抗胆碱能药,抗抑郁剂,抗组胺类,钙通道阻滞剂,可乐定,利尿剂,铁剂,左旋多巴,麻醉药品,NSAIDs,阿片类,精神药品,拟交

感药物

● 成人功能性、运转正常的便秘治疗流程（见原文流程图）

甲基纳曲酮治疗重症病人中阿片类药物引起便秘（NEJM 2008[4]）

● 甲基纳曲酮是一种 μ 阿片受体拮抗剂

● 接受固定剂量阿片类药物同时服用缓泻剂仍不能缓解便秘的病人，用甲基纳曲酮和安慰剂作 RCT 研究

● 首次剂量 4 小时内排便和第三四个剂量后的 4 个小时内排便作为结果

● 在重症病人以及使用阿片类药物病人，皮下注射甲基纳曲酮可诱导排便

严重慢性便秘病人使用普卡必利和安慰剂的对照研究（NEJM 2008[5]）

● 普卡必利是一种高选择性，高亲和力的 5-HT4 受体激动剂

● 慢性便秘（每周小于等于 2 次排便），至少 12 周的 RCT 研究

● 最初有效的终点事件为超过 12 周，每周排便至少 3 次

● 12 周后，普卡必利显著改善排便功能，减少因慢性便秘导致的症状的严重程度

成人慢性便秘（BMJ2009[6]）

● 基础建议：半蹲位的体位（见文献原文图 1）

● 肛裂可选择 0.2%~0.4% 的硝酸甘油软膏，钙通道阻滞剂的软膏，或者注射 α 型肉毒杆菌毒素

● 肛提肌综合征是一种以反复慢性直肠疼痛为表现，而原因不明确的疾病。疼痛以行走时明显，且可能因排便诱发

● 引起便秘的原因（见文献原文表 2）

儿童的便秘（BMJ 2012[7]）

● 75%~90% 儿童便秘同时合并排便失禁

● 聚乙二醇作为一线药物

● 50% 病人的便秘在 1 年后缓解，65%~70% 在 2 年后

能缓解
- 文献原文流程图提示儿童和青少年便秘的评估及治疗 儿童和青少年便秘的评估和治疗（AFP 2014[8]）
- 文献原文图 1 是 6 个月内婴儿便秘治疗的流程图
- 文献原文图 2 是 6 个月以上儿童便秘治疗的流程图
- 文献原文表 5 是治疗儿童便秘的药物及剂量
- 文献原文表 6 是儿童便秘维持治疗的措施

参 考 文 献

1. Goff, B. and L. Mandel (2004). "Frequency of symptoms of ovarian cancer in women presenting to primary care clinics." JAMA, 291: 2705-2712.

2. Lembo, A. and M. Camilleri (2003). "Chronic constipation." N Engl J Med, 349: 1360-1368.

3. Hsieh, C. (2005). "Treatment of constipation in older adults." AFP, 72: 2277-2284.

4. Thomas, J., et al. (2008). "Methylnaltrexone for opioid-induced constipation in advanced illness." N Engl J Med, 358: 2332-2343.

5. Camilleri, M., et al. Ibid, "A placebo-controlled trial of prucalopride for severe chronic constipation." 2344-2354.

6. ☺☺ McCallum, I., et al. (2009). "Chronic constipation in adults." BMJ, 338: 763-766.

7. Auth, M., et al. (2012). "Childhood constipation." BMJ, 345: e7309.

8. ☺☺ Nurko, S. and L. Zimmerman (2014). "Evaluation and treatment of constipation in children and adolescents." AFP, 90 (2): 82-90.

第二节　止　吐　药

恶心的机制及止吐药
化疗导致的恶心和呕吐
妊娠恶心和呕吐的处理

恶心的机制及止吐药

我们体内存在三条恶心的感觉通路(填写表 3-2-1)。如果你知道了这些通路和它们的化学传导递质,你就可以选择合适的止吐治疗(AFP 2004[1])。

表 3-2-1 恶心相关的神经递质

	通路	神经递质
1.		
2.		
3.		

三种不同类型的止吐药(请填写表 3-2-2)

表 3-2-2 3 种不同类型的止吐药

	药物	副作用
1.		
2.		
3.		

难治性呕吐的治疗(JAMA 2007[2])
● 恶心的四条通路:化学感受器触发区(CTZ 延髓呕吐中枢),皮质,外周通路,前庭系统
● 恶心机制的图、药物参见(文献原文表 2、3)

化疗导致的恶心和呕吐

化疗导致的恶心和呕吐(NEJM 2008[3])
● 化疗导致恶心、呕吐的可能性取决于多种因素:化疗剂量,治疗的致吐性,年龄,性别(女性和年轻的病人风险更大),在治疗前预期会发生严重恶心的病人更可能在化疗后恶心。
● 曾经有大量饮酒史的病人相对不容易发生化疗诱发

的恶心和呕吐。

● 药物治疗分成两类:高治疗指数和低治疗指数。选择性 5-HT$_3$ 拮抗剂,NK-1 拮抗剂,糖皮质激素是几种最有效的治疗方法。

● 高治疗指数止吐药的剂量和时间表(见文献原文表2),低治疗指数的止吐药的剂量和时间表(见文献原文表3)

妊娠恶心和呕吐的处理

妊娠恶心和呕吐的处理(BMJ 2011[4])

● 妊娠的恶心和呕吐是由胎盘分泌的 HCG 介导的

● 较典型的孕吐发生在孕9周左右

● 妊娠恶心和呕吐的鉴别诊断(见文献原文图1)

● 妊娠12周开始的呕吐程度一般不会很剧烈

● 大多数的止吐药没有致畸作用

● 目前没有证据证明任何一种止吐药物优于另一种。

● 妊娠时建议使用的止吐药(见文献原文表3)

● 转诊的指征(见文献原文表4)

● 有脱水且不能耐受口服药物的妊娠剧吐住院病人的处理(见文献原文表5)

妊娠恶心和呕吐(AFP 2014[5])

● 妊娠恶心和呕吐影响大约75%的怀孕女性

● 大约1%的女性发展为妊娠剧吐

● (文献原文图1)是算法

在非住院情况下止吐药的实用的选择(AFP 2015[6])

● 和之前的 AFP 里的综述非常类似

● 妊娠时,推荐维生素 B6 联合或不联合多西拉敏

● 文献原文表2是常见的配方

参 考 文 献

1. ☺☺☺ Flake, Z., et al. (2004). "Practical selection of antiemetics." AFP, 69:1169-1174.

2. ☺☺ Wood, G., et al. (2007). "Management of intractable nausea and

vomiting in patients at the end of life:'I was feeling nauseous all of the time...Nothing was working'."JAMA,298:1196-1207.

3. Hesketh,P.(2008). "Chemotherapy-induced nausea and vomiting." N Engl J Med,358:2482-2494.

4. Jarvis,S. and C. Nelson-Piercy(2011)Management of nausea and vomiting in pregnancy. BMJ,342,d3606 DOI:10.1136/bmj. d3606

5. Herrell,H.(2014). "Nausea and vomiting of pregnancy."AFP,89(12): 965-970.

6. Flake,Z.,et al. (2015). "Practical selection of antiemetics in the ambulatory setting." Ibid,91(5):293-296.

第三节　睡　眠　管　理

睡眠结构的变化

药物治疗

睡眠结构的变化

睡眠结构随着年龄而改变(Am J Med 2006[1])

- 入睡更困难
- 总的睡眠时间减少和睡眠效率降低
- 片段睡眠增加

药　物　治　疗

药物治疗失眠的 5 项原则

- 使用最低剂量
- 采用间歇给药(一周 2~4 次)
- 短期的药物处方(仅为 3~4 周)
- 逐渐停药以减少失眠反弹
- 使用较短半衰期药物以减少日间嗜睡

住院病人睡眠之第一部分:影响睡眠的因素(J Hosp Med2008[2])

- 许多疾病直接影响睡眠生理,包括慢性心力衰竭、糖

尿病、慢性阻塞性肺疾病、胃食管反流病、冠状动脉粥样硬化性心脏病、甲状腺疾病,肾脏病和严重的肝脏疾病

● 睡眠时间和质量是 2 型糖尿病病人糖化血红蛋白水平增高的显著预测因素

● 大约 50% 晚期肾病病人有失眠和其他睡眠障碍,病人经常抱怨不安腿综合征、周期性肢体运动障碍、骨痛、恶心和瘙痒

● 大多数(50%~70%)慢性疼痛病人抱怨有睡眠障碍

● 帕金森病和阿尔茨海默病与多种睡眠障碍有关

● 扰乱睡眠的药物包括抗癫痫药物、5- 羟色胺再摄取抑制剂、单胺氧化酶抑制剂、三环类抗抑郁药、抗高血压药、抗组胺药和糖皮质激素

住院病人睡眠之第二部分:睡眠障碍的行为和药物治疗(J Hosp Med 2009[3])

● 曲唑酮治疗并不优于唑吡坦

● 对曲唑酮镇静作用的耐受往往需要 2 周时间

● 米氮平(瑞美隆)能促进睡眠和食欲,它的镇静作用是与剂量成负相关,当剂量 >15mg 时镇静作用减弱

● 喹硫平(思瑞康)是非典型抗精神病药中镇静作用最好的,可以小剂量应用(10~25mg)

● 如果 QTc>450ms,相较其他非典型抗精神病药,应该使用奥氮平

● 利培酮、齐拉西酮和喹硫平与 QT 间期延长有关,但纯粹为镇静目的使用的低剂量非典型抗精神病药的这种风险相对较低

● 羟嗪有助于肝性脑病病人的睡眠改善

● 苯二氮䓬类药物受体激动剂(bezodiazepine receptor agonists,BZRAs)不应该用于老年住院病人

● 非 BZRAs,如唑吡坦(思诺思)是相对安全和有效的

老年病人的失眠治疗(Am J Med 2010[4])

● 雷美替胺是无镇静作用的褪黑激素受体激动剂

● 老年患者失眠治疗的推荐药物:唑吡坦、扎来普隆、艾

司佐匹克隆、雷美替胺(见文献原文表4)

慢性失眠(Lancet 2012[5])

● 最好的试验证据支持苯二氮䓬类受体激动剂和认知行为治疗

● 慢性失眠病人应进行伴发疾病的筛查

● 扎来普隆的超短半衰期甚至可以用于夜间觉醒,而不会有白天嗜睡的风险。唑吡坦如果半夜用药则容易出现第二天的药物后遗作用

参 考 文 献

1. Kamel,N. and J. Gammack(2006). "Insomnia in the elderly:Cause, approach,and treatment." Am J Med,119:463-469.

2. Young,J.,et al.(2008). "Sleep in hospitalized medical patients,part 1: Factors affecting sleep." J Hospital Med,3(6):473-482.

3. Young,J.,et al.(2009). "Sleep in hospitalized medical patients,Part 2: Behavioral and pharmacological management of sleep disturbances." J Hospital Med,4:50-59.

4. Roszkowska,J. and S. Geraci(2010). "Management of insomnia in the geriatric patient." Am J Med,123:1087-1090.

5. Morin,C. and R. Benca(2012). "Chronic insomnia." Lancet,379: 1129-1141.

第四节　抗凝、桥接治疗

"10,10 图"(INR 的算法)

跌倒风险

出血风险

桥接治疗

新型口服抗凝药(new oral anticoagulants,NOAC)

"10,10 图"(INR 的算法)

低分子肝素和华法林是住院病人最常用的药物之一。你

必须熟悉以下几点：

● 低分子肝素的禁忌证

● 肝素治疗后如何开始华法林：例如深静脉血栓形成病人

● 如何快速逆转高 INR？

● 如何处理高 INR 病人？

● 肝素诱导性血小板减少症（heparin induced thrombocy-topenia，HIT）：描述两个不同类型的肝素诱导性血小板减少症

华法林的调整

华法林在低分子肝素治疗的深静脉血栓形成或肺动脉栓塞病人中的起始治疗方案[1]"10，10 图"，（表 3-4-1）

表 3-4-1 华法林第一天、第二天各 10mg 后的调整剂量

第 3 天 INR	华法林第 3、4 天的剂量（mg）	第 5 天 INR	华法林第 5、6、7 天的剂量（mg）
<1.3	15，15	<2.0	15，15，15
		2.0-3.0	7.5，5，7.5
1.3-1.4	10，10	3.4-3.5	0，5，5
		>3.5	0，0，2.5
1.5-1.6	10，5	<2.0	7.5，7.5，7.5
		2.0-3.0	5，5，5
1.7-1.9	5，5	3.1-3.5	2.5，2.5，2.5
		>3.5	0，2.5，2.5
2.0-2.2	2.5，2.5	<2.0	5，5，5
		2.0-3.0	2.5，5，5
2.3-3.0	0，2.5	3.1-3.5	0，2.5，0
		>3.5	0，0，2.5
>3.0	0，0	<2.0	2.5，2.5，2.5
		2.0-3.0	2.5，0，2.5
		2.1-4.0	0，2.5，0
		>4.0	0，0，2.5

INR>5.0 的老年住院病人过量抗凝的逆转（Am J Med 2011[2]）

- 观察性研究，住院病人年龄≥75 岁，INR≥5.0
- INR 5~9 无出血并发症，低剂量口服维生素 K（1~2mg）纠正过量抗凝
- INR>9.0 无出血并发症，维生素 K 5mg 或更少剂量可能比剂量 >5mg 更合适，以便避免过度纠正
- 接受维生素 K 拮抗剂治疗的患者 INR 升高或出血的治疗

1) 5.0≤INR<9.0（无出血并发症），停药，维生素 K_1（1~2.5mg 口服）；第二天监测 INR，如果需要可以再加用维生素 K_1

2) INR≥9.0（无出血并发症），停药，给予大剂量维生素 K1（5~10mg 口服）；第二天监测 INR，如果需要可以再加用维生素 K1；当 INR 到达疗效，重新开始低剂量治疗

3) 严重出血（无论 INR 水平如何），停药，补充凝血酶原复合物；给予维生素 K1（10mg 缓慢静脉注射）；维生素 K_1 每 12h 重复一次

人工心脏瓣膜病人的抗凝管理（Lancet 2009[3]）

- 机械瓣膜的三种主要类型：笼球瓣、单叶或倾斜碟瓣和双叶瓣膜
- 倾斜碟瓣是使中央血流通过，静脉血栓栓塞（venous thromboembolism，VTE）的风险较笼球瓣膜低
- 人工机械瓣膜置换术后无抗凝治疗的 VTE 的风险为 1.8/100 病人年，大血栓风险为 4.0/100 病人年，总栓塞率为 8.6/100 病人年
- 二尖瓣人工机械瓣膜置换术后静脉血栓栓塞率增高 1.5~2 倍
- 通常在人工机械瓣膜置换术后 6~24 小时内一旦抗凝治疗是安全时，开始用维生素 K 拮抗剂是合理的
- 在因操作相关暂停抗凝治疗时，主动脉的双叶机械瓣膜置换术后静脉血栓栓塞率较低（9%/ 病人年）

● 二尖瓣瓣膜置换术后，或其他部位的倾斜碟瓣和笼球瓣置换术后 VTE 的风险较高，13%~18%/ 病人年

● 尽管适当的抗凝治疗，人工机械瓣膜的长期 VTE 的风险为 0.5%~1.7% 病人年

● 一般来说，如果没有再发出血，7~10 天后可以重新开始抗凝治疗

● 人工心脏瓣膜的抗凝治疗流程，人工瓣膜术后栓塞病人的处理流程（见文献原文流程图）

● 在二尖瓣或者主动脉瓣的位置使用笼球瓣或者倾斜碟瓣等机械瓣者，华法林终生治疗，INR 2.5~3.5

跌 倒 风 险

受伤前服用华法林会让站立位跌倒的老年病人终点恶化（J Trauma2009[4]）

● 回顾性调查

● 总的来说，受伤前使用华法林对住院死亡率存在负面影响（OR 1.54）

● 在送到急诊室时清醒而 CT 扫描有阳性发现的病人中，受伤前服用华法林的负面效应最为明显

口服抗凝治疗病人跌倒和大出血的风险（Am J Med 2012[5]）

● 前瞻性研究

● 跌倒风险用两个问题来评估：至少有一个问题是肯定的就是高风险，否则是低风险：①去年你有跌倒吗？如果没有，那么②你注意到有任何步态、平衡感或活动的问题吗？

● 随访 12 个月

● 跌倒高风险与大出血没有显著的统计学相关性

出 血 风 险

华法林相关性颅内出血的管理（Mayo ClinProc 2007[6]）

● 尚无华法林治疗相关性颅内出血的 RCT

● 50% 华法林相关性颅内出血病人在 30 天内死亡

- 2/3 颅内出血病人发病时 INR>3.0 是致命的

- 如果 INR>3.0 应立即逆转抗凝；维生素 K 不能在 6~24 小时内使 INR 恢复正常

- 如果给予凝血酶原复合物(prothrombin complex concentrate,PCC),应该同时给予维生素 K 10mg 静推

- 原文附录中有 PCC 的计算方法

- 如果 PCC 纠正了 INR 至正常,在颅内出血后 48 小时开始予以低剂量普通肝素或低分子肝素;人工瓣膜病人将在 7~14 天之间开始抗凝治疗

- 逆转华法林相关的颅内出血抗凝药物及逆转时间：

维生素 K—6~24h 纠正 INR

新鲜冰冻血浆—3~6h 输注,通常 12~32h 逆转

凝血酶原复合物—15min

凝血因子Ⅶa 复合物—15min

华法林相关颅内和颅外出血的死亡和残疾(Am J Med 2007[7])

- ATRIA 队列研究

- 30 天死亡率数据

- 76% 的颅内出血病人有严重残疾或死亡,相比之下,只有 3% 的颅外大出血病人有严重残疾或死亡

- 88% 华法林相关的 30 天内的死亡的出血为颅内出血

血液透析(hemodialysis,HD)病人华法林抗凝(Am J Kidney Dis2007[8])

- 系统综述

- 尚无随机对照试验评估全量华法林抗凝治疗对 HD 病人的疗效

- HD 病人接受华法林治疗的出血风险可能会增加一倍

华法林治疗期间血栓调节蛋白是出血并发症的一个标志物(Arch Intern Med 2009[9])

- 研究长期抗凝治疗的病人血栓调节蛋白浓度是否与出血并发症、心血管事件或死亡率有关

- 持续治疗中位数时间是 4.2 年

● 血栓调节蛋白水平与华法林治疗期间出血并发症正相关，但与心血管事件或全因死亡率无关（文献原文图2）

华法林和静脉 tPA 治疗的急性缺血性脑卒中病人的脑出血风险（JAMA 2012[10]）

● GWTG-Stroke 注册

● 华法林治疗的病人未经校正的症状性脑出血发生率高于非华法林治疗组，但校正后两组无差异

● 在缺血性脑卒中病人中，华法林治疗的病人使用静脉 tPA（INR≤1.7）与自发性脑出血风险增加无关

联合抗凝治疗的上消化道出血风险（BMJ 2006[11]）

● 基于人群的病例对照研究

● 平均年龄70岁

● 阿司匹林（acetylsalicylic acid,ASA）+氯比格雷 OR 7.4，维生素 K 拮抗剂 +ASA OR 5.3，ASA+ 双嘧达莫 OR 2.3

● ASA 的剂量不明

华法林治疗的门诊病人大出血风险的前瞻性预测评估（Am J Med1998[12]）

● 门诊病人出血风险指数

● 独立风险因素（每项1分）：年龄≥65岁、胃肠道出血史、脑卒中史、一种或一种以上并发症［近期心肌梗死、肌酐>1.5mg/dL（133mmol/L）、Ht<30% 或糖尿病］

● 评分：0分提示低风险：3个月内大出血风险2%，12个月内风险3%

1~2分提示中度风险：3个月内大出血风险5%，12个月内风险12%

3~4分提示高风险：3个月内大出血风险23%，12个月内风险48%

● 通过门诊病人出血风险指数，分析推导和验证队列中大出血的累积发生率（见文献原文表2）

华法林相关出血的风险预测评估新方法（J Am Coll Cardiol2011[13]）

● 房颤抗凝和危险因素（Anticoagulation and risk factors

in atrial fibrillation, ATRIA)研究

- 贫血定义:男 Hb<13g/dL(130g/L);女 <12g/dL(120g/L)
- 严重肾脏疾病定义为 GFR<30mL/min 或依赖血液透析
- 确定了 5 个独立变量和 3 个风险类别
- ATRTA 出血风险评分:贫血计 3 分,肾病计 3 分,年龄≥75 岁计 2 分,既往出血史计 1 分,高血压计 1 分

评分 0~3 分提示低危:年出血率 0.76%;

评分 4 分提示中危:年出血率 2.62%;

评分 5~10 分提示高危:年出血率 5.76%

口服抗凝疗治疗时预测大出血风险的评分:一项前瞻性的验证研究(Am J Med 2012[14])

- 前瞻性的比较几个出血风险指数
- 随访 12 个月的大出血发生情况
- 总的预测准确率较差
- ATRIA 评分的效能略好
- 高危出血风险房颤病人抗凝治疗的净临床获益评估框架

房颤病人胃肠道大出血后重新抗凝治疗和临床结局(Am J Cardiol2014[15])

- 重新开始华法林治疗与减少 VTE 发生和降低死亡率有关
- 7 天后重新开始华法林治疗与胃肠道出血风险增加无关,但与中断 30 天后重新开始使用相比,降低死亡和 VTE 风险

口服抗凝药物相关的消化道出血(BMJ 2015[16])

- 胃肠道出血风险相似

老年人同时使用华法林和抗生素的出血风险(Am J Med 2012[17])

- 病例对照研究(见文献原文表 3)
- 在事件发生死亡的 15 天内,暴露于任何抗生素与出血风险增加有关

胃肠道出血停止华法林治疗后静脉血栓栓塞、复发性出血和死亡的风险（Arch Intern Med 2012[18]）

- 胃肠道出血后重新服用华法林与血栓（hazard ratio, HR 0.05）和死亡（HR 0.31）风险降低相关，但胃肠道出血复发不显著增加
- 胃肠道出血后 1~7 天内重新开始华法林显著增加复发性胃肠道出血

华法林治疗期间出血与复方磺胺甲噁唑和其他尿道抗感染药物相关性（Arch Intern Med 2010[19]）

- 基于人群研究，巢式病例对照研究
- 研究泌尿道感染使用抗生素并接受华法林治疗的老年病人上消化道出血的风险
- 复方新诺明 OR 3.84，环丙沙星 OR 1.94，阿莫西林或氨苄西林 OR 1.37，呋喃妥因 OR 1.40，诺氟沙星 OR 0.38
- 在接受华法林的老年病人，复方新诺明相关的上消化道出血的风险明显高于其他抗生素

桥 接 治 疗

桥接治疗（AFP 2007[20]）

- 对接受外科手术的病人临时静脉使用普通肝素或低分子肝素被称为桥接治疗
- 选择桥接治疗应基于静脉血栓栓塞和出血风险的评估

桥接治疗出血风险的评估（见表3-4-2）

表 3-4-2　桥接治疗出血风险评估

高风险	心脏手术、腹主动脉瘤修复术
	神经外科手术
	大多数癌症手术
	双膝关节置换术
	经尿道前列腺切除术、肾活检

续表

中度风险	腹部手术
	痔疮
	腋窝淋巴结清扫术
	刮宫术
	骨科手术
	起搏器植入术、ICD 植入
	动脉内膜剥脱术
	非白内障手术
	大的牙科手术
	血管造影/经皮冠状动脉成形术(PTCA)
	内镜下逆行胰胆管造影术(ERCP)
	结肠镜息肉摘除术
	支气管镜检查
低风险	关节穿刺术
	一般牙科治疗
	上/下消化道内镜检查

血栓栓塞的风险程度分级:

低危—无导致脑卒中高危因素的房颤或者 3 个月以上的静脉血栓栓塞并且无高危特征者

中危—房颤、年龄 >65 岁、糖尿病、冠心病或高血压;新型(第二代)主动脉机械瓣膜,窦性节律而无心衰或静脉血栓栓塞史

高危—房颤有脑卒中史或有脑卒中的多个危险因素;老款(第一代)球/笼形主动脉瓣膜;主动脉机械瓣膜伴有静脉血栓栓塞、房颤或充血性心衰史;二尖瓣机械瓣膜;静脉血栓栓塞 <3 个月;静脉血栓栓塞 >3 个月伴有高风险因素(恶性肿瘤、静脉血栓栓塞多次发作、血栓形成)

桥接治疗需求的评估(见表3-4-3)

表 3-4-3　桥接或不桥接

	VTE 高风险	VTE 中度风险	VTE 低风险
出血高风险	桥接	桥接 / 预防	术前停华法林 4~5 天,术后重新服用
中度出血风险	桥接	桥接 / 预防	术前停华法林 4~5 天,术后重新服用
出血低风险	继续华法林治疗		

基于专家共识的桥接治疗流程的推荐：

1. 有创操作前 7 天停阿司匹林治疗并检测 INR；

2. 操作前 4-5 天停华法林(香豆素)治疗并检测 INR；

3. 操作前 2-3 天开始低分子肝素 QD 或 BID；

4. 操作之前 12~24 小时给予最后一次低分子肝素,检测 INR；假如 INR 达 1.5 或更高,给予维生素 K(1mg 口服)；

5. 手术操作当天不用低分子肝素,并评估止血方法,晚上开始常规华法林剂量；

6. 操作次日继续常规华法林剂量,再次给予低分子肝素治疗量(低出血风险的操作和或高风险血栓形成的操作或病人),或者给予低分子肝素预防剂量(高出血风险的操作)；

7. 术后第 2 天检测 INR,2-10 天复查 INR,当 INR≥2.0 停用低分子肝素

在接受侵入性治疗病人的抗凝治疗管理(NEJM 2013[21])

● 金属裸支架后 6 周内和药物洗脱支架后 3~6 个月内血栓形成的风险最高

● 文献原文表 2 是射频的血栓栓塞事件

● 文献原文表 3 为桥接治疗的方法

● 房颤或机械瓣膜桥接,予以低分子肝素 1mg/kg bid,而静脉血栓栓塞予以 1.5mg/kg qd；最后剂量应在手术之前 24 小时使用

● 操作 48 小时后给予治疗剂量的低分子肝素或静脉普通肝素,除外内镜括约肌切开术 72 小时后给药

- 华法林在手术当天开始应用
- 高风险操作至少 48 小时后再重新启动达比加群、利伐沙班或阿哌沙班治疗
- 文献原文表 4 是半衰期以及何时停药

起搏器或 ICD 植入术不中断抗凝治疗（NEJM 2013[22]）

- BURISE CONTROL 研究
- 比较了器械植入时桥接治疗与持续华法林治疗
- 持续华法林治疗显著降低了有临床意义的囊袋血肿发生率

新型口服抗凝药（new oral anticoagulants, NOAC）

抗栓治疗的更新（Circulation 2010[23]）

- 新型口服抗凝剂针对凝血酶或 Xa 因子（见文献原文图）

新型抗凝药在危重病人中的应用（Crit Care Clin 2012[24]）

- 低分子肝素抗凝效果比肝素更可预测，因为它较少的与血浆蛋白结合
- 磺达肝素是在普通肝素和低分子肝素中发现的抗凝血酶结合戊多糖序列的一种合成类似物
- 磺达肝素皮下注射 2 小时后生物利用度几乎 100%
- 比低分子肝素更可预测的剂量 - 效应关系
- 从阿加曲班到华法林的过渡治疗（见文献原文图 1）
- 新药导致大出血的逆转治疗（见文献原文表 5）

更理想的抗凝剂（Chest 2013[25]）

- 回顾 Xa 抑制剂、利伐沙班、阿哌沙班和直接凝血酶抑制剂达比加群
- 凝血级联反应和新型抗凝剂的基本作用机制（见文献原文图 1）

从 VKA 过渡到利伐沙班治疗的病人的临床结局（Ann Intern Med 2013[26]）

- ROCKET 房颤研究的亚组分析
- 利伐沙班在经过 VKA 治疗和未经 VKA 治疗的病人疗效相似

口服抗凝血剂和抗血小板药物在静脉血栓栓塞的二级预防中的有效性和安全性(BMJ 2013[27])

- Meta 分析
- VKA 最大程度降低复发性静脉血栓栓塞的风险(见文献原文图)

人工心脏瓣膜病人华法林与达比加群的比较(NEJM 2013[28])

- RE-ALIGN 研究
- 试验因达比加群组过多的静脉血栓栓塞和出血事件而终止

在房颤病人中比较华法林与新型口服抗凝剂的有效性和安全性(Lancet 2014[29])

- Meta 分析
- 新型口服抗凝剂显著降低脑卒中或全身性栓塞事件
- 新型口服抗凝剂显著降低全因死亡率和颅内出血,但增加消化道出血

心脏起搏器和除颤术的抗凝管理(Circulation 2014[30])

- 中高危是指每年动脉血栓栓塞事件的风险 >5%
- 如若评估血栓栓塞事件年发生率低于 5%,术前 3~4 天停用华法林,而不要桥接治疗
- 血栓栓塞事件年风险评估(详见文献原文图)

血栓栓塞事件年发生率≥5% 的有:

1. 非风湿性房颤或房扑且 CHADS$_2$>2
2. 风湿性心脏瓣膜病相关的房颤或房扑
3. 人工瓣膜二尖瓣置换术
4. 主动脉瓣的笼球瓣或倾斜碟瓣
5. 主动脉瓣的双叶瓣膜和房颤或房扑或 CHADS>1
6. 持续性或永久性房颤或房扑和计划进行心脏电复律或植入除颤阈值测试装置
7. 最近(3 个月内)静脉血栓栓塞
8. 严重的易栓症

这些情况下进行手术操作不需要中断华法林治疗,但在

操作前 3~7 天应检测 INR,以便调整华法林的剂量,手术当日也应检测 INR,手术日检测的 INR 值将低于患者规定治疗范围的上限(通常≤3;某些瓣膜病人≤3.5)

● 新型口服抗凝药调整表

装置植入前 NOAC 终止时间(见文献原文表)

当肾功能 CrCl≥80mL/min 时,达比加群、阿哌沙班、利法沙班的终止时间需大于 24 小时;

当肾功能 50mL/min≤CrCl<80mL/min 时,达比加群需大于 36 小时,阿哌沙班、利法沙班需大于 24 小时;

当肾功能 30mL/min≤CrCl<50mL/min 时,达比加群需大于 48 小时,阿哌沙班、利法沙班需大于 24 小时

房颤病人达比加群的出血风险(JAMA Intern Med 2015[31])

● 达比加群与华法林相比有较高的大出血发生率,较高的胃肠道出血风险,但是脑出血风险较低

依度沙班的剂量、浓度、抗 Xa 因子活性和临床结局(Lancet 2015[32])

● ENGAGE AF-TIMI 48 临床试验

● 依度沙班大出血的治疗窗比静脉血栓栓塞更窄

参 考 文 献

1. Kovacs,M.(2003)."Comparison of 10-mg and 5-mg Warfarin initiation nomograms together with low-molecular-weight Heparin for outpatient treatment of acute venous thromboembolism." Ibid,138:714-719.

2. Pautas,E.,et al.(2011)."Reversal of overanticoagulation in very elderly hospitalized patients with an INR above 5.0:24-hour INR response after vitamin K administration." Am J Med,124:527-533.

3. ☺ Sun,J.,et al.(2009)."Antithrombotic management of patients with prosthetic heart valves:current evidence and future trends." Lancet,374:565-576.

4. Howard,J.,et al.(2009)."Preinjury warfarin worsens outcome in elderly patients who fall from standing." J Trauma,66:1518-1524.

5. ☺ Donzé,J.,et al.(2012)."Risk of falls and major bleeds in patients

on oral anticoagulation therapy." Am J Med, 125:773-778.

6. ☺ ☺ Aguilar, M. , et al. (2007). "Treatment of warfarin-associated intracerebral hemorrhage: literature review and expert opinion." Mayo Clin Proc, 82:82-92.

7. Fang, M. , et al. (2007). "Death and disability from warfarin-associated intracranial and extracranialhemorrhages." Am J Med, 120:700-705.

8. Elliott, M. , et al. (2007). "Warfarin anticoagulation in hemodialysis patients: A systematic review of bleeding rates." Am J Kidney Dis, 50: 433-440.

9. Lind, M. , et al. (2009). "Thrombomodulin as a marker for bleeding complications during warfarin therapy." Arch Intern Med, 169:1210-1215.

10. Xian, Y. , et al. (2012). "Risks of intracranial hemorrhage among patients with acute ischemic stroke receiving warfarin and treated with intravenous tissue plasminogen activator." JAMA, 307(24):2600-2608.

11. Hallas, J., et al. (2006). "Use of single and combined antithrombotic therapy and risk of serious upper gastrointestinal bleeding: population based case-control study." BMJ, 333(7571):726.

12. Beyth, R. , et al. (1998). "Prospective evaluation of an index for predicting the risk of major bleeding in outpatients treated with warfarin." Am J Med, 105:91-99.

13. Fang, M. , et al. (2011). "A new risk scheme to predict warfarin-associated hemorrhage." J Am Coll Cardiol, 58:395-401.

14. Donzé, J., et al. (2012). "Scores to predict major bleeding risk during oral anticoagulation therapy: a prospective validation study." Am J Med, 125:1095-1102.

15. ☺ Qureshi, W. , et al. (2014). "Restarting anticoagulation and outcomes after major gastrointestinal bleeding in atrial fibrillation." Am J Cardiol, 113:662-668.

16. Chang, H., et al. Ibid, Risk of gastrointestinal bleeding associated with oral anticoagulants: population based retrospective cohort study. h1585

DOI:10.1136/bmj. h1585

17. Baillargeon,J.,et al. (2012). "Concurrent use of warfarin and antibiotics and the risk of bleeding in older adults." Am J Med,125: 183-189.

18. Witt,D.,et al. (2012). "Risk of thromboembolism,recurrent hemorrhage,and death after warfarin therapy interruption for gastrointestinal tract bleeding." Arch Intern Med,172(19):1484- 1491.

19. ☺ Fischer,H.,et al. (2010). "Hemorrhage during warfarin therapy associated with cotrimoxazole and other urinary tract anti-infective agents." Ibid,170:617-621.

20. ☺☺☺ du Breuil,AL(2007). "Outpatient management of anticoagulation therapy." AFP,75:1031-1042.

21. ☺ Baron,T.,et al. (2013). "Management of antithrombotic therapy in patients undergoing invasive procedures." N Engl J Med,368:2113- 2124.

22. Birnie,D.,et al. (2013). "Pacemaker or defibrillator surgery without interruption of anticoagulation." N Engl J Med,368:2084-2093.

23. ☺ Eikelboom,J.,et al. (2010). "Update on antithrombotic therapy." Circulation,121:1523-1532.

24. ☺ Rajasekhar,A.,et al. (2012). "Newer anticoagulants in critically ill patients." Crit Care Clin,28:427-451.

25. King,C.,et al. (2013). "Moving toward a more ideal anticoagulant." Chest,143(4):1106-1116.

26. Mahaffey,K.,et al. (2013). "Clinical outcomes with rivaroxaban in patients transitioned from vitamin K antagonist therapy." Ann Intern Med,158:861-868.

27. Castellucci,L.,et al. (2013). "Efficacy and safety outcomes of oral anticoagulants and antiplatelet drugs in the secondary prevention of venous thromboembolism:systematic review and network meta- analysis." BMJ,347:f5133.

28. Eikelboom,J.,et al. (2013). "Dabigatran versus warfarin in patients

with mechanical heart valves." N Engl J Med, 369: 1206-1214.

29. Ruff, C., et al. (2014). "Comparison of the efficacy and safety of new oral anticoagulants with warfarin in patients with atrial fibrillation: a meta-analysis of randomised trials." Lancet, 383: 955-962.

30. ☺ Birnie, D., et al. (2014). "Management of anticoagulation around pacemaker and defibrillator surgery." Circulation, 129: 2062-2065.

31. Hernandez, I., et al. (2015). "Risk of bleeding with dabigatran in atrial fibrillation." JAMA Intern Med, 175 (1): 18-24.

32. Ruff, C., et al. Ibid, "Association between edoxaban dose, concentration, anti-factor Xa activity, and outcomes: an analysis of data from the randomised, double-blind ENGAGE AF-TIMI 48 trial." 2288-2295.

第五节 抗血小板治疗

阿司匹林的一级预防

抗血小板治疗用于急性冠状动脉综合征(acute coronary syndrome, ACS)、脑卒中、药物洗脱支架(drug eluting stent, DES)

房颤抗凝与抗血小板治疗比较

抗血小板的质子泵抑制剂(proton pump inhibitor, PPI)策略

阿司匹林(acetylsalicylic acid, ASA)抵抗

PPI+ 氯吡格雷

阿司匹林的一级预防

阿司匹林预防心血管事件的相关性研究(表 3-5-1)

表 3-5-1 阿司匹林预防心血管事件的相关性研究

ASA 的性别差异	2006[1]	Meta 分析	● ASA 降低男性病人32% 的心肌梗死(myocardial infarction, MI)风险,但对脑卒中无显著影响

续表

			● ASA 降低女性病人 17% 的脑卒中风险,但对心肌梗死无显著影响 ● ASA 降低心血管事件在女性和男性分别为 12% 和 14% ● 高风险(标志物阳性)或心电图变化的病人获益
氯吡格雷+ASA vs 单用 ASA 对血管栓塞事件的预防	2006[2]	CHARISMA 研究	● 随访中位数 28 个月 ● 低剂量 ASA 75~162mg/d ● 联合氯吡格雷不能预防心肌梗死、脑卒中或心血管疾病(cardiovascular disease,CVD)的死亡
ASA 对低踝肱指数(ankle brachial Index,ABI)心血管疾病的预防	2006[3]	AAA 研究	● ASA 对无症状的动脉粥样硬化研究 ● ASA 在低 ABI(≤0.95)预防心血管事件的有效性随机对照试验 ● 主要终点是首次致命的或者非致命的冠心病事件或脑卒中或血运重建的复合终点 ● 平均随访 8.2 年 ● ASA 无显著减少心血管事件
ASA 对糖尿病心血管事件的预防	2009[4]	Meta-分析	● 与安慰剂相比,主要的心血管病事件的风险,心血管疾病死亡率或全因死亡率在统计学上无明显减少 ● ASA 显著降低男性心肌梗死的风险,但女性没有

续表

			● 在糖尿病病人的主要心血管事件的一级预防中 ASA 的效益仍未可知
ASA 对血管疾病的一级和二级预防	2009[5]	Meta- 分析	● 在一级预防试验,ASA 减少了 12% 严重血管事件,主要是由于减少了 1/5 的非致命性心肌梗死 ● 对脑卒中无显著性效应,对血管性死亡率没有显著差异
ASA 对 CVD 的死亡率	2011[6]	Meta- 分析	● ASA 降低了全因死亡率、心肌梗死、缺血性脑卒中,但没有减少心血管疾病死亡率
慢性肾病 (chronic kidney disease,CKD) 的抗血小板治疗	2012[7]	Meta- 分析	● 除标准治疗之外,加用 G Ⅱ b/Ⅲ a 抑制剂或氯吡格雷的很少或没有影响死亡、心肌梗死或冠状动脉血管重建和可能增加 CKD 和 ACS 或那些有高风险的经皮冠状动脉介入治疗(percutaneous coronary intervention,PCI)病人的大出血 ● 抗血小板药物减少慢性肾病病人发生心肌梗死,但在脑卒中和死亡率及增加出血方面无确切影响

ASA 预防和治疗 CVD(Am J Med 2013[8])

● 在二级预防中,ASA 显著降低 MI 和脑卒中

● 在一级预防中,ASA 减少初次发生 MI 的风险,但对脑卒中不明确

抗血小板治疗用于急性冠状动脉综合征（acute coronary syndrome, ACS）

抗血小板治疗和 PPI（Circulation 2012[9]）

● 心血管事件的早期出血的风险似乎是最高的，并在长期随访中持续存在

● 抗血小板治疗和出血风险的相关性研究（表 3-5-2）

表 3-5-2　抗血小板治疗和出血风险的相关性研究

替格瑞洛 vs 氯吡格雷组比较	2009[10]	PLATO 研究 ● 替格瑞洛是直接二磷酸腺苷受体 P2Y12 抑制剂 ● 有或无 ST 段抬高的 ACS 病人 ● 主要终点是心血管疾病死亡、心肌梗死或脑卒中的复合终点 ● 替格瑞洛组的主要终点事件或全因死亡要显著降低 ● 大出血率无显著差异
替格瑞洛 vs 氯吡格雷组在侵入性治疗中的比较	2010[11]	PLATO 研究 ● 有或无 ST 段抬高的 ACS 病人 ● 主要复合终点是心血管疾病死亡、心肌梗死和脑卒中 ● 替格瑞洛组主要终点事件更少 ● 氯吡格雷和替格瑞洛组总的大出血或严重出血没有区别
双倍剂量 vs 标准剂量的氯吡格雷和高剂量 vs 低剂量 ASA 对 ACS 病人 PCI 的影响	2010[12]	CURRENT-OASIS 7 ● PCI 治疗的 ACS 病人 ● 双倍剂量氯吡格雷（第一天 600mg，第 2~7 天 150mg，然后 75mg/d）与标准剂量（第一天 300mg，然后 75mg/d）；高剂量 ASA（300~325mg）与低剂量（75~100mg） ● 7 天双倍剂量氯吡格雷治疗方案与标准剂量相比降低心血管事件以及相关支架血栓形成 ● 低剂量或高剂量 ASA 的疗效没有区别

续表

PCI 术后标准剂量 vs 高剂量氯吡格雷	2011[13]	GRAVITAS 研究 ● 高剂量或标准剂量治疗 6 个月 ● 心血管疾病、非致命的 MI 或支架内血栓形成导致的死亡率在两组之间没有差别。
阿哌沙班联合抗血小板	2011[14]	APPRAISE-2 研究 ● ACS 后抗血小板加用阿哌沙班 ● 阿哌沙班是一个选择性的直接 Xa 抑制剂 ● 无益处,增加了大出血风险
坎格雷拉	2012[15]	● 坎格雷拉是一种 IV 因子,可逆的 P2Y12 血小板抑制剂,用于桥接噻吩并吡啶治疗的病人 ● 主要疗效终点是血小板活性 ● 坎格雷拉达到血小板受抑制的目标水平时没有明显的出血风险
普拉格雷 vs 氯吡格雷对血管重建 ACS	2012[16]	TRILOGY ACS 研究 ● 不稳定性心绞痛或非 ST 段抬高心肌梗死 ● 坎格雷拉 10mg qd 与氯吡格雷 75mg qd 比较 ● 随访中位数 17 个月 ● 主要终点是心血管疾病,心肌梗死或脑卒中的死亡率 ● 普拉格雷没有明显减少主要终点事件
	2012[17]	TRILOGY ACS 研究血小板功能亚组分析 ● 不稳定性心绞痛或非 ST 段抬高心肌梗死 ● 相较 P2Y12 的反应单位(PRUs) ● 普拉格雷比氯吡格雷抑制 P2Y12 受体程度的更大,但临床结果无差异

续表

	2013[18]	TRILOGY ACS 次要的、预先设定的分析 ● 非 ST 抬高型心肌梗死 ● 主要终点事件是心血管病死亡、心肌梗死或 30 个月时脑卒中 ● 在行血管造影术的普拉格雷组中主要终点事件显著降低 ● 在未行血管造影术者中无差异
心肌梗死前使用沃拉帕沙（vorapaxar）	2012[19]	TRA 2°P-TIMI50 研究 ● 沃拉帕沙通过对抗凝血酶介导的血小板蛋白酶激活受体（PAR-1）抑制血小板活性 ● 沃拉帕沙与安慰剂比较的 RCT ● 主要终点是心血管疾病死亡、心肌梗死或脑卒中 ● 随访中位数 2.5 年 ● 沃拉帕沙降低心血管疾病或心肌梗死的风险，但增加中到重度出血的风险
床边监测调整抗血小板剂量	2012[20]	ARCTIC 研究 ● 支架植入后床边监测与传统疗法的随机对照试验 ● 两组间无显著差异
PCI 病人：VKA+氯吡格雷 vs VKA+氯吡格雷+ASA 抗凝	2013[21]	WOEST 研究 ● 拟进行 PCI 者的抗凝治疗 ● 使用氯吡格雷而没有使用 ASA 显著减少出血并发症，没有增加血栓性事件的发生
PCI 病人：坎格瑞格 vs 氯吡格雷	2013[22]	CHAMPION PHOENIX 研究 ● 主要终点是死亡、心肌梗死、血管重建或 48 小时内支架内血栓形成 ● 坎格雷拉显著降低缺血性事件的发生率，而没有明显增加严重的出血

血小板反应性和结局	2013[23]	ADAPT-DES 研究 ● 药物洗脱支架术后 ASA+ 氯吡格雷双联抗血小板治疗期间血小板反应性和结局之间的关系 ● 氯吡格雷的高血小板反应性与支架内血栓形成和心肌梗死高度相关,与出血呈负相关 ● 高反应性并不是一个独立的死亡风险
普拉格雷预处理	2013[24]	ACCOAST 研究 ● 普拉格雷预处理用于非 ST 段抬高型心肌梗死病人计划行 PCI 治疗 ● 预处理并没有降低 30 天主要缺血事件的发生率 ● 增加大出血并发症的发生率
PCI 术后双联抗血小板 3 个月 vs 12 个月	2013[25]	OPTIMIZE 研究 ● 佐他莫司 PCI,阿司匹林 100~200mg/d+ 氯吡格雷 75mg/d ● 主要终点事件是净不良临床事件和脑血管事件 ● 3 个月治疗效果无明显获益
药物洗脱支架 1 年后停双联抗血小板治疗	2014[26]	ARCTIC-Interruption 研究 ● 药物洗脱支架后 ● 双联抗血小板与阿司匹林比较 ● 双联抗血小板超过 1 年无明显获益
双联抗血小板 12 个月 vs 30 个月	2014[27]	● 双联抗血小板研究 ● 阿司匹林 + 噻吩并吡啶与单独阿司匹林比较 ● 双联抗血小板显著降低支架内血栓形成和主要不良心血管疾病及脑血管意外事件的风险,但是增加了出血风险
非甾体类抗炎药使用与出血和心血管事件风险	2015[28]	● 非甾体类抗炎药使用与出血风险增加和过多血栓事件有关

续表

对金属裸支架病人服用阿司匹林 12 个月进行噻吩并吡啶 vs 安慰剂 18 个月	2015[29]	● 双联抗血小板研究 ● 无获益
心肌梗死之前长期使用替格瑞洛的病人	2015[30]	● PEGASUS-TIMI 54 ● 平均随访 33 个月 ● ASA+ 氯吡格雷双联抗血小板治疗防止 MI 发生,但是增加了出血

经溶栓治疗的 ST 段抬高心肌梗死 (ST elevation myocardial infarction,STEMI) 的 ASA 初始剂量 (Circulation 2008[31])

● ASA 初始剂量 162mg 与 325mg 在 STEMI 病人中的比较

● GUSTO I 和 GUSTO III 数据

● 主要终点:24 小时和 7 天死亡率

● 初始剂量 ASA 162mg 与 325mg 无显著差异

死亡和急性心肌梗死 (acute myocardial infarction,AMI) 发生率与 ACS 后停用氯吡格雷有关 (JAMA 2008[32])

● 观察病人停用氯吡格雷后是否增加不良事件风险

● 停用氯吡格雷后随访中位数 196 天

● 停用氯吡格雷后的第一个 90 天内不良事件的风险显著增加

● 保守和 PCI 治疗的 ACS 病人停用氯吡格雷后,在最初 90 天一些不良事件支持氯吡格雷反弹效应的可能性

氯吡格雷在 ACS 中应用 (BMJ 2009[33])

● STEMI 病人建议 14 天的氯吡格雷治疗期

● NSTEMI 病人氯吡格雷的理想治疗时间尚不清楚,但一般 9~12 个月

● 氯吡格雷单药治疗的出血风险类似于 ASA

- 氯吡格雷的负荷剂量对接受 PCI 的病人是 600mg、ACS 病人是 300mg

ACC/AHA 2007 年不稳定性心绞痛 / 非 ST 段抬高心肌梗死抗血小板 / 抗凝治疗指南（Circulation 2007[34]）

- 双联抗血小板治疗加华法林，所谓的"三联 - 抗凝疗法"仅限于特殊病例，且证据较少
- 如果加华法林，INR 应该是 2.0~2.5 之间
- 适应证局限于房颤、左室血栓，脑、静脉或肺栓塞、人工机械瓣膜
- 不稳定性心绞痛 / 非 ST 段抬高心肌梗死病人出院后长期抗凝治疗（见文献原文图 9）

氯吡格雷负荷后高残余血小板反应性（high residual platelet reactivity，HRPR）和接受 PCI 治疗的 ACS 病人长期心血管事件（JAMA 2011[35]）

- 在接受氯吡格雷治疗的病人中 HRPR 与 PCI 术后缺血事件高度相关
- 研究氯吡格雷负荷后 HRPR 是否是长期血栓事件一个独立的危险因素
- 主要终点是随访两年中心脏病死亡、心肌梗死、任何紧急冠状动脉血管重建术和脑卒中的复合终点
- HRPR 明显与缺血性事件的风险增加有关
- HRPR 发病率相对较低为 14%

ACS 接受抗血小板治疗病人使用新型口服抗凝剂（Arch Intern Med 2012[36]）

- 系统综述和 Meta 分析
- 抗 -Xa 因子和直接凝血酶抑制剂（DTI）与大幅增加的大出血事件有关（OR 3.03）
- 显著减少支架血栓形成或复合缺血性事件，对总体死亡率无显著影响

冠状动脉支架植入术后药物治疗（JAMA 2013[37]）

- 综述
- 文献原文表 4 为当前的建议

● 据 WOEST 研究,在出血风险方面,氯吡格雷 + 华法林双联优于三联疗法,没有增加 MI、靶血管重建术、脑卒中或支架内血栓形成

坎格雷洛对 PCI 围术期的效果(Lancet 2013[38])

● 3 个 CHAMPION 试验的汇总分析

● 坎格雷洛降低了 PCI 围术期的血栓性并发症

需要行心脏或非心脏手术的冠心病病人的抗血小板治疗措施(Circulation 2013[39])

● "抗血小板桥接"治疗

● 普通肝素使血小板活化导致促血栓形成效应

● 静脉注射小分子 GPⅡb/Ⅲa 拮抗剂或坎格雷洛可用于桥接

● 小分子 GPⅡb/Ⅲa 拮抗剂和坎格雷洛的药代动力学和药效学(见文献原文表 2)

● 关于阿司匹林 +P2Y12 受体抑制剂双联抗血小板治疗所推荐的病人桥接协议是指心脏或非心脏手术治疗(见文献原文图 2)

延长双联抗血小板治疗及死亡率(Lancet 2015[40])

● 系统综述和 meta 分析

● 与阿司匹林单独使用相比,双联抗血小板治疗并不与全因死亡、心血管病或非心血管疾病死亡的差异相关

药物洗脱支架植入术后延长双联抗血小板治疗病人的死亡率(Lancet 2015[41])

● 网络 meta 分析(见文献原文表 3)

● 与双联抗血小板治疗大于 1 年相比较,6 个月或更短时间和 1 年时间的双联抗血小板治疗有较高的心肌梗死风险和支架内血栓形成风险,但是死亡风险更低

急性冠脉综合征抗血小板药物与抗凝药物:现状和未来?(Am Heart J 2014[42])

● 在急性非 ST 段抬高型急性冠脉综合征情况下有 4 种抗凝选择:低分子肝素、磺达肝素、普通肝素、比伐卢定

● 磺达肝素不推荐用于行 PCI 的 ST 段抬高型心肌梗死

- 替格瑞洛推荐用于非 ST 段抬高型心肌梗死
- 普拉格雷或替卡格雷不推荐用于三联疗法
- WOEST 研究表明与三联疗法相比,PCI 后早期停用阿司匹林可使得出血率减半

药物洗脱支架植入术后双联抗血小板治疗的适宜时间 (BMJ 2015[43])

- Meta 分析
- 短期治疗与明显降低大出血有关,在缺血或血栓形成方面没有明显的不同

心 力 衰 竭

窦性心律的心力衰竭病人使用华法林和 ASA(NEJM 2012[44])

- WARCEF 研究
- EF<25%
- 两组总体上无明显的差异
- 华法林组大出血率明显升高

心房颤动(atrial fibrillation,AF)

房颤病人抗凝抗血小板治疗比较的相关研究(表 3-5-3)

表 3-5-3　房颤病人抗凝抗血小板治疗比较的相关研究

氯吡格雷 + ASA vs 华法林	2006[45]	ACTIVE W 研究 ● 平均年龄 70 岁,其中 60% 房颤 >2 年 ● 高血压病史 80% 以上 ● 78% 曾服用华法林 ● 这项研究提前结束,因为在脑卒中、TIA、MI 和血管性死亡方面华法林优于上述组合
ASA vs 华法林	2007[46]	BAFTA 研究 ● 入选 75 岁及以上的房颤病人 ● 平均随访 2.7 年 ● 华法林组在预防脑卒中方面有显著优越性 ● 两组大出血的风险相似

续表

氯吡格雷 + ASA vs ASA	2009[47]	ACTIVE A 研究 ● 不适合服华法林的高风险房颤病人随机分组 ASA 或 ASA+ 氯吡格雷 ● ASA75~100mg QD,氯吡格雷 75mg QD。 ● 平均随访 3.6 年 ● 主要复合终点是脑卒中、MI、非神经系统栓塞或血管原因死亡 ● 氯吡格雷 +ASA 显著降低主要事件发生率 ● 主要差异是由于服用氯吡格雷减少了脑卒中发生率 ● 氯吡格雷组大出血风险高(2.0%/ 年 vs 1.3%/ 年)
依达肝素 VS 华法林	2008[48]	AMADEUS 研究 ● 依达肝素是合成的 Xa 因子的抑制剂 ● 房颤病人被随机分配到依达肝素皮下注射组(2.5mg/ 周)vs 维生素 K 拮抗剂组(INR 2~3) ● 主要终点是所有脑卒中和系统性栓塞的累积发病率 ● 平均随访 10.7 个月 ● 这项研究停止的原因是依达肝素较多的临床意义的出血 ● 两组之间在主要终点、脑卒中和栓塞事件上无差异
达比加群 VS 华法林	2009[49]	RE-LY 研究 ● 达比加群是一种新的口服凝血酶抑制剂 ● RCT:110mg 或 150mg BID 达比加群与标准剂量华法林治疗的比较 ● 随访持续时间的位数是 2.0 年 ● 主要终点是脑卒中或系统性栓塞 ● 在主要终点方面达比加群 110mg 剂量与华法林一样好,且降低了大出血发生率 ● 在主要结局方面达比加群 150mg 剂量优于华法林,但大出血率相似

续表

达比加群 vs 不同 INR 水平华法林	2010[50]	RE-LY 研究 ● 分析 RE-Ly 研究关于华法林达到治疗窗的时间（TTR） ● 与华法林相比，达比加群 110mg 和 150mg TTR 与疗效有显著的相关性 ● 不论 INR 的高低，达比加群 150mg 在降低脑卒中方面、110mg 在降低大出血方面，以及两者在减少脑出血方面，与华法林相比，均有优势
房颤病人华法林的净效益	2009[51]	ATRIA 列队研究 ● 整个队列华法林的校正净效益是 0.68%/年 ● 那些 85 岁及以上和有缺血性脑卒中史病人校正净效益最大 ● 华法林的临床净效益从 CHADS 0~1 分的 0 点增加到 CHADS2 4~6 分的 2.22%/年
阿哌沙班	2011[52]	AVERROES 研究 ● 不能服用 VKA 的房颤病人接受阿哌沙班或 ASA 的随机对照研究 ● 平均随访 1.1 年 ● 主要终点是脑卒中或系统性栓塞的发生 ● 阿哌沙班组的主要终点较少（风险减少了 50% 以上） ● 这些组的大出血风险相似
	2011[53]	ARISTOTLE 研究 ● 阿哌沙班 5mg BID vs 华法林 ● 平均随访 1.8 年 ● 主要终点是缺血性或出血性脑卒中、系统性栓塞 ● 在主要终点事件阿哌沙班优于华法林 ● CHADS2 的平均评分是 2.1

续表

利伐沙班 vs 华法林	2011[54]	ROCKET 的房颤研究 ● 口服 Xa 因子抑制剂 vs 华法林随机对照试验 ● 利伐沙班 20mg QD ● 利伐沙班在预防脑卒中和系统性栓塞上不劣于华法林 ● 在大出血方面无明显差异
依度沙班 vs 华法林	2013[55]	房颤 - 心肌梗死溶栓 48 小时 ● 依度沙班是一种 Xa 因子抑制剂口服剂 ● 房颤病人使用高剂量 60mg/d，低剂量 30mg/d 依度沙班与使用华法林的比较 ● 主要终点是脑卒中和系统性栓塞 ● 两个方案都不劣于华法林 ● 明显降低出血和心血管疾病死亡率

房颤病人抗凝治疗预防脑卒中（Ann Intern Med 2007[56]）

● Meta 分析

● 纳入所有平均随访 3 月或更长的公开发表 RCT 研究

● 房颤病人经调整剂量的华法林治疗减少 60% 的脑卒中，而抗血小板治疗减少 20%

● 华法林比抗血小板治疗有效率远远超过 40%

在房颤病人中预防脑卒中（Am J Med 2011[57]）

● 华法林与无抗血栓形成治疗相比，降低了 64% 的脑卒中风险

● 与安慰剂相比，ASA 就降低了 22% 的脑卒中风险

● 与 ASA 相比，华法林降低了 38% 的脑卒中风险

英国非瓣膜性房颤病人达比加群与华法林治疗（BMJ2011[58]）

● RE-LY 列队研究

● 与华法林相比，达比加群与正增量净效益有关

● 达比加群 110mg bid 并没有在临床或经济上超过 150mg bid 的优势

达比加群与 ACS 的高风险相关（Arch Intern Med 2012[59]）

- Meta 分析
- 达比加群明显与 MI 或 ACS 的较高风险有关（OR 1.33）
- 药理机制未明

非瓣膜性房颤病人服用华法林预防脑卒中的最新研究结果（Arch Intern Med 2012[60]）

- Meta 分析
- 在治疗范围的总体时间是 55%~68%
- 服用华法林的房颤病人，每年的脑卒中或系统性血栓发病率估计为 1.66%。

房颤病人脑卒中风险是什么？

CHADS$_2$ 评分（JAMA 2001[61]）

- 全球房颤注册（见文献原文表 2）
- 无抗血栓治疗的脑卒中率（/100 人年）
- 充血性心力衰竭、高血压、年龄 >75 岁、糖尿病、脑卒中（2 分）

接受达比加群酯或华法林治疗的有关 CHADS$_2$ 评分评估房颤病人脑卒中、出血、死亡风险（Ann Intern Med 2011[62]）

- RE-LY 列队
- CHADS$_2$ 评分每升高 1 个点，脑卒中或全身性栓塞率就增加，从评分 0 分的 0.53%/ 年到评分 6 分的 5.4%/ 年
- 1 分以上的评分每升高 1 个点，死亡率增加，从评分 1 分的 1.34%/ 年到评分 6 分 10.8%/ 年（文献原文图 1）
- 评分每升高 1 个点，大出血的年增长率从评分 0 分的 1.6%/ 年到评分 6 分的 5.4%/ 年（文献原文图 2）

预测房颤病人脑卒中和静脉血栓栓塞的危险分层方案的验证（BMJ 2011[63]）

- 基于丹麦注册的列队研究
- 预测高风险病人 CHA$_2$DS$_2$-VASc 评分比 CHADS$_2$ 评分更好
- CHA$_2$DS$_2$-VASc（充血性心力衰竭、高血压、年龄 ≥75

岁、糖尿病、既往脑卒中或短暂性脑缺血发作、血管性疾病、年龄 65~74 岁、女性）

- 因血栓形成而住院和死亡的事件发生率（95%CI）（/100 人年）（见文献原文表 2）

非瓣膜性房颤病人使用 CHA$_2$DS$_2$-VASc 和 HAS-BLED 评分预防血栓（Circulation 2012[64]）

- CHADS$_2$ 的开发是基于许多房颤定义不一致或未系统记录的研究
- 心衰并不是脑卒中一贯的危险因素，而中至重度收缩功能障碍是一个独立的危险因素
- CHA$_2$DS$_2$-VASc 善于确认低危病人，并分类少数病人为中度风险类别
- CHA$_2$DS$_2$-VASc ≥ 1 分，应该考虑用维生素 K 拮抗剂
- HAS-BLED ≥ 3 分表明出血高风险
- CHA$_2$DS$_2$-VASc 评分和 HAS-BLED 评分比较（见文献原文表）

CHA$_2$DS$_2$-VASc 评分与房颤病人肺动脉栓塞风险直接相关（AmJ Med 2014[65]）

- （以色列）基本医疗服务（clalit Health Services，CHS）数据
- 高 CHA$_2$DS$_2$-VASc 评分意味着肺动脉栓塞风险更高

房颤病人伴慢性肾病的脑卒中和出血（NEJM 2012[66]）

- 丹麦国家注册
- 非终末期肾病病人脑卒中或全身性栓塞的风险增加，与需要肾脏替代治疗的病人相同
- 两组病人的这种风险可被华法林显著降低，但不是阿司匹林
- 慢性肾病增加房颤病人的脑卒中或全身性血栓栓塞与出血风险有关
- 华法林 + 阿司匹林增加出血风险

房颤病人不明原因脑卒中（NEJM 2014[67]）

- EMBRACE 研究

- 30 天的监控与 24 小时监控检测不明原因脑卒中病人的房颤
- 干预组中房颤 >30 秒的检出率为 16.1%

不明原因脑卒中和潜在的房颤（NEJM 2014[68]）

- CRYSTAL 房颤研究
- 可植入的监测与常规随访
- 缺血性心肌病中房颤检出率 8.9%

房颤病人脑卒中预防（JAMA 2015[69]）

- 系统综述
- SAMe-TT$_2$R$_2$ 评分是最初决定维生素 K 拮抗剂与非维生素 K 拮抗剂口服抗凝（文献原文表 5）
- 文献原文图为公式

影响服用华法林抗凝房颤病人抗凝治疗质量的因素分析（Chest 2013[70]）

- AFFIRM 列队研究
- 治疗窗内的时间（time to therapeutic range, TTR）<60% 的病人与 TTR>75% 的病人相比, 大出血和死亡明显升高
- SAMe-TT$_2$R$_2$ 评分可以预测维生素 K 拮抗剂或其他药物能否有效控制 INR

S（Sex）提示性别（女性）计 1 分

A（Age）提示年龄（<60 岁）计 1 分

Me（Medical history）提示病史 ≥2 项:（高血压、糖尿病、冠心病 / 心肌梗死、外周血管疾病、充血性心力衰竭、脑卒中、肺疾病、肝或肾疾病）计 1 分

T（Treatment）提示治疗（相互作用的药物, 如胺碘酮控制心律）计 1 分

T（Current Tobacco use）提示吸烟（两年内）计 2 分

R（Race）提示种族（非白种人）计 2 分

最高分值为 8 分

- 0~1 分表示维生素 K 拮抗剂控制较好;>1 分, 表示需要额外的干预

预测房颤病人左心房血栓栓塞（Am Heart J 2010[71]）

● 在非瓣膜性房颤病人评价 CHADS$_2$ 评分是否能预测左房附壁血栓（left atrial appendage thrombus，LAAT）

● CHADS$_2$ 评分系统预测房颤病人 LAAT 的存在，但并不是这个系统所有的变量可预测 LAAT

● LAAT 的独立预测因子包括心衰、脑卒中/TIA、糖尿病、永久性房颤、房颤持续时间和自发的超声心动图的对比（文献原文表 4）

● 新评分系统的分布情况如文献原文图 2 所示

服用华法林病人的出血风险

出血风险模型的发展（Chest 2006[72]）

● 全球房颤注册中的老年房颤注册

● 出血的重要危险因素：年龄 >70 岁、女性、远期出血、近期出血、酒精滥用、糖尿病、贫血和使用抗血小板药

全球房颤注册的出血预测（Am Heart J 2006[73]）

● 全球房颤注册

● HEMORR$_2$HAGES 记忆：肝或肾疾病、嗜酒、恶性肿瘤、老年人（>75 岁）、血小板减少或功能下降、再出血的风险（既往出血）（2 分）、高血压（未控制的）、贫血、遗传因素、过度跌倒风险和脑卒中（见文献原文表 2）

改良门诊病人出血风险指数（Clin Geriatr Med 2006[74]）

● 每项 1 分：年龄 >65 岁、胃肠道出血史、脑卒中史、一个或多个特定的并发症（最近发生的心肌梗死、Ht<30%、肌酐 >1.5mg/dL（133μmol/L）或糖尿病）

● 下面是 3 个月和 12 个月的出血风险，见表 3-5-4

表 3-5-4　门诊病人 3 个月和 12 个月的出血风险

	3 个月	12 个月
低风险（0 分）	2%	3%
中等风险（1~2 分）	5%	12%
高风险（3~4 分）	23%	48%

一种新的容易使用的评分(HAS-BLED),评估房颤病人 1 年大出血的风险(Chest 2010[75])

- 欧洲心脏研究
- HAS-BLED 类似于 HEMOR$_2$RGAGES 评分
- 评分≥3 分(3.74%/ 年 ~19.51%/ 年)表明高风险,建议在抗凝期间或抗凝起始时定期复查

HAS-BLED 出血风险评分系统:

H(Hypertension)提示高血压,计 1 分

A(Abnormal renal and live function)提示肝、肾功能异常(各计 1 分)

S(Stroke)提示脑卒中史,计 1 分

B(Bleeding)提示出血史或出血倾向,计 1 分

L(Labile INRs)提示 INR 波动,计 1 分

E(Elderly)提示老年人(>65 岁),计 1 分

D(Drugs or alcohol)提示药物或酒精(各计 1 分)

最高分值为 9 分

监测房颤病人的抗凝(J Thromb Thrombolysis 2006[76])

- 巢式病例对照研究
- 计算治疗窗内的时间(time in therapeutic range,TTR)
- 观察病人在华法林治疗范围内 <30% 的时间

口服抗血小板抗凝治疗房颤的益处取决于通过国家和中心测量 TTR 的 INR 质量控制(Circulation 2008[77])

- ACTIVE W 队列研究
- 58% 的 TTR 病人从抗凝治疗中获益

血液透析的房颤病人应用华法林的脑卒中和出血风险(Circulation 2014[78])

- 基于人群的回顾性队列研究
- 华法林在降低脑卒中中无获益,但与血液透析的房颤病人更高的出血风险相关(见文献原文表 3)

血液透析的房颤病人应用华法林的争议(Am J Kidney Dis 2014[79])

血液透析的房颤病人应用华法林的争议:需要更多的激

发争论

TIA 或脑卒中(表 3-5-5)

表 3-5-5　TIA 或脑卒中病人抗凝抗血小板治疗的相关研究

华法林 vs ASA	2005[80]	WASID 研究
		● TIA 或脑卒中病人的 RCT:华法林(INR 2~3)或 ASA(1300mg/d)
		● 平均随访 1.8 年
		● 对血管性死亡华法林并没有提供比 ASA 更好的保护
		● 华法林的不良事件比 ASA 明显高得多
ASA 伴或不伴双嘧达莫	2006[81]	ESPRIT 研究
		● 6 个月内的 TIA 或轻微脑卒中,ASA 有或没有双嘧达莫联合治疗的随机对照试验
		● 平均随访 3.5 年
		● 对降低所有涉及血管性死亡的复合死亡,ASA+ 双嘧达莫优于单独使用 ASA
		● 排除标准是心源性栓子如房颤、心脏瓣膜病
		● ASA 平均剂量 75mg qd
ASA vs ASA+氯吡格雷	2006[82]	MATCH 研究
		● 高风险 TIA 病人 RCT
		● 氯吡格雷加用 ASA 没有提供任额外的好处
	2005[83]	CARESS 研究
		● 年龄 >18 岁,颈动脉狭窄 >50%,TIA 或脑卒中 <3 个月
		● 第 7 天用 TCD 检测 MES(无症状微血栓信号)
		● 双重疗法 MES 的风险降低 39.8%
		● 第一天负荷剂量氯吡格雷 300mg,接下来每天 75mg/ 天;ASA 的剂量是 75mg/d

高剂量阿托伐他汀	2006[84]	SPARCL 研究 ● 阿托伐他汀 80mg/d vs 安慰剂的 RCT 纳入标准:脑卒中或 TIA 1~6 个月和 LDL100~1090mg/dL(2.6~28.2mmol/L)之间 ● 平均随访 4.9 年 ● 未知有冠心病的脑卒中或 TIA 病人,阿托伐他汀 80mg 减少了脑卒中、心血管疾病的总发病率
ASA+ 双嘧达莫 vs 氯吡格雷	2008[85]	PRoFESS 研究 ● ASA 25mg+ 双嘧达莫 200mg 一日两次 vs 氯吡格雷 75mg qd ● 年龄 55 岁以上,最近患有缺血性脑卒中 ● 平均随访 2.5 年 ● 在再发脑卒中、心肌梗死或血管原因死亡的没有区别
Terutroban vs ASA	2011[86]	PERFORM 研究 ● terutroban 是血栓素前列腺素受体选择性口服抗凝剂 ● 缺血性脑卒中<3 个月或 TIA<8 天 ● RCT:Terutroban 30mg qd 或 ASA 100mg ● 主要终点是复合致命的或非致命性缺血性脑卒中、心肌梗死或其他血管性死亡的复合终点 ● 两种治疗没有差别
氯吡格雷 + ASA vs ASA	2013[87]	CHANCE 研究 ● <24 小时的小缺血性脑卒中或高风险的 TIA(ABCD 评分 >3) ● 90 天脑卒中率 ● 氯吡格雷负荷剂量 300mg 接着 75mg/d+ASA 75mg 与 ASA 75mg qd 的比较 ● 氯吡格雷 +ASA 组更少发生脑卒中

缺血性脑卒中的亚急性管理(AFP 2011[88])

● 二级预防的抗血小板治疗建议如下:ASA 单药治疗;

ASA+ 延长释放的双嘧达莫,氯吡格雷单药疗法

缺血性脑卒中后急性护理和二级预防(BMJ 2011[89])

- 脑卒中幸存者罹患静脉血栓栓塞的风险大大增加
- ASA+ 氯吡格雷组的出血风险类似于那些服用华法林者
- 卒中后抗凝治疗起始的时间尚不清楚
- 在脑卒中预防中(57~59 周)抗血小板治疗的证据(见文献原文表 3)

与抗血小板治疗相关的胃肠道出血

持续低剂量 ASA 的消化性溃疡出血(Ann Intern Med 2010[90])

- 比较内镜下控制溃疡出血后继续 ASA 与停用 ASA
- 和内镜下治疗后立即安慰剂或 ASA 80mg qd 8 周的 RCT
- 主要终点事件是 30 天内内窥镜检查确诊复发性溃疡出血
- 服用 ASA 的病人比安慰剂者全因死亡率较低
- ASA 组复发性溃疡出血的 30 天累积发生率为 10.3%,安慰剂组 5.4%(文献原文图 2)

服用低剂量 ASA 者法莫替丁预防消化性溃疡和食管炎(Lancet 2009[91])

- FAMOUS 研究
- 法莫替丁(20mg bid)与安慰剂比较
- 在 12 周时内镜检查
- 低剂量的 ASA(75~325mg qd)者服用法莫替丁有效预防胃和十二指肠溃疡、腐蚀性食管炎

服用 ASA/NSAID 的病人侵入性操作后出血的风险(Am J Med 2012[92])

- VA 研究
- 结肠内镜下息肉切除术的病人
- 在使用或不使用(ASA/NSAID)者结肠息肉切除术后

出血的比率无显著差异

在丹麦急性心肌梗死病人使用不同组合的 ASA、氯吡格雷、维生素 K 拮抗剂治疗的出血风险（Lancet 2009[93]）

- 全国登记的数据
- 平均随访 476 天
- 以 ASA 为对照出血风险,见表 3-5-6

表 3-5-6　以阿司匹林为对照的出血风险

ASA	氯吡格雷	VKA	ASA+氯吡格雷	ASA+VKA	氯吡格雷+VKA	ASA+氯吡格雷+VKA
1.0	1.33	1.23	1.47	1.84	3.52	4.05

房颤病人华法林、ASA 和氯吡格雷单、双或三联疗法出血的风险（Arch Intern Med 2010[94]）

- 丹麦注册表
- 平均随访 3.3 年
- 华法林参考,见表 3-5-7

表 3-5-7　以华法林为对照的出血风险

华法林	ASA	氯吡格雷	ASA+氯吡格雷	华法林+ASA	氯吡格雷+华法林	ASA+氯吡格雷+VKA
1.0	0.93	1.06	1.66	1.83	3.08	3.70

长期使用 ASA 和胃肠道出血的风险（Am J Med 2011[95]）

- 护士健康研究
- 随访 24 年
- 胃肠道出血的 RR 值是 1.43,见文献原文表 2
- 相对于使用持续的时间,风险与 ASA 的剂量更密切相关,见文献原文表 3

接受双联抗血小板治疗的冠状动脉支架植入病人出血并发症的预测和管理(BMJ 2011[96])

- 急性胃肠道出血住院后再出血和死亡风险的 Rockall 评分系统(见原文图)

Rockall 评分 <3,继续双抗治疗；

Rockall 评分 >3,停用 ASA；

持续出血,停用 ASA 及氯吡格雷

抗血小板药物在围术期的使用(Arch Surg 2009[97])

- 围术期 ASA 不应停止,除非出血风险超过停药后血栓栓塞风险

- 择期手术前硫酸氯吡格雷应该停止使用至少 5 天

- 血小板糖蛋白 IIb/IIIa 受体拮抗剂必须术前停用超过 12 小时,以便止血功能恢复正常

- 非 ST 段抬高心肌梗死(NSTEMI)病人接受双联抗血小板治疗,药物洗脱支架植入双联抗血小板治疗持续 12 月

- 主要抗血小板药的特征(见文献原文表 2)

药物洗脱支架(DES)植入后双联抗血小板治疗持续时间(NEJM 2010[98])

- REAL-LATE,ZEST-LATE 队列研究

- 药物洗脱支架病人氯吡格雷 +ASA 与双重治疗 12 月后单独使用 ASA 的随机对照试验

- 随访中位数时间为 19.2 个月

- 主要终点事件是心肌梗死或心源性死亡的复合终点

- 使用双联抗血小板治疗是超过 12 个月并不比 12 月后 ASA 单独使用更有效

慢性肾病(CKD)病人抗凝治疗(Circulation 2012[99])

- 慢性肾病病人可能会出现血小板功能障碍和酶凝血级联系统异常。这将解释为什么 CKD 病人两个相反的并发症:出血倾向和血栓性倾向

- 采用低剂量 ASA 方案(<100mg)

- 氯吡格雷不需要根据肾功能调整剂量

- 普通肝素能在肝脏代谢,在 CKD 无需调整剂量

- 伊诺肝素需要剂量调整

阿司匹林抵抗

- 在 HOPE 研究的人群,ASA 抵抗者患心肌梗死的风险高 2 倍,患脑血管意外的风险高 3.5 倍(Circulation 2002[100])
- Gum(2001[101])报道在稳定型冠心病病人,ASA 的抵抗率是 5.5%~9.5%。女性多见,也不太可能是吸烟者。ASA 的敏感性在种族、DM、血小板计数、肾脏或肝脏疾病中无差异
- Hankey and Eikelboom(Lancet 2006[102])文章很好地解释了 ASA 抵抗和治疗失败

阿司匹林"抵抗"和心血管疾病发病风险:系统综述和 Meta- 分析(BMJ2008[103])

- 研究了心血管疾病病人 ASA 抵抗和临床结局之间的关系
- 系统综述与 Meta- 分析
- 回顾了 20 个研究,28% 的病人被确认为 ASA 抵抗
- ASA 抵抗男性比女性少,有肾功能损害者发生率更高
- 所有 ASA 抵抗者,无论现有临床症状如何,都处于更大的死亡、急性冠状动脉综合征、血管介入失败或新的心血管事件的风险
- 联合氯吡格雷或替罗非班或两者治疗并不改善这种风险
- 阿司匹林抵抗病人中,阿司匹林剂量反应和不良结果的风险(见文献原文表 3)

PPI 和氯吡格雷

抗血小板药物和 PPI 联合治疗的相关研究(表 3-5-8)

表 3-5-8　抗血小板药物和 PPI 联合治疗的相关研究

氯吡格雷和普拉格雷伴或不伴 PPI	2009[104]	PRINCIPLE-T44 和 TRITO TIMI 38 的分析	- 研究 PPI 使用和噻吩并吡啶的血小板抑制剂有效性

续表

			● PPI 的使用与服用氯吡格雷或普拉格雷病人心血管疾病的风险增加无关的
ACS 后服用氯吡格雷和 PPI	2009[105]	VA 数据综述	● 主要终点是全因死亡率和 ACS 再次入院治疗 ● ACS 出院后使用氯吡格雷 +PPI 比使用氯吡格雷无 PPI 不良结果风险更多 ● 在多变量分析中,使用氯吡格雷 +PPI 与增加死亡的风险或 ACS 再入院治疗(OR=1.25)
氯吡格雷和 PPI	2010[106]	田纳西州医疗补助计划队列	● 氯吡格雷和 PPI 合并使用者因胃肠道出血住院比当前单独使用氯吡格雷低了 50% ● 合并使用 PPI 不增加严重心血管疾病的风险
有或无冠心病氯吡格雷应用	2010[107]	COGENT 研究	● 使用奥美拉唑上消化道出血率大幅降低 ● 两组心血管疾病事件发生率无显著差异
第一次 MI 后 ASA 单用或合并使用 PPI	2011[108]	病例对照研究	● 在第一次 MI 使用 ASA 治疗者,加用 PPI 治疗与不良心血管疾病事件风险增加有关(OR1.46)

围术期抗血小板治疗(AFP 2010[109])

● ASA 或氯吡格雷单独使用,手术的出血风险增加约 20%,双联抗血小板治疗手术的出血风险增加 50%

● 停用 ASA 增加心脏并发症的风险,高峰发生在第 10 天

- 处理（文献原文表 3）

每日服用阿司匹林对长期癌症死亡风险的影响（Lancet 2011[110]）

- 5 年的随访发现益处很明显
- 每日服用 ASA 减少了几种常见癌症的死亡

参 考 文 献

1. Berger, J. (2006). "Aspirin for the primary prevention of cardiovascular events in women and men. A sex-specific meta-analysis of randomized controlled trials." JAMA, 295:306-313.

2. Bhatt, D., et al. (2006). "Clopidogrel and aspirin versus aspirin alone for the prevention of atherothrombotic events." N Engl J Med, 354: 1706-1717.

3. Fowkes, F., et al. (2010). "Aspirin for prevention of cardiovascular events in a general population screened for a low ankle brachial index. A randomized controlled trial." JAMA, 303(9):841-848.

4. De Berardis, G., et al. (2009). "Aspirin for primary prevention of cardiovascular events in people with diabetes: meta-analysis of randomised controlled trials. "BMJ, 339, b4531 DOI: doi: 10. 1136/bmj. b4531

5. Antithrombotic Trialists' (ATT) Collaboration (2009). "Aspirin in the primary and secondary prevention of vascular disease: collaborative meta-analysis of individual participant data from randomised trials. "Lancet, 373:1849-1860.

6. Raju, N., et al. (2011). "Effect of aspirin on mortality in the primary prevention of cardiovascular disease." Am J Med, 124:621-629.

7. Palmer, S., et al. (2012). "Effects of antiplatelet therapy on mortality and cardiovascular and bleeding outcomes in persons with chronic kidney disease." Ann Intern Med, 156:445-459.

8. Hennekens, C. and Dalen J. (2013). "Aspirin in the treatment and prevention of cardiovascular disease: past and current perspectives and future directions." Am J Med, 126:373-378.

9. Moukarbel, G. and Bhatt D. (2012). "Antiplatelet therapy and proton pump inhibition." Circulation, 125: 375-380.

10. Wallentin, L., et al. (2009). "Ticagrelor versus clopidogrel in patients with acute coronary syndromes." N Engl J Med, 361: 1045-1057.

11. Cannon, C., et al. (2010). "Comparison of ticagrelor with clopidogrel in patients with a planned invasive strategy for acute coronary syndromes (PLATO): a randomised double-blind study." Lancet, 375: 283-293.

12. Mehta, S., et al. (2010). "Double-dose versus standard-dose clopidogrel and high-dose versus low-dose aspirin in individuals undergoing percutaneous coronary intervention for acute coronary syndromes (CURRENT-OASIS 7): a randomised factorial trial." Lancet, 376: 1233-1243.

13. Price, M., et al. (2011). "Standard-vs high-dose clopidogrel based on platelet function testing after percutaneous coronary intervention. The GRAVITAS randomized trial." JAMA, 305 (11): 1097-1105.

14. Alexander, J., et al. (2011). "Apixaban with antiplatelet therapy after acute coronary syndrome." N Engl J Med, 365: 699-708.

15. Angiolillo, D., et al. (2012). "Bridging antiplatelet therapy with cangrelor in patients undergoing cardiac surgery." JAMA, 307 (3): 265-274.

16. Roe, M., et al. (2012). "Prasugrel versus clopidogrel for acute coronary syndromes without revascularization." N Engl J Med, 367: 1297-1309.

17. Gurbel, P., et al. (2012). "Platelet function during extended prasugrel and clopidogrel therapy for patients with ACS treated without revascularization. The TRIOLOGY ACS platelet function substudy." JAMA, 308 (17): 1785-1794.

18. Wiviott, S., et al. (2013). "Prasugrel versus clopidogrel for patients with unstable angina or non-ST-segment elevation myocardial infarction with or without angiography: a secondary, prespecified analysis of the TRIOLOGY ACS trial." Lancet, 382: 605-613.

19. Scirica, B., et al. (2012). "Vorapaxar for secondary prevention of thrombotic events for patients with previous myocardial infarction: a prespecified subgroup analysis of the TRA 2°P-TIMI 50 trial." Lancet, 380: 1317-1324.

20. Collet, J., et al. (2012). "Bedside monitoring to adjust antiplatelet therapy for coronary stenting." N Engl J Med, 367: 2100-2109.

21. Dewilde, W., et al. (2013). "Use of clopidogrel with or without aspirin in patients taking oral anticoagulant therapy and undergoing percutaneous coronary intervention: an open-label, randomised, controlled trial." Lancet, 381: 1107-1115.

22. Bhatt, D., et al. (2013). "Effect of platelet inhibition with cangrelor during PCI on ischemic events." N Engl J Med, 368: 1303-1313.

23. Stone, G., et al. (2013). "Platelet reactivity and clinical outcomes after coronary artery implantation of drug-eluting stents (ADAPT-DES): a prospective multicentre registry study." Lancet, 382: 614-623.

24. Montalescot, G., et al. (2013). "Pretreatment with prasugrel in non-ST-segment elevation acute coronary syndrome." N Engl J Med, 369: 999-1010.

25. Feres, F., et al. (2013). "Three vs twelve months of dual antiplatelet therapy after zotarolimus-eluting stents. The OPTIMIZE randomized trial." JAMA, 310(23): 2510-2522.

26. Collet, J., et al. (2014). "Dual-antiplatelet treatment beyond 1 year after drug-eluting stent implantation (ARCTIC-Interruption): a randomised trial." Lancet, 384: 1577-1585.

27. Mauri, L., et al. (2014). "Twelve or 30 months of dual antiplatelet therapy after drug-eluting stents." N Engl J Med, 371: 2155-2166.

28. Olsen, A., et al. (2015). "Association of NSAID use with risk of bleeding and cardiovascular events in patients receiving antithrombotic therapy after myocardial infarction." JAMA, 313(8): 805-814.

29. Kereiakes, D., et al. Ibid, "Antiplatelet therapy duration following bare metal or drug-eluting coronary stents. The dual antiplatelet therapy randomized clinical trial." JAMA, 313(11): 1113-1121.

30. Bonaca, M., et al. (2015). "Long-term use of ticagrelor in patients with prior myocardial infarction." N Engl J Med, 372: 1791-1800.

31. Berger, J., et al. (2008). "Initial aspirin dose and outcome among ST-elevation myocardial infarction patients treated with fibrinolytic therapy." Circulation, 117: 192-199.

32. Ho, P., et al. (2008). "Incidence of death and acute myocardial infarction associated with stopping clopidogrel after acute coronary syndrome." JAMA, 299: 532-539.

33. ☺ Chua, D. and Ignaszewski, A. (2009). "Clopidogrel in acute coronary syndromes." BMJ, 338: 998-1002.

34. Anderson, J., et al. (2007). "ACC/AHA 2007 guidelines for the management of patients with unstable angina/non-ST-elevation myocardial infarction: executive summary." Circulation, 116: 803-877.

35. Parodi, G., et al. (2011). "High residual platelet reactivity after clopidogrel loading and long-term cardiovascular events among patients with acute coronary syndromes undergoing PCI." JAMA, 306 (11): 1205-1223

36. Komocsi, A., et al. (2012). "Use of new-generation oral anticoagulant agents in patients receiving antiplatelet therapy after an acute coronary syndrome." Arch Intern Med, 172 (20): 1537-1545.

37. ☺ Brilakis, E., et al. (2013). "Medical management after coronary stent implantation. A review." JAMA, 310 (2): 189-198.

38. Steg, P., et al. Ibid, "Effect of cangrelor on periprocedural outcomes in percutaneous coronary interventions: a pooled analysis of patient-level data." 1981-1992.

39. ☺ Capodanno, D. and Angiolillo, D. (2013). "Management of antiplatelet therapy in patients with coronary artery disease requiring cardiac and noncardiac surgery." Circulation, 128: 2785-2798.

40. Elmariah, S., et al. (2015). "Extended duration dural antiplatelet therapy and mortality: a systematic review and meta-analysis." Lancet, 385: 792-798.

41. Palmerini, T., et al. Ibid, "Mortality in patients treated with extended

duration dural antiplatelet therapy after drug-eluting stent implantation: a pairwise and Bayesian network meta-analysis of randomised trials." 2371-2382.

42. Huber, K., et al. (2014). "Antiplatelet and anticoagulation agents in acute coronary syndromes: what is the current status and what does the future hold?" Am Heart J, 168:611-621.

43. Navarese, E., et al. (2015) Optimal duration of dual antiplatelet therapy after percutaneous coronary intervention with drug eluting stents: meta-analysis of randomised controlled trials. Ibid, 350, h1618 DOI: 10.1136/bmj. h1618

44. Homma, S., et al. (2012). "Warfarin and aspirin in patients with heart failure and sinus rhythm." N Engl J Med, 366:1859-1869.

45. ACTIVE Writing Group (2006). "Clopidogrel plus aspirin versus oral anticoagulation for atrial fibrillation in the atrial fibrillation clopidogrel trial with irbesartan for prevention of vascular events (ACTIVE W): a randomised controlled trial." Lancet, 367:1903-1912.

46. ☺ Mant, J., et al. (2007). "Warfarin versus aspirin for stroke prevention in an elderly community population with atrial fibrillation (the Birmingham Atrial Fibrillation Treatment of the Aged Study, BAFTA): a randomised controlled trial." Ibid, 370:493-503.

47. he ACTIVE Investigators (2009). "Effect of clopidogrel added to aspirin in patients with atrial fibrillation." N Engl J Med, 360:2066-2078.

48. The Amadeus Investigators (2008). "Comparison of idraparinux with vitamin K antagonists for prevention of thromboembolism in patients with atrial fibrillation: a randomised, open-label, non-inferiority trial." Lancet, 371:315-321.

49. Connolly, S., et al. (2009). "Dabigatran versus warfarin in patients with atrial fibrillation." N Engl J Med, 361:1139-1151.

50. Wallentin, L., et al. (2010). "Efficacy and safety of dabigatran compared with warfarin at different levels of international normalised ratio control for stroke prevention in atrial fibrillation: an analysis of

the RE-LY trial." Lancet, 376:975-983.

51. Singer, D., et al. (2009). "The net clinical benefit of warfarin anticoagulation in atrial fibrillation." Ann Intern Med, 151:297-305.

52. Connolly, S., et al. (2011). "Apixaban in patients with atrial fibrillation." N Engl J Med, 364:806-817.

53. Granger, C., et al. Ibid, "Apixaban versus warfarin in patients with atrial fibrillation." 365:981-992.

54. Patel, M., et al. Ibid, "Rivaroxaban versus warfarin in nonvalvular atrial fibrillation." 883-891.

55. Giugliano, R., et al. (2013). "Edoxaban versus warfarin in patients with atrial fibrillation." Ibid, 369:2093-2104.

56. Hart, R., et al. (2007). "Meta-analysis: antithrombotic therapy to prevent stroke in patients who have nonvalvular atrial fibrillation." Ann Intern Med, 146:857-867.

57. De Caterina, R. and Hylek, E. (2011). "Stroke prevention in atrial fibrillation: current status and near-future directions." Am J Med, 124: 793-799.

58. Pink, J., et al. (2011) Dabigatran etexilate versus warfarin in management of non-valvular atrial fibrillation in UK context: quantitative benefit-farm and economic analyses. BMJ, 343, d6333

59. Uchino, K. and Hernandez, A. (2012). "Dabigatran association with higher risk of acute coronary events." Arch Intern Med, 172(5):397-402.

60. Agarwal, S., et al. "Current trial-associated outcomes with warfarin in prevention of stroke inpatients with nonvalvular atrial fibrillation." Ibid, (8):623-631.

61. ☺ Gage, B., et al. (2001). "Validation of clinical classification schemes for predicting stroke. Results from the National Registry of Atrial Fibrillation." Ibid, 285:2864-2870.

62. ☺ Oldgren, J., et al. (2011). "Risks for stroke, bleeding, and death in patients with atrial fibrillation receiving dabigatran or warfarin in relation to the CHADS2 score: A subgroup analysis of the RE-LY

trial." Ann Intern Med, 155:660-667.

63. ☺ Olesen, J., et al. (2011) Validation of risk stratification schemes for predicting stroke and thromboembolism in patients with atrial fibrillation:nationwide cohort study. BMJ, 342, d124 DOI:doi:10.1136/bmj. d124

64. Lane, D. and G. Lip (2012). "Use of the CHA$_2$DS$_2$-VASc and HAS-BLED scores to aid decision making for thromboprophylaxis in nonvalvular atrial fibrillation." Circulation, 126:860-865.

65. Saliba, W. and G. Rennert (2014). "CHA$_2$DS$_2$-VASc score is directly associated with the risk of pulmonary embolism in patients with atrial fibrillation." Am J Med, 127:45-52.

66. Olesen, J., et al. (2012). "Stroke and bleeding in atrial fibrillation with chronic kidney disease." N Engl J Med, 367:625-635.

67. Gladstone, D., et al. (2014). "Atrial fibrillation in patients with cryptogenic stroke." Ibid, 370:2467-2477.

68. Sanna, T., et al. "Cryptogenic stroke and underlying atrial fibrillation." Ibid, 2478-2486.

69. ☺ ☺ ☺ Lip, G. and D. Lane (2015). "Stroke prevention in atrial fibrillation." Ibid, 313 (19):1950-1962.

70. Apostolakis, S., et al. (2013). "Factors affecting quality of anticoagulation control among patients with atrial fibrillation on warfarin. The SAMe-TT2R2 Score." Chest, 144 (5):1555-1563.

71. ☺ ☺ Wysokinski, W., et al. (2010). "Predicting left atrial thrombi in atrial fibrillation." Am Heart J, 159:665-671.

72. Shireman, T., et al. (2006). "Development of a contemporary bleeding risk model for elderly warfarin recipients." Chest, 130:1390-1396.

73. ☺ Gage, B., et al. (2006). "Clinical classification schemes for predicting hemorrhage:results from the National Registry of Atrial Fibrillation (NRAF)." Am Heart J, 151:713-719.

74. Jacobs, L. (2006). "Warfarin pharmacology, clinical management, and evaluation of hemorrhagic risk for the elderly." Clin Geriatr Med, 22:17-32.

75. Pisters, R., et al. (2010). "A novel user-friendly score (HAS-BLED) to assess 1-year risk of major bleeding in patients with atrial fibrillation. The Euro Heart Study." Chest, 138 (5): 1093-1100.

76. Sarawate, C., et al. (2006). "Monitoring anticoagulation in atrial fibrillation." J Thromb Thrombolysis, 21: 191-198.

77. Connolly, S., et al. (2008). "Benefit of oral anticoagulant over antiplatelet therapy in atrial fibrillation depends on the quality of International Normalization Ratio control achieved by centers and countries as measured by time in therapeutic range." Circulation, 118: 2029-2037.

78. Shah, M., et al. (2014). "Warfarin use and the risk of stroke and bleeding in patients with atrial fibrillation undergoing dialysis." Ibid, 129: 1196-1203.

79. Bansal, N. (2014). "The debate on warfarin use in dialysis patients with atrial fibrillation: more fuel for the fire." Am J Kidney Dis, 64 (5): 677-680.

80. ☺ ☺ Chimowitz, M., et al. (2005). "Comparison of warfarin and aspirin for symptomatic intracranial arterial stenosis." N Engl J Med, 352: 1305-1316.

81. The ESPRIT Study Group (2006). "Aspirin plus dipyridamole versus aspirin alone after cerebral ischaemia of arterial origin (ESPRIT): randomised controlled trial." Lancet, 367: 1665-1673.

82. Lutsep, H. (2006). "MATCH results: implications for the internist." Am J Med, 119: 526. e521-e527.

83. Markus, H., et al. (2005). "Dual antiplatelet therapy with clopidogrel and aspirin in symptomatic carotid stenosis evaluated using doppler embolic signal detection. The clopidogrel and aspirin for reduction of emboli in symptomatic carotid stenosis (CARESS) trial." Circulation, 111: 2233-2240.

84. SPARCL investigators (2006). "High-dose Atrovastatin after stroke or transient ischemic attack." N Engl J Med, 355: 549-559.

85. Sacco, R., et al. (2008). "Aspirin and extended-release dipyridamole

versus clopidogrel for recurrent stroke." Ibid, 359:1238-1251.

86. Bousser, M., et al. (2011). "Terutroban versus aspirin in patients with cerebral ischaemic events (PERFORM): a randomised, double-blind, parallel-group trial." Lancet, (377):2013-2022.

87. Wang, Y., et al. (2013). "Clopidogrel with aspirin in acute minor stroke or transient ischemic attack." N Engl J Med, 369:11-19.

88. Bernheisel, C., et al. (2011). "Subacute management of ischemic stroke." AFP, 84(12):1383-1388.

89. McArthur, K., et al. (2011) Post-acute care and secondary prevention after ischaemic stroke. BMJ, 342, d2083 DOI: doi:10. 1136/bmj. d2083

90. Sung, J., et al. (2010). "Continuation of low-dose aspirin therapy in peptic ulcer bleeding." Ibid, 152:1-9.

91. Taha, A., et al. (2009). "Famotidine for the prevention of peptic ulcers and oesophagitis in patients taking low-dose aspirin (FAMOUS): a phase III, randomised, double-blind, placebo-controlled trial." Lancet, 374:119-125.

92. Manocha, D., et al. (2012). "Bleeding risk after invasive procedures in Aspirin/NSAID users: polypectomy study in veterans." Am J Med, 125:1222-1227.

93. ☺ Sorensen, R., et al. (2009). "Risk of bleeding in patients with acute myocardial infraction treated with different combinations of aspirin, clopidogrel, and vitamin K antagonists in Denmark: a retrospective analysis of nationwide registry data." Lancet, 374:1967-1974.

94. Hansen, M., et al. (2010). "Risk of bleeding with single, dual, or triple therapy with warfarin, aspirin, and clopidogrel in patients with atrial fibrillation." Arch Intern Med, 170(16):1433-1441.

95. Huang, E., et al. (2011). "Long-term use of aspirin and the risk of gastrointestinal bleeding." Am J Med, 124:426-433.

96. Bhala, N., et al. (2011) Anticipating and managing bleeding complications in patients with coronary stents who are receiving dual antiplatelet treatment. BMJ, 343, d4264 DOI: 10.1136/bmj. d4264

97. ☺ O'Riordan,J.,et al.(2009). "Antiplatelet agents in the perioperative period." Arch Surg,144:69-76.

98. Park,S.,et al.(2010). "Duration of dual antiplatelet therapy after implantation of drug-eluting stents." N Engl J Med,362:1374-1382.

99. ☺ Capodanno,D. and Angiolillo,D.(2012). "Antithrombotic therapy in patients with chronic kidney disease." Circulation,125:2649-2661.

100. Eikelboom,J.,et al.(2002). "Aspirin-resistance thromboxane biosynthesis and the risk of myocardial infarction,stroke,or cardiovascular death in patients at high risk for cardiovascular events." Ibid,105:1650-1655.

101. ☺ Gum,P. and K. Kottke-Marchant(2001). "Profile and prevalence of aspirin resistance in patients with cardiovascular disease." Am J Cardiol,88:230-235.

102. Hankey,G. and J. Eikelboom(2006). "Aspirin resistance." Lancet, 367:606-617.

103. ☺ Krasopoulos,G.,et al.(2008)Aspirin "resistance" and risk of cardiovascular morbidity:systematic review and meta-analysis. BMJ, DOI:doi:10.1136/bmj.39430.529549.BE

104. O'Donoghue,M.,et al.(2009). "Pharmacodynamic effect and clinical efficacy of clopidogrel and prasugrel with or without a proton-pump inhibitor:an analysis of two randomised trials." Lancet,374: 989-997.

105. Ho,P.,et al.(2009). "Risk of adverse outcomes associated with concomitant use of clopidogrel and proton pump inhibitors following acute coronary syndrome." JAMA,301:937-944.

106. Ray,W.,et al.(2010). "Outcomes with concurrent use of clopidogrel and proton-pump inhibitors." Ann Intern Med,152:337-345.

107. Bhatt,D.,et al.(2010). "Clopidogrel with or without omeprazole in coronary artery disease." N Engl J Med,363:1909-1917.

108. Charlot,M.,et al.(2011)Proton pump inhibitor use and risk of adverse cardiovascular events in aspirin treated patients with first time myocardial infarction:nationwide propensity score matched

study. BMJ, 342, d2690 DOI: doi: 10. 1136/bmj. d2690

109. ☺ Chassot, P., et al. (2010). "Perioperative antiplatelet therapy." AFP, 82(12): 1484-1489.

110. ☺ Rothwell, P., et al. (2011). "Effect of daily aspirin on long-term risk of death due to cancer: analysis of individual patient data from randomised trials." Lancet, 377: 31-41.

第六节　抗微生物药物

概论

抗生素过敏

耐药

概　　论

威胁生命的危重感染的抗生素治疗: 时间(速度)就是生命(Crit Care Clin 2011[1]):

● 在中毒性休克相关低血压出现后 1 小时内使用有效的抗生素, 出院存活率可达到 79.9%

● 在低血压发生的前 6 小时内, 晚用有效抗生素 1 小时, 病人存活率平均下降 7.6%

● 病人转院之前未使用抗生素, 相关死亡风险增加 21.8 倍

● 严重感染病人抗生素使用速度和与存活率的关系(见文献原文图)

抗生素的降阶梯使用(Crit Care Clin 2011[2]):

● "早期、足量使用"

● 降阶梯使用原则

● 启用新治疗方案的关键原则: 第一时间选择有效的抗生素; 基于可疑病原体, 在经验性和针对性用药原则上选择基础抗生素; 早期使用广谱抗生素; 抗生素剂量和用药途径的优化; 尽可能使用用药疗程短的抗生素; 并且根据病原调整或停用抗生素, 越早越好, 减少耐药可能(比如降级)

● 床旁抗生素降级策略(见文献原文表 3)

抗生素过敏

一天内要看多少个"青霉素过敏"病人？在住院情况下，正确识别"过敏"非常重要，因为这决定了你采取何种救命措施

"传说"青霉素和头孢菌素之间存在 10% 的交叉过敏？

抗生素过敏的机制（NEJM 2006[3]）

● T 细胞在介导包括斑丘疹、皮疹的迟发超敏反应中起作用

● 药物特异性免疫球蛋白 E 抗体引起荨麻疹反应

青霉素过敏病人可以安全使用头孢菌素（J Fam Prac[4]）

● 交叉过敏风险是否存在，取决于该头孢菌素是否含有与青霉素或阿莫西林相同的特定侧链结构（见文献原文表 2）

● 青霉素皮试只能预测青霉素过敏，但对头孢菌素过敏预测不可靠

抗生素耐药

评估抗生素安全性的 3 个药效学指标（Am J Med 2006[5]）

● Cmax/MIC- 氨基糖苷类

● AUC/MIC- 氟喹诺酮　糖肽类　酮内酯

● T>MIC-β- 内酰胺类　大环内酯类

万古霉素诱导的血小板减少症（NEJM 2007[6]）

● 在 34 位暴露于万古霉素的病人中，监测到药物依赖的 IgG 型和 IgM 型血小板反应性抗体

● 大多数病人使用万古霉素至少 6 天

耐　药

抗生素耐药和难辨梭菌感染时的合理用药策略（CID 2008[7]）

● 抗生素耐药分三类：简单耐药、中度复杂型耐药和高度复杂型耐药

● 简单耐药（结核分枝杆菌耐药）；中度复杂耐药（金色葡萄球菌）；高度复杂耐药（铜绿假单胞菌和鲍曼不动杆菌）

● 有 3 种减少耐药的方法：①爆炸冲击法：使用一种以上抗生素来预防耐药；②愚弄法：抗生素循环使用或者交替使

用,避免激惹细菌耐药;③最后一种:即减少抗生素用量至最小量

评价初级保健的抗生素处方对个别病人的耐药性(BMJ 2010[8])

- 系统回顾和荟萃分析
- 用药时间长和用药复杂与高耐药率发生有关

ICU病房内抗微生物药物耐药:机制、流行病研究以及特殊耐药病原体的处理(Crit Care Clin 2011[9])

- 特殊病原体分类和它们的耐药

现有的革兰阴性菌多重耐药处理策略(Clin Inf Dis 2011[10])

- 对于有革兰阴性多重耐药菌感染危险的危重病人一线治疗方案为经验性的使用碳青霉烯类联合其他类别抗生素
- 针对革兰阴性菌的抗生素药代动力学/药效调整能够克服革兰阴性菌相关的多重耐药性
- 诸如缩短疗程的限制细菌暴露于抗生素的策略,减少了革兰阴性菌耐药的出现
- 积极监控并隔离革兰阴性菌多重耐药菌患者是感染控制策略中阻止革兰阴性多重耐药菌增殖的一个重要环节

β-内酰胺类、糖肽类和氟喹诺酮类抗生素的耐药机制和临床耐药相关信息(Mayo Clin Proc 2012[11])

- 对于革兰阳性菌,β-内酰胺类抗生素耐药通常是由于内源性的低青霉素结合蛋白的表达
- 对于革兰阴性菌,由于某些天然菌谱(实际上包括所有β-内酰胺类)的变异,导致获得性内酰胺酶的表达,这带来了一项特殊的挑战

参 考 文 献

1. Funk, D. and A. Kumar. "Antimicrobial therapy for life-threatening infections: speed is life." Ibid, 53-76.

2. Masterton, R. "Antibiotic de-escalation." Ibid, 149-162.

3. Gruchalla, R. (2006). "Antibiotic allergy." N Engl J Med, 354: 601-609.

4. Pichichero, M. (2006). "Cephalosporins can be prescribed safely for penicillin-allergic patients." J Fam Prac, 55: 106-112.

5. Rybak, M. (2006). "Pharmacodynamics: relation to antimicrobial resistance." Am J Med, 119 (6A): S37-S44.

6. von Drygalski, A., et al. (2007). "Vancomycin-induced immune thrombocytopenia." N Engl J Med, 356: 904-910.

7. Rice, L. (2008). "The Maxwell Finland Lecture: for the duration-rational antibiotic administration in an era of antimicrobial resistance and Clostridium difficile." Clinical Infectious Diseases, 46 491-496.

8. Costelloe, C., et al. (2010) Effect of antibiotic prescribing in primary care on antimicrobial resistance in individual patients: systematic review and meta-analysis. BMJ, 340, c2096

9. Fraimow, H. and C. Tsigrelis (2011). "Antimicrobial resistance in the intensive care unit: mechanisms, epidemiology, and management of specific resistant pathogens." Crit Care Clin, 27: 163-205.

10. ☺ Kollef, M., et al. (2011). "Appraising contemporary strategies to combat multidrug resistant gram-negative bacterial infections-proceedings and data from the Gram-Negative Resistance Summit." Clin Infec Dis, 53 (S2): S33-S55.

11. Rice, L. "Mechanisms of resistance and clinical relevance of resistance to beta-lactams, glycopeptides, and fluoroquinolones." Ibid, (2): 198-208.

第七节 疼痛控制

等效公式

美沙酮换算表

口服 - 静脉给药换算表

等 效 公 式

世界卫生组织对慢性疼痛控制的"阶梯式方法"是什么（专为癌性疼痛设置）？

a. 首先从非阿片类药物的加减作为辅助治疗

b. 对于持续性的疼痛,增加一种阿片类药物缓解轻度至中度疼痛

c. 对于持续或加重的疼痛,转换一种阿片类药物缓解中度到重度疼痛

非阿片类药物,例如:泰诺,非甾体类抗炎镇痛药

弱阿片类药物,例如:可待因

强阿片类药物,例如:吗啡

辅助用药:针对焦虑和恐惧的药物

等效公式

阿片类药物对慢性非癌性疼痛的治疗(AM J Med 2012[1])

● 当处方剂量超相当于 1100mg/d 吗啡时,药物过量的风险增至 7~9 倍

● 相似阿片类药物等效剂量:30mg 吗啡 =200mg 可待因 =12.5μg/h 芬太尼透皮贴剂 =30mg 氢可酮 =7.5mg 氢吗啡酮 =4mg 美沙酮(慢性剂量)=20mg 羟考酮 =10mg 羟吗啡酮

美沙酮换算表

美沙酮换算表(Adv Stud Med 2004[2])

● 美沙酮换算公式

吗啡与美沙酮 2：1 相当于每日吗啡剂量 <30mg

吗啡与美沙酮 4：1 相当于每日吗啡剂量 30~99mg

吗啡与美沙酮 8：1 相当于每日吗啡剂量 100~299mg

吗啡与美沙酮 12：1 相当于每日吗啡剂量 300~499mg

吗啡与美沙酮 15：1 相当于每日吗啡剂量 500~999g

吗啡与美沙酮 20：1 相当于每日吗啡剂量 >1000mg

● 口服吗啡、氢吗啡酮、芬太尼透皮贴剂,并与美沙酮之间的剂量转换(见文献原文表 2)

口服 - 静脉给药换算表

口服 - 静脉给药换算表(见文献原文表 1)(Adv Stud Med 2004[2])

● 常用于止痛的阿片类药物单次剂量及其的口服 - 注射比：

吗啡的静脉或肌内注射剂量为 10mg，口服 - 注射用量比为 3

羟吗啡酮的静脉或肌内注射剂量为 1mg，口服 - 注射用量比为 10

氢吗啡酮的静脉或肌内注射剂量为 1.5mg，口服 - 注射用量比为 5

美沙酮的静脉或肌内注射剂量为 10mg，口服 - 注射用量比为 1~2

左诺啡的静脉或肌内注射剂量为 2mg，口服 - 注射用量比为 2

芬太尼的静脉或肌内注射剂量为 250μg，透皮 - 注射用量比为 1

羟考酮目前暂缺数据

疼痛 1. 术后急性疼痛的治疗（Lancet 2011[3]）

● 持续性术后疼痛（persistent postsurgical pain：PPP）的定义：一般指外科手术后疼痛持续超过 2 个月

● PPP 发病率高达 30%~50%

● 急性疼痛常用镇痛剂（见文献原文表）

疼痛 2. 癌症疼痛的治疗（Lancet 2011[4]）

● 可待因和吗啡被选入原先的 WHO 镇痛三阶梯，但没有优先权的药理学依据，尤其有观点认为对肾功能不全病人，基因变异影响可待因和吗啡代谢物的潜在作用

● 阿片类镇痛药的选择（见文献原文表 2）

● 解决阿片类药物治疗反应差的临床策略（见文献原文表 3）

对于慢性非终末期疼痛管理中的阿片类药物的合理使用（AFP 2012[5]）

● 长效吗啡是首选药物

● 文献原文表 2 阿片类药物风险的评估工具：0~3= 低风险，4~7= 中度，8 或以上为滥用或误用的高风险。

● 逐渐减量可以用递减 10%/1~4 周,直到达到原始剂量的 20%,然后每周减 5% 直到停止。

参 考 文 献

1. Warner, E. (2012). "Opioids for the treatment of chronic noncancer pain." Am J Med, 125:1155-1161.

2. ☺ Whitecar, P., et al. (2004). "Principles of palliative care medicine. Part 2:pain and symptom management." Adv Stud Med, 4:88-99.

3. Wu, C. and S. Raja (2011). "Pain 1. Treatment of acute postoperative pain." Ibid, 377:2215-2225.

4. ☺ Portenoy, R. "Pain 3. Treatment of cancer pain." Ibid, 2236-2247.

5. Berland, D. and P. Rodgers (2012). "Rational use of opioids for management of chronic nonterminal pain." AFP, 86(3):252-258.

第八节 其他药物

地高辛

苯妥英

他汀类药物

地 高 辛

安全监测(BMJ 2007[1])

● 检测应该在最后一次用药后 8~12 小时进行

● 调整剂量后的 8~10 天

● 临床和生化稳定的病人不需要行血浆监测

● 应该检测钾、镁和钙水平

洋地黄中毒(Am J Med 2012[2])

● 老龄、女性、低体重和肾功能不全会导致血清水平增高和中毒风险增加

● 血清地高辛水平应在最后一次服药后至少 6 小时检测,以避免高估血清地高辛水平

● 地高辛抗体 Fab 片段表明出现危及生命的心律失常

或高钾血症

● 用量可以用以下两种方法计算：

剂量 = 总摄入量（mg）/0.5

剂量 = 地高辛血清浓度（μg/L）× 重量（kg）/100

● 在肾功能正常的病人，口服地高辛 0.25mg qd，可以在开始服用的 5 天后进行血清浓度检测

● 如果 CCr 在 60~89mL/min，用地高辛 0.125mg qd，同样在服药 5 天后检测

● 如果 CCr 在 30~59mL/min，用地高辛 0.125mg qod，血清浓度检测应该在 4 天后

苯 妥 英

苯妥英钠中毒的预防（J Fam Prac 2004[3]）

● 如果癫痫发作的风险大，需要迅速达到有效血清药物浓度，那么需要使用负荷剂量用法

加量公式：每增加 1 个点的苯妥英血药浓度（1μg/mL 或 mg/L），给药剂量应增加 0.75mg/kg

例如：一个体重 60kg 的人，从苯妥英血药浓度为零到 15mg/L 的目标浓度应怎样给药？（15 × 0.75 × 60）

● 测量血清药物浓度的时间：静脉注射苯妥因至少 1.5~1 小时，静脉注射磷苯妥英至少 2 小时，肌内注射磷苯妥英至少 4 小时，口服的话至少 16~24 小时后

维持剂量：

每日维持剂量（mg/kg/day）=（8 × 目标血药浓度）/（6+目标血药浓度）× 千克体重

例如：60kg 体重成人要维持 15μg/mL 血药浓度应该怎样用药？（8 × 15）/（6+15）× 60

● 调整剂量和维持浓度

血药浓度 <7μg/mL，每日增加 100mg

> 7~11μg/mL,每日增加 50mg
>
> >12μg/mL,每日仅增加 30mg

他汀类药物

他汀类相关肌病(Ann Intern Med 2009[4])

- 服用他汀类药物,病人出现肌肉症状后诊治路径(见文献原文图)
- 他汀类相关肌病的机制尚不清楚
- 一些观察性的研究发现他汀类相关性肌痛的发生率为 5%~10%
- 不推荐常规补充辅酶 Q10

肝功能异常时的他汀类药物治疗(Mayo Clin Proc 2010[5])

- 肝脏不良反应最常见的现象是转氨酶升高,表现为无肝损害的转氨酶升高,经常出现在最开始 12 周内
- 大剂量阿托伐他汀较易发生转氨酶升高
- 肝脏转氨酶的波动可能是自然疾病进展而非他汀类药物的作用
- 当转氨酶升高低于正常值 3 倍时,可以在监测转氨酶的情况下继续使用他汀类药物
- 他汀类药物治疗时肝功能检测处置路径(见文献原文流程图)

参 考 文 献

1. Smellie, W. and J. Coleman(2007). "Pitfalls of testing and summary of guidance on safety monitoring with amiodarone and digoxin." BMJ, 334:312-315.

2. Yang, E., et al.(2012). "Digitalis toxicity:a fading but crucial complication to recognize." Am J Med, 125:337-343.

3. ☺☺ Glick, T., et al. (2004). "Preventing phenytoin intoxication:safer use of a familiar anticonvulsant." J Fam Prac, 53:197-202.

4. Joy, T. and R. Hegele(2009). "Narrative review:Statin-related myopathy."

Ann Intern Med,150:858-868.

5. ☺☺ Calderon,R.,et al.(2010). "Statins in the treatment of dyslipidemia in the presence of elevated liver aminotransferase levels:a therapeutic dilemma." Mayo Clin Proc,85(4):349-356.

第九节　基本的实验室检查

药物尿液筛查:临床医生实用指南(Mayo Clin Proc 2008[1])

● 通常使用两种尿液检查方法:免疫法及气相色谱 - 质谱法

● 免疫法是最初筛查最常见的方法

● 若免疫法结果阳性考虑可疑,需要进一步实验室检查来证实特定药物

● 气相色谱测试是确诊的金标准

● 正常人尿中肌酐浓度应 >20mg/dL(1768μmol/L),尿肌酐浓度 <20mL/dL 认为是稀释了,而浓度 <5mg/dL(442μmol/L)则不支持是人的尿液

● 职场尿液检测包括 5 个滥用药物:安非他明、大麻、可卡因、鸦片制剂和五氯酚(PCP)

● 已知盐酸伪麻黄碱、麻黄碱、去氧肾上腺素和减充血药与安非他明检测有交叉反应

● 被动暴露不太可能使一个人的尿液免疫法检测四氢大麻醇(tetrahydrocannabinol,THC)呈阳性

● 阿片类药物尿检测出的是海洛因和可待因的代谢物(即吗啡)

● 芬太尼在尿检中通常检测不到,因为缺少代谢物

● 羟考酮在尿检中通常检测不到,因为它是从二甲基吗啡来的衍生物中无法在尿液中测得

● 罂粟籽导致的可待因和吗啡阳性结果,可以持续至服用后的 25 小时

● 已知利福平与阿片类药物的免疫法检测有交叉反应

● 抗组胺药干扰三环类抗抑郁药的检测

● 滥用药物可以在尿液中检测到的持续时间（见文献原文表 2）

尿液药物筛查：一个有用的特定程序（AFP 2010[2]）

● 阳性结果说明在之前的 1~3 天使用过药物

●（文献原文表 2）是假阳性结果

何时对慢性疼痛病人进行药物检测?（J Fam Prac 2010[3]）

● 大多数药物 1~3 天内可以在尿液中检测到

●（文献原文表 4）是常见阿片类药物的药代动力学

● 羟考酮通常在尿液中检测不到

参 考 文 献

1. Moeller, K., et al.（2008）. "Urine drug screening: Practical guide for clinicians." Mayo Clin Proc, 83:66-76.

2. Standridge, J., et al.（2010）. "Urine drug screening: A valuable office procedure." AFP, 81:635-640.

3. McBane, S. and N. Weigle（2010）. "Is it time to drug test your chronic pain patient?" J Fam Prac, 59（11）:628-633.

第四章　重要公式和记忆法

实习医师应该掌握的:

1. 动脉血氧分压(PaO_2/RA)

2. 酸碱度和动脉二氧化碳分压(pH and $PaCO_2$)

3. 氧运输量:氧浓度(CaO_2)

4. 动脉二氧化碳分压和肺血管 - 肺泡氧运输($PaCO_2$ and A-a DO_2)

5. 阴离子间隙和尿液阴离子间隙(Anion Gap and Urine Anion Gap)

6. 血清渗透压(Serum Osmorality/S-Osm)

7. 生理需要量(mL/d)(maintenance fluid, mL/day)

8. 日热卡需要量(Daily Calorie Requirement)

9. 糖、脂肪、蛋白质与热卡的转换

10. 呼吸商(Respiratory Index, RI)

低年资住院医师应该掌握的:

1. 用白蛋白纠正阴离子间隙

2. 基于糖化血红蛋白(HbA1c)估计血糖水平

3. 估计肌酐清除率(CCr)(Cockroft 公式)

4. 用糖纠正钠离子水平

5. 跨肾小管钾梯度 / 钠排泄分数(TTKG/FENa)

6. 粪便渗透压(Fecal Osmorality Gap, FOG)

7. 房颤患者血栓危险评分 $CHADS_2$

8. 心梗溶栓治疗评分(TIMI score)

9. 消化道出血评分(Rokall score)

10. 修正的肺栓塞 Geneva 评分

高年资住院医师应该掌握的:

1. 晕厥危险评分 BRACES(ROSE rule)

2. 房颤出血评分系统（HAS-BLED）

3. 社区获得性肺炎严重程度评分系统（CURB-65）

4. 社区获得性肺炎严重程度评分系统（SMART-COP）

5. 慢性阻塞性肺疾病严重程度和预后评分（BODE and ADO score）

6. 短暂性脑缺血发作患者预后评分（$ABCD^2$ score）

7. 坏死性筋膜炎实验室风险评分（LRINEC score）

8. 常见的低血糖原因记忆法（ReEXPLAIND）

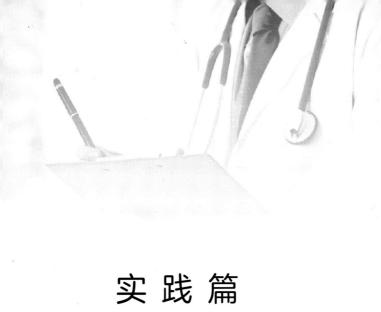

实 践 篇

第五章　重要住院问题

第一节　脓毒症/全身炎症反应综合征/多脏器功能衰竭

全身炎症反应综合征(systemic inflammatory response syndrome,SIRS)和脓毒症的概念及病理生理

早期目标导向治疗(early goal directed therapy,EGDT)

全身炎症反应综合征(systemic inflammatory response syndrome,SIRS)和脓毒症的概念和病理生理

> SIRS 的征象 =SIRS
>
> SIRS+ 感染(疑似或确诊)= 脓毒症
>
> 严重脓毒症 = 脓毒症 + 器官功能障碍
>
> 感染性休克 = 严重脓毒症 + 液体复苏不可逆的低血压

SIRS 的定义(Chest 1992[1])

SIRS 是一种多因素刺激下失控性的全身炎症反应过度激活,其诊断需符合下列两项或以上:

- 体温 >38℃或 <36℃
- 心率 >90 次/分
- 呼吸急促(呼吸频率 >20 次/分)或者过度通气(PaO₂<32mmHg)
- 白细胞计数(单位:10^9/L)>12 或 <4 或幼粒细胞百分比 >10%

脓毒症的定义:适时发生变化(Lancet 2013[2])

- SIRS 的标准仅仅基于体温、心率、呼吸频率和白细胞计数

● 脓毒症不是单纯的宿主对感染的反应,也与无菌性炎症不同。脓毒症是伴有其导致的有害的、无法消退的炎症反应及相应的器官功能障碍

SIRS 的病理生理学

采用炎症参数评估的临床过程(Injury 2007[3])

细胞死亡(NEJM 2009[4])

严重脓毒症和脓毒症休克(NEJM 2013[5])

● 2% 的入院病人有严重脓毒症
● 肺炎是最常见的原因
● 严重的脓毒症总是与凝血功能改变相关
● 病理生理学见文献原文图 1 和图 2

早期目标导向治疗(early goal directed therapy,EGDT)

脓毒症的处理(NEJM 2006[6])

根据脓毒症的 3 个特点制定合理的治疗计划

● 炎症
● 促凝
● 免疫抑制方面

治疗(相关研究见表 5-1-1)

表 5-1-1　脓毒症治疗的相关研究

脓毒症中 EGDT	2001	NEJM[7]	● 在急诊室随机分配病人至 EGDT 或标准治疗组 6 小时 ● EGDT 受严格的血流动力学协议和测量方法的指导(文献原文图 2) ● 在 EGDT 组,自身死亡率和 28 天、60 天死亡率明显优于对照组
静脉注射免疫球蛋白	2007	Ann Intern Med[8]	● 荟萃分析 ● 与安慰剂相比,静脉注射多克隆免疫球蛋白与提高总体生存率相关(风险比 0.74)

续表

去甲肾上腺素联合多巴酚丁胺 vs 肾上腺素	2007	CATS 研究[9]	● 主要结局指标:28 天的全因死亡率 ● 2 组间没有明显差别
血管加压素 vs 去甲肾上腺素	2008	VASST 研究[10]	● 感染性休克病人的多中心随机对照试验,低剂量血管加压素或去甲肾上腺素联合儿茶酚胺血管加压药(非盲) ● 主要结局指标:给药开始后28 天的死亡率 ● 血管加压素组和去甲肾上腺素组 28 天或 90 天的死亡率没有显著差异
抗凝血酶Ⅲ	2008	BMJ[11]	● 荟萃分析 ● 抗凝血酶Ⅲ是一个具有抗炎作用的强效抗凝剂 ● 抗凝血酶Ⅲ不降低总体死亡率
蛋白 C	2012	PROWESS-SHOCK[12] 试验	● 感染性休克时激活的蛋白 C ● 与安慰剂相比,重组人活化蛋白 C 未明显减少 28 天或 90 天死亡率
氢化可的松	2008	NEJM[13]	● RCT:连续 5 天每 6 小时静脉注射 50mg 氢化可的松 vs 安慰剂 ● 主要结局指标:28 天内对氢化可的松试验没有反应的病人出现死亡 ● 无论病人对促肾上腺皮质激素的反应如何,两组死亡率无显著差异

	2009	JAMA[14]	<ul><li>系统综述</li><li>长时间(≥5 天)低剂量糖皮质激素治疗(≤300mg 氢化可的松或相当量的其他激素药物),与对照组相比,28 天死亡率的 RR=0.84(P=0.02)</li><li>糖皮质激素应是每日快速静脉推注或连续输注 200~300mg 氢化可的松(或其相当量的其他激素药物)</li><li>1998 年起,各项研究均采取长时间低剂量氢化可的松疗法,该亚组分析表明对短期死亡率有益</li><li>总之,糖皮质激素不影响严重脓毒症和感染性休克的 28 天全因死亡率</li></ul>
	2010	COIITSS 研究[15]	<ul><li>检验胰岛素强化治疗对氢化可的松治疗的感染性休克病人的疗效</li><li>对于氢化可的松治疗的感染性休克病人,强化胰岛素治疗不会改善住院死亡率</li></ul>
多黏菌素 B	2009	EUPHAS 研究[16]	<ul><li>检验传统药物疗法加上多黏菌素 B 血液灌注治疗能否改善腹腔内脓毒症病人的临床结局</li><li>主要结局指标:平均动脉压改善程度和升压药物用量变化</li><li>次要结局指标:感染相关器官功能衰竭评分和 28 天死亡率</li><li>额外应用的多黏菌素 B 血液灌注治疗明显改善血流动力学和器官功能障碍并降低 28 天死亡率</li></ul>

续表

莫西沙星联合美罗培南 vs 美罗培南	2012	SepNe 研究[17]	● 经验性联合抗生素治疗不能减少器官衰竭的发生
乳酸清除率 vs SCvO₂	2010	EMShockNe 研究[18]	● 比较乳酸清除率和 SCvO₂ 作为早期脓毒症复苏目标 ● 主要结局指标是住院绝对死亡率 ● 使乳酸清除率正常化与使 SCvO₂ 正常化所需的额外治疗相比未能改善住院死亡率
比较脓毒性休克病人的目标血压值	2014	SEPSISP 研究[19]	● 比较平均动脉压控制在 80~85mmHg 或 65~70mmHg 的病人 28 天死亡率 ● 28 天及 90 天的死亡率没有差别
有关早期感染性休克基础护理的一项随机研究	2014	ProCESS 研究[20]	● EGDT 与标准治疗 ● 90 天死亡率、1 年死亡率及需要器官支持治疗率在两者之间无明显差异
早期感染性休克的 EGDT	2014	NEJM[21]	● EGDT 不会减少 90 天的全因死亡率
感染性休克的 EGDT 试验	2015	ProMISe 试验[22]	● 90 天的全因死亡率 ● EGDT 的 RCT 与一般护理组 ● 两组之间无明显差异

危重病人的生物标志物:降钙素原(procalcitonin,PCT)(Crit Care Clin 2011[23])

● PCT 是无激素活性的降钙素前体

● PCT 水平是从感染刺激后 2 小时开始慢慢增加,经快速升高后在第 24 小时达到高峰

● 一项荟萃分析表明 PCT 水平上升(>0.5ng/mL)的 OR 值为近 15.7,而 CRP 水平上升的 OR 值为 5.4

● PCT 值为 0.25~0.5ng/mL 提示存在细菌感染，并建议开始抗生素治疗

● 如果 PCT 水平 <0.25ng/mL，基本不可能合并有严重细菌感染或脓毒症

脓毒症的管理（JAMA 2011[24]）

● 许多病人脓毒症表现为隐匿性休克（没有低血压的休克），更多的是伴有重要器官受损的细微迹象

● 活化的蛋白 C 是一种具有抗凝作用的天然蛋白，同时具有免疫调节作用

● 人们越来越意识到，严重脓毒症的幸存者仍然有相当高的晚期死亡率和发病率

多脏器功能不全病人的抗生素剂量（Chest 2011[25]）

● 第一个 24 小时的抗生素负荷剂量需要考虑可能增加的抗生素分布容量

● 文献原文表 1 为抗生素负荷和维持剂量

● 文献原文表 2 为多器官功能不全时抗生素的推荐剂量

治疗脓毒症准则：严重脓毒症和脓毒性休克治疗国际指南：2012（Crit Care Med 2013[26]）

● 早期复苏

● 去甲肾上腺素是维持 MAP>65mmHg 的首选血管收缩剂

● 文献原文表 8 是严重脓毒症的其他支持疗法

● 文献原文图 2 为儿童和婴儿的 EGDT

经验性抗感染治疗自第一小时起即可减少严重脓毒症和感染性休克的死亡率（Crit Care Med 2014[27]）

● 拯救脓毒症运动

● 推迟首次使用抗生素的时间与住院死亡率增加相关

降阶梯与持续经验性抗感染治疗在严重脓毒症治疗中的比较（Intensive Care Med 2014[28]）

● 两种方法的 RCT 研究

● 降阶梯使用抗生素导致 ICU 住院时间的延长，但不影响死亡率

参 考 文 献

1. Bone, R., et al. (1992). "Definition for sepsis and organ failure and guidelines for the use of innovative therapies in sepsis." Chest. 101: 1644-1635.

2. Vincent, J., et al. (2013). "Sepsis definitions: time for change." Lancet, 381: 774-775.

3. ☺ Pape, H., et al. (2007). "Assessment of the clinical course with inflammatory parameters." Injury, 38: 1358-1364.

4. ☺ Hotchkiss, R., et al. (2009). "Cell death." N Engl J Med, 361: 1570-1583.

5. JAngus, D. and T. van der Poll (2013). "Severe sepsis and septic shock." Ibid, 369: 840-851.

6. ☺ ☺ ☺ Russell, J. (2006). "Management of sepsis." Ibid, 355: 1699-1713.

7. ☺ ☺ Rivers, E., et al. (2001). "Early goal-directed therapy in the treatment of severe sepsis and septic shock." Ibid, 345: 1368-1377.

8. Turgeon, A., et al. (2007). "Meta-analysis: intravenous immunoglobulin in critically ill adult patients with sepsis." Ann Intern Med, 146: 193-203.

9. Annane, D., et al. (2007). "Norepinephrine plus dobutamine versus epinephrine alone for management of septic shock: a randomised trial." Lancet, 370: 676-684.

10. Russell, J., et al. (2008). "Vasopressin versus norepinephrine infusion in patients with septic shock." N Engl J Med, 358: 877-887.

11. Afshari, A., et al. (2008) Antithrombin III in critically ill patients: systematic review with meta-analysis and trial sequential analysis. BMJ, DOI: doi: 10. 1136/bmj. 39398. 682500. 25

12. Ranieri, V., et al. (2012). "Drotrecogin alfa (Activated) in adults with septic shock." N Engl J Med, 366: 2055-2064.

13. Sprung, C., et al. (2008). "Hydrocortisone therapy for patients with septic shock." Ibid, 358: 111-124.

14. Annane, D., et al. (2009). "Corticosteroids in the treatment of severe

sepsis and septic shock in adults. A systematic review." JAMA, 301: 2362-2375.

15. The COIITSS Study Investigators (2010). "Corticosteroid treatment and intensive insulin therapy for septic shock in adults. A randomized controlled trial." Ibid, 303: 341-348.

16. ☺ Cruz, D., et al. (2009). "Early use of polymyxin B hemoperfusion in abdominal septic shock. The EUPHAS randomized controlled trial." Ibid, 301: 2445-2452.

17. Brunkhorst, F., et al. (2012). "Effect of empirical treatment with moxifloxacin and meropenem vs meropenem on sepsis-related organ dysfunction in patients with severe sepsis." Ibid, 307 (22): 2390-2399.

18. Jones, A., et al. (2010). "Lactate clearance vs central venous oxygen saturation as goals of early sepsis therapy. A randomized clinical trial." Ibid, 303: 739-746.

19. Asfar, P., et al. (2014). "High versus low blood-pressure target in patients with septic shock." N Engl J Med, 370: 1583-1593.

20. The ProCESS Investigators. (2014). "A randomized trial of protocol-based care for early septic shock." Ibid, 1683-1693.

21. The ARISE investigators and the ANZICS clinical trials group . "Goal-directed resuscitation for patients with early septic shock." Ibid, 371: 1496-1506.

22. Mouncey, P., et al. (2015). "Trial of early, goal-directed resuscitation for septic shock." Ibid, 372: 1301-1311.

23. Reinhart, K. and M. Meisner (2011). "Biomarkers in the critically ill patient: Procalcitonin." Crit Care Clin, 27: 253-263.

24. Angus, D. (2011). "Management of sepsis. A 47-year-old woman with an indwelling intervenous catheter and sepsis." JAMA, 305 (14): 1469-1477.

25. Ulldemolins, M., et al. (2011). "Antibiotic dosing in multiple organ dysfunction syndrome." Chest, 139 (5): 1210-1220.

26. ☺ Dellinger, R., et al. (2013). "Surviving sepsis campaign: International guidelines for management of severe sepsis and septic

shock:2012." Crit Care Med,41:580-637.

27. Ferrer, R., et al. (2014). "Empiric antibiotic treatment reduces mortality in severe sepsis and septic shock from the first hour: results from a guideline-based performance improvement program." Ibid,42: 1749-1755.

28. Leone, M., et al. (2014). "De-escalation versus continuation of empirical antimicrobial treatment in severe sepsis: a multicenter non-blinded randomized noninferiority trial." Intensive Care Med,40: 1399-1408.

第二节　高血压病

高血压的自然病程
高血压的病理生理
高血压治疗
不同临床试验与慢病风险
难治性高血压的治疗
妊娠相关高血压

高血压的自然病程

高血压分级见表 5-2-1

表 5-2-1　高血压分级

正常值(mmHg)	<120	和 <80
高血压前期(mmHg)	120~139 或	80~89
高血压 Ⅰ 级(mmHg)	140~159 或	90~99
高血压 Ⅱ 级(mmHg)	≥160	≥100

重度血压升高分类

重度高血压(收缩压≥180mmHg,或舒张压≥110mmHg)分类:重症无症状高血压(患者不伴随靶器官损害的症状或体征)和高血压急症(伴有靶器官损害的症状或体征)。重症无症状高血压又分为高血压危象(进行性靶器官损害的危害因素,如充血性心力衰竭史、不稳定性心绞痛、原有肾衰竭等)和重度未控制高血压(除高血压本身所致,缺乏靶器官损害的特殊风险因素)。

重症无症状高血压病的临床评估及治疗(AFP 2010[1])

● 重症无症状高血压的定义:血压显著升高不伴靶器官损害的症状或体征

● 高血压急症:血压显著升高,同时伴靶器官功能损害的症状或体征

● 高血压危象定义:血压显著升高,伴有靶器官功能进行性损害的危险因素(如慢性心功能衰竭、不稳定性心绞痛、原发肾功能不全等)

● 血肌酐进行性增加,而尿蛋白和红细胞阴性是高血压急症的强有力证据

高血压危象有何新的发现?(Intensive Care Med 2015[2])

● 高血压危象的严重程度和靶器官损伤相关,和血压水平无关

● 最常见的综合征为心源性肺水肿(31%)、脑卒中(22%)、心肌梗死(18%)、动脉夹层(8%)、急性肾功能不全(6%)和脑病(5%)

随访血压的波动水平、收缩压最高值和情景性高血压对疾病预后的诊断意义(Lancet 2010[3])

● 检测短暂性脑缺血发作(TIA)病史的高血压病人,随访血压波动水平和收缩压最高值与脑卒中风险的相关性

● 英国 TIA,ASCOT-BPLA 队列研究

● 任何一个 TIA 队列,收缩压波动水平是脑卒中的强有力预测指标,独立于平均收缩压水平

● 收缩压最高值也是脑卒中重要预测指标

● 在 ASCOT-BPLA 试验中,治疗后随访血压波动是评估脑卒中及冠状动脉事件的重要预测指标

● 随访血压波动水平对缺血性脑卒中的预测意义高于对出血性脑卒中的预测意义

高血压的病理生理学

> 单纯收缩期高血压—大动脉硬化
> 单纯舒张期高血压—外周血管阻力增加

高血压和心血管疾病中有关动脉僵硬度和脉压的最新观点（Circulation 2003[4]）

● 血压涉及大动脉的两个不同功能：管道功能，供应血流至外周组织和器官；缓冲功能，缓冲间歇性心室泵血所致的血压

● 近端动脉对缓冲功能起主要作用，远端动脉和小动脉则主要起管道功能运送血液

● 衰老是动脉硬化、波反射和脉压变化的主要因素

● 更详细地描述动脉树和心血管风险的关系需要进一步研究

中心动脉压和动脉压差（Mayo Clin Proc 2006[5]）

● 冠状动脉疾病的风险，40 岁之前和舒张压相关，40~60 岁和收缩压相关，60 岁以上则和脉压相关

● 中心动脉压有三种无创性检查方法

● 平面压力波测定用以获取血压波动波形

● 今后的药物研究将开展监测中心动脉压来评估药物试验效果，ASCOT 研究中 CAFÉ 部分是第一个采用该评估手段的试验

高血压治疗中的肾衰竭（NEJM 2002[6]）

● 平均动脉压（mean Arterial Pressure，MAP）波动在 80~160mmHg 之间，正常的肾脏自身调节功能可维持稳定的肾血流灌注和肾小球滤过率（glomerular filtration rate，GFR）

● 该过程和两个机制相关：入球动脉肌源性反射机制和肾管球反馈机制

● 进展性高血压和肾脏损伤，肾小球囊内压的变化和收缩压直接相关，见文献原文图 1

● 肾小球囊内压和 MAP 呈正性线性关系

- 通过药物降低 MAP 可使血肌酐水平升高
- 对多数病人而言,长期血压控制可使肾功能的初步下降得到改善或治愈
- 肌酐上升 20%~30% 不再作为血管紧张素转换酶抑制剂(angiotensin-converting enzyme inhibitors,ACE-I)药物使用的禁忌证

钠和钾在高血压发病机制中的作用(NEJM 2007[7])

- 钾在高血压和心血管转归中起决定性作用
- 每日钠摄入 <50mmol/L 的人群极少罹患高血压
- 在 INTERSALT 研究中,尿钾:尿钠比值和血压成反比
- 论述了肾脏血管平滑肌和中枢神经系统钾钠失衡的机制

盐敏感高血压的机制为肾脏微损伤(NEJM 2002[8])

- Guyton 假设认为:高血压和肾脏排钠功能损伤有关
- 盐敏感高血压特征:

流行病学特征:黑色人种、肥胖、年龄大、糖尿病、肾功能不全、环孢霉素使用者

临床特征:微量白蛋白尿、缺乏正常的夜间血压下降和缺乏钠负荷相关性肾血流量调节

- 年轻高血压病人较少表现为钠敏感

高血压心脏病的进展(Circulation 2011[9])

- 室壁增厚常源于压力超负荷,心室扩张常源于容量超负荷
- 二维超声心动图可测量左室壁厚度:舒张期内径比,相对室壁厚度大于 0.42,称为向心性左心室肥大,相对室壁厚度未增加,称为偏心性左心室肥大
- 第三种类型,相对室壁厚度增加,但左心室容量未增加,也可导致向心性重构
- 左室向心性肥厚在没有心肌梗死的情况下较少进展为扩张性心力衰竭
- 某些不伴有左室向心性肥厚和心肌梗死的高血压病人进展为扩张性心力衰竭

● 高血压心脏结构的改变和高血压心力衰竭图示见文献原文

高血压治疗

高血压的新型药物、进展和设备(Lancet 2012[10])

● 列举高血压新型药物

● 脑啡肽酶(神经内肽酶)和内皮素转化酶是高血压的靶目标(文献原文图 1-3)

● 目前已研究经皮肾交感神经去除术和动脉压力感受器刺激术

高血压的眼部疾病(Lancet 2007[11])

● 描述了中等程度高血压病人的视网膜病变(出血、棉絮斑、硬性渗出、小血管瘤或并发症状)

● 独立于血糖控制,血压控制良好能有效减少糖尿病性视网膜病变的视力缺损

● 视网膜小动脉狭窄和 AV 比不仅和现阶段血压有关,和既往的血压水平同样相关

● 3 年队列研究发现,高血压视网膜病变的病人脑卒中发病率更高

● 高血压有效控制可逆转视网膜病变

● 棉絮斑病变的中风 3 年累计发病率最高,其次为微动脉瘤

● 高血压视网膜病变和脑卒中 3 年累积发病率关系见文献原文图 2

高血压病人的利尿剂使用(NEJM 2009[12])

● 噻嗪类利尿剂的血流动力学影响可分为短期作用和长期作用

● 长期作用的机制尚不明,可能和减少系统阻力有关

● 噻嗪类利尿剂可减低 10~15mmHg 收缩压,5~10mmHg 舒张压

● 低肾素型和盐敏感型高血压对噻嗪类利尿剂更敏感

● 研究对象为老年、黑种人、肥胖人群

● GFR 低于 30~40mL/（min·1.73m²）的病人对噻嗪类利尿剂无效

● 甲苯喹唑磺胺是噻嗪类利尿剂中唯一一种对肾衰竭或其他利尿剂抵抗病人有效的药物

● 磺胺类药物过敏不是噻嗪类利尿剂使用的禁忌证

成人高血压管理 2014 指南（JAMA 2013[13],J Am Coll Cardiol 2014[14]）

● JNC8 血压控制目标不同,>60mmHg 或 <60mmHg

● 药物治疗种族差异

● 年龄 >60 岁伴随有心血管疾病,血压控制在 140~150mmHg 比推荐治疗目标 <140mmHg 获益减少

不同临床试验与慢病风险

高血压相关临床药物试验见表 5-2-2

体型和高血压治疗对心血管事件发生率的作用（Lancet 2013[26]）

● ACCOMPLISH 队列

● ACEI/ 氢氯噻嗪组,随着 BMI 增长,心血管事件发生率低,但 ACEI/ 氨氯地平组终点事件无差异

● 正常体重人群和肥胖人群的高血压机制可能不同

● 氢氯噻嗪对正常体重人群的心血管事件的防护作用低于肥胖人群

● 氨氯地平对不同体重指数人群的心血管事件防护作用无差异,所以对非肥胖人群有较好心血管保护作用

老年人群相关临床试验见表 5-2-3

血管紧张素受体阻滞剂（ARB）**和痴呆风险的前瞻性队列研究**（BMJ 2010[33]）

● US VA 研究,对象主要为男性病人

● 比较 ARB 和其他药物治疗 4 年以上,阿尔兹海默病发病率

● ARB 联合非 RAAS 药物治疗组,痴呆的风险比为 0.76,联合使用 ACEI 治疗组,风险比为 0.81

表 5-2-2 高血压相关临床药物试验

药物	年份	RCT	研究人群	结果
非洛地平联合 ACEI, 和 β 受体阻滞剂, 和（或）利尿剂	1998[15]	HOT	50~80 岁舒张压 100~115mmHg 病人, 根据舒张压目标值分为 3 组	糖尿病人, 舒张压 <80mmHg 的病人, 比 <90mmHg 病人减少 51% 心血管事件
多沙唑嗪对比氯噻酮	2000[16]	ALLHAT	55 岁及以上病人合并至少一项冠心病风险因素, 35% 黑种人	● 致死性冠心病或致死性心肌梗死 ● 多沙唑嗪或氯噻酮均为随机对照分组 ● 平均年龄 67 岁 ● 35% 黑种人 ● 平均随访时间为 3.3 年 ● 两组总死亡率无差别, 多沙唑嗪组脑卒中和心血管疾病风险更高 ● 多沙唑嗪组充血性心力衰竭的风险为另一组的 2 倍, 相对风险为 2.04
氯沙坦, 阿替洛尔	2002[17]	LIFE	55~80 岁病人, 心电图示左心室肥大	● 两组血压减低程度无差别 ● 一级终点为心血管事件（死亡, 心肌梗死, 脑卒中）

续表

药物	年份	RCT	研究人群	结果
				● 氯沙坦组的复合终点更低 ● 氯沙坦组脑卒中风险较低,心肌梗死的风险两组无差异
氯噻酮,氨氯地平和赖诺普利	2005[18]	ALLHAT	55岁及以上年龄,合并至少一项冠心病风险	● 氯噻酮和氨氯地平两组心力衰竭发病率明显差异(相对风险1.37)。赖诺普利组比利尿剂组黑种人及非黑种人组的脑卒中风险明显增加 ● 赖诺普利组内,黑种人的脑卒中和合并心血管疾病发生率较高
奥美沙坦和安慰剂	2006[19]	TROPHY	高血压前期,平均年龄48.5岁,80%白人	● 1级高血压 ● 平均年龄48.5岁,80%白人 ● 干预组进展到1级高血压的比率明显少于安慰组
缬沙坦和常规药物	2007[20]	Jikei heart study	20~79岁日本人	● 死亡率无差异,但缬沙坦组的脑卒中、TIA、心绞痛和心力衰竭的发病率低

续表

药物	年份	RCT	研究人群	结果
阿利吉仑、缬沙坦或合用	2007[21]		18岁及以上，舒张压95~110mmHg组，白天8小时动态血压监测舒张压≥90mmHg	● 血压在8周有变化
合用他汀类药物	2010[22]	PHULLIS试验	降压药合用或不合用普伐他汀	● 他汀类药物不进一步降低血压
阿利吉仑和(或)氨氯地平	2011[23]	ACCELERATE试验		● 150mg阿利吉仑、5mg氨氯地平，或最大剂量及联合用药，最终联合用药最大剂量为阿利吉仑300mg及氨氯地平10mg，随机对照研究 ● 终点事件为24周平均收缩压降低幅度 ● 原始联合用药比单一用药降收缩压效果好
奈比洛尔+缬沙坦	2014[24]	MAC-MD-01研究	18岁及以上，血压低于180/110mmHg	● 奈比洛尔、缬沙坦联合用药，对比安慰剂 ● 原始终点为8周后对比基线的血压水平 ● 联合用药血压显著改善
中心动静脉吻合术治疗高血压	2015[25]	ROX CONTROL HTN研究	降压药物治疗后收缩压>140mmHg，舒张压>85mmHg	● 原始终点为6个月后收缩压对比基线水平的变化 ● 动静脉吻合术可显著降低血压

表 5-2-3　老年高血压患者相关临床试验

临床试验药物	年份	RCT	病人特征	结果
氯噻酮,阿替洛尔与安慰剂比较	1991[27]	SHEP	60 岁及以上人群,单纯收缩期高血压,主要为白人	● 一级终点事件是脑卒中 ● 治疗可减低 36% 脑卒中风险
尼群地平,联合依那普利和氢氯噻嗪	1997[28]	Syst-Eur	60 岁及以上人群,单纯收缩期高血压	● 脑卒中或心肌梗死为终点事件 ● 治疗可降低 42% 脑卒中,44% 非致死性脑卒中
坎地沙坦与安慰剂比较	2003[29]	SCOPE	轻中度高血压,70~89 岁病人	● 坎地沙坦降低 27.8% 非致死性脑卒中,23.6% 所有脑卒中,心肌梗死和心血管事件死亡率无差异 ● 认知功能无差异
依那普利与氢氯噻嗪比较	2003[30]	ANBP2	65~84 岁病人	全因死亡和所有心血管事件
钙通道阻滞剂 + 利尿剂与 ACEI+ 利尿剂,β 受体阻滞剂 + 利尿剂比较	2004[31]	WHI-OS	50~79 岁女性病人	● 对比利尿剂,单用钙通道阻滞剂的心血管死亡风险较高(风险比 2.57)

续表

临床试验药物	年份	RCT	病人特征	结果
				● 校正年龄、种群、教育程度、胆固醇、BMI、糖尿病和激素治疗等因素、钙通道阻滞剂 + 利尿剂组、心血管事件死亡率高于 β 受体阻滞剂 + 利尿剂组（HR 1.85）
吲达帕胺或安慰剂、联合 ACEI 或安慰剂	2008[32]	HYVEY 研究	80 岁及以上人群、持续血压升高 > 160mmHg	● 致死性或非致死性脑卒中 ● 降低 30% 致死性或非致死性致死脑卒中风险，30% 脑卒中死亡率，21% 各种原因死亡率，23% 心血管病死亡率，64% 心力衰竭发生率 ● 80 岁以上病人，吲达帕胺，无论是否联合使用培哚普利，有较好的获益

老年病人认知功能和血压变异的关系（BMJ 2013[34]）

- 年龄大于 70 岁
- 血压变异独立于认知功能受损

心血管疾病相关临床试验见表 5-2-4

"未控制收缩期高血压的评估和管理"治疗对大动脉功能的作用（Am Heart J 2005[44]）

- 通过脉压评估大动脉功能,应作为血压控制和管理的目标
- 小剂量利尿剂对老年病人缩小脉压和防治大动脉僵硬有较好的作用
- β 受体阻滞剂认为会增加大动脉僵硬和反射波幅度
- 钙通道阻滞剂对动脉僵硬度和脉压有不同的作用
- ACE-I 对大动脉结构有正向作用,但推荐限制钠摄入或小剂量利尿剂

β 受体阻滞剂在高血压和心血管疾病中作用（BMJ 2007[45]）

- 不是所有的 β 受体阻滞剂有相同的效果:阿替洛尔在很多研究中发现作用较弱
- 老年高血压病人和年轻病人不同,大于 60 岁病人,β 受体阻滞剂在降低心血管事件作用比其他降压药物弱
- 年轻病人有较高的交感神经激动表现,但血管阻力基本正常。所以 β 受体阻滞剂对年轻病人效果更好

脑卒中相关临床试验见表 5-2-5

降血压和心血管疾病（Am J Cardiol 2007[52]）

- 脉压是心血管疾病的独立预测因子,可联合收缩压共同预测
- 主动脉中心动脉压比周围血压或手臂血压与心血管事件更相关
- PAMELA 研究通过 11 年的随访发现,无论是家庭自测血压、诊室血压还是 24 小时动态血压,收缩压升高,心血管事件死亡率增加

表 5-2-4　心血管疾病相关临床试验

药物	年份	RCT	病人特征	结果
氯沙坦阿替洛尔	2002[35]	LIFE 亚组分析	单纯收缩期高血压,55~80 岁病人,90% 白人	● 随访 4.7 年 ● 氯沙坦组的终点事件(心血管疾病死亡率、脑卒中、新发糖尿病,总死亡率和左心室肥大)的逆转,均比阿替洛尔组好,除了心肌梗死死的发生率
维拉帕米 + 群多普利与阿替洛尔 + 群多普利 + 氢氯噻嗪比较	2003[36]	INVEST	50 岁及以上合并冠心病的高血压病人	● 两组结果无明显差别
氯沙坦与阿替洛尔比较	2004[37]	LIFE 亚组分析	55~80 岁病人,80% 白人	● 氯沙坦对左心室肥厚的逆转作用好于阿替洛尔
氯沙坦与阿替洛尔比较	2004[38]	LIFE 亚组分析	55~80 岁左心室肥大病人	● 两组药物治疗过程中,左室肥厚心电图异常的严重程度与心血管事件发病率和死亡率正相关,并独立于血压降低情况

续表

药物	年份	RCT	病人特征	结果
缬沙坦与氨氯地平比较	2004[39]	VALUE	50岁及以上，血管事件高风险的高血压病人	● 首次心血管事件作为主要终点 ● 两组结果无明显差异
氨氯地平＋培哚普利或阿替洛尔＋苄氟噻嗪	2005[40]	ASCOT-BPLA	40~79岁，至少3种心血管风险因素	● 40-79岁病人，至少3种心血管风险因素（左心室肥厚，糖尿病，肺静脉疾病，脑卒中/短暂性脑缺血发作，男性，年龄大于55岁，微蛋白尿/蛋白尿，吸烟，总胆固醇/HDL大于6，早发心病家族史） ● 终点事件为非致死性/致死性冠心病 ● 平均随访5.5年 ● 基于氨氯地平的治疗方案有较少的心血管终点事件 ● 基于氨氯地平的治疗方案糖尿病发生率低
氨氯地平＋培哚普利或阿替洛尔＋苄氟噻嗪	2006[41]	CAFÉ-ASCOT	40~79岁，至少三种心血管风险因素病人	● 手臂血压无差异，但氨氯地平组中心动脉压较低 ● 中心动脉压和较低的心血管事件有关

续表

药物	年份	RCT	病人特征	结果
氯噻酮、氨氯地平、赖诺普利或多沙唑嗪	2007[42]	ALLHAT HF 验证	3个心衰疾病草案共识:ALLHAT,Framingham,reviewers	● 根据草案共识,氨氯地平对比氯噻酮的心衰风险为1.42~1.46,赖诺普利为1.13~1.18,多沙唑嗪为1.71~1.80
贝那普利+氨氯地平与贝那普利+氢氯噻嗪比较	2008[43]	ACCO MPLISH 试验	高风险病人:心血管疾病病史、心肌梗死、肺静脉疾病、慢介入治疗病史、性肾病、左室肥厚、糖尿病。	● 心血管疾病死亡、非致死性心肌梗死、非致死性脑卒中,心绞痛住院率,心脏骤停,冠状动脉再次血运重建为终点事件 ● 随访36个月,ACEI+氨氯地平组绝对风险降低2.2%,相对风险降低19.6%

313

表 5-2-5　脑卒中相关临床试验

药物	年份	RCT	病人特征	结果
安慰剂 vs 氯噻酮, 阿替洛尔	2000[46]	SHEP	60 岁以上、单纯收缩期高血压	● 降低血压可同时减少出血性 (RR 0.46) 和血性 (RR 0.63) 脑卒中发病率 ● 出血性脑卒中治疗 1 年后有效果, 缺血性脑卒中至少治疗 2 年后有效果 ● SHEP 达标 (易基线水平降至 160mmHg, 收缩压降低大于 20mmHg), 可降低 33% 脑卒中风险 ● 收缩压每降低 1mmHg 可相对降低 1% 脑卒中发生率
	2001[47]	PROGRESS	5 年内脑卒中病史或短暂性脑缺血发作病史的高血压或非高血压病人	● 随访限为 4 年, 平均年龄为 64 岁 ● 主要终点事件脑卒中 (致死性或致死性) ● 培哚普利, 吲达帕胺联合用药可降低 43% 脑卒中风险, 单用培哚普利不能显著减低脑卒中风险
培哚普利联合吲达帕胺与安慰剂比较				

续表

药物	年份	RCT	病人特征	结果
坎地沙坦 vs 安慰剂	2003[48]	ACCESS	脑卒中病人 24 小时内血压降低 10%~15% 血压,平均年龄 68 岁	● 评估脑卒中早期治疗中,坎地沙坦降血压作用的安全性 ● 24 小时内血压降低 10%~15% ● 终点事件为 3 月内死亡和致残 ● 坎地沙坦组 12 月累积死亡率较低(OR 0.48)
依普沙坦 vs 尼群地平	2005[49]	MOSES	心血管疾病病人	● 平均随访年限为 2.5 年 ● 终点事件为死亡、心血管脑血管事件发生,包括复发病例 ● 依普沙坦终点事件发生率较低
脑卒中后加用替米沙坦 vs 安慰剂	2008[50]	PROFESS 研究	55 岁以上病人,90 天内有缺血性脑卒中发作	● 加用替米沙坦或安慰剂降低血压 ● 终点事件为脑卒中复发 ● 脑卒中后至随机入组的平均时间为 15 天 ● 平均随访年限为 2.5 年 ● 两组脑卒中复发或主要心血管事件发生率无明显差异
脑卒中后急进性血压降低	2014[51]	CATIS 研究	脑血管意外 48 小时内	● 对 14 天致残或死亡无获益

- 心脑血管事件死亡风险随着夜间平均血压阶梯形升高,收缩压每升高 10mmHg,死亡风险增加 40%

正常范围的收缩期血压水平和脑卒中复发风险(JAMA 2011[53])

- PROFESS 队列
- 非心源性缺血性脑卒中病人,收缩压低水平(<120mmHg)、高水平(140~150mmHg),或极高水平(>150mmHg)和脑卒中复发风险增高有关

收缩压升高对脑卒中风险的种群差异(JAMA Intern Med 2013[54])

- REGARDS 研究数据
- 随访年限超过 4.5 年
- 收缩压每升高 10mmHg,白种人脑卒中风险增加 8%,黑种人则增加 24%

糖尿病相关临床试验见表 5-2-6

表 5-2-6 糖尿病相关临床试验

药物	年份	RCT	病人特征	结果
氯沙坦 vs 阿替洛尔	2002[55]	LIFE(DM)	55~80 岁高血压合并糖尿病及左室肥厚病人	• 平均随访 4.7 年 • 终点事件为心血管疾病发病率和死亡率 • 氯沙坦组比阿替洛尔组有效降低心血管疾病发病率和死亡率 • 氯沙坦组可降低 40% 死亡率
阿利吉仑	2012[56]	ALTITUDE	ACEI 或 ARB 治疗的 2 型糖尿病病人,增加阿利吉仑或安慰剂治疗	• 直接肾素抑制剂 • 对心血管疾病终点事件没有好处,甚至会恶化

降压药物治疗和新发 2 型糖尿病（Mayo Clin Proc 2006[57]）

- 抑制肾素 - 血管紧张素系统（renin-angiotensin system, RAS）可通过降低氧化应激和增加一氧化氮（nitric oxide, NO）生成，改善代谢

- 利尿剂和 β 受体阻滞剂会增加高血压病人新发 2 型糖尿病

降压药物临床试验中糖尿病发病风险（Lancet 2007[58]）

- Meta 分析

- 包含 22 项临床试验

- 利尿剂作为对照组，糖尿病风险的比值比（OR），ARB 为 0.57，ACEI 为 0.67，钙通道阻滞剂为 0.75，安慰剂为 0.77，β 受体阻滞剂为 0.9

高血压肾脏病变相关临床试验见表 5-2-7

慢性肾功能不全病人常规血压管理对比严格血压管理观察模型（JAMA Intern Med 2014[64]）

- SPRINT 试验队列

- 严格血压管理为收缩压 <120mmHg，常规血压管理为收缩压 120~139mmHg

- 平均随访 6 年

- 主要为全因死亡率

- 严格血压控制和慢性肾功能不全病人全因死亡率升高相关

糖尿病和慢性肾功能不全病人降压方法的有效性和安全性比较（Lancet 2015[65]）

- ACE+ARB，单药或联合用药是预防终末期肾病的最有效方法

难治性高血压的治疗

顽固性或难治性高血压（NEJM 2006[66]）

- 顽固性高血压定义为合并糖尿病或肾病的高血压，足量使用至少 3 种高血压药物后，血压仍高于 140/90mmHg

表 5-2-7 高血压肾脏病变相关临床试验

药物	年份	RCT	病人特征	结果
雷米普利 vs 氨氯地平	2001[59]	AASK	非裔美洲人，年龄在 18~70 岁，GFR20~65mL/（min·1.73m²）高血压病人	● 终点事件作为 GFR 改变 ● 氨氯地平，雷米普利或美托洛尔 RCT 研究 ● 3 年以上的随访，相比较与氨氯地平组，雷米普利组平均 GFR 降低减慢 36%，减少 48% 终点事件风险
肾交感神经术	2010[60]	Symplicity HTN-2 trial	肾交感神经射频消融术的病人，随机对照试验	● 6 个月的诊室至收缩期高血压确诊 ● 84% 肾去交感神经术病人的收缩压比对照组降低超过 10mmHg 幅度
单纯高血压 1 型病人 3 年随访	2014[61]	单纯高血压 1 型研究	开放试验	● 肾交感神经去除术后血压变化可长时间持续
肾交感神经去除术随机对照研究	2014[62]	单纯高血压 3 型研究	单盲试验	● 初始有效终点是 6 个月收缩压水平变化 ● 试验发现收缩压并没有显著改善
钠限制 +ACEI vs 双重阻滞（ACEI+ARB）	2011[63]	HONEST 研究	非糖尿病肾病病人进行中等程度钠限制 +ACEI 治疗 vs ACEI+ARB 治疗	● 蛋白尿和血压控制程度作为评价结果 ● 非糖尿病性肾病饮食钠摄入限制效果优于双重阻滞治疗

● 10% 顽固性高血压(17% 年龄大于 60 岁)发现有继发性原因

● GFR 低于 30~50mL/min 或肌酐大于 1.5mmol/L 需要使用袢利尿剂

● 治疗策略第一步为平衡血管扩张药物、降心率药物和利尿剂的使用

● 另外,可使用直接扩张血管药物(联合使用 β 受体阻滞剂降低心率,袢利尿剂治疗水肿)

● 联合 β 受体和 α 受体阻滞剂

● 双重钙通道阻滞剂

● 双重利尿治疗

● 联合 ACEI 和 ARB

● 难治性高血压诊治流程见文献原文

基础高血压(Lancet 2007[67])

● 血栓前状态悖论:高血压主要和最常见的并发症为血栓而非出血

● 促凝血状态和内皮细胞损伤及慢性低度炎症反应有关,RAAS 系统激活导致高凝状态

● 真性顽固性高血压,见文献原文

● 真性顽固性高血压病因:容量超负荷,药物禁忌或外源性物质和相关因素详见文献原文表 2

顽固性高血压(BMJ 2012[68])

典型特征

● 老年患者,尤其是 >75 岁

● 基础血压水平高,血压长期难以控制

● 靶器官受损(左室肥厚、慢性肾病)

● 糖尿病

● 肥胖

● 动脉粥样硬化性疾病

● 大动脉硬化

● 性别(女)

● 种族(黑人)

- 钠摄入过多
- 难治性高血压病人生化评估见文献原文表 5
- 经皮肾动脉射频去交感神经术和颈动脉窦压力感受器刺激术

顽固性高血压（JAMA 2014[69]）

- 为综述
- 氯噻酮作为第一选择药物，其他两种药物种类为 CCB 和 ACEI
- 然后加用盐皮质激素受体拮抗剂，依普利酮和螺内酯
- 继发性高血压原因和患病率见文献原文表 1
- 流程见文献原文图 2

妊娠相关高血压

妊娠慢性高血压（NEJM 2011[70]）

- 妊娠期慢性高血压定义为：怀孕前血压高于 140/90mmHg 或妊娠前 20 周第一次产前检查发现血压 >140/90mmHg
- 慢性高血压女性病人先兆子痫、胎盘破裂、致死性生长受限、早产等情况的发病率和剖宫产 / 自然分娩比率均升高
- 高血压持续时间越长，并发先兆子痫风险增加
- 文献原文表 1 列举了常用药物
- 禁忌使用 ACEI 或 ARB 药物
- 避免降压过快
- 用药期间仍鼓励继续哺乳

妊娠期高血压宽松血压控制和严格血压控制的比较（NEJM 2015[71]）

- CHIPS 研究
- 宽松血压控制（舒张压 <100mmHg）对比严格血压控制（舒张压 <85mmHg）
- 结果事件为流产率或产后 28 天内高水平新生儿护理率
- 两组之间无明显差异

产后高血压管理（BMJ 2013[72]）

● 生产后血压多数即刻降低，随后逐渐上升 3~6 天后达到高峰

● 产后 6 周内高血压的最常见原因为妊娠期高血压的持续

● 哺乳期患者不建议使用 ACEI（除依那普利外）和利尿剂

● 哺乳期妇女常用药物和剂量见文献原文表 1 和图 2

参 考 文 献

1. ☺ Kessler, C. and Y. Joudeh (2010). Evaluation and treatment of severe asymptomatichypertension. AFP, 81:470-476.

2. ☺ Monnet, X. and P. Marik (2015). What's new with hypertensive crises? Intensive Care Med, 41:127-130.

3. ☺ Rothwell, P., et al. (2010). Prognostic significance of visit-to-visit variability, maximum systolic blood pressure, and episodic hypertension. Lancet, 375:895-905.

4. ☺ ☺ Safar, M., et al. (2003). Current perspectives on arterial stiffness and pulse pressure in hypertension and cardiovascular diseases. Circulation, 107:2864-2869.

5. ☺ ☺ O'Rourke, M. and J. Seward (2006). Central arterial pressure and arterial pressure pulse: new views entering the second century after Korotkov. Mayo Clin Proc, 81:1057-1068.

6. ☺ ☺ ☺ Palmer, B. F. (2002). Renal dysfunction complicating the treatment of hypertension. New Engl J Med, 347:1256-1261.

7. ☺ ☺ Adrogue, H. and N. Madias (2007). Sodium and potassium in the pathogenesis of hypertension. N Engl J Med, 356:1966-1978.

8. Johnson, R., et al. (2002). Subtle acquired renal injury as a mechanism of salt-sensitive hypertension. N Engl J Med, 346:913-923.

9. ☺ Drazner, M. (2011). The progression of hypertensive heart disease. Circulation, 123:327-334.

10. ☺ Laurent, S., et al. (2012). Hypertension 1. New drugs, procedures,

and devices for hypertension. Lancet, 380:591-600.

11. ☺ ☺ Wong, T. and P. Mitchell(2007). The eye in hypertension. Lancet, 369:425-435.

12. Ernst, M. and M. Moser(2009). Use of diuretics in patients with hypertension. N Engl J Med, 361:2153-2164.

13. ☺ ☺ ☺ James, P., et al. (2014). 2014 Evidence-based guideline for the management of high bloodpressure in adults. Report from the Panel Members Appointed to the Eighth Joint National Committee(JNC 8). JAMA, 311(5):507-520.

14. Bangalore, S., et al. (2014). 2014 eighth joint national committee panel recommendation for bloodpressure targets revisited. Results from the INVEST study. J Am Coll Cardiol, 64:784-793.

15. Hansson, L., et al. (1998). Effects of intensive blood-pressure lowering and low-dose aspirin in patientswith hypertension: principal results of the hypertension optimal treatment(HOT) randomised trial. Lancet, 351:1755-1762.

16. The ALLHAT Officers and Coordinators(2000). Major cardiovascular events in hypertensive patients randomized to doxazosin vs chlorthalidone. The antihypertensive and lipid-lowering treatment to prevent heart attack trial(ALLHAT). JAMA, 283:1967-1975.

17. Dahlof, B., et al. (2002). Cardiovascular morbidity and mortality in the Losartan intervention for endpoint reduction in hypertension study (LIFE): a randomised trial against atenolol. Lancet, 359:995-1003.

18. Wright, J., et al. (2005). Outcomes in hypertensive black and nonblack patients treated with chlorthalidone, amlodipine, and lisinopril. JAMA, 293:1595-1608.

19. Julius, S., et al. (2006). Feasibility of treating prehypertension with an angiotensin-receptor blocker. N Engl J Med, 354:1685-1697.

20. Mochizuki, S., et al. (2007). Valsartan in a Japanese population with hypertension and other cardiovascular disease(Jikei Heart Study): a randomised, open-label, blinded endpoint morbidity-mortalitystudy. Lancet, 369:1431-1439.

21. Oparil,S.,et al. Efficacy and safety of combined use of aliskiren and valsartan in patients with hypertension:a randomised,double-blind trial. Lancet,370:221-229.

22. Mancia,G.,et al.(2010)Statins,antihypertensive treatment,and blood pressure control in clinic and over24 hours:evidence from PHYLLIS randomised double blind trial. BMJ,340,c1197 DOI:doi:10. 1136/bmj. c1197

23. Brown,M.,et al. (2011). Aliskiren and the calcium channel blocker amlodipine combination as an initial treatment strategy for hypertension control(ACCELERATE):a randomised,parallel-group trial. Lancet,377:312-320.

24. Giles,T.,et al.(2014). Efficacy and safety of nebivolol and valsartan as fixed-dose combination in hypertension:a randomised,multicenter study. Lancet,383:1889-1898.

25. Lobo,M.,et al. (2015). Central arteriovenous anastomosis for the treatment of patients with uncontrolled hypertension(the ROX CONTROL HTN study):a randomised controlled trial. Lancet,385:1634-1641.

26. ☺ Weber,M.,et al. (2013). Effects of body size and hypertension treatments on cardiovascular event rates:subanalysis of the ACCOMPLISH randomised controlled trial. Lancet,381:537-545.

27. SHEP Cooperative Research Group(1991). Prevention of stroke by antihypertensive drug treatment in older persons with isolated systolic hypertension. JAMA,265(24):3255-3264.

28. Staessen,J.,et al. (1997). Randomised double-blind comparison of placebo and active treatment for older patients with isolated systolic hypertension. Lancet,350:757-764.

29. Lithell,H.,et al. (2003). The study on cognition and prognosis in the elderly(SCOPE):principal results of a randomized double-blind intervention trial. J Hypertens,21:875-886.

30. Wing,L. M. H.,et al. (2003). A comparison of outcomes with angiotensin-converting-enzyme inhibitorsand diuretics for hypertension

in the elderly. New Engl J Med, 348:583-592.

31. Wassertheil-Smoller, S., et al. (2004). Association between cardiovascular outcomes and antihypertensive drug treatment in older women. JAMA, 292:2849-2859.

32. Beckett, N., et al. (2008). Treatment of hypertension in patients 80 years of age or older. N Engl J Med, 358:1887-1898.

33. ☺ Li, N., et al. (2010) Use of angiotensin receptor blockers and risk of demential in a predominantly male population: prospective cohort analysis. BMJ, 340, b5465 DOI: doi:10. 1136/bmj. b5465.

34. Sabayan, B., et al. (2013). Association of visit-to-visit variability in blood pressure with cognitive function in old age: prospective cohort study. BMJ, 347:f4600.

35. Kjeldsen, S., et al. (2002). Effects of losartan on cardiovascular morbidity and mortality in patients with isolated systolic hypertension and left ventricular hypertrophy. A losartan intervention for endpoint reduction (LIFE) substudy." JAMA, 288:1491-1498.

36. Pepine, C., et al. (2003). A calcium antagonist vs a non-calcium antagonist hypertension treatment strategy for patients with coronary artery disease. The International Verapamil-Trandolapril Study (INVEST): A randomized controlled trial. JAMA, 290:2805-2816.

37. Devereux, R., et al. (2004). Regression of hypertensive left ventricular hypertrophy by losartan compared with atenolol. The losartan intervention for endpoint reduction in hypertension (LIFE) trial. Circulation, 110:1456-1462.

38. Okin, P., et al. (2004). Regression of electrocardiographic left ventricular hypertrophy duringantihypertensive treatment and the prediction of major cardiovascular events. JAMA, 292:2343-2349.

39. Julius, S., et al. (2004). Outcomes in hypertensive patients at high cardiovascular risk treated with regimens based on valsartan or amlodipine: the VALUE randomised trial. Lancet, 363:2022-2031.

40. Dahlof, B. and P. Sever (2005). Prevention of cardiovascular events with an antihypertensive regimen of amlodipine adding perindopril

as required versus atenolol adding bendroflumethiazide as required, in theanglo-Scandinavian Cardiac Outcomes Trial-Blood Pressure Lowering Arm(ASCOT-BPLA):a multicentre randomised controlled trial. Lancet, 366:895-906.

41. CAFE Investigators(2006). Differential impact of blood pressure-lowering drugs on central aortic pressure and clinical outcomes. Principal results of the conduit artery function evaluation(CAFE) study. Circulation, 113:1213-1225.

42. Einhorn, P., et al. (2007). The antihypertensive and lipid lowering treatment to prevent heart attack trial(ALLHAT)heart failure validation study:diagnosis and prognosis. Am Heart J, 153:42-53.

43. Jamerson, K., et al. (2008). "Benazepril plus amlodipine or hydrochlorthiazide for hypertension in high risk patients." N Engl J Med, 359:2417-2428.

44. ☺☺ Mitchell, G. and M. Pfeffer(2005). "Evaluation and management of patients with uncontrolled systolic hypertension:Is another new paradigm really needed?" Am Heart J, 149:776-784.

45. ☺☺ Ong, H. (2007). Beta blockers in hypertension and cardiovascular disease." BMJ, 334:946-949.

46. Perry, H., et al. (2000). Effect of treating isolated systolic hypertension on the risk of developing various types and subtypes of stroke. The systolic hypertension in the elderly program(SHEP). JAMA, 284:465-471.

47. PROGRESS Collaborative Group(2001). Randomised trial of a perindopril-based blood-pressureloweringregimen among 6105 individuals with previous stroke or transient ischaemic attack. Lancet, 358:1033-1041.

48. Schrader, J., et al. (2003). The ACCESS study. Evaluation of acute candesartan cilexetil therapy in stroke survivors. Stroke, 34:1699-1703.

49. Schrader, J., et al. (2005). Morbidity and mortality after stroke, eprosartan compared with nitrendipine for secondary prevention.

Principal results of a prospective randomized controlled study (MOSES). Stroke, 36:1218-1226.

50. Yusuf, S., et al. (2008). Telmisartan to prevent recurrent stroke and cardiovascular events. N Engl J Med, 359:1225-1237.

51. He, J., et al. (2014). Effects of immediate blood pressure reduction on death and major disability in patients with acute ischemic stroke. JAMA, 311(5):479-489.

52. Mancia, G. (2007). Blood pressure reduction and cardiovascular outcomes: past, present, and future. Am J Cardiol, 100(Suppl):3J-9J.

53. Ovbiagele, B., et al. (2011). Level of systolic blood pressure within the normal range and risk of recurrent stroke. JAMA, 306(19):2137-2144.

54. Howard, G., et al. (2013). Racial differences in the impact of elevated systolic blood pressure on stroke risk JAMA Intern Med, 173(1):46-51.

55. Lindholm, L., et al. (2002). Cardiovascular morbidity and mortality in patients with diabetes in the Losartan Intervention For Endpoint reduction in hypertension study (LIFE): a randomised trial against atenolol. Lancet, 359:1004-1010.

56. Parving, H., et al. (2012). Cardiorenal end points in a trial of aliskiren for type 2 diabetes. N Engl J Med, 367:2204-2213.

57. ☺ ☺ Stump, C., et al. (2006). Effect of antihypertensive agents on the development of type 2 diabetes mellitus. Mayo Clin Proc, 81:796-806.

58. ☺ ☺ ☺ Elliott, W. and P. Meyer (2007). Incident diabetes in clinical trials of antihypertensive drugs: a network meta-analysis. Lancet, 369:201-207.

59. Agodoa, L., et al. (2001). Effect of ramipril vs amlodipie on renal outcomes in hypertensivenephrosclerosis. A randomized controlled trial. JAMA, 285:2719-2728.

60. Symplicity HTN-2 Investigators (2010). Renal sympathetic denervation in patients with treatmentresistanthypertension (The Symplicity HTN-2 Trial): a randomised controlled trial. Lancet, 376:1903-1909.

61. Krum, H., et al. (2014). Percutaneous renal denervation in patients

with treatment-resistant hypertension:final 3-year report on the Symplicity HTN-1 study. Lancet,383:622-629.

62. Bhatt,D.,et al.(2014). A controlled trial of renal denervation for resistant hypertension. N Engl J Med,370:1393-1401.

63. Slagman,M.,et al.(2011)Moderate dietary sodium restriction added to angiotensin converting enzyme inhibition compared with dual blockade in lowering proteinuria and blood pressure:randomised controlled trial. BMJ,343,d4366 DOI:10.1136/bmj. d4366.

64. Kovesdy,C.,et al.(2014). Observational modeling of strict vs conventional blood pressure control in patients with chronic kidney disease. JAMA Intern Med,174(9):1442-1449.

65. Palmer,S.,et al.(2015). Comparative efficacy and safety of blood pressure-lowring agents in adults with diabetes and kidney disease:a network meta-analysis. Lancet,385:2047-2056.

66. ☺☺Moser,M. and J. Setaro(2006). Resistant or difficult-to-control hypertension. N Engl J Med,355:385-392.

67. ☺☺Messerli,F.,et al.(2007). Essential hypertension. Lancet,370:591-603.

68. Myat,A.,et al.(2012). Resistant hypertension. BMJ,345:e7473.

69. ☺☺Vongpatanasin,W.(2014). Resistant hypertension. A review of diagnosis and management. JAMA,311(21):2216-2224.

70. ☺Seely,E. and J. Ecker(2011). Chronic hypertension in pregnancy. N Engl J Med,365:439-446.

71. Magee,L.,et al.(2015). Less-tight versus tight control of hypertension in pregnancy." N Engl J Med,372:407-417.

72. ☺Bramham,K.,et al.(2013). Postpartum management of hypertension. BMJ,346:f894.

第三节　急性冠脉综合征（ACS）

病理生理

什么是易损斑块和病灶？

诊断

治疗

有创干预

病 理 生 理

心肌梗死的分类（Crit Care Clin 2014[1]）

● 1 型（自发性心梗）：由冠状动脉病变（如斑块侵蚀或破裂、裂纹、或夹层）导致的血栓事件引起

● 2 型（继发于缺血性的心梗）：由心肌氧气需求增加或供应减少（例如冠状动脉内皮功能障碍、冠状动脉痉挛、冠状动脉栓塞、贫血、心律失常、心动过缓、呼吸衰竭、高血压或低血压）

● 3 型（无法获得标志物水平的心源性猝死）：抽血之前出现的或者血标志物能被检测到之前出现的突发性心源性猝死

● 4a 型（PCI 相关性心梗）

● 4b 型（支架内血栓形成相关性心梗）

● 5 型（冠状动脉旁路移植术（coronary artery bypass graft，CABG）相关性心梗）

什么是易损斑块和病灶？

"易损斑块[2]"理论的更新

"60%~70% 由动脉粥样硬化斑块导致的 ACS，其冠脉仅轻至中度狭窄[3][4]。"

> ● 急性冠脉综合征（ACS）包括不稳定型心绞痛（UA），非 ST 段抬高心肌梗死（NSTEMI），ST 段抬高心肌梗死（STEMI）
>
> ● 相同病理生理机制的不同临床谱

心肌再灌注损伤（NEJM 2007[5]）

● 缺血心肌恢复血流的过程会引起损伤，这种现象称为心肌再灌注损伤

● 致死性再灌注损伤的面积可占最终心梗面积的 50%

● 心肌再灌注造成的 4 类心脏功能障碍:心肌顿抑、无复流现象、再灌注性心律失常和致死性再灌注损伤

● pH 矛盾:心肌再灌注期间生理性 pH 的快速恢复,可引起致死性再灌注损伤

● 心脏保护策略见文献原文表 3。

PCI 术后微血管梗阻及无复流现象(Circulation 2008[6])

● 无复流是指心外膜冠状动脉存在时心肌组织低灌注的状态

● 无复流的根本原因是微血管阻塞,这可能是由多种机制产生的

● 无复流可根据心肌缺血的持续时间进行分类

● "再灌注后无复流"发生在急性心梗病人 PCI 术后,对梗死动脉的再灌注,可能无症状或出现持续胸痛和 ST 段抬高

● "介入无复流"发生于非梗死冠状动脉介入术后影响治疗前没有受到长期缺血的心肌

● 急性心肌梗死的病人 ST 段持续抬高可能反映心外膜动脉闭塞或微血管阻塞

● 心肌微循环障碍导致的无复流,定义为血管直径 < 200μm

急性冠状动脉事件(Circulation 2012[7])

● ACS 不是冠状动脉斑块破裂的必然结果,而是斑块破裂和糜烂的异常反应

● 易损斑块可能并不是人们普遍认为的那么重要

● 急性冠状动脉事件继发于冠脉刺激导致血栓形成合并斑块破裂和糜烂处促血栓形成的高凝状态。

诊　　断

危险分层,目前相关研究小结见下表 5-3-1

胸痛病人的危险分层

2007 ACC/AHA 指南还指出,"…用舌下含服硝酸甘油缓解胸部不适不是预测 ACS 的可靠手段,同样也不能通过'GI 鸡尾酒'缓解其不适来预测其不是 ACS。"

表 5-3-1 冠心病危险因素相关研究小结

	研究	时间(年)
胸痛(CP)		
	ACC/AHA	2002[8],2007[109] ● 与冠心病的缺血可能相关的 5 个最重要的危险因素(以重要性顺序排列) 1. 症状的性质 2. 冠心病既往史 3. 性别(男) 4. 年龄(60 岁以上) 5. 传统的危险因素的数目(高血压、血脂异常、吸烟、糖尿病)
	李·戈德曼分析	1996[10],2000[11] 急性 ST 段抬高心肌梗死 80% ST 段下移 或者新发 T 波倒置 20% 无心电图变化 + 冠心病既往史 4% 无心电图变化 + 阴性既往史 2%
年龄和性别与心肌梗死的症状表现之间的联系	国家心肌梗死注册研究(NRMI)注册表	2012[12] ● 心梗的女性比男性更有可能表现为无胸痛 / 不适 ● 在年轻的心梗病人中无胸痛表现更为常见,随着年龄的增加,联系变弱并消失
CTCA 与标准疗法的对比		2012[13] ● CTCA 与常规治疗的随机对照试验 ● 心肌梗死溶栓试验(TIMI)0~2、无心电图变化的疑似 ACS 胸痛病人

续表

	研究	时间（年）
		● CTCA 阴性的 30 天内死亡率或心梗率小于 1%
在急性胸痛中 CTCA 与常规疗法的比较	ROMICAT-II	2012[14] ● 40~74 岁胸痛疑似 ACS 但无心电图变化或肌钙蛋白阴性 ● 主要终点是住院日期的长短 ● 结论 CCTA 组住院日期缩短 7.6 小时 ● 主要结局无差异
疑似冠心病心绞痛 CTCA	SCOT-HEART 研究 2015[15]	● 对疑似冠心病心绞痛的病人，CTCA 可以明确诊断
冠心病的解剖与功能检测比较	PROMISE 研究 2015[16]	● 不典型的胸痛病人 ● 应用 CTA 或功能检测（心脏功能核素检测、负荷心脏彩超、运动心电图） ● 初始选择 CTA 并不能改善结局
ACS		
	TIMI 危险评分	2000[17] 在 TIMI 研究中与 14 天死亡相关的 7 个风险因素（JAMA2000） ● 65 岁或以上 ● 至少 3 种冠心病的风险因素（家族史、高血压、高脂血症、糖尿病、抽烟） ● 先前冠状动脉狭窄 >50% ● 呈现 ST 段抬高 ● 近 24 小时之内至少两次心绞痛 ● 之前 7 天使用阿司匹林 ● 心肌酶升高

续表

	研究	时间(年)
	GRACE 评分	2004[18]
	CRUSADE 队列研究	2007[19] ● 非 ST 段抬高型心肌梗死 ACS 病人 ● 院内死亡率:心衰/射血分数低 10.7%,心衰/射血分数正常 5.8%,无心衰/低射血分数 5.7%,无心衰/射血分数正常 1.5% ● 非 ST 段抬高 ACS 的病人常见射血分数保留的心衰,与无心衰或心脏收缩功能障碍的非 ST 段抬高 ACS 相比,死亡率是其 2.3 倍以上

"传统风险因素仅能预测急性缺血的可能性,症状、心电图、心肌酶谱更重要。"

对疑似 ACS 的病人的胸痛特点的评估(JAMA 2005[20])

● 低危预测因子"3Ps":压痛、胸膜炎和体位相关胸痛

● 放射痛增加了 ACS 的可能性,右臂放射痛的阳性预测率为 4.7,双臂和双肩为 4.1,左臂为 2.3

ACS 病人的危险分层

从病理生理学分析,ACS 的分层应当基于三种因素(Circulation 2003[21])

● 斑块的稳定性和心肌坏死

● 血管炎症

● 左心室损伤

TIMI 危险评分

危险因素个数	0/1	2	3	4	5	6/7
复合终点概率(%)	4.7	8.3	13.2	19.9	26.2	40.9

ACS 的远期结局（Am J Med 2015[22]）

● GRACE 随访研究

● 出院 6 个月内 GRACE 危险评分高度预测 2 年内的全因死亡率

心肌酶谱短期（最多 45 天）标志物（见表 5-3-2）

表 5-3-2　心肌梗死短期标志物

肌酸激酶同工酶（CK-MB）[23]		
肌钙蛋白		● 胸痛发作 >6 小时肌钙蛋白阳性 ● 肌钙蛋白 I 是更特异性预测不良结局
髓质过氧化物酶	新英格兰医学杂志 NJEM 2003[24]	● 在 ACS 中，与白细胞激活和炎症有关的一种酶 ● 比肌钙蛋白更能预测 30 天的不良结局
胎盘生长因子（PIGF）	CUPTURE 试验 2004[25]	● 血管内皮生长因子（VEGF）家族的成员，在早期和家族动脉粥样硬化病变中表达上调 ● 在 30 天内胎盘生长因子的升高提示不良结局的增加
不一致	全球急性冠脉事件登记处 2006[26]	● 比较联合考虑肌酸激酶和肌钙蛋白是否阳性病人的住院死亡率 ● 肌钙蛋白阳性但是肌酸激酶阴性组的住院死亡率是两者皆阳性组的约一半
可溶性 CD40 配体	CAPTURE 研究[27]	● 可溶性 CD40 配体水平升高能显著预测 6 个月内死亡和非致死性心肌梗死
	Ann Emerg Med 2006[28]	● ACS 的网络追踪登记研究

		● 血清生物标记物异常显示 ACS 的风险增加
Goldman 风险和 Tn I 的组合	Academic Emerg Med 2001[29]	● Goldman 风险 <4% 以及单次 TnI 阴性可以让病人从急诊出院 ● 终点事件是死亡、急性心梗和 30 天内血运重建 ● 即使这两项危险因素是阴性的,但急性心梗的风险仍然存在,大于 1%(30 天内 2.3%);并且相当一部分病人需要血运重建 ● 总之,低风险病人的不良事件发生率为 5.6%
CT 血管造影	Ann Emerg Med 2009[30]	● 终点事件为 30 天内心血管疾病死亡或非致死性心梗 ● CT 血管造影后出院病人未发生终点事件 ● 低 TIMI 危险以及初始心电图非缺血性结果,在冠状动脉造影阴性出院是安全的
高敏肌钙蛋白 I	NEJM 2009[31]	● 评价高敏肌钙蛋白 I 对心肌梗死早期诊断和危险分层的意义 ● 与肌钙蛋白 T 测定和传统心肌坏死标记物相比,高敏肌钙蛋白·I 的诊断准确率最高
	JAMA 2011[32]	● 高敏 TnI 和标准 TnI 试验的比较 ● 疑似 ACS 病人 ● 入院 3 小时对高敏 TnI 或传统 TnI 连续测定有助于急性心梗的早期诊断

续表

敏感肌钙蛋白T	NEJM 2009[33]	● PEACE 试验 ● 研究了肌钙蛋白 T 极低循环水平的测定和分布与心血管疾病事件的关系 ● 心血管疾病的死亡和心衰的累积发生率与高敏肌钙蛋白T 的增加有关 ● 肌钙蛋白 T 水平与心肌梗死的发生率无关
	Am J Med 2011[34]	● 只有少数急性心梗的病人呈现出 hs-cTnT 是正常的 ● 大量的不稳定型心绞痛病人有正常的 hs-cTnT ● 年轻,既往服用他汀类,肾功能正常,未出现 ST 段改变与ACS 病人 hs-cTnT 正常或升高是独立相关的 ● 3 小时内重复检测 hs-cTnT能识别所有急性心梗的病人
	Arch Intern Med 2012[35]	● 1 小时快速诊断法 ● 计算 hs-cTnT 基线和 1 小时改变为依据,用以诊断 ACS ● 77% 的病人可通过此方法筛查(图 3)
医院获得性贫血	Am Heart J 2011[36]	● 急性心梗病人,中等以及严重的医院获得性贫血与高住院死亡率有独立相关性
血钾水平	JAMA 2012[37]	● 急性心梗的病人其血钾水平和住院死亡率之间关系 ● 两者的关系是 U 型,相对于3.5~4.0,血钾 4.5~5.0 的死亡率是前者的两倍
肌钙蛋白绝对与相对变化比较	Am J Med[38]	● TnT 和 I 绝对值的变化是首选指标

长期标志物（表 5-3-3）

表 5-3-3　心肌梗死长期标志物

Trop-T 和 C 反应蛋白	FRISC 2000[39]	● ACS 病人平均追踪 37 个月 ● 肌钙蛋白 -T 和 C 反应蛋白与死亡和心血管事件的长期风险相关
谷胱甘肽过氧化物酶 1	NEJM 2003[40]	● 是细胞内重要的抗氧化酶 ● 疑似冠心病病人（ACS 和稳定型心绞痛病人） ● 长期预后治疗（平均追踪 4.7 年） ● 酶水平和无事件呈负相关
肌酐清除率（CCr），脑尿钠肽（BNP）	GUSTO-IV 2003[41]	● 肌酐清除率，脑尿钠肽和 ACS 的病人在 1 年死亡率独立相关
C 反应蛋白	Reykjavic 2004[42]	● C 反应蛋白不是冠心病的显著预测指标
BNP	A to Z 2005[43]	● BNP 在 4 个月和 12 个月的非 ST 段抬高心肌梗死或 ST 段抬高心肌梗死病人水平 ● 随访两年所有死亡或新发性心衰事件 ● BNP>80pg/ml 和死亡或新发心衰有关
射血分数，肌酐清除率	2005[44]	● 急诊胸痛病人且无 ST 段抬高，但静息心肌灌注显像呈阳性 ● 一年死亡率与射血分数和肌酐清除率有密切相关，并独立于 TnI 水平
N 末端前 B 型利钠肽（NT-pro-BNP）	ICTUS 2007[45]	● ICTUS 研究（+ 肌钙蛋白 T 和心电图改变除了 ST 段心梗） ● 一年结局 ● NT-pro-BNP 入院时测量

续表

		● NT-pro-BNP 的最高四分位数相比较与低三分位数者显著升高一年死亡率 ● NT-pro-BNP 水平与 1 年内再发心梗的发生率无关
N 末端前 B 型利钠肽（NT-Pro-BNP）	Netherland 2011[46]	● 在 ACSR/O 人群中，年龄超过 65 岁，有心梗史，慢性心衰，入院时无确诊心电图以及 NT-pro-BNP 升高都是长期心血管疾病死亡率的独立预测指标 ● C 反应蛋白升高是 3 年内心血管死亡率的独立预测指标，而 NT-pro-BNP 的升高是 10 年后的风险心血管死亡率的独立预测指标
ST 改变和 Tn	心肌梗死溶栓试验 18[47]	● 6 个月的死亡率 ● 在校正肌钙蛋白水平后，ST 改变与不良结局相关似乎能提供额外的不良结局信息
血糖	GRACE 2009[48]	● 空腹血糖水平升高与住院死亡风险相关 ● ST 段抬高型心梗和非 ST 段抬高型心梗的病人，短期和 6 个月的死亡率随着空腹血糖水平的增高而显著增加 ● 校正 GRACE 评分后，入院血糖水平无法预测出院 6 个月临床结局
抑郁	Am J Cardiol 2005[49]	● 住院期间抑郁症状是 5 年内死亡的预测指标 ● 抑郁病史与结局无关
入院时仰卧位收缩压	JAMA 2010[50]	● RIKS-HIA 注册 ● 平均追踪 2.47 年 ● 收缩压 (SBP) 水平:Q1<128mmHg;

续表

		• Q2<144; ;Q3≤162;Q4>162mmHg • 在 Q4 的病人比在 Q2 病人的绝对危险低 21.7% • 在 Q1 的病人的死亡率风险比 Q2 的高 40.3% • 入院仰卧位收缩压和 1 年死亡率之间呈负相关

常用标记物和胸痛开始的时间

> 肌酸激酶同工酶(CK-MB)6~10 小时
>
> TnT 或 I 8~12 小时

谁需要被收住院? 住在哪里?

"温哥华胸痛规则"让低风险病人出院(Ann Emerg Med2006[51])

● 辨别出低风险病人让他们尽早出院

● 肌酸激酶同工酶(CK-MB)比肌钙蛋白有更好的鉴别能力

● 正常心电图(允许 T 波平坦),年龄 <40 岁,先前无缺血性胸痛史的病人可以安全的提早出院

● 如果年龄 >40 岁,最初的 CK-MB<3.0μg/L

● 如果 CK-MB>3.0,且两小时内无心电图变换、无 CK-MB 或 Tn 风险,那么他们可以安全离开

Reilly 规则(JAMA 2002[52])

● 基于 Goldman 分析,Reilly 开发了胸痛入院流程

急诊室可疑心源性胸痛的 2 小时诊断方法(JAMA Intern Med 2014[53])

● 到达急诊室 0 小时以及 2 小时心电图及肌钙蛋白 T (Troponin L,TnL)检查

● 临床医生可以让接近 1/5 的胸痛 <6 小时的病人出院

对急性心梗病人使用 2 小时高敏肌钙蛋白 T 方法分流病人(Am J Med 2015[54])

- 0h/2h<14 和 Delta 2h<4,则排除
- 0h/2h>53 或 Delta 2h>10,则选取

老年人发生非 ST 段抬高心肌梗死 1 年后累计死亡及再入院发生率(Am J Med 2015[55])

- 随年龄增大 1 年死亡率显著增高。

治　疗

ACS 的治疗:第一部分:非 ST 段抬高型心肌梗死(Crit Care Med 2011[56])

- 减缓心绞痛(硝酸酯、β- 受体阻滞剂、钙通道阻断剂、吗啡)
- 抗血小板(ASA、氯吡格雷、G Ⅱ b/Ⅲ a 抑制剂)
- 抗血栓形成(肝素、低分子肝素、磺达肝癸钠、比伐卢定)
- 他汀

对可卡因相关性胸痛和 ACS 联系的再思考(Mayo Clin Proc 2011[57])

- 可卡因是运用第二广泛的非法药物,也是急诊科最常见的非法使用物
- 可卡因的运用在 50 岁以上的人群中渐渐变得常见
- 可卡因相关胸痛的一线治疗包括钙通道阻断剂(地尔硫䓬、维拉帕米)和硝酸甘油
- 紧急血运重建只有在 ST 段持续抬高时执行

药物治疗相关研究见表 5-3-4

有 创 干 预

早期 PCI 术病人门 - 球囊时间(door to balloon time,)与死亡率之间的关系(NEJM 2013[93])

- 对急性心肌梗死病人施行 PCI 术的门 - 球囊时间已经显著改善,但住院病人总体死亡率几乎不变

对多支血管病变施行冠状动脉旁路移植术(CABG)或经皮冠状动脉介入术(PCI)(Lancet 2009[152])

- 10 个随机对照试验的 Meta 分析

表 5-3-4 ACS 药物治疗相关研究

形式	年份	试验	病人
低分子量肝素（LMWH）和普通肝素（UFH）的比较	1997	ESSENCE 试验[58]	心电图变化、心梗既往史，心脏试验阳性
	2004	SYNERGY 试验[59]	ACS 且心肌酶谱阳性
	2005	SYNERGY longterm[60]	低分子量肝素（LMWH）和普通肝素（UFH）之间无差别
	2004	A to Z 试验[61]	ACS 且心肌酶谱阳性，LMWH 优于 UFH
	2006	ExTRACT-TIMI 25[62]	STEMI LMWH 优于 UFH
Gp Ⅱ b/Ⅲ a 抑制剂			
	2005	CURSADE 试验[63]	NSTEMI
	2006	ISAR-RACT 2 试验[64]	NSTEMI
	2007	ACUITY 试验[65]	NSTEMI
磺达肝癸钠			
	2006	OASIS-5 试验[66]	NSTEMI
	2006	OASIS-6 试验[67]	STEMI

续表

形式	年份	试验	病人
比伐卢定			
	2006	ACUITY 试验 [68]	STEMI 和 NSTEMI
	2007	ACUITY 试验 [69]	● 一年缺血性结局 ● 肝素 +G Ⅱ b/Ⅲ a 抑制剂，比伐卢定 +G Ⅱ b/Ⅲ a 抑制剂或者比伐卢定单一疗法组 ● 所以病人随机分组后 72 小时内接受经皮冠状动脉介入治疗 ● 这三组没有区别
氯吡格雷和 ASA 的比较			
	2008	GUSTOI and Ⅲ [70]	STEMI
	2001	CURE [71]	ACS 高危病人
替格瑞洛和氯吡格雷		替格瑞洛是三磷酸腺苷受体 P2Y12 的直接作用抑制剂	

续表

形式	年份	试验	病人
	2009	PLATO[72]	ACS 且伴／不伴 ST 段抬高 ● 主要终点是心血管疾病，心梗或脑卒中复合原因的死亡 ● 替格端洛组的主要终点或全因死亡都是最低的 ● 组间大出血率无显著差异
抗生素			
	2002	SAMINA 研究[73]	
	2005	ACES 研究[74]	
	2005	PROVE IT-TIMI 22[75]	
输血			
	2004	GUSTO IIb, PURSUIT, PARAGON B[76]	● 基于 3 个国际试验：GUSTO II b， PURSUIT 和 PARAGON B 试验，输血增加 30 天内死亡
抗炎药			
	2005	JAMA[77]	

续表

形式	年份	试验	病人
G-CSF			
	2006	G-CSF 试验[78]	STEMI
	2006	ASTAMI 研究[79]	STEMI
	2006	TOPCARECHD[80]	急性心梗 <3 个月 ● 比较无细胞灌注, 或注射循环血干细胞或骨髓肝细胞的 RCT ● 随访 3 个月 ● 3 个月内, 骨髓干细胞再灌注治疗显著提高与左心室射血分数
冠脉内心肌球来源细胞	2012[81]	CADUCEUS	● 心梗后 2~4 周 ● 心肌梗死后存活心肌组织随着细胞治疗而增加
雷诺嗪	2007	MERLIN-TIMI 36[82]	ACS 中高危
一氧化氮合酶抑制剂	2007	TIUMPH 试验[83]	STEMI

续表

形式	年份	试验	病人
极化液（GIK）			
		OASIS-6 and CREATE-ECLA GIK[84]	STEMI
AGI-1067	2008	ARISE 试验[85]	ACS
利伐沙班	2009	ATLAS ACS-TIMI 46[86]	● STEMI 或 NSTEMI ● 利伐沙班是直接 Xa 抑制剂 ● 与安慰剂相比，利伐沙班降低了死亡、心肌梗死或脑卒中的次要终点 ● 临床严重出血与利伐沙班呈剂量依赖性
奥米沙班	2009	SEPIA-ACS1 TIMI 42 试验[87]	● 奥米沙班是直接 Xa 抑制剂 ● NSTEMI 病人的比较奥米沙班或肝素联合依替巴肽治疗的 RCT ● 主要终点是 7 天内死亡、心梗、急性血管重建或 G II b/III a 抑制剂的组合使用 ● 0.100~0.140mg/（kg·h）的奥米沙班输注可能减少缺血性事件，利肝素联合依替巴肽组具有相似的安全性

续表

形式	年份	试验	病人
阿昔单抗+肝素治疗与比伐卢定的比较	2011	ISAR-REACT 4 试验[88]	● NSTEMIPCI 术后 ● 比较阿昔单抗+肝素和比伐卢定的 RCT ● 主要终点是死亡、再次心肌梗死、紧急靶血管重建或大出血 ● 阿昔单抗联合肝素对主要终点无改善 ● 增加了出血的风险
对 ACS 使用利伐沙班	2012	ATLAS ACS2-TIMI 51[89]	● ACS 病人使用 Xa 抑制剂利伐沙班 ● 利伐沙班减少了心血管疾病、心肌梗死或卒中致死的复合终点
对 ACS 使用血栓素受体拮抗剂	2012	TRACER 试验[90]	● 对 ACS 使用蛋白酶激活受体 1 拮抗剂沃拉帕沙 ● 标准治疗加沃拉帕沙不能减少主要复合终点
对 NSTEMI 磺达肝癸钠和 LMWH 的比较	2015	SWEDEHEART 登记表[91]	● 磺达肝癸钠减少 180 天内大出血及死亡率
PCI 术中比伐卢定与肝素联合或不联合替罗非班比较	2015	BRIGHT 研究[92]	相关 ● 急性心梗施行 PCI 术 ● 比伐卢定减少 PCI 术后中位 3 小时的不良临床事件发生率

表5-3-5　ACS有创干预相关研究

形式	试验	年	病人
经皮冠脉介入治疗(PCI)			
	OAT试验[94]	2006	• "开放动脉假设"的"死亡"[95]
	BRAVE-2试验[96]	2005	胸痛病人中心电图变化
	REACT试验[97]	2005	溶栓失败的STEMI • 6个月内,冠状动脉介入术无事件生存率较高
	SHOCK试验[98]	2006	急性心梗且心源性休克 • 早期介入治疗使6年的生存率有13.2%的绝对改善和67%的相对改善
	TAPAS[99]	2008	冠状动脉介入术中使用血栓抽吸 • 与传统的介入治疗相比,血栓抽吸有更好的30天内灌注和临床结局
低分子量肝素和普通肝素			
	STEEPLE研究[100]	2006	择期介入术病人 • 择期介入术比较低分子量肝素和普通肝素 • 0.5mg/kg的依诺肝素较普通肝素非冠状动脉旁路移植术(CABG)48小时内相关出血

续表

形式	年	试验	病人
	2006	RISK-HIA 注册研究[101]	STEMI 病人 PCI 与院前或院内溶栓的比较 ● PCI 是 STEMI 的选择。PHT 可能是 2 小时内发病但需至少 4 小时转运至可实行 PCI 医院的病人的一种替代选择
	2007	APEX AMI 试验[102]	治疗 STEMI 的单克隆抗体 Pexelizumab
	2007	ICTUS 研究[103]	NSTEMI+Tn ● 4 年内全因死亡 ● 比较早期常规造影与仅在顽固性心绞痛或复发性缺血病人介入治疗比较 ● 4 年内全因死亡率和心血管死亡率两组之间并无差别
	2007	COURAGE 试验[104]	稳定型心绞痛 ● COURAGE 试验比较药物治疗基础上是否行 PCI ● 额外 PCI 并不减少死亡、心梗或其他心血管疾病事件的风险
	2011	ATOLL 试验[105]	STEMI ● PCI 术前使用依诺肝素（0.5mg/kg）或普通肝素 ● 相比普通肝素，静脉依诺肝素显著减少了临床缺血事件，但在出血和介入成功方面没有区别

续表

形式	年	试验	病人
MC-1			
支架和 CABG 的比较	2008	MEND-CABG II[106]	冠状动脉旁路移植术的病人
	2008	MAINCOMPARE[107]	LAD 病变
	2009	SYNTAX[108]	3- 支血管病变或左前降支病变 ● PCI 组主要终点的发生率明显高
比伐卢定对比普通肝素联合 G IIb/IIIa 抑制剂	2008	HORIZONS-AMI 研究[109]	接受 PCI 术的 STEMI 病人 ● 单用比伐卢定治疗减少 30 天内心源性死亡率,所有原因引起的死亡率
单纯 PCI,阿昔单抗联合 PCI 和瑞替普酶联合阿昔单抗联合冠状动脉介入术比较	2008	FINESSE[110]	接受 PCI 术的 STEMI 病人
药物洗脱支架和冠状动脉旁路移植术比较	2008	CSRS/PCIRS[110]	多支血管病变 ● 在多支血管病变中,冠状动脉旁路移植术(CABG)比药物洗脱支架治疗有较低的死亡率

续表

形式	年	试验	病人
溶栓后 PCI	2009	TRANSFERAMI[111]	● STEMI 病人,溶栓后 6 小时内转运至另一家医院行 PCI 术 ● 在 30 天,主要终点出现在 11.0% 早期介入的病人和 17.2% 标准治疗的病人(p=0.004)
严重 CAD 病人 PCI 和冠状动脉旁路移植术的比较	2009	SYNTAX 研究[112]	● 3-支血管病变或左前降支病变 ● 主要终点是主要心脏或心血管不良事件,12 个月内全因死亡、脑卒中、心梗或再次血运重建 ● 主要终点的比率冠状动脉介入术组显著高
冠状动脉旁路移植术和 PCI 的比较	2013	SYNTAX 试验[113]	● 对 SYNTAX 试验进行 5 年的随访 ● 冠状动脉旁路移植术是复杂病变病人的标准治疗
	2014	Meta 分析[114]	● 对多支血管病变的病人,无论糖尿病与否,CABG 治疗导致死亡率下降 27%
PCI 和冠状动脉旁路移植术的比较	2012	ASCERT 研究[115]	● 65 岁或以上的人有 2 或 3 支血管病变且无急性心梗 ● 经过 4 年的随访,冠状动脉旁路移植术比冠状动脉介入术有更低的死亡率

续表

形式	年	试验	病人
PCI 对生活质量的影响	2008	COURAGE 试验[116]	● 稳定性冠心病病人比较 PCI+药物治疗和单纯药物治疗 ● 病人在 6~24 个月可从 PCI 中获益 ● 有严重心绞痛的病人 PCI 获益更多 ● 至 36 个月,两者之间的健康状况无明显差异
晚期侵入治疗对生活质量的影响	2009	Occluded Artery 试验[117]	● 生活质量比较研究:在病情稳定的高危病人且有一个相关动脉完全闭塞的心梗后 3~28 天病人,PCI 加支架植入术和单纯药物治疗对比 ● 杜克活动状态指数和医学结果 36 项研究共收集了 24 个月 ● 对心理健康进行了观察,没有显著差异
在 PCI 药物洗脱支架或冠状动脉旁路移植术之后的生活质量	2011	SYNTAX 研究[118]	● 三支血管变或左主干病变后的生活质量 ● 在 6 个月和 12 个月后发现,冠状动脉旁路移植术比 PCI 能更有效的缓解心绞痛
左心室功能衰竭病人冠状动脉旁路移植术	2011	STICH 试验[119]	● 射血分数 <35%,单纯药物治疗或药物治疗 + 冠状动脉旁路移植术 ● 主要终点是全因死亡率 ● 主要终点没有差异

续表

形式	年	试验	病人
立刻与延迟 PCI	2009	ABOARD 研究[120]	● NSTEMITIMI 评分 ≥3 ● 立刻（70 分钟）或延迟（21 小时） ● 两种干预在心肌梗死的肌钙蛋白水平峰值上无明显差异
	2009	TIMACS 研究[121]	● 非 ST 段心肌梗死病人常规早期（<24 小时）或延迟（>36 小时）PCI 的比较 ● 主要终点是 6 个月内心肌梗死或严重室性心律失常复合事件 ● 次要终点是 6 个月内心肌死亡、心肌梗或顽固性缺血 ● 主要终点无差异 ● 早期介入治疗降低了次要结局的发生率
临时性依替巴肽	2009	EARLY ACS 试验[122]	● NSTEMI 病人 PCI 中早期或延迟使用依替巴肽 ● 30 天内，死亡或心梗的发生率无差别 ● NSTEMI 病人，在血管造影前 12 小时或更早使用依替巴肽效果并不优于血管造影后临时使用依替巴肽
冠状动脉旁路移植术有 / 无心室重建	2009	STICH 试验[123]	● 冠状动脉旁路移植术和冠状动脉旁路移植术 + 心室重建的比较 ● 平均随访 48 个月 ● 主要终点是全因死亡和心脏原因住院治疗 ● 手术组的收缩末期容积显著减少，但主要终点 2 组无显著性差异

续表

形式	年	试验	病人
体外循环与非体外循环	2009	ROOBY 研究 [124]	● 紧急选择冠状动脉旁路移植术的病人 ● 冠状动脉旁路移植术的 1 年复合终点（任何原因引起的死亡、再次血运重建或致死性心肌梗死）在体外循环组比非体外循环高 ● 整体移植通畅率在非体外循环组比体外循环组低
	2012	CORONARY 研究 [125]	● 30 天的结果无显著性差异，包括死亡、心梗、脑卒中，需要血液透析的肾衰竭
	2013	CORONARY 研究 [126]	● 1 年 ● 在一年内没有显著的差异
	2013	GOPCABE 研究 [127]	● 75 岁及以上 ● 无论 30 天还是 1 年，结果没有显著差异
心梗后早期植入 ICD	2009	IRIS 研究 [128]	● 心肌梗死病人早期植入 ICD 生存生存是否改善 ● 埋藏式心律转复除颤器（发病后 5 至 30 天）和药物治疗的随机对照试验 ● 平均随访 37 个月 ● 在埋藏式心律转复除颤器组总体死亡率并没有下降

续表

形式	年	试验	病人
内镜与开胸静脉移植术	2009	PREVENT IV 试验[129]	● 内镜与开胸静脉移植术 ● 在 12～18 个月的病人接受开胸静脉移植静脉失效率较高
在接受 PCI 病人室性心动过速（VT）或心室颤动（VF）的结局	2009	APEX AMI 研究[130]	● STEMI 病人接受 PCI 治疗 ● 5.7% 的 STEMI 病人发生室性心动过速／心室颤动 ● 90% 出现在 STEMI 症状开始的 48 小时内 ● 室性心动过速／心室颤动病人的临床结局会更糟（HR 3.63） ● 室性心动过速／心室颤动出现的晚（PCI 后）较出现早（PCI 前），结局会很糟 ● PCI 前或者后发生室性心动过速／心室颤动与 90 天死亡率的增加相关
坎格雷洛在 PCI 中	2009	CHAMPION PCI 研究[131]	● 坎格雷洛在 PCI 中 ● 48 小时复合死亡 ● 坎格雷洛并不优于口服负荷剂量氯吡格雷
	2009	CHAMPION PLATFORM 研究[132]	● PCI 使用坎格雷洛并不比安慰剂减少终点事件

续表

形式	年	试验	病人
ACS 桡动脉与股动脉造影比较	2011	RIVAL 研究[133]	● 桡动脉和股动脉在 PCI 入路均安全有效
急性心梗时在冠脉内注射阿昔单抗和血栓抽吸	2012	INFUSE-AMI[134] 研究	● STEMI ● 经皮冠脉介入治疗时使用比伐卢定抗凝 ● 冠状动脉内注射阿昔单抗能在 30 天内显著减少梗死面积，而手动抽吸血栓不能减少梗死面积
PCI 且有／无心脏外科准备	2012	CPORT-E 试验[135]	● 非首次经皮冠脉介入治疗 ● 无论有或无心脏外科准备，6 个月寿命，6 个星期和 9 个月这两组结果很相似
STEMI 病人接受 PCI 治疗，发病至球囊时间和门到球囊时间	2012	CREDO-Kyoto AMI 研究[136]	● 观察研究 ● 发病至球囊时间 <3 小时有较低的 3 年内充血性心力衰竭发病率的复合终点
腺苷调节剂与冠状动脉旁路移植术	2012	RED-CABG[137]	● 冠状动脉旁路移植术时使用阿卡地新 ● 术后 28 天的全因死亡 ● 阿卡地新不能减少全因死亡、非致死性脑卒中或严重的左心室功能障碍复合终点

续表

形式	年	试验	病人
糖尿病病人中多支血管血运重建策略	2012	FREEDOM 试验[138]	• 药物洗脱支架 PCI 与冠状动脉旁路移植术的随机对照试验 • 最少随访两年 • 全因死亡、非致死心梗或致死脑卒中的复合终点 • 冠状动脉旁路移植术优于 PCI
溶栓和 PCI 的比较	2013	STREAM 研究[139]	• STEMI • 溶栓和 1 小时内 PCI 的随机对照试验 • 院前溶栓和 1 小时内 PCI 术一样有效
远端缺血预处理	2013	Lancet[140]	• 择期 CABG 病人 • 预处理与否的随机对照研究 • 主要终点是心肌损伤和 cTnI 水平 • 做远端缺血预处理的全因死亡率较低
预防性血管成形术	2013	PRAMI 研究[141]	• STEMI • 预防性介入与否 • 主要的结果是死亡、非致命性心肌梗死或难治性心绞痛 • 预防性冠脉介入术降低心脏不良事件的风险

续表

形式	年	试验	病人
糖尿病和多支血管病变病人行 PCI 与 CABG 术后生活质量的对比	2013	FREEDOM 试验[142]	● CABG 术比 PCI 术提供了更好的中期（6 个月 ~2 年）的健康状况和生活质量
STEMI 病人的血栓抽吸术	2013	TASTE 研究[143]	● SCAAR 注册研究 ● STEMI 接受 PCI 术 ● PCI 术前常规血栓抽吸并不能减少 STEMI 病人的 30 天死亡率
对 ACS 病人强化血糖控制	2013	BIOMArCS-2 试验[144]	● 强化血糖控制并没有减少有梗死面积，并与心肌损害相关
比伐卢定的应用	2013	EUROMAX 研究[145]	● 对 STEMI 病人转运行 PCI 术前应用比伐卢定 ● 30 天的主要结局是一个死亡，大出血或急性支架血栓形成的复合终点 ● 大出血率较低，但急性支架血栓形成的大出血率增高
在 PCI 术中比伐卢定与肝素的比较	2014	荟萃分析[146]	● 比伐卢定的心肌梗死和支架内血栓形成风险增加
在急诊 PCI 术中比伐卢定与肝素的比较	2014	HEAT-PPCI[147]	● 肝素和比伐卢定的随机对照研究 ● 肝素能减少主要不良缺血事件的发生率，且不会增加血风险

续表

形式	年	试验	病人
中度缺血性二尖瓣反流的手术治疗	2014	CSTN 研究[148]	• 单纯 CABG 和 CABG+MVR（二尖瓣置换术）比较 • 加 MVR 术，1 年时无获益
对多支血管病变依维莫司 DES（药物洗脱支架）和 CABG 术的比较	2015	BEST 试验[149]	• PCI 和 CABG 比较 • 在 2 年内 DES 没有 CABG 好
依维莫司 DES 和 CABG 比较	2015	Registry based 研究[150]	• 对多支血管病变依维莫司 DES 和 CABG 术的比较 • 死亡风险相似
PCI 联合或不联合人工血栓切除术	2015	TOTAL 研究[151]	• STEMI 接受急诊 PCI 术 • 单纯 PCI 术或术前期行人工血栓清除术的随机对照研究 • 在心血管疾病死亡、再发心梗、心源性休克方面无差异 • 与 30 天内脑卒中发生率增高有关

- 对多支血管病变进行至少为期 3 年的随访
- 平均随访 5.9 年
- 在施行 CABG 或 PCI 术后,长期死亡率是相似的
- CABG 对糖尿病病人和年龄 65 岁或以上的病人来说,可能是一个更好的选择
- 10 个随机对照试验 PCI 术中都没有用药物洗脱支架

血流储备分数(FFR)引导冠状动脉介入术治疗冠状动脉疾病(NEJM 2014[153])

- FAME 2 试验
- 稳定性冠心病病人基于 FFR 的 PCI 术
- 主要终点是全因死亡率、非致死性心肌梗死或 2 年内的紧急血运重建的复合结局
- FFR 引导的 PCI 术与药物治疗相比,疗效改善

STEMI 的再灌注治疗(Lancet 2013[154])

- 每延迟 30 分钟,年死亡率大约增加 8%

什么是 PCI 的最佳辅助再灌注策略?(Lancet 2013[155])

- 抗血小板聚集和抗凝的最新回顾

糖尿病病人冠状动脉血运重建(Circulation 2013[156])

- 尽管针对糖尿病病人和作为外科血管重建术候选的多血管病变病人 CABG 术仍优于 PCI 术,但随着时间的推移,CABG 和 PCI 之间的差距已经缩小

针对稳定性冠心病病人血运重建和药物治疗之间的比较(BMJ 2014[157])

- 网络分析
- CABG 降低死亡风险,心肌梗死及随后的血运重建和医疗管理之间的比较

2013 F/AHA 关于 STEMI 的管理指南(Circulation 2013158)

- 在 PCI 术前必须给予 162~325mg 阿司匹林
- 氯吡格雷 6000mg,普拉格雷 60mg 或 180mg 替卡格雷作为负荷剂量
- 普拉格雷不得用于既往有脑卒中或有 TIA(短暂脑缺

血发作)史的病人

● 由于导管内血栓形成的风险,磺达肝癸钠不应单独作为抗凝剂用于急诊 PCI 术

2014 AHA/ACA 针对 NSTEMI 管理的指南(Circulation 2014159)

● 症状发作后 3 小时、6 小时的肌钙蛋白

● 如果发病时间是不确定的,则报告时间考虑为发病时间

● 氧分压低于 90% 或低氧血症其他高风险特征

● 可以合理地认为 3~4 天内的肌钙蛋白作为梗死面积指数

● 普拉格雷不应该用于既往有 CVA(咳嗽变应性哮喘)或 TIA 的病人

● 磺达肝癸钠不应单独作为抗凝剂用于 PCI 术,因为会增加导管血栓形成的风险

心肌梗死病人次级预防(BMJ 2013[160])

● NICE 指南概要

● NSTEMI 病人双联抗血小板治疗 12 个月

负荷试验:如何做出合理选择(J Fam Practice 2007[161])

● 3 个问题确定先验概率,见表 5-3-3

● 中等先验概率除非有潜在的心电图异常否则应该做运动心电图试验

● 运动心肌灌注显像显示:先验概率高,左束支传导阻滞,心肌损伤,曾有血运重建

● Duke 评分(DTS)有 5 年生存率的预测价值

风险非常低 = 无需测试

低风险 = 仅行平板运动试验

中等风险 = 无心电图变化:无显像平板运动试验,平板运动试验;

　　　　　　　有心电图变化:心肌灌注图像

高风险 = 冠状动脉血管造影术

表5-3-6 如何确定冠心病先验概率

步骤 1	步骤 2	步骤 3
回答 3 个问题	回答 "是" 的总数未识别症状模式	根据年龄、性别、症状模式在下面的表格中找到相应格子
是胸骨下的疼痛吗?	0= 无症状	高概率　>90%
用力会引起胸痛吗?	1= 非心绞痛胸痛	中等　10%~90%
胸痛会在 10 分钟内通过休息或服用硝酸甘油缓解吗?	2= 非典型心绞痛	低　<10%
	3= 典型心绞痛	非常低　<5%

症状

年龄（年）	无症状		非心绞痛胸痛		非典型心绞痛		典型心绞痛	
	男	女	男	女	男	女	男	女
35~45	非常低	非常低	中等	非常低	中等	中等	中等	中等
45~55	低	非常低	中等	低	中等	中等	高	中等
55~65	中等	低	中等	中等	中等	中等	高	中等
65~75	中等	中等	中等	中等	中等	中等	高	高

参 考 文 献

1. Ibrahim, A., et al. (2014). "Acute myocardial infarction." Crit Care Clin, 30: 341-364.

2. ☺☺ Kullo, I. and W. Edwards (1998). "Vulnerable plaque: pathobiology and clinical implications." Ann Intern Med, 129: 1050-1060.

3. Shah, P. (1997). "New insights into the pathogenesis and prevention of acute coronary syndromes." Am J Cardiol, 79 (12B): 17-23.

4. Casscells, W. and M. Naghavi (2003). "Vulnerable atherosclerotic plaque. a multifocal disease." Circulation, 107: 2072-2075.

5. Yellon, D. and D. Hausenloy (2007). "Myocardial reperfusion injury." N Engl J Med, 357: 1121-1135.

6. Jaffe, R., et al. (2008). "Microvascular obstruction and the no-reflow phenomenon after percutaneous coronary intervention." Circulation, 117: 3152-3156.

7. ☺☺ Arbab-Zadeh, A., et al. (2012). "Acute coronary events." Ibid, 125: 1147-1156.

8. Braunwald, E. (2002). "ACC/AHA 2002 guideline updat for the management of patients with unstable angina and non-ST-segment elevation myocardial infarction." A report of the American College of Cardiology/American Heart Association Task Force on practice guidelines. From http://www. acc. org/clinical/guidelines/unstable/unstable. pdf.

9. Anderson, J., et al. (2007). "ACC/AHA 2007 guidelines for the management of patients with unstable angina/non-ST-elevation myocardial infarction: executive summary." Circulation, 116: 803-877.

10. Goldman, L. and E. Cook (1996). "Prediction of the need for intensive care in patients who come to emergency departments with acute chest pain." N Engl J Med, 334: 1498-1504.

11. Lee, T. and L. Goldman (2000). "Evaluation of the patient with acute chest pain." Ibid, 342: 1187-1195.

12. Canto, J., et al. (2012). "Association of age and sex with myocardial

infarction symptom presentation and in-hospital mortality." JAMA, 307 (8):813-822.

13. Litt, H., et al. (2012). "CT angiography for safe discharge of patients with possible acute coronary syndrome." N Engl J Med, 366:1393-1403.

14. Hoffmann, U., et al. "Coronary CT angiography versus standard evaluation in actue chest pain." Ibid, 367:299-308.

15. The SCOT-HEART investigators (2015). "CT coronary angiography in patients with suspected angina due to coronary heart disease(SCOT-HEART):an open-label, parallel-group, multicenter trial." Lancet, 385:2383-2391.

16. Douglas, P., et al. (2015). "Outcomes of anatomical versus functional testing for coronary artery disease." N Engl J Med, 372:1291-1300.

17. ☺ Antman, E., et al. (2000). "The TIMI risk score for unstable angina/non-ST elevation MI. A method for prognostication and therapeutic decision making." JAMA, 284:835-842.

18. ☺ Eagle, K. and M. Lim (2004). "A validated prediction model for all forms of acute coronary syndrome. Estimating the risk of 6-month postdischarge death in an international registry." Ibid, 291:2727-2733.

19. Bennett, K., et al. (2007). "Heart failure with perserved left ventricular systolic function among patients with non-ST-segment elevation acute coronary syndromes." Am J Cardiol, 99:1351-1356.

20. Swap, C. and J. Nagurney (2005). "Value and limitations of chest pain history in the evaluation of patients with suspected acute coronary syndrome." JAMA, 294:2623-2629.

21. ☺ Braunwald, E. (2003). "Application of current guidelines to the management of unstable angina and non-ST-elevation myocardial infarction." Circulation, 108 (Suppl Ⅲ):Ⅲ28-Ⅲ37.

22. Alnasser, S., et al. (2015). "Late consequences of acute coronary syndromes:Global Registry of Acute Coronary Events (GRACE) follow-up." Am J Med, 128:766-775.

23. Alexander, J. and R. Sparapani (2000). "Association between minor elevations of creatine kinase-MB level and mortality in patients with actue coronary syndromes without ST-segment elevation." JAMA, 283: 347-353.

24. Brennan, M. and M. Penn (2003). "Prognostic value of myeloperoxidase in patients with chest pain." N Engl J Med, 349: 1595-1604.

25. Heeschen, C. and S. Dimmeler (2004). "Prognostic value of placental growth factor in patients with actue chest pain." JAMA, 291: 435-441.

26. Goodman, S., et al. (2006). "The diagnostic and prognostic impact of the redefinition of acute myocardial infarction: lessons from the Global Registry of Acute Coronary Events (GRACE)." Am Heart J, 151: 654-660.

27. Heeschen, C., et al. (2003). "Soluble CD40 ligand in acute coronary syndromes." N Engl J Med, 348: 1104-1111.

28. Storrow, A., et al. (2006). "Discordant cardiac biomarkers: frequency and outcomes in emergency department patients with chest pain." Ann Emerg Med, 48: 660-665.

29. Limkakeng, A., et al. (2001). "Combination of Goldman risk and initial cardiac troponin I for emergency department chest pain patient risk stratification." Academic Emerg Med, 8: 696-702.

30. Hollander, J., et al. (2009). "Coronary computed tomographic angiography for rapid discharge of low-risk patients with potential acute coronary syndromes." Ann Emerg Med, 53: 295-304.

31. Keller, T., et al. (2009). "Sensitive troponin I assay in early diagnosis of acute myocardial infarction." N Engl J Med, 361: 868-877.

32. Keller, T., et al. (2011). "Serial changes in highly sensitive troponin I assay and early diagnosis of myocardial infarction." JAMA, 306 (24): 2684-2693.

33. Omland, T., et al. (2009). "A sensitive cardiac troponin T assay in stable coronary artery disease." N Engl J Med, 361: 2538-2547.

34. Meune, C., et al. (2011). "Patients with acute coronary syndrome and normal high-sensitivity troponin." Am J Med, 124: 1151-1157.

35. Reichlin, T., et al. (2012). "One-hour rule-out and rule-in of acute myocardial infarction using high-sensitivity cardiac troponin T." Arch Intern Med, 172 (16): 1211-1218.

36. Salisbury, A., et al. (2011). "Hospital-acquired anemia and in-hospital mortality in patients wtih acute myocardial infarction." Am Heart J, 162: 300-309.

37. Goyal, A., et al. (2012). "Serum potassium levels and mortality in acute myocardialinfraction." JAMA, 307 (2): 157-164.

38. Irfan, A., et al. (2013). "Early diagnosis of myocardial infarction using absolute and relative changes in cardiac troponin concentrations." Am J Med, 126: 781-788.

39. Lindahl, B. and H. Toss (2000). "Markers of myocardial damage and inflammation in relation to long-term mortality in unstable coronary artery disease." N Engl J Med, 343: 1139-1147.

40. Blankenberg, S. and H. Rupprecht (2003). "Glutathione peroxidase 1 activity and cardiovascular events in patients with coronary artery disease." Ibid, 349: 1605-1613.

41. James, S. and B. Kindahl (2003). "N-terminal pro-brain natriuretic peptide and other risk markers for the separate prediction of mortality and subsequent myocardial infarction in patients with unstable coronary artery disease. A global utilization of strategies to open occluded arteries (GUSTO)-IV substudy." Circulation, 108: 275-281.

42. Danesh, J. (2004). "C-reactive protein and other circulating markers of inflammation in the prediction of coronary heart disease." N Engl J Med, 350: 1387-1397.

43. Morrow, D. A. and J. de Lemos (2005). "Prognostic value of serial B-type natriuretic peptide testing during follow-up of patients with unstable coronary artery disease." JAMA, 294: 2866-2871.

44. Kontos, M. and R. Garg (2005). "Predictive power of ejection fraction and renal failure in patients admitted for chest pain without ST elevation in the troponin era." Am Heart J, 150: 666-673.

45. Windhausen, F., et al. (2007). "N-terminal pro-brain natriuretic

peptide for additional risk stratification in patients with non-ST-elevation acute coronary syndrome and an elevated troponin T: An invasive versus conservative treatment in unstable coronary syndrome (ICTUS) substudy." Ibid, 153:485-492.

46. van der Zee, P., et al. (2011). "N-terminal pro B-type natriuretic peptide identifies patients with chest pain at high long-term cardiovascular risk "Am J Med, 124:961-969.

47. Sabatine, M., et al. (2006). "Combination of quantitative ST deviation and troponin elevation provides independent prognostic and therapeutic information in unstable angina and non-ST-elevation myocardial infarction." Am Heart J, 151:25-31.

48. Sinnaeve, P., et al. (2009). "Association of elevated fasting glucose with increased short-term and 6-month mortality in ST-segment elevation and non-ST-segment elevation acute coronary syndromes." Arch Intern Med, 169:402-409.

49. Grace, S. and S. Abbey (2005). "Effect of depression on five-year morality after an acute coronary syndrome." Am J Cardiol, 96:1179-1185.

50. Stenestrand, U., et al. (2010). "Association between admission supine systolic blood pressure and 1-year mortality in patients admitted to the intensive care unit for acute chest pain." JAMA, 303(12):1167-1172.

51. Christenson, J. (2006). "A clinical prediction rule for early discharge of patients with chest pain." Ann Emerg Med, 47:1-10.

52. ☺ ☺ Reilly, B. M., et al. (2002). "Impact of a clinical decision rule on hospital triage of patients with suspected acute cardiac ischemia in the emergency department." JAMA, 288:342-350.

53. Than, M., et al. (2014). "A 2-hour diagnostic protocol for possible cardiac chest pain in the emergency department. A randomized clinical trial." JAMA Intern Med, 174(1):51-58.

54. Reichlin, T., et al. (2015). "Two-hour algorithm for triage toward rule-out and rule-in of acute myocardial infarction using high-sensitivity cardiac troponin T." Am J Med, 128:369-379.

55. Lopes, R., et al. "Cumulative incidence of death and rehospitalization among the elderly in the first year after NSTEMI." Ibid, 582-590.

56. ☺ Trost, J. and R. Lange (2011). "Treatment of acute coronary syndrome: Part 1: Non-ST-segment acute coronary syndrome." Crit Care Med, 39: 2346-2353.

57. ☺ Finkel, J. and G. Marhefka (2011). "Rethinking cocaine-associated chest pain and acute coronary syndromes." Mayo Clin Proc, 86 (12): 1198-1207.

58. Cohen, M. and C. Demers (1997). "A comparison of low-molecular-weight heparin with unfractionated heparin for unstable coronary artery disease." N Engl J Med, 337: 447-452.

59. The SYNERGY Trial Investigators (2004). "Enoxaparin vs unfractionated heparin in high-risk patients with non-ST-segment elevation acute coronary syndromes managed with an intended early invasive strategy. Primary results of the SYNERGY randomized trial." JAMA, 292: 45-54.

60. Mahaffey, K., et al. (2005). "High-risk patients with acute coronary syndromes treated with low-molecular-weight or unfractionated heparin." Ibid, 294: 2594-2600.

61. Blazing, M. and J. de Lemos (2004). "Safety and efficacy of Enoxaparin vs unfractionated heparin in patients with non-ST-segment elevation acute coronary syndromes who receive Tirofiban and Asprin. A randomized controlled trial." Ibid, 292: 55-64.

62. Antman, E., et al. (2006). "Enoxaparin versus unfractionated heparin with fibrinolysis for ST-elevation myocardial infarction." N Engl J Med, 354: 1477-1488.

63. Alexander, K. and A. Chen (2005). "Excess dosing of antiplatelet and antithrombin agents in the treatment of non-ST-segment elevation acute coronary syndromes." JAMA, 294: 3108-3116.

64. Kastrati, A., et al. (2006). "Abciximab in patients with acute coronary syndromes undergoing percutaneous coronary intervention after Clopidogrel pretreatment. The ISAR-REACT 2 randomised

trial." Ibid, 295:1531-1538.

65. Stone, G., et al. (2007). "Routine upstream initiation vs deferred selective use of glycoprotein IIb/IIIa inhibitors in acute coronary syndromes. The ACUITY timing trial." Ibid, 297:591-602.

66. The OASIS-5 investigators (2006). "Comparison of Fondaprinux and Enoxaparin in acute coronary syndromes." N Engl J Med, 354:1464-1476.

67. The OASIS-6 Trial Group (2006). "Effects of Fondaparinux on mortality and reinfarction in patients with acute ST-segment elevation myocardial infarction. The OASIS-6 randomized trial." JAMA, 295:1519-1530.

68. Stone, G., et al. (2006). "Bivalirudin for patients with acute coronary syndromes." N Engl J Med, 355:2203-2216.

69. Stone, G., et al. (2007). "Antithrombotic strategies in patients with acute coronary syndromes undergoing early invasive management. One-year results from the ACUITY trial." JAMA, 298:2497-2506.

70. Berger, J., et al. (2008). "Initial aspirin dose and outcome among ST-elevation myocardial infarction patients treated with fibrinolytic therapy." Circulation, 117:192-199.

71. CURE investigator (2001). "Effects of clopidogrel in addition to aspirin in patients with acute coronary syndromes without ST-segment elevation." N Engl J Med, 345:494-502.

72. Wallentin, L., et al. (2009). "Ticagrelor versus clopidogrel in patients with acute coronary syndromes." Ibid, 361:1045-1057.

73. Stone, A. and M. Mendall (2002). "Effect of treatment for Chlamydia pneumomia and Helicobacter pylori on markers of inflammation and cardiac events in patients with actue coronary syndromes. South Thames Trial of antibiotics in myocardial infaction and unstable angina (STAMINA)." Circulation, 106:1219-1223.

74. Grayston, J., et al. (2005). "Azithromycin for the secondary preventing of coronary events." N Engl J Med, 352:1637-1645.

75. Cannon, C. P., et al. "Antibiotic treatment of Chlamydia pneumoniae

after acute coronary syndrome." Ibid, 1646-1654.

76. Rao, S. and J. Jollis (2004). "Relationship of blood transfusion and clinical outcomes in patients with acute coronary syndromes." JAMA, 292:1555-1562.

77. Hakonarson, H. and S. Thorvaldsson (2005). "Effects of a 5-lipoxygenase-activating protein inhibitor on biomarkers associated with risk of myocardial infarction. A randomized trial." Ibid, 293: 2245-2256.

78. Zohlnhofer, D. (2006). "Stem cell mobilization by granulocyte colony-stimulating factor in patients with acute myocardial infarction. A randomized controlled trial." Ibid, 295:1003-1010.

79. Lunde, K., et al. (2006). "Intracoronary injection of mononuclear bone marrow cells in acute myocardial infarction." N Engl J Med, 355: 1199-1209.

80. Assmus, B., et al. "Transcoronary tranplantation of progenitor cells after myocardial infarction." Ibid, 1222-1232.

81. Makkar, R., et al. (2012). "Intracoronary cardio sphere-derived cells for heart regeneration after myocardial infarction (CADUCEUS): a prospective, randomised phase 1 trial." Lancet, 379:895-904.

82. Morrow, D., et al. (2007). "Effects of ranolazine on recurrent cardiovascular events in patients with non-ST-elevation acute coronary syndromes. The MERLIN-TIMI 36 randomized trial." JAMA, 297: 1775-1783.

83. The TRIUMPH Investigators. "Effect of tilarginine acetate in patients with acute myocardial infarction and cardiogenic shock. The TRIUMPH randomized controlled trial." Ibid, 1657-1666.

84. Diaz, R., et al. "Glucose-insulin-potassium therapy in patients with ST-segment elevation myocardial infarction." Ibid, 298:2399-2405.

85. Tardif, J., et al. (2008). "Effects of succinobucol (AGI-1067) after an acute coronary syndrome: a randomised, double-blind, placebo-controlled trial." Lancet, 371:1761-1768.

86. Mega, J., et al. (2009). "Rivaroxaban versus placebo in patients with

acute coronary syndromes (ATLAS ACS-TIMI 46): a randomised, double-blind, phase II trial." Ibid, 374:29-38.

87. Sabatine, M., et al. "Otamixaban for the treatment of patients with non-ST-elevation acute coronary syndromes (SEPIA-ACS 1TIMI 42): a randomised, double-blind, active-controlled, phase 2 trial." Ibid, 787-795.

88. Kastrati, A., et al. (2011). "Abciximab and heparin versus bivalirudin for non-ST-elevation myocardial infarction." N Engl J Med, 365:1980-1989.

89. Mega, J., et al. (2012). "Rivaroxaban in patients with a recent acute coronary syndrome." Ibid, 366:9-19.

90. Tricoci, P., et al. "Thrombon-receptor antagonist vorapaxar in acute coronary syndromes." Ibid, 20-33.

91. Szummer, K., et al. (2015). "Association between the use of fondaparinux vs low-molecular-weight heparin and clincal outcomes in patients with non-ST-segment elevation myocardial infarction." JAMA, 313(7):707-716.

92. Han, Y., et al. "Bivalirudin vs heparin with or without tirofiban during primary percutaneous coronary intervention in acute myocardial infarction." Ibid, (13):1336-1346.

93. Menees, D., et al. (2013). "Door-to-balloon time and mortality among patients undergoing primary PCI." N Engl J Med, 369:901-909.

94. ☺ Hockman, J., et al. (2006). "Coronary intervention for persistent occlusion after myocardial infarction." Ibid, 355:2395-2407.

95. Abbate, A. and G. Biondi-Zoccai (2003). "The 'Open-artery hypothesis': New clinical and pathophysiologic insights." Cardiology, 100:196-206.

96. Schomig, A., et al. (2005). "mechanical reperfusion in patients with acute myocardial infarction presenting more than 12 hours from symptom onset. A randomized controlled trial." JAMA, 293:2865-2872.

97. Gershlick, A. and A. Stephens-Lloyd (2005). "Rescue angioplasty

after failed thrombolytic therapy for acute myocardial infarction." N Engl J Med,353:2758-2768.

98. Hockman,J.,et al. (2006). "Early revascularization and long-term survival in cardiogenic shock complicating acute myocardial infarction."JAMA,295:2511-2515.

99. Svilaas,T.,et al. (2008). "Thrombus aspiration during primary percutaneous coronary intervention." N Engl J Med,358:557-567.

100. Montalescot,G.,et al. (2006). "Enoxaparin versus unfractionated heparin in elective percutaneous coronary intervention."Ibid,355: 1006-1017.

101. ☺ Stenestrand,U.,et al. (2006). "Long-erm outcome of primary percutaneous coronary intervention vs perhospital and in-hospital thrombolysis for patients with ST-elevation myocardial infarction."JAMA,296:1749-1756.

102. The APEX AMI Investigators(2007). "Pexelizumab for acute ST-elevation myocardial infarction in patients undergoing primary percutaneous coronary intervention. A randomized controlled trial."Ibid,297:43-51.

103. Hirsch,A.,et al. (2007). "Long-term outcome after an early invasive versus selective invasive treatment strategy in patients with non-ST-elevation acute coronary syndrome and elevated cardiac tropnin T(The ICTUS Trial):a follow-up study."Lancet,369:827-835.

104. Boden,W.,et al. (2007). "Optimal medical therapy with or without PCI for stable coronary disease."N Engl J Med,356:1503-1516.

105. Montalescot,G.,et al. (2011). "Intravenous enoxaparin or unfractionated heparin in primary percutaneous coronary intervention for ST-elevation myocardial infarction:the international randomised open-lablel ATOLL trial."Lancet,378:693-703.

106. MEND-CABG II Investigators (2008). "Efficacy and safety of pyridoxal 5'-phosphate(MC-1)in high-risk patients undergoing coronary artery bypass graft surgery:the MEND-CABG II randomized clinical trial."JAMA,299:1777-1787.

107. Seung, K., et al. (2008). "Stents versus coronary-artery bypass grafting for left main coronary artery disease." N Engl J Med, 358: 1781-1792.

108. Serruys, P., et al. (2009). "Percutaneous coronary intervention versus coronary-artery bypass grafting for severe coronary artery disease." Ibid, 360: 961-972.

109. Stone, G., et al. (2008). "Bivalirudin during primary PCI in acute myocardial infarction." Ibid, 358: 2218-2230.

110. Ellis, S., et al. "Facilitated PCI in patients wtih ST-elevation myocardial infarction." Ibid, 2205-2217.

111. Hannan, E., et al. "Drug-eluting stents vs. coronary-artey bypass grafting in multivessel coronary disease." Ibid, 331-341.

112. Cantor, W., et al. (2009). "Routine early angioplasty after fibrinolysis for acute myocardial infarction." Ibid, 360: 2705-2718.

113. Mohr, F., et al. (2013). "Coronary artery bypass graft surgery versus percutaneous coronary interventions in patients with three-vessel disease and left main coronary disease: 5-year follow-up of the randomised, clinical SYNTAX trial." Lancet, 381: 629-638.

114. Sipahi, I., et al. (2014). "Coronary artery bypass grafting vs percutaneous coronary intervention and long-term mortality and morbidity in multivessel disease." JAMA Intern Med, 174(2): 223-230.

115. Weintraub, W., et al. (2012). "Comparative effectiveness of revascularization strategies." N Engl J Med, 366: 1467-1476.

116. Weintraub, W., et al. (2008). "Effect of PCI on quality of life in patients with stable coronary disease." Ibid, 359: 677-687.

117. Mark, D., et al. (2009). "Quality of life after late invasive therapy for occluded arteries." Ibid, 360: 774-783.

118. Cohen, D., et al. (2011). "Quality of life after PCI with drug-eluting stents or coronary-artery bypass surgery." Ibid, 364: 1016-1026.

119. Velazquez, E., et al. "Coronary-artey bypass surgery in patients with left ventricular dysfunction." Ibid, 1607-1616.

120. Montalescot, G., et al. (2009). "Immediate vs delayed intervention for acute coronary syndromes. A randomized clinical trial." JAMA, 302(9):947-954.

121. Mehta, S., et al. (2009). "Early versus delayed invasive intervention in acute coronary syndromes." N Engl J Med, 360:2165-2175.

122. Giugliano, R., et al., "Early versus delayed, provisional eptifibatide in acute coronary syndromes." Ibid 2176-2190.

123. Jones, R., et al. "Coronary bypass surgery with or without surgical ventricular reconstruction." Ibid, 1705-1717.

124. Shroyer, A., et al. "On-pump versus off-pump coronary-artery bypass surgery." Ibid, 361:1827-1837.

125. Lamy, A., et al. (2012). "Off-pump or on-pump coronary-artery bypass grafting at 30 days." Ibid, 366:1489-1497.

126. Lamy, A., et al. (2013). "Effects of off-pump and on-pump coronary-artery bypass grafting at 1 year." Ibid, 368:1179-1188.

127. Diegeler, A., et al. "Off-pump versus on-pump coronary-artery bypass grafting in elderly patients." Ibid, 1189-1198.

128. Steinbeck, G., et al. (2009). "Defibrillator implantation early after myocardial infarction." Ibid, 361:1427-1436.

129. Lopes, R., et al. "Endoscopic versus open vein-graft harvesting in coronary-artery bypass surgery." Ibid, 235-244.

130. Mehta, R., et al. (2009). "Incidence of and outcomes associated with ventricular tachycardia or fibrillation in patients undergoing primary percutaneous coronary intervention." JAMA, 301(17):1779-1789.

131. Harrington, R., et al. (2009). "Platelet inhibition with Cangrelor in patients undergoing PCI." N Engl J Med, 361:2318-2329.

132. Bhatt, D., et al. "Intravenous platelet blockade with Cangrelor during PCI." Ibid, 2330-2341.

133. Jolly, S., et al. (2011). "Radial vursus femoral access for coronary angiography and intervention in patients with acute coronary syndromes (RIVAL): a randomised, parallel group, multicenter trial." Lancet, 377:1409-1420.

134. Stone, G., et al. (2012). "Intracoronary abciximab and aspiration thrombectomy in patients with large anterior myocardial infarction. The INFUSE-AMI randomized trial." JAMA, 307 (17): 1817-1826.

135. Aversano, T., et al. (2012). "Outcomes of PCI at hospitals with our without on-site cardiac surgery." N Engl J Med, 366: 1792-1802.

136. Shiomi, H., et al. (2012). "Association of onset to ballon and door to balloon time with long term clinical outcome in patients with ST elevation acute myocardial infarction having primary percutaneous coronary intervention: observational study." BMJ, 344: e3257.

137. Newman, M., et al. (2012). "Effect of adenosine-regulating agent acadesine on morbidity and mortality associated with coronary artery bypass grafting. The RED-CABG randomized controlled trial." JAMA, 308 (2): 157-164.

138. Farkouh, M., et al. (2012). "Strategies for multivessel revascularization in patients with diabetes." N Engl J Med, 367: 2375-2384.

139. Armstrong, P., et al. (2013). "Fibrinolysis or primary PCI in ST=segment elevation myocardial infarction." Ibid, 368: 1379-1387.

140. Thielmann, M., et al. (2013). "Cardioprotective and prognostic effects of remote ischaemic preconditioning in patients undergoing coronary artery bypass surgery: a single-centre randomised, double-blind, controlled trial." Lancet, 382: 597-604.

141. Wald, D., et al. (2013). "Randomized trial of preventive angioplasty in myocardial infarction." N Engl J Med, 369: 1115-1123.

142. Abdallah, M., et al. (2013). "Quality of life after PCI vs CABG among patients with diabetes and multivessel coronary artery disease." JAMA, 310 (15): 1581-1590.

143. Frobert, O., et al. (2013). "Thrombus aspiration during ST-segment elevation myocardial infarction." N Engl J Med, 369: 1587-1597.

144. de Mulder, M., et al. (2013). "Intensive glucose regulation in hyperglycemic acute coronary syndrome. Results of randomized BIOMarker study to identify the acute risk of a cornary syndrome-2 (BIOMArCS-2) glucose trial." JAMA Intern Med, 173 (20): 1896-

1904.

145. Steg, P., et al. (2013). "Bivalirudin started during emergency transport for primary PCI." N Engl J Med, 369:2207-2217.

146. Cavender, M. and M. Sabatine (2014). "Bivalirudin versus heparin in patients planned for percutaneous coronary intervention: a meta-analysis of randomised controlled trials." Lancet, 384:599-606.

147. Shahzad, A., et al. "Unfractionated heparin versus bivalirudin in primary percutaneous coronary intervention (HEAT-PPCI): an open-label, single centre, randomised controlled trial." Ibid, 1849-1858.

148. Smith, P., et al. (2014). "Surgical treatment of moderate ischemic mitral regurgitation." N Engl J Med, 371:2178-2188.

149. Park, S., et al. (2015). "Trial of everolimus-eluting stents or bypass surgery for coronary disease "Ibid. 372:1204-1212.

150. Bangalore, S., et al. "Everolimus-eluting stents or bypass surgery for multivessel coronary disease." Ibid, 1213-1222.

151. Jolly, S., et al. "Randomized trial of primary PCI with our without routine manual thrombectomy." Ibid, 1389-1398.

152. Hlatky, M., et al. (2009). "Coronary artery bypass surgery compared with percutaneous coronary interventions for multivessel disease: a collaborative analysis of individual patient data from ten randomised trials." Lancet, 373:1190-1197.

153. De Bruyne, B., et al. (2014). "Fractional flow reserve-guuded PCI for stale coronary artery disease." N Engl J Med, 371:1208-1217.

154. Gershlick, A., et al. "ST-segment elevation myocardial infarction 1. Reperfusion therapy for STEMI: is there still a role for thrombolysis in the era of primary percutaneous coronary intervention?" Ibid, 382:624-632.

155. Curzen, N., et al. "ST-segment elevation myocardial infarction 2. What is the optimum adjunctive reperfusion strategy for primary percutaneous coronary intervention?" Ibid, 633-643.

156. Armstrong, E., et al. (2013). "Coronary artery revascularization in patients with diabetes mellitus." Circulation, 128:1675-1685.

157. Windecker, S., et al. (2014) Revascularisation versus medical treatment in patients with stable coronary artery disease : network meta-analysis. BMJ, 348, g3859 DOI : 10.1136/bmj. g3859

158. O'Gara, P., et al. (2013). "2013 ACCF/AHA guideline for the management of ST-elevation myocardial infarction : executive summary." Circulation, 127 : 529-555.

159. ☺ Amsterdam, E., et al. (2014). "2014 AHA/ACC guideline for the management of patients with non-ST-elevation acute coronary syndrome : executive summary." Ibid, 130 : 2354-2394.

160. Jones, K., et al. (2013). "Secondary prevention for patients after a myocardial infarction : summary of updated NICE guidance." BMJ, 347 : f6544.

161. Breen, D. (2007). "Stress tests : How to make a calculated choice." J Fam Prac, 56 : 287-293.

第四节 充血性心力衰竭(CHF)

充血性心力衰竭的流行病学调查
病理生理
诊断
循证药物治疗
非药物治疗

流行病学调查:充血性心力衰竭的自然史

Olmsted 县队列研究中射血分数保留充血性心力衰竭的结局(NEJM 2006[1])

- Olmsted 县队列研究
- 研究超过 15 年
- 76% 的病人有射血分数记录,而其中 47% 为射血分数保留
- 射血分数保留的人群的生存率略高
- 在研究期间有射血分数保留心衰的发病率升高了

在 ARIC Jackson 队列研究中的左心室结构图形（Am Heart J 2007[2]）

- ARIC 中 Jackson 队列研究（社区动脉粥样硬化风险）中所有非裔美国人
- 向心性重塑（36%）和向心性肥厚（29%）是非常普遍的
- 偏心性肥厚与收缩功能下降有关，而向心性肥厚与舒张功能下降有关
- 向心性重构与收缩或舒张功能障碍均无关

心衰病人并存病、残疾和用药的趋势（Am J Med 2011[3]）

- NHANES Ⅲ 数据，比较 1988—1994 年和 2003—2008 年两个时期
- 并存病≥5 的心衰病人从 42.1% 增长到 58%

老年人的肺功能与心衰的风险（Am J Med 2011[4]）

- Health ABC 研究队列
- 研究基线肺功能与心衰的关系
- 平均随访 9.4 年
- FVC 和 FEV 都与心衰风险相关
- 肺功能异常的老年人虽然没有临床肺部疾病但是心衰风险增加相关

社区的血红蛋白水平与新发心衰之间的关系（Am Heart J 2015[5]）

- PREVEND 队列研究
- 血红蛋白水平对新发心衰风险的影响为 U 型

充血性心衰的新分级

ACC/AHA 分级，心衰的"A、B、C、D"四级（J Am Coll Cardiol 2001[6]）

什么是 ABCD 的分级及其临床意义？（NEJM 2003[7]）

病 理 生 理

心衰肺部表现的病理生理学（Chest 2004[8]）

- 预防肺水肿的机制（文献原文表 1）
- 肺静脉高压可导致多种肺部并发症包括 FPT 异常，睡

眠呼吸障碍(CSR-CSA)、呼吸肌和外周肌的疾病

中枢型睡眠呼吸暂停:对充血性心衰的影响(Chest 2008[9])

● 充血性心衰经常出现与中枢性睡眠呼吸暂停相关,往往表现为周期性的呼吸节律,被称为潮式呼吸

● 基于睡眠监测的 CSA 治疗仍有待探索

● 左室收缩功能障碍心衰病人中 CSA 高达 45%~82%

● 舒张性心衰病人有 20% 出现 CSA

● 死亡风险随着左心室内径增大和 AHI 增加而逐渐上升

● CANPAP 研究由于等待接受心脏移植的 CSA 病人接受持续气道正压通气治疗(CPAP)的死亡率上升而被提早终止

● CSA 可能是左心室功能障碍和心衰的结果,一旦出现,它可能会在心衰进展、发病率和死亡率方面起到重要的作用

CHF 和中枢性睡眠呼吸暂停(Crit Care Clin 2015[10])

心衰病人潮式呼吸(CSR)的特点、机制和治疗见表 5-4-1、表 5-4-2、表 5-4-3

表 5-4-1　潮式呼吸的特征

● 消长变化的呼吸模式

● 典型的基线过度通气和低碳酸血症

● 45~90 秒的周期性

● 在快动眼睡眠和慢波睡眠中改善

缩写:REM,快动眼睡眠

表 5-4-2　潮式呼吸在充血性心力衰竭中的病理生理学／机制

敏感性增加由于
　　　　　　◇ 左心房压力增加
　　　　　　◇ 低氧血症
　　　循环延迟增加
　　　低肺容量

表 5-4-3　潮式呼吸的治疗

- 治疗充血性心力衰竭
  - ◇ 改善心功能,左心房压力和肺充血以降低循环延迟和敏感性
- 低改变病人体位以增加肺容量
  - ◇ 侧卧位
  - ◇ 高枕位
- PAP 治疗
  - ◇ 持续提高气道压力
  - ◇ 后备频率 BIPAP
  - ◇ 自适应伺服通气
- 氧疗以降低敏感性
- 药物
  - ◇ 呼吸兴奋剂以降低二氧化碳分压
  - ◇ 镇静剂使睡眠平稳
  - ◇ 低剂量的阿片类药物以降低敏感性

心衰的概念和治疗方案有一个演变的过程,这些病理生理学机制来源于随机对照试验,下面讨论这些概念

1. "泵衰竭"理论

这是我们在医学院学到的

2. 神经内分泌理论

心衰激活激素和神经(NEJM 1999[11])

神经内分泌途径(Circulation 2002[12])

CHRISTMAS 试验:β- 受体阻断剂对冬眠心肌的作用

脑心连接(Circulation 2007[13])

- 有证据表明,自主神经系统中的交感神经过度兴奋是心脏病变的常见现象
- 神经性心脏病广泛出现于卒中病人,其心电图变化有两类:心律失常、ST 段和 T 波改变
- 凝固坏死见于神经性心脏病
- 神经心脏的可能损伤机制(文献原文图 4)
- 可能的治疗方法(文献原文图 5)

3. RAAS 系统

充血性心衰中醛固酮的作用（NEJM 2001[14]）

4. 肽系统

脑尿钠肽（NEJM 2002[15]）

失代偿机制：RAAS 与肽系统（NEJM 2001[14]）

● 醛固酮在充血性心力衰竭中的作用。文献原文图 4 说明心衰中 RAAS 系统及尿钠肽的失代偿机制

● EF 值不能预测肾灌注和体循环血流量，肾灌注下降可激活 RASS 导致液体潴留

● 失代偿会导致中度或显著肾血流灌注减少，将促进血管紧张素 Ⅱ 和醛固酮的分泌而超过尿钠肽代偿机制

"醛固酮脱逸"机制（Mayo Clin Proc 2005[16]）

● 独立于血管紧张素途径的醛固酮生成

● 直接刺激内皮素

● 血管紧张素 Ⅱ 可通过替代途径生成而从血管紧张素抑制剂中逃脱

5. 后负荷不匹配

ADCHF 病人（Euro J Heart Failure 2002[17]）

6. 能量供应不足（NEJM 2007[18]）

● 很多证据支持心衰的机制就像能量剥夺

● 通过能量节约治疗如 β- 受体阻断剂、ACEI、ARB 可改善预后

● 心肌能量代谢有 3 个主要组成部分：底物利用、氧化磷酸化和 ATP 的转运和利用（文献原文图 1）

● 心肌能量代谢评估已大多通过 PMRS MRI

● 目前的药物治疗并不直接影响心脏能量代谢

● 未来的治疗目标将是心脏能量状态的调节

心衰的代谢机制（Circulation 2007[19]）

● 心衰本身可以促进代谢的改变，如部分通过神经体液的激活

● 代谢调节剂可能优化心肌底物利用以改善心脏功能

心脏可塑性（NEJM 2008[20]）

副交感神经系统和心衰（Circulation 2008[21]）

为心衰寻找新的治疗靶点和策略：基础科学的最新进展（Lancet 2011[22]）

冠心病和心力衰竭的心血管重构（Lancet 2014[23]）

● 重构是心肌和血管对潜在有害的血流动力学,代谢和炎症性刺激的反应

● 内皮细胞存在 2 个主要反应途径：局部血动力学和对循环化学信号的反应

● 线粒体氧化代谢异常及心衰不良能量重构,见文献原文图

舒张性心衰及血流动力学监测（Am Heart J 2007[24]）

● ADHERE 注册研究比较 SCHF 和 DCHF 的住院病人

● 和 SHF 相比,DHF 病人年龄大,女性为主(62%),更少发生心梗,更多合并高血压

左心室主动松弛和被动僵硬的异常（NEJM 2004[25]）

● 47 位 EF 值正常的充血性心力衰竭病人与正常对照组比较

● 平均年龄 59 岁

● 通过心导管压力测量

● 与对照组相比,DCHF 组存在左室主动松弛以及被动僵硬

射血分数保留的心衰流行率及相关因素（Am J Med 2013[26]）

● 心血管研究网络(CVRN)研究

● 51.8% 的病人为心衰前期

● 射血分数保留的心衰是最常见的心衰类型,女性和老年人为主

射血分数保留的心衰（JAMA 2008[27]）

● 接近 50% 的心衰病人射血分数保留(HFpEF)

● HFpEF 的病人因心衰住院后全因死亡率较高；住院死亡率 2.9%；60~90 天死亡率 9.5%；1 年死亡率 22%~29%；5 年死亡率 65%

● HFpEF 的病人通常是老年人，女性较多，常有多种并发症，包括高血压、冠心病、房颤（AF）、糖尿病、慢性肾脏病（CKD）、脑血管意外（CVA）、肥胖和贫血

● 对于射血分数保留的心衰病人，冠心病和严重程度是他们预后的一个重要决定因素

● 在 CHARM-Preserved 研究中，心血管疾病死亡的占70%，非心血管死亡占 30%。死于心血管疾病的病人中，42%的人死于心衰恶化，56% 的人死于其他心血管疾病

● HFpEF 目前治疗主要针对并发症治疗

HFpEF 的发病及结局趋势（NEJM 2006[28]）

● Olmsted 县病人队列研究

● 53% 的病人 EF 值下降而 47% 的 EF 值保留

● EF 值保留的病人生存率稍高

左心室功能保留心衰病人临床结局（Am J Med 2008[29]）

● 前瞻性随访 289 例住院病人

● 射血分数保留组的 1 年生存率与左心室功能减退病人相比无明显区别

● 左心室功能保留的心衰病人较少因心衰再入院

● 预测死亡的因素包括年龄、糖尿病慢性肾衰竭、房颤、护理站居住和血钠≤135mmol/L

老年射血分数保留心衰病人（Am J Med 2009[30]）

● 患病率随年龄增长

● 非二氢吡啶类钙通道阻滞剂可能对 EF 保留的心衰和有效。可能增加舒张充盈时间，改善钙处理，以及已被证明能减轻动脉僵硬度

● 地高辛可改善早期心肌松弛，在 0.7~0.8ng/mL 之间的水平可调节神经内分泌

诊　断

射血分数保留的心衰的治疗：我们追求的是错误的模式吗？（MayoClin Proc 2011[31]）

● 射血分数保留的心衰病人使用神经内分泌拮抗剂，无

显著获益,提示神经内分泌激活可能不是一个重要的病理生理机制

心衰:当射血分数保留时最好的选择(J Fam Prac 2013[32])

- E/A 比率,它揭示了什么?
- 左室舒张功能的 4 个不同阶段
1)正常舒张功能
2)轻微舒张功能障碍(松弛功能受损)
3)中等舒张功能障碍(假性正常)
4)严重舒张功能障碍(限制)

体格检查

床旁为每一个充血性心衰入院病人进行"两分钟的血流动力学评价"(JAMA 2002[33])

充血性心衰的治疗应根据包括血管张力的全面评估。目前的评估仅仅依靠肺血的状态是无益的,我们应该在临床上考虑 Forrester 的分类

心脏血流动力学的临床评估:无创性检验和检验者经验的影响(Am J Med 2011[34])

- 右心压和左心压的体格检查的准确性,分别为 71% 和 60%
- 体格检查可中精准地评估心脏充盈压

生物标志物

BNP 指导与症状指导的心衰治疗的比较(JAMA 2009[35])

- TIME-CHF 试验
- 分别对年龄 >60 岁、EF 值≤45%,NYHA 心功能分级≥Ⅱ、BNP≥400pg/mL 和年龄 <75 岁,BNP≥800pg/mL、年龄≥75 岁的心衰病人进行 BNP 指导与症状指导治疗 18 个月预后的比较
- BNP 指导组予以药物治疗以使得年龄 <75 岁人群 BNP<400pg/mL,年龄≥75 岁人群 BNP<800pg/mL
- 主要终点是 18 个月无任何住院的生存以及生活质量的测评
- 两组在无全因住院生存率上无明显差异

- 两组病人的生活质量测量指标相似
- BNP 指导治疗的心衰病人无住院生存显著提高
- 与 60~74 岁病人比较,BNP 指导的治疗对 ≥75 岁的病人无明显获益

BNP 指导的心衰治疗(Arch Intern Med 2010[36])

- Meta 分析
- BNP 指导治疗组与对照组相比,全因死亡的风险显著降低
- 对大于或等于 75 岁的病人来说,BNP 指导治疗病人死亡率没有下降

循证药物治疗

DHF 和 CKD 病人肾素 - 血管紧张素抑制剂的应用(Am J Med 2013[37])

- Alabama 心衰项目
- DHF 和 CKD 老年病人出院予以 ACEI 或 ARB 出院处方全因死亡率显著下降,但不减少因心衰住院

螺内酯对射血分数保留心衰病人舒张功能和运动能力的影响(JAMA 2013[38])

- Aldo-DHF 研究
- 12 个月的随访比较螺内酯 1 次 / 日和安慰剂的随机对照试验
- 主要终点是超声检查舒张功能的改变和最大运动能力的变化
- 螺内酯改善了左心室舒张功能但不影响最大运动能力或生活质量

ACEI 对射血分数保留心衰结局的影响(Am J Med 2013[39])

- OPTIMIZE-HF 试验
- ACEI 带药出院使全因死亡率或心衰入院的复合终点的风险降低 9%
- 但和个人终点无关

β- 受体阻滞剂对射血分数保留心衰结局的影响(JAMA

2014[40]）

- 瑞典心脏衰竭注册研究
- β 受体阻滞剂降低全因死亡率

危重病难治性心力衰竭的管理（Crit Care Clin 2014[41]）

- 三种可能导致右心衰竭的原因：①右心室后负荷增高；②右心室收缩力下降；③右心室前负荷改变
- 最常见的是后负荷增高

磷酸二酯酶 -5 抑制剂对射血分数保留心衰病人的活动能力和临床状况的作用（JAMA 2013[42]）

- RELAX 试验
- 西地那非不提高运动能力或临床状态

正性肌力药物在心衰治疗中的作用（Circulation 2010[43]）

- 当病人使用多巴酚丁胺或米力农代替血管扩张剂治疗时，心衰病人住院期间和 6 个月的死亡率明显较高
- 在心源性休克时有使用正性肌力药物的指征

2013 ACCF/AHA 心衰病人管理的指南（Circulation 2013[44]）

- >40 岁美国人的心衰终身风险为 20%
- 单纯他汀类药物并不比联合治疗对心衰更有益

每日允许静脉注射呋塞米总量的起始剂量 =
每日口服总量 × 2.5

了解循证治疗的最好方式是结合病理生理和随机对照试验

表 5-4-4　药物治疗的随机对照试验

药物	年份	随机对照试验
地高辛	1997	DIG（－）
	2003	DIG reanalysis
β- 受体阻断剂	1999	CIBIS- Ⅱ
	1999	MERIT-HF
	2001	COPERNICUS

续表

药物	年份	随机对照试验
β-受体阻断剂	2001	BEST(-)
	2003	COMET
	2003	CHRITMAS
ACE-I, ARB		Captopril
	2003, 2005	CHARM
	2003	VALIANT
	2008	I-PRESERVE
ARB+脑啡肽酶抑制剂与ACEI对比	2014	PARADIGM-HF
DRI 阿利吉仑	2013	ASTRONAUT(-)
螺内酯 依普利酮	1999	RALES
	2014	TOPCAT
	2003	EPHESUS
	2011	EMPHASIS-HF
	2012	COMPARE-HF
BNP	2000	Nesiritide Study Group
	2002	VMAC
	2005	Short-term safety study(JAMA)
	2011	ASCEND-HF(-)
松弛肽	2009	Pre-RELAX-AHF
血管扩张剂 (硝酸盐+阿普利素灵)	2004	A-HeFT
加压素拮抗剂	2004	ACTIV in CHF(-)
	2007	EVEREST(-)
钙增敏剂	2002	LIDO(-)
	2007	SURVIVE(-)
内皮素A受体拮抗剂	2004	EARTH(-)
	2007	VERITUS(-)
ICD		MADIT
		MADIT II

续表

药物	年份	随机对照试验
	2004	IDEFINITE
	2005	SCD-HeFT
	2012	MADIT-RIT
CRT	2002	MIRACLE
	2004	COMPANION
	2005	CARE-HF
	2008	REVERSE
	2009	MADIT-CRT
	2010	RAFT
LVAD	2001	REMATCH
	2009	HeartMate II
细胞移植	2011	FOCUS-HF
运动	2009	HF-ACTION
铁	2009	FAIR-HF
肌球蛋白激活剂	2011	Fist-in-man study

注:(-)为阴性研究

地高辛

DIG 试验(NEJM 1997[46])

● EF 值 <45%

● 随访 52 个月

● 利尿剂和血管紧张素转换酶抑制剂基础上加用地高辛或安慰剂

● 对生存无益处

● 地高辛组有较少的住院和心衰恶化

地高辛再分析(JAMA 2003[47])

● 基于血清地高辛浓度(SDC)对 DIG 试验数据再分析

● 3 组血清地高辛浓度(0.5~0.8,0.9~1.1,1.2<)与安慰剂相比较

● 射血分数 <45%

- 血清地高辛浓度增高和死亡率的增加相关
- 病人血清地高辛浓度为 0.5~0.8ng/mL 的死亡率比安慰剂要低

地高辛降低老年慢性收缩性心衰病人 30 天内全因住院率（Am J Med 2013[48]）

- DIG 队列研究
- 65 岁以上
- 地高辛降低 30 天内全因住院率

β- 受体阻断剂

β-受体阻断剂无同类效应（Am Heart J 2004[49]；Circulation 2003[50]；JAMA 2002[51]）：不是所有的 β- 受体阻断剂都相同。应该只用三个，它们分别是：

1. 比索洛尔
2. 卡维地洛
3. 琥珀酸美托洛尔

CIBIS- Ⅱ 试验（Lancet 1999[52]）

- 年龄 18~80 岁，纽约心功能分级Ⅲ~Ⅳ级且 EF 值 <35%，且使用利尿剂和血管紧张素转换酶抑制剂
- 平均随访 1.3 年
- 比索洛尔组全因死亡率显著低于安慰剂组（HR 0.66）
- 比索洛尔组猝死减少（HR 0.56）

MERIT-HF 试验（Lancet 1999[53]）

- 年龄 40~80 岁，纽约心功能分级Ⅱ~Ⅳ级，且 EF 值 <40%
- 控释 / 缓释美托洛尔和安慰剂比较
- 平均随访 12 个月
- 美托洛尔组的全因死亡率低于安慰剂组（RR 0.66）
- 美托洛尔组猝死减少（RR 0.59）

COPERNICUS 试验（NEJM 2001[54]）

- EF 值 <25%
- 在标准治疗基础上增加卡维地洛或安慰剂的随机对照试验

- 平均随访 10.4 个月
- 卡维地洛组死亡风险降低 35%
- 卡维地洛组死亡和住院组合风险降低 24%

BEST 试验（NEJM 2001[55]）

- 布新洛尔和安慰剂的随机对照试验，平均随访 2 年
- 研究两年后被终止
- 研究对象是 NYHA Ⅲ 和 Ⅳ 级
- 布新洛尔组没有整体的生存获益

COMET 试验（Lancet 2003[56]）

- 对慢性心衰病人的卡维地洛和美托洛尔随机对照试验
- 平均随访 58 个月
- 心衰的病因 50% 是缺血性心脏病
- EF 值 <35%
- 卡维地洛在生存率方面优于美托洛尔：卡维地洛比美托洛尔平均延长 1.4 年生存寿命

CHRISTMAS 试验（Lancet 2003[57]）

- 测试一个假设：卡维地洛通过减少休眠心肌，改善缺血性心脏病所致心衰的左心室射血分数
- 心肌灌注显像和心室造影的时候收缩与灌注有一定程度的不匹配
- 心肌休眠和心肌顿抑没有区别
- 对存在休眠和非休眠心肌使用卡维地洛，其左心室射血分数的改善并无区别
- 然而，对存在更多休眠或冬眠且缺血心肌的病人，使用卡维地洛更显著改善左心室射血分数

对儿童和青少年心衰病人使用卡维地洛（JAMA 2007[58]）

- 卡维地洛和标准治疗的随机对照试验
- 病人年龄低于 18 岁
- 卡维地洛并没有显著改善心衰临床结局

β- 受体阻断剂在心衰再住院风险方面的比较（Am J Cardiol2007[59]）

- 比较不同种类的 β- 受体阻断剂，12 个月心衰再住院

的风险

● 病人使用阿替洛尔,美托洛尔或卡维地洛在再住院风险上并无区别

在心衰不同阶段使用 β- 受体阻断剂(Mayo Clin Proc 2009[60])

● 对于高血压病人, β- 受体阻断剂降低中心动脉压比其他种类降压药效果差,这可能是因为 β- 受体阻断剂降低心率后可能导致中央脉冲压力增加

● 阿替洛尔被描述为提供了一个"伪降压效应",因为它降低的是外周动脉压而不是中心动脉压,因此可能不能减少心脏和大脑面临的压力。这个理论是基于这样的观察:阿替洛尔只提供 β1- 受体阻断剂,对 α- 受体介导反射性血管收缩没有作用

● 对于糖尿病病人,对 α1 、β1 和 β2- 肾上腺素受体均有阻断作用的卡维地洛,被证明对胰岛素敏感性和对甲状腺球蛋白(TG)有中性作用

● 关于 β- 受体阻断剂对于严重的慢性心衰病人长期安全有效的数据是有限的

伊伐布雷定在慢性心衰应用和结果(Lancet 2010[61])

● SHIFT 研究

● 左心室射血分数 <35%

● 伊伐布雷定或安慰剂的随机对照试验

● 平均随访 22.9 个月

● 主要终点是心血管疾病死亡或因心衰恶化住院的复合终点

● 伊伐布雷定组显著减少主要终点事件

心率是慢性心衰的一个风险因素(Lancet 2010[62])

● SHIFT 研究

● 研究心率和预后的关系

● 主要复合终点事件的风险,随着基线心率每增加 1 次心率增加 3%,每增加 5 次 / 分钟的心率风险增加 16%

● 在治疗的 28 天时,病人心率 <60 次 / 分,其主要复合

终点事件更少

β- 受体阻断剂对射血分数降低心衰病人的益处（BMJ 2013[63]）

- 网络 meta 分析
- 头对头比较不同的 β- 受体阻断剂对死亡、心源性猝死、泵衰竭死亡风险：无明显差异

使用美托洛尔和收缩性心衰 3 天全因再入院的关系（Am J Med 2015[64]）

- 美托洛尔减少 30 天全因死亡率

RAAS：ACEI 或 ARB 或两者同时？

双重 RAAS 阻断的理论基础（Am J Cardiol 2007[65]）

- ACEI、ARB 阻断 RAAS 作用机制不同
- ACEI 减少循环和组织血管紧张素Ⅱ，增加缓激肽的有益作用，包括一氧化氮（NO）的生成
- ARB 阻断血管紧张素Ⅱ1 型（AT1）受体以及刺激血管紧张素Ⅱ2 型（AT2）受体导致一氧化氮的释放
- 另外，一些 ARB 是选择性 PPAR-γ 受体激动剂且增加胰岛素敏感性

VALIANT 试验（NEJM 2003[66]）

- 心梗后病人被分为 3 组：缬沙坦组、卡托普利组、缬沙坦 + 卡托普利组
- 平均 EF 值 35%
- 平均随访 24.7 个月
- 缬沙坦和卡托普利一样有效
- 联合治疗并没有改善生存反而有更多副作用

CHARM-Added 试验（Lancet 2003[67]）

- EF 值 <40%
- 60% 的慢性心衰病人病因是心肌缺血
- ACEI 添加坎地沙坦
- 平均随访 41 个月
- 加用坎地沙坦减少了心血管死亡和入院的风险

CHARM-Alternative 试验（Lancet 2003[68]）

- EF 值 <40%
- 平均随访 33.7 个月
- 60% 的病人心肌梗死史
- 不能耐受 ACEI 的病人被分配到坎地沙坦组或安慰剂组
- 坎地沙坦组对因慢性心衰导致的心血管死亡或住院有显著的益处

CHARM-Overall 试验（Lancet 2003[69]）

- EF 值 <40%
- 大约 50% 的病人有心肌梗死史
- 平均随访 37.7 个月
- 病人无论是否 ACEI 治疗，被分配到坎地沙坦组或安慰剂组
- 总体上，坎地沙坦组的心血管死亡和入院更少

CHARM 试验（JAMA 2005[70]）

- NYHA Ⅱ~Ⅳ级
- 平均随访 37.7 个月
- 62% 的心衰是由缺血性心脏病引起的
- 28% 的病人有糖尿病
- 传统治疗中（ACEI 和（或）β- 受体阻断剂）添加坎地沙坦
- 坎地沙坦减少了心血管死亡或非致命心肌梗死的风险

ACEI 治疗无左室收缩障碍（LVSD）的病人？HOPE，EUROPA，PEACE 试验（Lancet 2006[71]）

- 回顾三个试验
- ACEI 减少了无 LVSD 病人的严重血管事件

射血分数保留心衰的病人使用厄贝沙坦（NEJM 2008[72]）

- I-PRESERVE 研究
- 至少 60 岁，NYHA Ⅱ、Ⅲ或Ⅳ级且 EF 值≥45%
- 厄贝沙坦 300mgQD 或安慰剂

- 平均随访 49.5 个月
- 主要复合结果是全因死亡或因心血管疾病住院
- 厄贝沙坦并没有改善结果

左心室收缩功能障碍的慢性心衰病人使用联合 RAAS 抑制剂（Am Heart J 2009[73]）

- ARB 与 AT1 型受体结合以防止血管紧张素 II 的下游不良反应。因此，选择性 AT1 型阻断剂防止潜在的 ACE 逃逸的负性结果
- ACEI 与 ARB 联合治疗，对有症状的心衰病人有益。然而无症状高风险的心衰病人的数据是稀缺的

坎地沙坦和氯沙坦与心衰病人全因死亡率的关系（JAMA 2011[74]）

- RiksSvikt 注册研究
- 研究坎地沙坦、氯沙坦与心衰病人全因死亡率的关系
- 与氯沙坦相比，使用坎地沙坦会更好

RAAS 双重阻断剂的疗效和安全性（BMJ 2013[75]）

- Meta 分析
- RAAS 双重阻断不显著改善全因死亡率和心血管疾病死亡率

阿利吉仑对心衰病人出院后死亡率和因心衰再住院的影响（JAMA 2013[76]）

- ASTRONAUT 研究
- EF 值 <40%，脑钠肽 ≥400pg/mL 或 N 端脑钠肽前体 ≥1600pg/mL
- 阿利吉仑是直接肾素抑制剂（DRI）
- 标准治疗加用阿利吉仑的随机对照试验
- 主要终点是 6 个月和 12 个月时心血管疾病死亡或心衰再住院
- 阿利吉仑并有减少心血管疾病死亡和心衰再住院

脑啡肽酶

脑啡肽酶降低内源性血管活性肽包括钠尿肽、缓激肽和肾上腺髓质素，若抑制脑啡肽酶则增加这些物质的水平

血管紧张素脑啡肽酶抑制剂与依那普利在心衰治疗中的比较（NEJM 2014[77]）

- PARADIGM-HF 研究
- EF 值 <40% 或纽约心功能分级 Ⅱ、Ⅲ 或 Ⅳ 级
- 脑啡肽酶抑制剂 + 缬沙坦和依那普利比较
- 主要终点事件是心血管疾病的复合死亡和心衰再入院
- 联合用药组在降低死亡风险和因心衰再入院方面优于依那普利组，试验终止

螺内酯

RALES 试验（NEJM 1999[78]）

- 螺内酯提高了收缩性心衰病人 30% 的生存率，降低了35% 的住院率
- 平均 EF 值 <25%
- 随访 24 个月

醛固酮拮抗剂治疗与射血分数减少心衰病人的死亡率和住院风险之间的关系（JAMA 2012[79]）

- COMPARE-HF 试验
- EF 值 <35%
- 出院予以醛固酮拮抗剂治疗与改善死亡率或心血管疾病再住院之间无独立相关性
- 心衰再住院率在接受治疗 3 年后降低了

螺内酯治疗射血分数保留心衰（NEJM 2014[80]）

- TOPCAT 研究
- EF 值 >45%
- 主要终点是心血管疾病的复合死亡、停搏复苏和再入院
- 平均随访 3.3 年
- 螺内酯不能减少主要终点的发生率

选择性醛固酮阻断剂，依普利酮

EPHESUS Trial（NEJN 2003[81]）

- 心梗后平均 7 天左心室功能障碍的病人
- 平均随访 16 个月

- 平均 EF 值为 33%,比 RALES 研究好
- 心血管死亡,总体死亡依普利酮组低

EMPHASIS-HF trial(NEJM 2011[82])

- NYHA Ⅱ级且 EF 值 <35%
- 依普利酮与安慰剂比较
- 主要终点是心血管疾病死亡或心衰住院的复合终点
- 试验提前结束,主要终点是依普利酮组明显降低

依普利酮和醛固酮的比较基于在 Am J Cariod 2006[83] 两个研究的讨论

- 螺内酯在体内结合亲和力是依普利酮的 20 倍
- 因此,对心梗后病人,应慎重考虑风险收益

BNP

奈西立肽研究组(NEJM 2000[84])

- ADCHF 且 PWP>18,CI<2.7 的病人被分到奈西立肽组或安慰剂组
- 6 个小时内,相比安慰剂组,奈西立肽组明显改善了整体临床状况和血流动力学指标

VMAC 试验(JAMA 2002[85])

- NYHAⅢ或Ⅳ级
- 奈西立肽(BNP)在症状缓解和血流动力学改善方面,优于硝酸甘油

对 ADHF 病人使用奈西立肽后短期死亡的风险(Sackner-Bernstein JD,JAMA 2005[86])

- 在 3 个随机对照试验中汇总分析 30 天死亡率
- 奈西立肽组的 30 天死亡率明显增高
- 它的使用仅限于利尿剂和硝酸甘油联合治疗效果不佳的病人,直到大型随机分配试验验证其安全

失代偿心衰病人应用乌拉立肽对肾功能的影响(Am Heart J 2008[87])

- SIRIUS Ⅱ试验
- ADHF 病人应用乌拉立肽的随机对照试验
- 15ng(kg·min)乌拉立肽 24 小时时明显降低血尿素氮

（BUN）水平

● 对急性心衰病人 15ng（kg·min）乌拉立肽 24 小时输注，通过提高心输出量（CO）和保持 MAP-RAP 压力梯度，对肾功能提供短期保护作用

奈西立肽对 ADHF 病人的影响（NEJM 2011[88]）

● ASCEND-HF 试验

● 奈西立肽或安慰剂的随机对照试验

● 6 小时和 24 小时呼吸困难的改善，30 天心衰住院或死亡的复合终点

● 终点无明显差异

松弛肽

对急性心衰病人应用松弛肽治疗（Lancet 2009[89]）

● Pre-RELAX-AHF 研究

● 松弛肽是一种天然存在的肽，调整妊娠期心血管反应，包括增加血管舒张或肾功能

● 不同剂量松弛肽和安慰剂的随机对照试验

● 松弛肽组 60 天因心力衰竭或肾衰竭导致心血管疾病死亡或再住院下降

血管扩张剂

A-HeFT 试验（NEJM 2004[90]）

● 收缩性慢性心衰（平均射血分数 <25%）

● NYHA Ⅲ 或 Ⅳ 级

● 平均年龄 57 岁

● 加用肼屈嗪和硝酸异山梨醇酯后，3 年内生活质量、死亡率、住院率得以改善

● 试验后 6 个月，差异开始显示

硝酸盐疗法（Circulation 2011[91]）

● 静脉容量血管，大中型冠状动脉和侧支血管对三硝酸甘油最敏感

● 硝酸甘油（GTN）减少静脉瘀血，降低前负荷从而降低左心室充盈压和室壁张力

● 防止耐药性的策略包括联用血管紧张素转换酶抑制

剂、肼屈嗪、卡维地洛和他汀类药物

心衰病人应用肼屈嗪和硝酸异山梨醇酯（ISDN）（Circulation 2011[92]）

- 一氧化氮在维持心血管健康方面起着复杂的作用
- 黑种人似乎在一氧化氮介导的机制上有更坏的损伤，这可能解释了心衰结果潜在的种族相关的差异
- 急性失代偿性心衰与氧化应激和一氧化氮，影响血流动力学状态有关的心室和血管功能

利尿剂

肺水肿病人分别应用大剂量异山梨醇 + 低剂量呋塞米与大剂量呋塞米 + 低剂量异山梨醇的比较（Lancet 1998[93]）

- 慢性心衰恶化且肺水肿
- 在是否需要机械通气和心肌梗死的发生率方面，大剂量异山梨醇组更好

心衰病人"利尿剂抵抗"（Am J Med 1999[94]）

- 制动现象：对利尿剂的初始反应后，钠的摄入量和排泄迅速达到新的稳定状态
- 这个现象的归因于 4 个因素：肾衰竭、低钠血症、利尿药物代谢动力学和钠潴留
- 文献原文表 1 中的治疗计划

利尿剂之外（Am J Med 2006[95]）

- ADHF 的治疗策略
- 利尿药的过度使用会激活 RAAS
- 注射呋塞米后尽管尿量增加，但 GFR 急性下降
- 超滤将是一种替代利尿剂的治疗方法：超滤（UF）不改变血清肌酐或尿素氮。为保持有效血容量而减少细胞外液导致心室充盈压下降，肾功能没有显著的变化

DIG 研究中利尿剂的使用和死亡（J Cardiac Failure 2006[96]）

- DIG 研究队列
- 至少随访 28 个月
- 使用非保钾利尿剂（NPSD）相比不使用利尿剂，增加了全因死亡、心血管死亡、进行性心衰死亡、心衰住院和心脏

性猝死的风险

● 病人仅使用保钾利尿剂和不使用利尿剂之间并没有显著差异

● 病人使用非保钾利尿剂和保钾利尿剂与仅使用非保钾利尿剂之间并没有显著差异

● 潜在机制是激活肾素 - 血管紧张素 - 醛固酮系统,醛固酮激活等。

血管加压素拮抗剂

ACTIV in CHF 试验(JAMA 2004[97])

● EF 值 <40%

● 托伐普坦或安慰剂的随机对照试验

● 随访 60 天

● 60 天心衰的恶化无显著性差异

● 事后分析,托伐普坦组的死亡和肾功能障碍率更少

住院 ADHF 病人口服托伐普坦的作用(JAMA 2007[98])

● EVEREST 结果试验

● 托伐普坦,一种血管加压素 V2 受体拮抗剂的随机对照试验

● 主要终点是全因死亡、心血管疾病死亡或心衰住院。次要终点是呼吸困难、体重和水肿的变化

● 平均随访 9.9 个月

● 慢性心衰恶化 48 小时内入院治疗

● 平均 EF 值是 27.5%

● 无长期获益

● 然而托伐普坦显著改善了短期呼吸困难和体重

住院心衰病人使用托伐普坦后短期临床疗效(JAMA 2007[99])

● EVEREST 临床状态试验

● 主要终点是视觉评分整体临床状态的变化和出院后 7 天的体重的复合终点

● 次要终点包括第一天呼吸困难,出院时的体重和水肿

● 托伐普坦组的体重在第一天、第七天或出院时显著下

降,但整体临床状态没有区别

- 心衰住院病人,标准治疗加口服托伐普坦改善了短期临床结果,但不是所有的病人都得到了改善

钙增敏剂

LIDO 研究（Lancet 2002[100]）

- 低心排心衰病人的钙增敏剂或多巴酚丁胺随机对照试验
- 主要终点是 24 小时血流动力学改善和 180 天死亡率
- 在左西孟旦组,血流动力学性能得到了显著改善
- 左西孟旦组在 180 天死亡率降低

急性失代偿性心衰病人应用左西孟旦或多巴酚丁胺（JAMA 2007[101]）

- SURVIVE 试验
- 随机静脉注射（Ⅳ）左西孟旦或多巴酚丁胺
- 主要终点是 180 天全因死亡率
- 左西孟旦组 24 小时 BNP 水平显著下降,且维持了 5 天
- 组与组之间在 180 天全因死亡率或次要结果之间没有区别,例如 24 小时呼吸困难的评估

内皮素 A 受体拮抗剂

EARTH 试验（Lancet 2004[102]）

- 平均 EF 值 25%
- 接近 70% 的病人 NYHA Ⅲ级
- 随访 6 个月
- 主要终点是 6 个月磁共振成像（MRI）检测左心室收缩末期容积（LVESV）
- 添加内皮素受体 A 拮抗剂没有改善心脏重构或症状缓解

替唑生坦对慢性心衰病人的症状和临床预后的影响（JAMA 2007[103]）

- VERITUS 试验
- 替唑生坦是短效内皮素受体拮抗剂
- 病人持续性呼吸困难、呼吸急促,4 个标准中符合两

个:BNP 上升、临床肺水肿、影像学肺水肿或左心室功能障碍

- 主要终点是 24 小时呼吸困难改善
- 替唑生坦改善呼吸困难的效果并没有比安慰剂好

腺苷 A1 受体拮抗剂

Rolofylline,腺苷 A1 受体拮抗剂在急性心衰病人的应用
(NEJM 2010[104])

- PROTECT 研究
- 主要终点是治疗反应及临床状况
- Rolofylline 在临床状况或 60 天预后没有良好的效果

运动

慢性心衰病人运动训练的有效性和安全性(JAMA 2009[105])

- HF-ACTION 研究
- 复合主要终点是全因死亡率或住院
- 在运动组中死亡率、心血管疾病死亡率或心血管疾病住院率并没有显著降低
- 高预后的基线特征调整后,再次分析,运动组的全因死亡率、心血管疾病死亡率和住院率下降
- 适度减少各种原因的死亡率和住院率以及心血管死亡或因心衰住院

运动训练对充血性心力衰竭病人抑郁症状的影响(JAMA 2012[106])

- HF-ACTION 研究
- 中位随访时间为 30 个月
- 运动训练导致抑郁症状的轻微改善
- 临床意义不明

运动训练对慢性心衰病人健康状况的影响(JAMA 2009[107])

- HF-ACTION 研究
- EF 值≤35% 且 NYHA Ⅱ~Ⅳ级
- 36 次有监督的 60%~70% 储备心率有氧运动训练 3 次/周,随后同一强度 5 次/周在家庭培训
- 平均随访 2.5 年
- 自我健康状况报告作为结果

● 在自我健康状况报告中发现运动训练显著改善健康状况

铁

对心衰且缺铁病人注射静脉铁剂(NEJM 2009[108])

● FAIR-HF 试验

● 左室射血分数降低的心衰病人,合并缺铁无论有无贫血,静脉注射铁是否改善症状

● NYHA Ⅱ 或 Ⅲ 级,左心射血分数 <40%,缺铁(铁蛋白水平 <100μg/L 或转铁蛋白饱和度 <20% 时,铁蛋白水平 100~299μg/L)

● 主要终点是 24 周病人自我报告的整体评价和纽约心功能分级

● 静脉注射铁治疗改善症状、活动能力和生活功能

促红细胞生成素

心衰合并贫血病人行促红细胞生成素治疗(Am Heart J 2011[109])

● 系统回顾

● 促红细胞生成素刺激剂(ESAs)对慢性心衰影响的回顾

● 促红细胞生成素刺激剂治疗可以提高运动耐力、减轻症状以及对临床预后有益处

收缩性心衰合并贫血病人阿法达贝泊汀的治疗(NEJM 2013[110])

● RED-HF 试验

● EF 值 <40%,血红蛋白 9~12g/dl

● 安慰剂,目标血红蛋白 13g/dl 的随机分配试验

● 治疗并没有改善收缩性心衰病人的临床预后

心衰病人贫血的治疗(Ann Intern Med 2013[111])

● Meta 分析和系统性回顾

● 提高输血指征并不能改善预后

肌球蛋白激活剂

选择性心肌肌球蛋白活化剂第一个人体研究:omecamtiv

mecarbil 呈剂量依赖地增强心脏收缩功能(Lancet 2011[112])

- 主要目的是确定 omecamtiv mecarbil 的最大耐受剂量和血浆浓度
- 最大耐受剂量是 0.5mg/(kg·h)
- 呈剂量依赖性的增强左心室收缩功能

心肌肌球蛋白活化剂 omecamtiv mecarbil,对收缩性心衰心功能的疗效:一项双盲、安慰剂对照、交叉、不同剂量的 II 期临床试验(Lancet 2011[113])

- omecamtiv mecarbil 改善了因左心室功能障碍引起的心衰病人的心功能,可能成为一类新药中的拳头产品
- omecamtiv mecarbil(CK-1827452)是一种特异性的心肌肌球蛋白激动剂,是用于左心室收缩性心脏衰竭的临床药物

血管紧张素受体脑啡肽酶抑制剂

血管紧张素受体脑啡肽酶抑制剂 LCZ696 在射血分数保留心衰病人中的应用(Lancet2012[114])

- 2 期研究
- NYHA II~III级的心衰
- EF 值 >45%
- 缬沙坦和 LCZ696 的比较
- 主要终点是基线和第 12 周 NT-proBNP 变化
- 相比缬沙坦,LCZ696 更大程度的减少 NT-proBNP

非药物治疗

心脏再同步化治疗(BMJ 2003[115];Circulation 2003[116])

如何定义心室不同步?(Circulation 2004[117])

目前心脏再同步化治疗的三个适应证是什么?(请填写)(Circulation 2003[116])

1)

2)

3)

CRT-D 比 CRT 或 ICD 更好?

CRT：系统综述（JAMA 2007[118]）

- 14 个随机对照试验的 Meta 分析
- CRT 减少了 37% 的住院率
- CRT 减少了 22% 的全因死亡率
- 植入成功率为 93%

CRT 的共同问题（NEJM 2006[119]）

- 无法成功植入左心室电极是最常见的问题
- 冠状窦夹层发生率 0.3%~4.0%
- 冠状静脉或冠状窦穿孔发生率 0.8%~2.0%

CRT：是什么？谁需要？何时？如何？（Am J Med 2011[120]）

- 症状较轻（NYHA Ⅰ 或 Ⅱ）且左心室射血分数≤35%，心脏起搏器植入术后预期频发心室起搏的病人可以考虑接受心脏再同步治疗
- 美国食品药物管理局（FDA）批准：病人症状较轻，左心室射血分数≤30%，QRS 波≥130 毫秒，左束支传导阻滞（LBBB）图形，可接受 CRT 治疗
- 对于已接受 3 个月的标准心衰药物治疗，但射血分数≤35% 的病人，应考虑接受 CRT 治疗

MIRACLE 试验（NEJM 2002[121]）

- NYHA Ⅲ 或 Ⅳ级
- 无论是缺血性或非缺血性心肌病
- EF 值 <35%，QRS 波 >130 毫秒，6 分钟行走距离 <450 米
- 6 个月功能改善、生活质量、6 分钟行走距离和射血分数的改善
- CRT 组的主要临床事件的复合风险（死亡或因心衰住院）降低了 40%

欧洲 CARE-HF 研究（NEJM 2005；352；1539[122]）

- NYHA Ⅲ 和 Ⅳ级
- 随访 29.4 个月
- CRT 组的病人其生存、生活质量和症状得到了改善
- 心脏再同步治疗组死亡下降了 36%

COMPANION 试验（NEJM 2004[123]）

● CRT-D 减少了 40% 的死亡风险, CRT 减少了 34% 的死亡风险

● 平均随访 16 个月

COMPANION 试验中 NYHAIV 级病人的生存状况（Circulation 2007[124]）

● 既往认为 NYHAIV 级的病人并不能从 CRT 或 CRT-D 中获益, 因为治疗过程可能会使心衰不稳定以及使短期预后恶化

● 回顾 COMPANION 试验中登记的 NYHA IV 级病人

● 通过 CRT 和 CRT-D, 从入选至全因死亡或心衰住院的时间明显延长（HR 0.57 和 0.49）

CRT 治疗成功的关键（Am Heart J 2007[125]）

● 大约 1/3 的病人并不能从心脏再同步治疗中获益

● CRT 植入术最重要的部分是左心室电极的正确放置

● 不佳的电极位置可能是导致失败的最常见因素

● 有 3 个因素导致心脏再同步失败: 植入前心脏没有不同步、错误的电极位置和程控

窄 QRS 的心脏再同步治疗（NEJM 2007[126]）

● RethinQ 研究

● 射血分数 <35%、NYHA Ⅲ 级的充血性心衰、QRS 波 <130 毫秒

● 在 6 个月的心肺运动试验中, 峰值耗氧量至少在 1.0mL/（kg·min）的病人比例增加

● CRT 治疗并没有改善窄 QRS 心衰病人的峰值耗氧量

通过 QRS 时限检测终末期心衰病人 CRT 治疗的效果（Am J Cardiol 2007[127]）

● 评价病人 QRS 时限对 CRT 治疗效果的预测价值

● 临床状况以及 6 个月左心室射血分数和左心室容积的变化

● 通过 6 个月的随访发现, 基线 QRS 时限是无法预测心脏再同步治疗的临床反应和超声改变的

对左心室功能障碍病人进行 CRT 和 ICD 的联合治疗（BMJ 2007[128]）

- 随机对照试验的贝叶斯网络 Meta 分析
- CRT 和 ICD 联合治疗相比单纯药物治疗，减少了 1/3 的死亡
- 但相比单独接受 CRT 治疗或 ICD，生存率并没有进一步提高

病人的选择及 CRT 超声心动图评价心室收缩不同步（Circulation 2008[129]）

- 许多超声心动图不同步参数已被提出，但没有大的前瞻性临床试验证实这些指标的临床可应用性

CRT 治疗预防心衰事件（NEJM 2009[130]）

- MADIT-CRT 试验
- EF 值≤30%，QRS 波≥130ms，NYHA Ⅰ 或 Ⅱ级
- CRT-D 和 ICD 的随机对照试验
- 平均随访 2.4 年
- 主要终点是非致命心衰事件或全因死亡率
- CRT-D 在主要终点中明显更好

通过 CRT 治疗 NYHA Ⅰ 和 Ⅱ 的心衰病人（Circulation 2010[131]）

- 在不久的将来，对轻度症状的病人，广泛使用心脏再同步治疗以预防疾病的进展将会被考虑
- RAFT 试验正在进行中

对于轻度到中度的心衰病人使用 CRT 治疗（NEJM 2010[132]）

- RAFT 研究
- 纽约心功能分级 Ⅱ 和Ⅲ级、EF 值 <30%，QRS 波 >120 毫秒
- ICD 与 CRT-D 的对照试验
- 平均随访 40 个月
- 主要结果是全因死亡或心衰住院
- CRT-D 相比 ICD 有更好的预后（HR 0.75）

对较少症状的心衰病人使用 CRT 治疗(Ann Intern Med 2011[133])

- Meta 分析
- 心脏再同步治疗减少了 NYHA Ⅰ 和 Ⅱ 级病人的全因死亡率和心衰住院率

ICD 和 CRT(Lancet 2011[134])

- 欧洲心脏病学会指南 2010 版,推荐 NYHA Ⅱ 级病人接受 CRT 治疗
- 单独的 ICD 治疗存在一定的局限性,特别在老年病人(>75 岁)和有并发症的病人获益较少
- 常规右心室起搏引起的左心室机械不同步。只有少量研究比较 CRT 是否比右心室起搏更适合于起搏依赖的心衰病人
- 高达 35% 的病人对 CRT 没有反应,40%~50% 没有显示逆转重构
- 以 QRS 时限评估的电不同步与机械不同步之间有微弱的相关性
- 左室起搏电极的最佳位置(心尖或室间隔)仍有争议

窄 QRS 波心衰病人的 CRT 治疗(NEJM 2013[135])

- EchoCRT 试验
- NYHAⅢ或Ⅳ级,EF 值 <35%,QRS<130ms
- CRT 不能减少死亡或住院率,可能会增加死亡率

CRT(Circulation 2013[136])

- 25%~30% 的 CRT 病人是永久性房颤
- 对以往研究的回顾,右束支传导阻滞(RBBB)病人并没有从 CRT 中获益

轻度心力衰竭 CRT 治疗的生存率(NEJM 2014[137])

- MADIT-CRT 队列研究
- 随访 7 年
- 轻度心衰表现,左室功能不全,EF 值 <30%,左束支传导阻滞的病人,早期行 CRT-D 治疗与长期生存获益有显著关联

- 无左束支传导阻滞病人无临床获益

CRT-D 和单纯 ICD 的有效性比较（Ann Intern Med 2014[138]）

- 国家心血管病数据注册研究

- 哪些病人适合 CRT-D，CRT-D 相比单独 ICD 治疗能显著降低死亡率和再住院风险

植入型心律转复除颤器（ICD[139]）

什么时候植入 ICD？（JAMA 2007[140]）

- 心梗后一个月内猝死的风险是最大的

- 其后风险下降，并在 1 年达到一个平台

- 对于 EF 值 <35% 的病人，梗死后早期植入 ICD（心梗后 6~40 天）对梗死后早期死亡率无改善作用

- 因此，植入术应推迟到心梗 40 天后进行

- 接受 ICD 的获益一直持续到病人入选研究的 10 年后

- 电池寿命通常为 5 年

心梗后使用 ICD（NEJM 2008[141]）

- 病人的入选标准，不同的研究不一致

- 射血分数是所有 ICD 研究的共同入选标准

- 然而，在试验中的入选标准和平均或中位 EF 值之间存在较大的差异，EF 值相差 7%~10%

- 心肌梗死后，进行性心肌重构及其血流动力学的改变，心律失常的风险随着时间的延长而增大，因此心肌梗死间期需考虑 ICD

缺血性心肌病使用 ICD

MADIT 试验

- 既往心梗

- EF 值 <35%

- ICD 组总体死亡率下降

MADIT-2 试验

- EF 值 <30%

- 既往心梗

- 平均年龄 64 岁

- ICD 减少了 41% 的死亡风险

MUSTT 试验

- 既往心梗
- EF 值 <40%
- ICD 组总体死亡率下降

非缺血性心肌病使用 ICD

DEFINITE 试验（NEJM 2004[142]）

- ICD 显著减少了因心律失常引起的猝死，但全因死亡没有明显减少

SCD-HeFT（NEJM 2005[143]）

- ICD 5 年内显著减少了 23% 的死亡风险，而胺碘酮则没有良好的效果

ICD 的系统综述（Ann Intern Med 2007[144]）

- 随机对照试验中 ICD 减少了 20% 的全因死亡率
- 在研究中的下降 46%

预防性导管消融术预防除颤器治疗（NEJM 2007[145]）

- SMASH-VT 研究
- 对既往心梗病人单独 ICD 或 ICD+ 导管消融术的随机对照试验
  - 主要终点是无 ICD 适当治疗的存活时间
  - 随访 24 个月
  - 消融术组 ICD 治疗和 ICD 放电的发生率低

对心衰病人使用除颤器或胺碘酮后的生活质量（NEJM 2008[146]）

- SCD-HeFT 研究
- 除颤器治疗和胺碘酮治疗长达 30 个月生活质量调查
- ICD 组的心理健康是在 3 个月和 12 个月明显改善，但 30 个月没有改善
- ICD 组中额外的生活质量参数在 3 个月和（或）12 个月得到了改善，但在 30 个月时没有显著的区别
- ICD 电击定期评估与生活质量下降有关
- 在随访的 30 个月里，单极 ICD 与任何可测量的不良生活质量的影响都无关

ICD 电击的预后重要性（NEJM 2008[147]）

- SCD-HeFT 队列研究
- 研究 ICD 治疗后长期预后
- 平均随访 45.5 个月
- 33.2% 的病人至少接受过 1 次电击
- 正常除颤器电击与无除颤器电击相比，随后而来的全因死亡风险显著增加（HR 5.68）
- 不恰当的除颤器电击和恰当的除颤器电击相比，也显著增加死亡风险（HR 1.98）
- 病人经过合适的除颤器电击后存活超过 24 小时，其死亡风险仍然较高（HR 2.99）
- 所有接受除颤器电击的病人中，最常见的死亡原因是心衰恶化

冠心病病人在除颤器植入前接受稳定室性心动过速的导管消融术（Lancet 2010[148]）

- VTACH 研究
- 评价 ICD 植入前接受导管消融术的益处
- 对于稳定室性心动过速（VT）、既往心梗和左心室射血分数降低≤50% 的病人进行消融术 +ICD 和 ICD 治疗的随机对照试验
- 主要终点是 VT 或 VF 第一次复发的时间
- 平均随访 22.5 个月
- 消融术组复发的时间长
- 在植入 ICD 之前进行预防室性心动过速消融术似乎延长了稳定室性心动过速、既往心梗和左心室射血分数降低病人的室性心动过速复发时间

左心室辅助装置（LVAD）

REMATCH 试验（NEJM 2001[149]）

- 慢性心衰终末期、纽约心功能分级Ⅳ级、EF 值 <25%
- 不适合心脏移植
- 辅助装置组的 1 年生存率明显更好
- 辅助装置组的生活质量措施明显更好

心衰的 LVAD 植入与移除（NEJM 2006[150]）

- 15 名非缺血性心肌病病人
- LVAD、ACEI、β- 受体阻断剂、螺内酯和 ARB
- 一例移除 LVAD 病人，给予 β- 受体兴奋剂预防心肌萎缩
- 随访 4 年，存活率 89%
- 在去除 LVAD 后 3 年，功能评分接近正常
- LVAD 平均持续时间 320 天

连续血流 LVAD（NEJM 2007[151]）

- HeartMate Ⅱ 研究
- 133 名等待心脏移植的终末期心衰病人
- 植入连续流动 LVAD 且随访 180 天
- 植入设备后 6 个月的存活率是 75%
- 与搏动流量泵相比，病人的总体 1 年生存期估计为 70%
- 其中一个主要问题是泵血栓和血栓栓塞的风险

对重度心衰病人使用连续血流 LVAD（NEJM 2009[152]）

- HeartMate Ⅱ 研究
- 连续流动装置和搏动流动装置的随机对照试验
- 主要终点是两年致残性卒中的存活率、装置修复或更换的再手术率
- 连续流动装置显著减少主要终点（文献原文图 2）

心室辅助装置的评价（Circulation 2009[153]）

- 无心室辅助装置植入的指南
- 文献原文表 3 为机械循环支持时间
- 如果出现主动脉瓣反流，左心室辅助装置不能植入，因为这只是单纯扩张左心室，产生损害血流动力学的容量负荷和不合适的前向血流

机械循环支持重度心衰病人（Circulation 2012[154]）

- REMATCH 和 HM Ⅱ DT 试验表明，XVE 装置 1 年生存率相似，50%~60%。尽管已有约 10 年的临床干预经验，搏动式左心室辅助装置技术的长期进步受限

● 搏动式血流最大化灌注压和降低肺循环、右心负荷

● 当双心室支持或取代时,搏动式技术在 BTT 设置上具有重要的作用

● 文献原文表 5 为治疗终点

ICU 内的 LVAD 管理(Crit Care Med 2014[155])

● BTT 和 DT,2 年生存率大于 80%。

LVAD 后心衰管理的评估(Circulation 2014[156])

● LVAD 术后最常见的是早期持续心衰,最少有 20%~25% 出现

● 右心室功能障碍是术后早期心衰的最常见的原因,可归因于先前存在的右心室疾病,围术期右心室损伤或过度的复苏

细胞移植(Adv Stud Med[157])

缺血性心衰病人经心内膜注射自体骨髓单个核细胞和细胞功能分析的随机对照研究(Am Heart J2011[158])

● FOCUS-HF 试验

● 细胞移植治疗是安全的且可以改善症状

心肌再生能力(Lancet 2004[159])

● 细胞移植和克隆的优点和局限性

重度心衰病人的管理:心脏移植的作用(Circulation 2011[160])

● 移植后存活的病人中位存活时间 10 年,第一次移植后存活的病人则中位存活时间 13 年

● ADHF 的原因

● 移植的禁忌证,见文献原文相关表格

失代偿性心衰的原因(AVITRAIN)

依从性差 Nonadherence

不听从服药

过量饮食

室性心律失常 Arrhythmias

房颤 / 房扑

室性心动过速

感染 Infection

缺血 Ischemia

心瓣膜病 Valvular disease

二尖瓣反流

主动脉瓣狭窄

甲状腺疾病 Thyroid disease

肾功能衰竭 Renal failure

贫血 Anemia

心脏移植术

2010 年心脏移植候选人的选择（Circulation 2010[161]）

- 过去的 20 年里，在美国每年仅 2200 例心脏移植
- 文献原文图 1 是心脏移植筛选流程
- 心源性休克和药物依赖症状加重的病人，考虑心脏移植
- Lietz 开发了一个评分系统来评定左心室辅助装置和生存是否
- 评分 >16 的病人其 1 年生存率 <28%，被称为无益植入
- 密歇根大学开发的一个右心室风险评分
- 目前，65 岁的年龄被认为是常规的上限年龄
- 2007 年，美国心脏再次移植占总体心脏移植的 4.4%

远程医疗与心力衰竭病人的远程管理（Lancet 2011[162]）

- 不同类型的远程医疗监护

参 考 文 献

1. Owan, T., et al. (2006). "Trends in prevalence and outcome of heart failure with preserved ejection fraction." N Engl J Med, 355: 251-259.

2. Fox, E., et al. (2007). "Left ventricular geometric patterns in the Jackson cohort of the atherosclerotic risk in communities (ARIC) study: clinical correlates and influences on systolic and diastolic dysfunction." Am Heart J, 153: 238-244.

3. Wong, C., et al. (2011). "Trends in comorbidity, disability, and polypharmacy in heart failure." Am J Med, 124: 136-143.

4. Georgiopoulou, V., et al. "Lung function and risk of heart failure among older adults: The Health ABC study." Ibid, 334-341.

5. Klip, I., et al. (2015). "Hemoglobin levels and new-onset heart failure in the community." Am Heart J, 169: 94-101. e102.

6. Baker, D., et al. (2001). "ACC/AHA guidelines for the evaluation and management of chronic heart failure in the adult: executive summary." J Am Coll Cardiol, 38: 2101-2113.

7. ☺ ☺ ☺ Jessup, M. and S. Bronzena (2003). "Heart failure." N Engl J Med, 348: 2007-2018.

8. ☺ ☺ Gehlback, B. and E. Geppert (2004). "The pulmonary manifestations of left heart failure." Chest, 125: 669-682.

9. Garcia-Touchard, A., et al. (2008). "Central sleep apnea: implications for congestive heart failure." Ibid, 133: 1495-1504.

10. Sands, S. and R. Owens (2015). "Congestive heart failure and central sleep apnea." Crit Care Clin, 31: 473-495.

11. ☺ ☺ ☺ Schrier, R. and W. Abraham (1999). "Hormones and hemodynamics in heart failure." N Engl J Med, 341: 577-586.

12. ☺ ☺ McMurray, J. and M. A. Pfeffer (2002). "New therapeutic options in congestive heart failure: Part I." Circulation, 105: 2099-2106.

13. Samuels, M. (2007). "The brain-heart connection." Ibid, 116: 77-84.

14. ☺ Weber, K. T. (2001). "Aldosterone in congestive heart failure." N Engl J Med, 345: 1689-1697.

15. ☺ Maisel, A. S. (2002). "Rapid measurement of B-type natriuretic peptide in the emergency diagnosis of heart failure." New E J Med, 347: 161-167.

16. Tang, W. (2005). "Aldosterone receptor antagonists in the medical management of chronic heart failure." Mayo Clin Proc, 80: 1623-1630.

17. ☺ ☺ ☺ Cotter, G., et al. (2002). "Acute heart failure: a novel approach to its pathogenesis and treatment." Eur J Heart Failure, 4: 227-234.

18. Neubauer, S. (2007). "The failing heart-an engine out of fuel." N Engl

J Med,356:1140-1151.

19. ☺ Ashrafian, H., et al. (2007). "Metabolic mechanisms in heart failure." Circulation, 116:434-448.

20. Hill, J. and E. Olsen (2008). "Cardiac plasticity." N Engl J Med, 358: 1370-1380.

21. Olshansky, B., et al. (2008). "Parasympathetic nervous system and heart failure:Pathophysiology and potential implications for therapy." Circulation, 118:863-871.

22. Shah, A. and D. Mann (2011). "Heart Failure 1. In search of new therapeutic targets and strategies for heart failure:recent advances in basic science." Lancet, 378:704-712.

23. ☺ ☺ ☺ Heusch, G., et al. (2014) Cardiovascular remodelling in coronary artery disease and heart failure. Ibid, DOI:dx. doi. org/10. 1016/S0140-6736(14)60107-0

24. Whellan, D. and C. Harrington (2007). "Diastolic heart failure and continuous hemodynamic monitoring." Am Heart J, 153:S6-S11.

25. ☺ ☺ Zile, M. R. and C. Baicu (2004). "Diastolic heart failure-abnormalities in active relaxation and passive stiffness of the left ventricle." N Engl J Med, 350:1953-1959.

26. Gurwitz, J., et al. (2013). "Contemporary prevalence and correlates of incident heart failure with preserved ejection fraction." Am J Med, 126:393-400.

27. Shah, S. and M. Gheorghiade (2008). "Heart failure with preserved ejection fraction:Treat now by treating comorbidities." JAMA, 300: 431-433.

28. Owan, T., et al. (2006). "Trends in prevalence and outcome of heart failure with preserved ejection fraction." N Engl J Med, 355:251-259.

29. Gotsman, I., et al. (2008). "Clinical outcome of patients with heart failure and preserved left ventricular function." Am J Med, 121:997-1001.

30. ☺ Chen, M. (2009). "Heart failure with preserved ejection fraction in older adults." Ibid, 122:713-723.

31. Oghlakian, G., et al. (2011). "Treatment of heart failure with preserved ejection fraction: have we been pursuing the wrong paradigm?" Mayo Clin Proc, 86(6): 531-539.

32. Mills, G. and K. Scott (2013). "Heart failure: best options when ejection fraction is preserved." J Fam Practice, 62(5): 236-243.

33. ☺ ☺ ☺ Nohria, A., et al. (2002). "medical management of advanced heart failure." Ibid, 287: 628-640.

34. From, A., et al. (2011). "Bedside assessment of cardiac hemodynamics: The impact of noninvasive testing and examiner experience." Am J Med, 124: 1051-1057.

35. Pfisterer, M., et al. (2009). "BNP-guided vs symptom-guided heart failure therapy. The trial of intensified vs standard medical therapy in elderly patients with congestive heart failure (TIME-CHF) randomized trial." JAMA, 301: 383-392.

36. Porapakkham, P., et al. (2010). "B-type natriuretic peptide-guided heart failure therapy." Arch Intern Med, 170: 507-514.

37. Ahmed, A., et al. (2013). "Renin-angiotensin inhibition in diastolic heart failure and chronic kidney disease." Am J Med, 126: 150-161.

38. Edelmann, F., et al. (2013). "Effect of spironolactone on diastolic function and exercise capacity in patients with heart failure with preserved ejection fraction. the Aldo-DHF randomized controlled trial." JAMA, 309(8): 781-791.

39. Mujib, M., et al. (2013). "Angiotensin-converting enzyme inhibitors and outcomes in heart failure and preserved ejection fraction." Am J Med, 126: 401-410.

40. Lund, L., et al. (2014). "Association between use of beta-blockers and outcomes in patients with heart failure and preserved ejection fraction." JAMA, 312(19): 2008-2018.

41. ☺ King, C., et al. (2014). "Management of right heart failure in the critically ill." Crit Care Clin, 30: 475-498.

42. Redfield, M., et al. (2013). "Effect of phosphodiesterase-5 inhibition on exercise capacity and clinical status in heart failure with preserved

ejection fraction." JAMA, 309 (12):1268-1277.

43. Goldhaber, J. and M. Hamilton (2010). "Role of inotropic agents in the treatment of heart failure." Circulation, 121:1655-1660.

44. ☺ Yancy, C., et al. (2013). "2013 ACCF/AHA guideline for the management of heart failure: executive summary." Ibid, 128:1810-1852.

45. Dunlay, S., et al. (2014). "Contemporary strategies in the diagnosis and management of heart failure." Mayo Clin Proc, 89 (5):662-676.

46. the Digitalis Investigation Group (1997). "The effect of digoxin on moratlity and morbidity in patients with heart failure." N Engl J Med, 336:525-533.

47. Rathore, S., et al. (2003). "Association of serum digoxin concentration and outcomes in patients with heart failure." JAMA, 289:871-878.

48. Bourge, R., et al. (2013). "Digoxin reduces 30-day all-cause hospital admission in older patients with chronic systolic heart failure." Am J Med, 126:701-708.

49. Patel, M. and W. Gattis (2004). "Which beta-blocker for heart failure?" Am Heart J, 147:238.

50. ☺ ☺ ☺ Gheorghiade, M., et al. (2003). "Beta-blockers in chronic heart failure." Circulation, 107:1570-1575.

51. ☺ ☺ ☺ Farrell, M., et al. (2002). "Beta-blockers in heart failure. Clinical applications." JAMA, 287:890-897.

52. CIBIS-II Investigators and Committees (1999). "The cardiac insufficiency bisoprolol study II (CIBIS-II): a randomised trial." Lancet, 353:9-13.

53. MERIT-HF Study Group. "Effect of metoprolol CR/XL in chronic heart failure: motoprolol CR/XL radnomised intervention trial in congestive heart failure (MERIT-HF)." Ibid, 2001-2007.

54. Packer, M., et al. (2001). "Effect of carvedilol on survival in severe chronic heart failure." N Engl J Med, 344:1651-1658.

55. The Beta-Blocker Evaluation of Survival Trial Investigators. "A trial of the beta-blocker bucindolol in patients with advanced chronic heart

failure." Ibid, 1659-1667.

56. Poole-Wilson, P., et al. (2003). "Comparison of carvedilol and metoprolol on clinical outcomes in patients with chronic heart failure in the Carvedilol or Metoprolol European Trial (COMET): randomised controlled trial." Lancet, 362: 7-13.

57. ☺ Cleland, J., et al. "Myocardial viability as a determinant of the ejection fraction response to carvedilol in patients with heart failure (CHRISTMAS trial): randomised controlled trial." Ibid, 14-21.

58. Shaddy, R., et al. (2007). "Carvedilol for children and adolescents with heart failure. A randomized controlled trial." JAMA, 298: 1171-1179.

59. Go, A., et al. (2007). "Comparative effectiveness of beta-adrenergic antagonists (Atenolol, Metoprolol Tartrate, Carvedilol) on the risk of rehospitalization in adults with heart failure." Am J Cardiol, 100: 690-696.

60. ☺ ☺ Klapholz, M. (2009). "Beta-blocker use for the sages of heart failure." Mayo Clin Proc, 84 (8): 718-729.

61. Swedberg, K., et al. (2010). "Ivabradine and outcomes in chronic heart failure (SHIFT): a randomised placebo-controlled study." Lancet, 376: 875-885.

62. Bohm, M., et al. "Heart rate as a risk factor in chronic heart failure (SHIFT): the association between heart rate and outcomes in a randomised placebo-controlled trial." Ibid, 886-894.

63. Chatterjee, S., et al. (2013). "Benefits of beta-blockers in patients with heart failure and reduced ejection fraction: network meta-analysis." BMJ, 346.

64. Bhatia, V., et al. (2015). "Beta-blocker use and 30-day all-cause readmission in Medicare beneficiaries with systolic heart failure." Am J Med, 128: 715-721.

65. ☺ Unger, T. and M. Stoppelhaar (2007). "Rationale for double renin-angiotensin-aldosterone system blockade." Am J Cardiol, 100 (suppl): 25J-31J.

66. Pfeffer, M., et al. (2003). "Valsartan, Captopril, or both in myocardial infarction complicated by heart failure, left ventricular dysfunction, or both." N Engl J Med, 349: 1893-1906.

67. McMurray, J., et al. (2003). "Effects of candesartan in patients with chronic heart failure and reduced left-ventricular systolic function taking angiotensin-converting-enzyme inhibitors: the CHARM-added trial." Lancet, 362: 767-771.

68. Granger, C., et al. "Effects of candesartan in patients with chronic heart failure and reduced left-ventricular systolic function intolerant to angiotensin-converting-enzyme inhibitors: the CHARM-Alternative trial." Ibid, 772-776.

69. Pfeffer, M., et al. "Effects of candesartan on mortality and morbidity in patients with chronic heart failure: the CHARM-Overall programme." Ibid, 759-766.

70. Demers, C., et al. (2005). "Impact of candesartan on nonfatal myocardial infarction and cardiovascular death in patients with heart failure." JAMA, 294: 1794-1798.

71. Dagenais, G., et al. (2006). "Angiotensin-converting-enzyme inhibitors in stable vascular disease without left ventricular systolic dysfunction or heart failure: a combined analysis of three trials." Lancet, 368: 581-588.

72. Massie, B., et al. (2008). "Irbesartan in patients with heart failure and preserved ejection fraction." N Engl J Med, 359: 2456-2467.

73. Gradman, A. and V. Papademetriou (2009). "Combined renin-angiotensin-aldosterone system inhibition in patients with chronic heart failure secondary to left ventricular systolic dysfunction." Am Heart J, 157: S17-S23.

74. Eklind-Cervenka, M., et al. (2011). "Association of candesartan vs losartan with all-cause mortality in patients with heart failure." JAMA, 305 (2): 175-182.

75. Makani, H., et al. (2013). "Efficacy and safety of dual blockade of the renin-angiotensin system: meta-analysis of randomised trials." BMJ, 346: f360.

76. Gheorghiade, M., et al. (2013). "Effect of aliskiren on postdicharge mortality and heart failure readmissions among patients hospitalized for heart failure. The ASTRONAUT readomized trial." JAMA, 309(11): 1125-1135.

77. McMurray, J., et al. (2014). "Angiotensin-Neprilysin inhibition versus enalapril in heart failure." N Engl J Med, 371:993-1004.

78. Pitt, B., et al. (1999). "the effect of spirolactone on morbidity and mortality in patients with severe heart failure." Ibid, 341:709-717.

79. Hernandez, A., et al. (2012). "Association between aldosterone antagonist therapy and risks of mortality and readmission among patients with heart failure and reduced ejection fraction "JAMA, 308 (20):2097-2107.

80. Pitt, B., et al. (2014). "Spironolactone for heart failure with perserved ejection fraction." N Engl J Med, 370:1383-1392.

81. Pitt, B., et al. (2003). "Eplerenone, a selective Aldosterone blocker, in patients with left ventricular dysfunction after myocardial infarction." Ibid, 348:1309-1321.

82. Zannad, F., et al. (2011). "Eplerenone in patients with systolic heart failure and mild symptoms." Ibid, 364:11-21.

83. Greenberg, B., et al. (2006). "Role of aldosterone blockade for treatment of heart failure and post-acute myocardial infarction." Am J Cardiol, 97(Suppl):34F-40F.

84. Colucci, W., et al. (2000). "Intravenous nesiritide, a natriuretic peptide, in the treatment of decompensated congestive heart failure." N Engl J Med, 343:246-253.

85. VMAC Investigators (2002). "Intravenous Nesiritide vs Nitroglycerin for treatment of decompensated congestive heart failure. A randomized controlled trial." JAMA, 287:1531-1540.

86. Sackner-Bernstein, J., et al. (2005). "Short-term risk of death after treatment with Nesiritide for decompensated heart failure. A pooled analysis of randomized controlled trials." Ibid, 293:1900-1905.

87. Luss, H., et al. (2008) Renal effects of ularitide in patients with

decompensated heart failure. Am Heat J,155,1012. e1011-e. 1018 DOI:10.1016/j. ahj. 2008. 02. 011

88. O'Connor,C.,et al.(2011). "Effect of nesiritide in patients with acute decompensated heart failure." N Engl J Med,365:32-43.

89. Teerlink,J.,et al.(2009). "Relaxin for the treatment of patients with acute heart failure(Pre-RELAX-AHF):a multicenter,randomised, placebo-controlled,paralle-group,dose-finding phase IIb study." Lancet,373:1429-1439.

90. Taylor,A.,et al.(2004). "Combination of isosorbide dinitrate and hydralazine in blacks with heart failure." N Engl J Med,351:2049-2057.

91. Munzel,T.,et al.(2011). "Nitrate therapy. New aspects concerning molecular action and tolerance." Circulation,123:2132-2144.

92. Cole,R.,et al. "Hydralazine and isosorbide dinitrate in heart failure. Historical perspective,mechanism,and future directions." Ibid,2414-2422.

93. Cotter,G.,et al.(1998). "randomised trial of high-dose isosorbide dinitrate plus low-dose furosemide versus high-dose furosemide plus low-dose isosorbide dinitrate in severe pulmonary edema." Lancet, 351:389-393.

94. ☺˙☺☺ Kramer,B.,et al.(1999). "Diuretic treatment and diuretic resistance in heart failure." Am J Med,106:90-96.

95. ☺☺ Hill,J.,et al.(2006). "Beyond diuretics:management of volume overload in acute heart failure syndromes." Ibid,119(12A):S37-S44.

96. ☺ Domanski,M.,et al.(2006). "Diuretic use,progressive heart failure,and death in patients in the DIG study." J cardiac Failure,12:327-332.

97. Gheorghiade,M. and W. Gattis(2004). "Effects of Tolvaptan,a vasopression antagonist,in patients hospitalized with worsening heart failure. A randomised controlled trial." JAMA,291:1963-1971.

98. Konstam,M.,et al.(2007). "Effects of oral tolvaptan in patients hospitalized for worsening heart failure. The EVERST outcome

trial." Ibid, 297:1319-1331.

99. Gheorghiade, M., et al. "Short-term clinical effects of tolvaptan, an oral vasopression antagonist, in patients hospitalized for heart failure. The EVEREST clinical status trials." Ibid, 1332-1343.

100. Follath, F., et al. (2002). "Efficacy and safety of intravenous levosimendan compared with dobutamine in severe low-output heart failure (the LIDO study): a randomised double-blind trial." Lancet, 360:196-202.

101. Mebazaa, A., et al. (2007). "Levosimendan vs dobutamine for patients with acute decompensated heart failure. The SURVIVE randomized trial." JAMA, 297:1883-1891.

102. Anand, I. and J. McMurray (2004). "Long-term effects of darusentan on left-ventricular remodelling and clinical outcomes in the EndothelinA receptor antagonist trial in heart failure (EARTH) randomised, double-blind, placebo-controlled trial." Lancet, 364:347-354.

103. McMurray, J., et al. (2007). "Effects of Tezosentan on symptoms and clinical outcomes in patients with acute heart failure. The VERITAS randomised controlled trials." JAMA, 298:2009-2019.

104. Massie, B., et al. (2010). "Rolofylline, an Adenosine A1-receptor antagonist, in acute heart failure." N Engl J Med, 363:1419-1428.

105. O'Connor, C., et al. (2009). "Efficacy and safety of exercise training in patients with chronic heart failure. HF-ACTION randomized controlled trial." JAMA, 301(14):1439-1450.

106. Blumenthal, J., et al. (2012). "Effects of exercise training on depressive symptoms in patients with chronic heart failure. The HF-ACTION randomized trial." Ibid, 308(5):465-474.

107. Flynn, K., et al. (2009). "Effects of exercise training on health status in patients with chronic heart failure. HF-ACTION randomized controlled trial." Ibid, 301(14):1451-1459.

108. Anker, S., et al. (2009). "Ferric carboxy maltose in patients with heart failure and iron deficiency." N Engl J Med, 361:2436-2448.

109. Kotecha,D.,et al. (2011). "Erythropoietin as a treatment of anemia in heart failure:systematic review of randomized trials." Am Heart J, 161:822-831.

110. Swedberg,K.,et al. (2013). "Treatment of anemia with darbepoetin alfa in systolic heart failure." N Engl J Med,368:1210-1219.

111. Kansagara,D.,et al. (2013). "Treatment of anemia in patients with heart disease." Ann Intern Med,159:746-757.

112. Teerlink,J.,et al. (2011). "Dose-dependent augmentation of cardiac systolic function with the selective cardiac myosin activator, omecamtiv mecarbil:a fist-in-man study." Lancet,378:667-675.

113. Cleland,J.,et al. "The effect of the cardiac myosin activator, omecamtiv mecarbil,on cardiac function in systolic heart failure: a double-blind,placebo-controlled,crossover,dose-ranging phase 2 trial." Ibid,676-683.

114. Solomon,S.,et al. (2012). "The angiotensin receptor neprilysin inhibitor LCZ696 in heart failure with preserved ejection fraction:a phase 2 double-blind randomised controlled trial." Ibid,380:1387-1395.

115. ☺ ☺ Chow,A.,et al. (2003). "New pacing technologies for heart failure." BMJ,326:1073-1077.

116. ☺ ☺ ☺ Saxon,L. and K. Ellenbogen (2003). "Resynchronization therapy for the treatment of heart failure." Circulation,108:1044-1048.

117. Leclercq,C. and J. Hare (2004). "Ventricular resynchronization. Current ste of the art." Ibid,109:296-299.

118. ☺ ☺ McAlister,F.,et al. (2007). "Cardiac resynchronization therapy for patients with left ventricular systolic dysfunction. A systematic review." JAMA,297:2502-2514.

119. Jarcho,J. (2006). "Biventricular pacing." N Engl J Med,355:288-294.

120. ☺ Cuculich,P. and S. Joseph (2011). "Cardiac resynchronization therapy:What? Who? When? How?" Am J Med,124:813-815.

121. Abraham, W., et al. (2002). "Cardiac resynchronization in chronic heart failure." N Engl J Med, 346: 1845-1853.

122. Cleland, J., et al. (2004). "The effect of cardiac resynchronization on morbidity and mortality in heart failure." Ibid, 352: 1539-1549.

123. Bristow, M. and L. Saxon. "Cardiac-resynchronization therapy with or without an implantable defibrillator in advanced chronic heart failure." Ibid, 350: 2140-2150.

124. Lindenfeld, J., et al. (2007). "Effects of cardiac resynchronization therapy with or without a defibrillator on survival and hospitalizations in patients with New York Heart Association class IV heart failure." Circulation, 115: 204-212.

125. ☺☺ Herre, J. (2007). "Keys to successful cardiac resynchronization therapy." Am Heart J, 153: S18-S24.

126. Beshai, J., et al. (2007). "Cardiac-resynchronization therapy in heart failure with narrow QRS complexes." N Engl J Med, 357: 2461-2471.

127. Mollema, S., et al. (2007). "Usefulness of QRS duration to predict response to cardiac resynchronization therapy in patients with end-stage heart failure." Am J Cardiol, 100: 1665-1670.

128. Lam, S. and A. Owen (2007) Combined resynchronization and implantable defibrillator therapy in left ventricular dysfunction: bayesian network meta-analysis of randomised controlled trials. BMJ, DOI: doi: 10. 1136/bmj. 39343. 511389. BE

129. Anderson, L., et al. (2008). "Patient selection and echocardiographic assessment of dyssynchrony in cardiac resynchronization therapy." Circulation, 117: 2009-2023.

130. Moss, A., et al. (2009). "Cardiac-resynchronizatio therapy for the prevention of heart-failure events." N Engl J Med, 361: 1329-1338.

131. Linde, C. and C. Daubert (2010). "Cardiac resynchronization therapy in patients with New York Heart Association class I and II heart failure. An approach to 2010." Circulation, 122: 1037-1043.

132. ☺ Tang, A., et al. (2010). "Cardiac-resynchronization therapy for mild-to-moderate heart failure." N Engl J Med, 363: 2385-2395.

133. Al-Majed,N.,et al.(2011). "Meta-analysis:cardiac resynchronization therapy for patients with less symptomatic heart failure." Ann Intern Med,154:401-412.

134. ☺ ☺ Holzmeister,J. and C. Leclercq(2011). "Heart Failure 3. Implantable cardioverter defibrillators and cardiac resynchronization therapy." Lancet,378:722-730.

135. Ruschitzka,F.,et al.(2013). "Cardiac-resynchronization therapy in heart failure with a narrow QRS complex." N Engl J Med,369:1395-1405.

136. Prinzen,F.,et al.(2013). "Cardiac resynchronization therapy." Circulation,128:2407-2418.

137. Goldenberg,I.,et al.(2014). "Survival with cardiac-resynchronization therapy in mild heart failure." N Engl J Med,370:1694-1701.

138. Masoudi,F.,et al.(2014). "Comparative effectiveness of cardiac resynchronization therapy with an implantable cardioverter-defibrillator versus defibrillator therapy alone." Ann Intern Med,160:603-611.

139. Goldberger,Z.(2006). "Implantable cardioverter-defibrillators. Expanding indications and technologies." JAMA,295:809-818.

140. ☺ ☺ Zimetbaum,P.(2007). "A 59-year-old man considering implantation of a cardiac defibrillator." Ibid,297:1909-1916.

141. ☺ Myerburg,R.(2008). "Implantable cardioverter-defibrillators after myocardial infarction." N Engl J Med,359:2245-2253.

142. Kadish,A. and A. Dyer(2004). "Prophylactic defibrillator implantation in patients with nonischemic dilated cardiomyopathy." Ibid,350:2151-2158.

143. Bardy,G.(2005). "Amiodarone or an implantable cardioverter-defibrillator for congestive heart failure." Ibid,352:225-237.

144. Ezekowitz,J.,et al.(2007). "Systematic review:Implantable cardioverter defibrillators for adults with left ventricular systolic dysfunction." Ann Intern Med,147:251-262.

145. Reddy,V.,et al.(2007). "Prophylactic catheter ablation for the

prevention of defibrillator therapy." N Engl J Med, 357:2657-2665.

146. Mark, D., et al. (2008). "Quality of life with defibrillator therapy or amiodarone in heart failure." Ibid, 359:999-1008.

147. Poole, J., et al. "Prognostic importance of defibrillator shocks in patients with heart failure." Ibid, 1009-1017.

148. Kuck, K., et al. (2010). "Catheter ablation of stable ventricular tachycardia before defibrillator implantation in patients with coronary heart disease (VTACH): a multicenter randomised controlled trial." Lancet, 375:31-40.

149. Rose, E., et al. (2001). "Long-term use of a left ventricular assist device for end-stage heart failure." N Engl J Med, 345:1435-1443.

150. ☺ Birks, E., et al. (2006). "Left ventricular assist device and drug therapy for the reversal of heart failure." Ibid, 355:1873-1884.

151. Miller, L., et al. (2007). "Use of a continuous-flow device in patients awaiting heart transplantation." Ibid, 357:885-896.

152. Slaughter, M., et al. (2009). "Advanced heart failure treated with continuous-flow left ventricular assist device." Ibid, 361:2241-2251.

153. Wilson, S., et al. (2009). "Evaluation for a ventricular assist device." Circulation, 119:2225-2232.

154. Stewart, G. and M. Givertz (2012). "Mechanical circulatory support for advanced heart failure." Ibid, 125:1304-1315.

155. ☺ Pratt, A., et al. (2014). "Left ventricular assist device management in the ICU." Crit Care Med, 42:158-168.

156. Burke, M. and M. Givertz (2014). "Assessment and management of heart failure after left ventricular assist device implantation." Circulation, 129:1161-1166.

157. Russell, S. (2006). "Beyond angiotensin-converting enzyme inhibitors and beta-blockers: non pharmacologic therapy for chronic heart failure." Adv Stud Med, 6:16-23.

158. Perin, E., et al. (2011). "A radnomized study of transendocardial injection of autologous bone marrow mononuclear cells and cell function analysis in ischemic heart failure (FOCUS-HF)." Am Heart

J,161:1078-1087.

159. Von Harsdorf,R. and P. Poole-Wilson（2004）. "Regenerative capacity of the myocardium:implications for treatment of heart failure."Lancet,363:1306-1313.

160. Kittleson,M. and J. Kobashigawa（2011）. "Management of advanced heart failure. The role of heart transplantation."Circulation,123: 1569-1574.

161. Mancini,D. and K. Lietz（2010）. "Selection of cardiac transplantation candidates in 2010."Ibid,122:173-183.

162. Anker,S.,et al.（2011）. "Heart Failure 4. Telemedicine and remote management of patients with heart failure."Lancet,378:731-739.

第五节　急性失代偿性心力衰竭（acute decompensated heart failure，ADHF）或 AHFS

心衰的病理生理学

心肾综合征

治疗

预后

心衰的病理生理学

右心衰竭的病理生理学（Crit Care Med 2008[1]）

● 右心室（Right ventricle，RV）冠脉血流量在收缩期和舒张期大体平衡

● 急性压力超负荷使 RV 舒张末期容积增加，而舒张末期右心室游离壁面积未改变，使得室间隔表面积下降和左室舒张末期容积相应减少（室间相互依存）

● 如果有足够的心输出量（Cardiac output，CO）和正常中心静脉压（Central venous pressure，CVP），不会出现右心衰竭。然而，如果 CO 不足，CVP 增高，则会出现 RV 收缩功能障碍

● 容量负荷可以改善 RV 输出，但由于右心室收缩障碍

直接关系到右心室壁的压力,过度的容量负荷可能通过 RV 扩张使 RV 收缩功能恶化。一旦 CVP 超过 10~14mmhg,进一步加重容积负荷通常是有害的

● 没有肺淤血但伴随 CVP 升高往往被认为是单独右心衰竭的特异性表现:但是,严重的 RV 衰竭可能由于室间隔移位导致左室舒张末压增高,所以至少在理论上,肺静脉压可能上升到可造成肺淤血的程度

心血管疾病中的右心功能第一部分(Circulation 2008[2])**和第二部分**(Circulation 2008[3])

● 右心室内有 3 条主要的肌肉带

● 肺血管阻力可能没有反映心室后负荷的复杂性

● 在右冠优势(接近 80%)的病人中,右冠状动脉供应大部分右心室的血流

● 右心衰竭的临床表现是:①液体潴留;②收缩期储备降低或心输出量减少;③房性或室性心律失常

● 右心衰竭最常见原因是慢性左心衰竭

● 一般来说,RV 对容量过负荷的适应性比压力过负荷好

● RVEF 是左心衰致死率强大而独立的预测因子

● 右心室心梗三个特点:低血压、颈静脉压增高以及肺野清晰

● 肺栓塞的死亡率与右心衰竭的程度及血流动力学不稳定密切相关

● 慢性血栓栓塞性肺动脉高压(chronic thromboembolic pulmonary hypertension,CTEPH)的特征在于血栓阻塞肺主动脉干,肺叶或肺段动脉

● <5% 急性肺栓塞病人的继续发展为 CTEPH,而 2/3CTEPH 病人没有急性肺栓塞的病史

● 在急性 RVMI 或 PE 病人中,可出现急性容量过负荷,而 CVP 没有显著升高

急性右心功能衰竭(Chest 2015[4])

● 右心功能障碍为后负荷增加、心肌收缩力降低或前负荷改变所致

ADHF 的诊治（Am J Med 2007[5]）

● 颈静脉搏动加强和 S_3 奔马律是失代偿性心力衰竭的最特异的标志

● 多达 20% 的 ADHF 病人胸片可能没有淤血表现

● BNP 可排除 HF，而 NT-BNP 具有更好的阳性预测率

● 出院时的 BNP 水平可预测生存率

收缩功能正常的急性心衰（Crit Care Med 2008[6]）

● 体循环高血压合并舒张功能不全是急性肺水肿的主要原因

● 较高的收缩压可能与较低的住院率和 60~90 天死亡率相关

● 然而，无论入院时收缩压多少再住院率相似

● 高血压肺水肿的病理生理机制：压力，如：锻炼、容积负荷增加或高血压引起急性静脉回流增加，导致右室搏出量增加，左室因不能达到如此高的搏出量而导致左房压力升高，血容量从静脉转入肺循环而产生肺水肿

● 高血压起着举足轻重的作用，治疗这种状态有助于防止舒张功能障碍和肺水肿的发展

避免肺水肿（Ann Emerg Med[7]）

● 高达 18% 合并 ADHF 的急诊室病人胸片无阳性发现

● Valsalva 动作引起的心室反应可以预测左室充盈压增高

● 约 50% 的 ADHF 病人收缩压 >140mmHg

● 这些病人往往有急性肺水肿，但不是全身水肿

● 积极控制血压但少使用利尿剂

● 新的计算公式基于入院时的 SBP

AHF 的病理生理学（Am Heart J 2008 年[8]）

● 提出 2 种亚型的 AHF：①急性失代偿性心力衰竭特征是心脏功能恶化；②急性血管衰竭的特征是急性高血压和血管硬度增加

● 急性血管衰竭是 AHF 在非特定人群最常见的类型

● HF 一种新型的机制认为：血管阻力及后负荷不匹配

- 迅速增加后负荷和收缩期受损之间的急性不匹配导致左心室舒张末期压力急性增加和 CO 减少
- 其他病理生理学包括炎症激活

危重病人的急性左心衰（Chest 2010[9]）

- 15%~30% 的的非心脏疾病重症病人出现肌钙蛋白升高，提示预后较差
- 房性或室性快速性心律失常介导的心肌病表现为 LV 收缩功能弥漫性减退
- 50% 的感染性休克病人表现为左室扩张或收缩功能障碍
- 文献原文图 2 为左室功能不全的管理

心肾综合征

心肾综合征（Am J Cardiol 2007[10]）

- 50% 的 CRF 或 ESRD 死亡率与心血管疾病有关
- 30%~50% 的心衰病人肾小球滤过率受损
- 心肾衰竭没有一个明确的定义，但共同的特点是：肾功能不全、利尿剂抵抗、贫血、有高血钾的倾向、低收缩压
- 本章节将讨论影响心肾综合征的 3 个因素：贫血加剧 CRF 和 HF 相互作用的血流动力学的不稳定；微量白蛋白尿所致的内皮损伤及钙磷比例失调引起血管钙化

利尿剂之外（Am J Med 2006 年[11]）

- 对于 ADHF 的治疗策略
- 过度使用利尿剂会激活 RAAS
- 静脉使用呋塞米尽管会增加尿量但使急性肾小球滤过率降低
- 超滤（ultrafiltration，UF）替代利尿剂治疗：UF 不会改变血清肌酐或尿素氮。在维持血管内液体量的同时，超滤去除细胞外液致使心室充盈压降低而不显著改变肾功能

急性失代偿性心力衰竭和心肾综合征（Crit Care Med 2008[12]）

- 大约 1/4ADHF 住院病人将经历显著的肾功能恶化

● 大约有 20%~30% 的心力衰竭病人经历血肌酐增高 >0.3mg/dl

● 利尿剂抵抗由多因素造成：①口服袢利尿剂可因肠缺血和水肿而使其吸收减少；②严重低蛋白血症可能增加袢利尿剂的分布减少及影响其运送至肾脏；③肾血流量减少抑制肾小管输送利尿剂；④制动的现象

● 制动现象可由两个重要的机制解释：①反射性增加钠重吸收，机制尚不清；②远端肾小管细胞肥大从而增强钠重吸收

静脉注射利尿剂在失代偿心脏衰竭治疗中的应用（Am J Med 2006[13]）

● 袢利尿剂抑制 Henle 袢厚升支的 Na^+-K^+-$2Cl^-$ 重吸收泵

● 噻嗪类利尿剂抑制远曲小管电中性 NaCl 的重吸收

● 保钾利尿剂抑制远曲小管和集合管 Na^+-K^+ 交换

● 呋塞米通过肾脏代谢和排泄，但布美他尼和托拉塞米由肝脏代谢

呋塞米：负荷剂量 40mg，肌酐清除率 <25mL/min 时输液速度为 20mg/h 然后 40mg/h；肌酐清除率 25~75mL/min 输液速度为 10mg/h 然后 20mg/h；肌酐清除率 >75mL/min 时输液速度为 10mg/h

托拉塞米：负荷剂量 20mg，肌酐清除率 <25mL/min 时输液速度为 10mg/h 然后 20mg/h；肌酐清除率 25~75mL/min 输液速度为 5mg/h 然后 10mg/h；肌酐清除率 >75mL/min 时输液速度为 5mg/h

布美他尼：负荷剂量 1mg，肌酐清除率 <25mL/min 时输液速度为 1mg/h 然后 2mg/h；肌酐清除率 25~75mL/min 输液速度为 0.5mg/h 然后 1mg/h；肌酐清除率 >75mL/min 时输液速度为 0.5mg/h

● 在 ADHERE 登记，静脉使用利尿剂增加下列风险：住 ICU 时间 >3 天、总住院时间 >4 天、住院期间的死亡率

心衰病人重新评估袢利尿剂的选择（Am Heart J 2015[14]）

● 托拉塞米优于呋塞米

严重慢性心力衰竭病人使用依那普利治疗期间的肾功能（Am J Cardiol 1992[15]）

- CONSENSUS 研究
- NYHA Ⅳ级病人
- 平均基础血肌酐升高率 10%~15%
- 依那普利组血肌酐升高最高值与基础舒张压值成反比
- 低血压的发生是血肌酐异常增高的最重要因素

HF 住院病人肾功能恶化发病率、预测因子及影响因素（J Am Coll Cardiol 2004[16]）

- 多中心回顾研究肾功能恶化的患病率并开发预测模型
- 肾功能恶化定义为血肌酐上升 >0.3mg/dl
- 在 1004 位心衰病人的研究中，有 27% 的病人肾功能发生恶化
- 既往心衰病史、糖尿病、入院时肌酐 ≥1.5mg/dl、收缩压 >160mmHg 是肾功能恶化独立的高风险因素
- 合并肾功能恶化的病人相比没有发生恶化的病人住院死亡率增加 7 倍
- 恶化评分：1 分为既往有心衰病史、糖尿病、收缩压 >160mmHg；2 分为 1.5mg/dl≤肌酐 <2.5mg/dl；3 分为肌酐≥2.5mg/dl（具体见表 5-5-1）

表 5-5-1　HF 住院病人肾功能恶化评分表

评分	研究组发生肾功能恶化的可能性	发生肾功能恶化的相对风险
0	9.8%	1（参考）
1	18.7%	1.91
2	20.3%	2.08
3	30.3%	3.11
4+	52.8%	5.40

心肾综合征:新视角(Circulation 2010[17])

● HF 合并肾功能不全病人不是因为左室收缩功能的下降而直接使肾血流受损

● 中心静脉淤血、神经内分泌机制、贫血的作用、氧化应激和肾交感神经活动是引起这个复杂的综合征的潜在原因

● GFR 基线值在 HF 病人中似乎是比 LVEF 和 NYHA 分级更强的死亡率预测因子

● 在肺动脉导管引导治疗时,心脏指数增加或肺毛细血管楔压降低不能预测肾功能是否改善

● 越来越多的证据支持肾静脉压升高或 IAP 升高在心衰病人肾功能进行性恶化中起的作用

● 升高的 CVP 和肾静脉压能更好地解释 IAP 升高和肾功能障碍之间的关系

● 文献原文图 5 为病理生理学机制

合并心肾综合征心衰病人的治疗策略(Am J Kidney Dis 2010[18])

● 在 ADHF 病人中,肌酐水平的急剧上升 >0.3mg/dl 增加死亡风险

● 文献原文表 1 为心肾综合征分类

● 心肾综合征是伴随着肾功能下降、在 HF 治疗过程中利尿性抵抗和肾功能恶化

● 1 型 CRS 临床常见的情形是病人因为 ADHF 入院,而后住院期间经历了肾功能恶化

● 最近的证据已经提示高静脉压以及腹压增加导致肾静脉淤血,对肾功能损害同等重要

● 在慢性 CRS(2 型),有几种可能机制:慢性激活 RAAS 和交感神经系统、炎症因子增高

● 1 型心肾综合征首选使用血管扩张剂

应激状态下心功能不全、肾功能不全以及肾脏损伤之间的相互作用(Crit Care Med 2014[19])

● 心肾综合征的病理生理

以下为定义:

第 1 型急性心肾合征:心功能恶化导致肾功能下降。

第 2 型慢性心肾综合征:慢性心功能异常导致进展性慢性肾脏病。

第 3 型急性肾心综合征:肾功能急剧恶化引起急性心功能不全。

第 4 型慢性肾心综合征:慢性肾脏疾病引起心功能下降、心室肥厚、舒张功能不全,和(或)心血管不良事件风险增加。

第 5 型继发性心肾综合征:急性或慢性系统性疾病导致心脏和肾脏功能同时不全。

● 问题是如何防止 ADHF 导致肾功能恶化(WRF)

● 对 ADHF 病人肾功能以及肾损伤的评估,目前有新的生物标志物如血清胱抑素 C、肾功能指标 BTP,以及肾损伤指标 NGAL、KIM-1、NAG

● 不是所有 ADHF 病人治疗过程中出现血肌酐增高都与预后差有关

腹腔对慢性心衰病人心肾功能不全中的影响(J Am Coll Cariol 2013[20])

● 对慢性心衰病人腹腔可能是等同于肾功能而扰乱心脏功能的另一因素

● 慢性心衰病人心 - 腹 - 肾相互作用

ADHF 病人积极的减少负荷治疗对肾功能和生存期的潜在影响(Circulation 2010[21])

● 如果利尿速度超过细胞外液可补充血管内液速度,血红蛋白和血浆蛋白浓度会增加

● 血液浓缩与肾功能恶化有关,可能预示积极的减少负荷与预后的关系

● 血液浓缩与积极减轻负荷导致肾功能恶化显著相关,但血液浓缩实际上与提高生存率有关

治 疗

B-CONVINCED:失代偿性充血性心衰住院治疗的病人中 β- 受体阻滞剂的延续治疗对比中断治疗(Eur Heart J 2009[22])

- β 受体阻滞剂的延续治疗与延误病情或较小的改善病情无关

ADHF 病人的利尿策略（NEJM 2011[23]）

- DOSE 研究
- RCT 研究比较每 12 小时口服或静脉注射低剂量呋塞米，与高剂量（2.5 倍口服剂量）
- 平均 EF 值 35%
- 全球评估量表和 72 小时肌酐
- 这些治疗方法之间没有差异

超滤应用于失代偿性心力衰竭心肾综合征（NEJM 2012[24]）

- CARRESS-HF 试验
- 药物加强与血液超滤的 RCT 试验
- 主要终点是评估 96 小时血清肌酐和体重变化
- 使用药物治疗优于超滤

ADHF 住院病人超滤与 IV 利尿剂治疗对比（J Am Coll Cardiol 2007[25]）

- UNLOAD 研究
- 超滤减轻体重及利尿方面比 IV 利尿剂更安全

Serelaxin：重组人 relaxin-2 治疗 AHF（Lancet 2013[26]）

- RELAX-AHF 试验
- 治疗组 vs 安慰剂的 RCT
- 平均 EF 38%
- 主要终点是呼吸困难的 5 日改善率
- Serelaxin 能有效缓解呼吸困难情况但对再入院无影响

ADHF 病人积极的限钠限水治疗（JAMA Intern Med 2013[27]）

- 住院 ADHF 病人限水与不限水的 RCT 研究
- 终点是 3 天的临床稳定性与 30 天再入院率
- 除限水组更口渴外在主要终点两组没有差异

低剂量 DOA 或低剂量奈西立肽在肾功能不全的 ADHF 中的应用（JAMA 2013[28]）

- ROSE 研究

- 终点是 72 小时总尿量和血清胱抑素 C 的变化
- 加用利尿剂对减少充血和改善肾功能都很有帮助

ADHF 治疗期间的血液浓缩时机及随后的生存期（J Am Coll Cardiol 2013[29]）

- 住院后出现血液浓缩与改善生存期相关
- ADHF 治疗过程中最重要的是持续减少前负荷

肺栓塞与慢性心衰

HF 病人肺栓塞（Circulation 2008[30]）

- 急性肺栓塞（pulmonary embolism，PE）通过直接物理阻塞、低氧血症和肺血管收缩，从而增加肺血管阻力和右心室后负荷
- PE 病人若超声心动图显示右心功能不全、胸部 CT 检测发现右心室扩大提示发生不良事件，包括早期死亡率的风险增加

预　　后

西雅图心衰模型（Circulation 2006[31]）

基于 6 个队列研究：PRAISE1、ELITE2、Val-HeFT、RENAIS–SANCE、UW 和 In-CHF。

- 模型预测 1、2、3 年生存率
- 评分来源于收缩功能不全病人
- 使用基于药物和尿酸水平的评分
- Web 计算器：www.SeattleHeartFailureModel.org

预测 HF 死亡模型（Circulation 2007[32]）

- 在 6 个随机对照试验中检测了西雅图心衰模型（SHFM）
- SHFM 评分提供门诊心衰病人可能死亡模型信息
- SHFM 评分对猝死死亡率的预测优于对泵衰竭死亡的预测
- 较低的分数（0 或 1），多数死于猝死。在中高分（2 或 3），可能死于猝死或泵衰竭，而在高分病人（4），多数死于泵衰竭

EFFECT 试验(JAMA 2003[33])

- CHF 病人入院后 30 天及 1 年死亡预测模型

心衰 Medicare 保险住院病人肾功能恶化与 30 天后结局之间的关联(Am Heart J 2010[34])

- 观察心力衰竭住院后肾功能恶化与结局之间的关系

- 对 OPTIMIZE-HF 数据的评论

- 肾功能恶化(WRF)更常见,好发于有较高并发症风险及肾功能受损的病人(17.8%)

- WRF 与更高的再入院率及生存率有关

- EF 有无减少对 WRF 导致再入院及生存率方面影响不大

- 文献原文表Ⅳ为 WRF 的增加与 30 天死亡率之间关系

ADHERE 研究(JAMA 2005[35])

- 死亡预测基于 ADHERE 对院内急性失代偿性心衰病人死亡率的统计数据

- BUN、收缩压和肌酐是 ADCHF 院内死亡率最显著预测因素。

简单的基于临床的院内死亡率模型(Rhde LE, J Cardiac Failure 2006[36])

- 基于 779 名 HF 住院病人

- 6 项临床特征提示与住院死亡率独立相关:肿瘤史、住院期间 SBP<124mmHg、血肌酐 >1.4mg/dl(123.76μmol/L)、血BUN>37mg/dl(2.06mmol/L)、血 Na<136mEq/L(mmol/L)以及年龄 >70 岁

- 见文献原文表 2 和图 1

心肌肌钙蛋白和急性心脏衰竭(NEJM 2008[37])

- ADHERE 研究

- 观察心肌肌钙蛋白水平升高和 ADHF 住院病人不良事件之间的关联

- 总体来说,6.2% 的 ADHF 病人在入院时肌钙蛋白阳性

- 肌钙蛋白阳性组死亡机会是阴性组的 2.55 倍

- 入院时肌钙蛋白阴性与 24 小时内出院及 30 天内无不良事件相关
- 细胞损伤肌钙蛋白上升的病理生理包括通过 RAAS 系统或内皮素信号通路肾上腺素过度激活、异常钙、炎性细胞因子、一氧化氮、氧化和机械应激

再入院预测

MOST 队列研究和心衰评分(Am Heart J 2006[38])

- 4 个有序评分系统,心衰评分(HFS)
- MOST 队列研究,平均年龄 74 岁
- 分别在 1、3、6 和 12 个月进行 HFS 评分
- 中位随访时间为 33 个月
- 高分病人明显有较高的死亡率和更高的再入院率

CHF 病人预测 CAD 患病率(Am Heart J 2006[39])

- 建立一个模型确定在低 EF 病人心脏导管检查之前预测 CAD 的可能性
- 心血管疾病 Duke 资料库
- 对超声显示 EF 值 <45% 的病人进行分析
- CAD 的预测因素包括心肌梗死病史、年龄、DM、Q 波、男性、节段性运动异常

心衰病人反复住院预测死亡率(Am Heart J 2007[40])

- Heath care utilization 数据库
- HF 首次入院病人,随访至死亡
- 队列的平均年龄为 >75 岁
- 第一次心衰住院病人,30 天全因的死亡率为 12%,1 年死亡率为 34%
- 中位生存期为 2.4 年
- 第一次、第二次、第三次和第四次住院后中位生存时间分别为 2.4 年、1.4 年、1.0 年和 0.6 年
- 心力衰竭住院的次数是社区心衰病人死亡率的一个强预测因子

糖尿病病人因心衰住院体重与死亡率关系(Am J Med2011[41])

- 观察体重对糖尿病因 ADHF 住院病人预后的影响
- Worcester 心力衰竭的研究数据
- 低体重病人相比正常体重病人，5 年内因为 ADHF 住院全因死亡率高 50%
- 正常体重（18.5≤BMI<25），超重（25≤BMI<30），Ⅰ级肥胖（30≤BMI<35），Ⅱ级肥胖（35≤BMI<40），Ⅲ级（40≤BMI）
- Ⅰ级和Ⅱ级肥胖死亡率分别降低 20% 和 40%
- 超重和Ⅲ级肥胖与死亡率无关

ED 病人心衰死亡率预测（Ann Intern Med 2012[42]）

- 预测 7 天的死亡率
- 心率、肌酐、低收缩压、最初的氧饱和度是危险因素

参 考 文 献

1. ☺☺ Greyson, C. (2008). "Pathophysiology of right ventricular failure." Crit Care Med, 36 (Suppl): S57-S65.

2. Haddad, F., et al. (2008). "Right ventricular function in cardiovascualr disease, Part I. Anatomy, physiology, aging and functional assessment of the right ventricle." Circulation, 117: 1436-1448.

3. ☺☺ Haddad, F., et al. (2008). "Right ventricular functioning in cardiovascular disease, Part II. Pathophysiology, clinical importance, and management of right ventricular failure." Circulation, 117: 1717-1731.

4. ☺☺ Krishnan, S. and G. Schmidt (2015). "Acute right ventricular dysfunction. Real-time management with echocardiography." Chest, 147 (3): 835-846.

5. ☺☺ Kapoor, J. and M. Perazellas (2007). "Diagnostic and therapeutic approach to acute decompensated heart failure." Am J Med, 120: 121-127.

6. ☺☺ Kumar, R., et al. (2008). "Acute heart failure with preserved systolic function." Crit Care Med, 36 (Suppl): S52-S56.

7. ☺☺ Collins, S., et al. (2008). "Beyond pulmonary edema: diagnositic, risk stratification, and treatment challenges of acute heart failure

management in the emergency department." Ann Emerg Med,51:45-57.

8. ☺ ☺ ☺ Cotter,G.,et al. (2008). "The pathophysiology of acute heart failure-Is it all about fluid accumulation?" Am Heart J,155:9-18.

9. ☺ Chockalingam,A.,et al.(2010). "Acute left ventricular dysfunction in the critically ill." Chest,138:198-207.

10. ☺ ☺ Obialo,C.(2007). "Cardiorenal consideration as a risk factor for heart failure." Am J Cardiol,99(Suppl):21D-24D.

11. ☺ ☺ Hill,J.,et al.(2006). "Beyond diuretics:management of volume overload in acute heart failure syndromes." Am J Med,119(12A): S37-S44.

12. ☺ ☺ Liang,K.,et al.(2008). "Acute decompensated heart failure and the cardiorenal syndrome." Crit Care Med,36(Suppl):S75-S88.

13. ☺ Cleland,J.,et al.(2006). "Practical applications of intravenous diuretic therapy in decompensated heart failure." Am J Med,119 (12A):S26-S36.

14. ☺ Buggey,J.,et al.(2015). "A reappraisal of loop diuretic choice in heart failure patients." Am Heart J,169:323-333.

15. Ljungman,S.,et al.(1992). "Renal function in severe congestive heart failure during treatment with enelapril(the Cooperative North Scandinavian Enalapril Survival Study(CONSENSUS)Trial)." Am J Cardiol,70:479-487.

16. ☺ Forman,D.,et al.(2004). "Incidence,predictors at admission,and impact of worsening renal function among patients hospitalized with heart failure." J Am Coll Cardiol,43:61-67.

17. ☺ ☺ Bock,J. and S. Gottlieb(2010). "Caridiorenal syndrome. New perspectives." Circulation,121:2592-2600.

18. ☺ ☺ House,A.,et al.(2010). "Therapeutic strategies for heart failure in cardiorenal syndromes." Am J Kidney Dis,56(4):759-773.

19. ☺ Legrand,M.,et al. (2014). "When cardiac failure,kidney dysfunction,and kidney injury intersect in acute conditions:the case of cardiorenal syndrome." Crit Care Med,42:2109-2117.

20. ☺☺ Verbrugge, F., et al. (2013). "Abdominal contributions to cardiorenal dysfunction in congestive heart failure." J Am Coll Cardiol, 62(6):485-495.

21. ☺ Testani, J., et al. (2010). "Potential effects of aggresive decongestion during the treatment of decompensated heart failure on renal function and survival." Circulation, 122:265-272.

22. ☺ Jondeau, G., et al. (2009). "B-CONVINCED: Beta-blocker CONtinuation Vs. INterruption in patients with Congestive heart failure hopitalizED for a decompenstation episode." Eur Heart J, 30:2186-2192.

23. Felker, G., et al. (2011). "Diuretic strategies in patients with acute decompensated heart failure." N Engl J Med, 364:797-805.

24. Bart, B., et al. (2012). "Ultrafiltration in decompensated heart failure with cardiorenal syndrome." N Engl J Med, 367:2296-2304.

25. Costanzo, M., et al. (2007). "Ultrafiltration versus intravenous diuretics for patients hospitalized for acute decompensated heart failure." J Am Coll Cardiol, 49:675-683.

26. Teerlink, J., et al. (2013). "Serelaxin, recombinant human relaxin-2, for treatment of acute heart failure (RELAX-AHF): a randomised, placebo-controlled trial." Lancet, 381:29-39.

27. Aliti, G., et al. (2013). "Aggressive fluid and sodium restriction in acute decompensated heart failure." JAMA Intern Med, 173(12):1058-1064.

28. Chen, H., et al. (2013). "Low-dose dopamine or low-dose nesiritide in acute heart failure with renal dysfunction. The ROSE acute heart failure randomized trial." JAMA, 310(23):2533-2543.

29. Testani, J., et al. (2013). "Timing of hemoconcentration during treatment of acute decompenstated heart failure and subsequent survival." J Am Coll Cardiol, 62(6):516-524.

30. ☺ Piazza, G. and S. Goldhaber(2008). "Pulmonary embolism in heart failure." Circulation, 118:1598-1601.

31. ☺☺ Levy, W., et al. (2006). "The Seattle heart failure model.

Prediction of survival in heart failure." Circulation, 113:1424-1433.

32. ☺ Mozaffarian, D., et al. (2007). "Prediction of mode of death in heart failure. The Seattle Heart Failure Model." Circulation, 116:392-398.

33. Lee, D., et al. (2003). "predicting mortality among patients hospitalized for heart failure. Derivation and validation of a clinical model." JAMA, 290:2581-2587.

34. ☺ Patel, U., et al. (2010). "Associations between worsening renal function and 30-day outcomes among Medicare beneficiaries hospitalized with heart failure." Am Heart J, 160:132-138.

35. Fonarow, G., et al. (2005). "Risk stratification for in-hospital mortality in acutely decompensated heart failure. Classification and regression tree analysis." JAMA, 293:572-580.

36. Rohde, L., et al. (2006). "A simple clinically based predictive rule for heart failure in-hospital mortality." J Cardiac Failure, 12:587-593.

37. Peacock, W., et al. (2008). "Cardiac troponin and outcome in acute heart failure." N Engl J Med, 358:2117-2126.

38. Lewis, E., et al. (2006). "The association of the heart failure score with mortality and heart failure hospitalizations in elderly patients: insights from the Mode Selection Trial (MOST)." Am Heart J, 151:699-705.

39. ☺ ☺ Whellan, D., et al. (2006). "Predicting significiant coronary artery disease in patients with left ventricular dysfunction." Am Heart J, 152:340-347.

40. ☺ ☺ Setoguchi, S., et al. (2007). "Repeated hospitalizations predict mortality in the community population with heart failure." Am Heart J, 154:260-266.

41. Waring, M., et al. (2011). "Weight and mortality following heart failure hospitalization among diabetes patients." Am J Med, 124:834-840.

42. Lee, D., et al. (2012). "Prediction of heart failure mortality in emergent care." Ann Intern Med, 156:767-775.

第六节　房　颤

危险因素
病理生理学
治疗
预后

危 险 因 素

流行病学（Lancet 2007[1]）

> 40 岁男性发生房颤（atrial fibrillation, AF）的终生风险是 26%，女性是 23%
>
> AF 的终生风险是 16%

危险因素（表 5-6-1）

表 5-6-1　房颤危险因素相关研究

肥胖	2004[2]	Framingham 队列研究 ● 肥胖是新发房颤的独立危险因素 ● 平均随访 13 年，3 级 BMI 分类中肥胖被认为风险最高，男性风险增加 52%，女性增加 46%
左心室肥厚	2006[3]	LIFE 研究 ● 平均随访 4.7 年 ● 心电图上左心室肥厚的测量用 Cornell 指数 ● ACEI 或 β 受体阻滞剂治疗左心室肥厚能降低因单纯降压引起新发房颤的风险
房扑	2004[4]	Olmsted 队列研究 ● 59 名病人 30 年内出现单纯房扑 ● 56% 的病人在 5±6 年内发展为房颤 ● 32% 的房扑病人出现脑卒中

续表

脉压	2007[5]	Framingham 研究 ● 20 年随访 ● 脉压和房颤发生风险相关 ● 平均动脉压和房颤不相关 ● 脉压大于 60mmHg，20 年房颤的累积发病率为 23.3%
孤立性房颤	2007[6]	Olmsted 乡村研究 ● 对 71 位年龄小于 60 岁的阵发性或持续性房颤病人平均 25 年的随访 ● 30 年进展为持续性房颤的可能性为 29% ● 多数病人在 15 年内进展为持续性房颤 ● 孤立性房颤病人总生存率和总人群相比没有差异 ● 诊断房颤时高龄是死亡和心源性死亡率升高的唯一预测因素 ● 孤立性房颤病人脑卒中的可能性仅在 25 年后随着年龄增大和高血压病进展而增加
心梗后短暂性房颤	2007[7]	● 随访 EF>45% 下壁 ST 段抬高型心肌梗死病人 ● 平均随访时间 38 个月 ● 14% 的病人观察到阵发性房颤 ● 在 1 年的随访中，房颤和缺血性脑卒中的发生率在短暂性房颤的病人中比没有短暂性房颤的病人发生率更高 ● 总的死亡率相近
RAAS 阻滞剂	2006[8]	● Meta 分析 9 项随机对照研究 ● 平均随访时间 6 个月到 6 年 ● ACEI 或 ARB 减少 18% 的新发房颤的风险，可减少 43% 的心衰风险 ● ACEI 比 ARB 有更好的保护作用 ● 对心衰病人有最大益处（OR：0.57）

21 世纪的房颤：当前对危险因素的理解和一级预防策略（Mayo Clin Proc 2013[9]）

他汀	2008[482]	● 有证据表明他汀对内皮和心肌功能、氧化应激、斑块稳定、炎症反应、血栓形成以及卒中均有直接作用 ● 房颤伴随着内皮功能受损、炎症反应和氧化应激 ● 因为他汀可以改善内皮 NO 合成、有抗炎作用以及减少氧化应激，这些药物可能可以预防房颤基质的形成
亚临床房颤	2012[10]	● 起搏器监测发现无症状快速性房性心律失常显著增加缺血性脑卒中或体循环栓塞的风险 ● ASSERT 研究 ● 平均 2.5 年的随访
类风湿关节炎	2012[11]	● Danish 队列研究 ● 类风湿关节炎是否会增加房颤和卒中的风险 ● 平均随访 4.8 年 ● 结果发现类风湿关节炎增加 40% 房颤的风险，增加 30% 卒中的风险

肥胖导致房颤（Circulation 2013[13]）

● 体重指数 >40 的病人术后发生房颤的风险升高 2.3 倍，而体重指数在 25~30 之间的个体发生房颤的风险升高 1.2 倍

● 肥胖者比非肥胖者有更短的心房和肺静脉的不应期，将更易导致心律失常

病理生理学

肾素-血管紧张素系统的抑制和房颤的预防（Am heart J 2006[14]）

迷走神经介导房颤和肾上腺素能介导房颤的比较（Adv Stud Med 2006[15]）

房颤中血栓的机制：Virchow 三要素回顾（Lancet 2009[16]）

- Virchow 三要素，异常的血管壁、血流和血液成分，现在的理解是内皮或心内膜的损害或功能异常；异常的血流状态；异常的止血、血小板和纤溶状态

- 降主动脉的混合斑块是卒中的危险因素

- 体表面积矫正后的心房大小是卒中的独立危险因素

- D- 二聚体的测定对没有常见卒中危险因素的病人尤其重要；低水平 D- 二聚体意味着卒中低风险

- 房颤病人中，vWF 水平升高是左心耳（Left atrial appendage，LAA）血栓的独立预测因素

- 研究结果显示，房颤病人有着易栓或高凝状态

- 血浆 vWF 和 D- 二聚体已经被用于预测卒中的风险

对房颤病理生理机制的理解（Am Heart J 2009[17]）

- 房颤涉及的机制是多方面的，但本文着重从三个方面阐述：结构重塑、电重构和炎症

- 长期性房颤和成功电复律呈负相关。阵发性房颤持续时间的增加和持续性房颤发生相关联，形成了"房颤诱发房颤"的概念

- 虽然电重构过程可逆，但房颤因其易感性通常需要更长时间才能恢复，由此继发因素在房颤发病机制中颇为重要

- 随着间质纤维化和细胞蜕变的结构重构提供易感基质，促进折返回路形成及导致房颤

- 炎症与新发及再发房颤相关，机制可能包括细胞蜕变、凋亡以及随后的心房纤维化

房颤和心力衰竭（Circulation 2009[18]）

- 慢性心力衰竭中房颤的发病率为 13%~27%

- 房颤可通过多种途径促进心衰的发生和发展，包括心动过速心肌病

- 房颤是最常见心动过速心肌病的原因

- 房颤对心力衰竭病人愈后的影响还存有争议

- "消融和起搏"策略在长期疗效上作用不大

- 5 年的随访结果表明，和房颤消融相比，房室结消融加

起搏器治疗有更高的新发心衰比率

● 长时间的右室起搏有其危害性：由右室起搏引起的左室收缩不同步，可能导致左室扩大以及左室射血分数降低

● 心室收缩不同步是心衰的一个病因，心脏再同步治疗是一种有效的机械治疗，用以改善症状以及降低死亡率

● PABA-CHF 研究显示，PVI 优于房室结消融联合 CRT 的治疗

治　　疗

房颤治疗相关研究（表5-6-2）

表 5-6-2　房颤治疗相关研究

节律 VS 心率	2002[19]	AFFIRM ● 对节律控制在生存率上没有显示优于对心率控制 ● 在节律控制组比心率控制组的住院人数更多
	2006[20]	AFFIRM ● 在 AFFIRM 研究中影响生存率的因素有华法林的使用和窦性心律 ● 使用地高辛和增加的死亡风险相关 ● 抗心律失常药和死亡率相关，但在矫正窦性心律这一因素后，它不再有意义；这意味着窦性心律优于房颤，但当前使用的抗心律失常药抵消了这一作用
	2002[21]	RACE 研究 ● 随机对照研究 522 例曾经电复律的持续性房颤病人，随机分为控制心率组和控制节律组 ● 终点事件是心血管病死亡、心衰、静脉血栓综合征、出血、起搏器植入以及严重的药物不良反应 ● 平均随访时间 2.3 年 ● 两组间的比较没有统计学差异 ● 在控制节律组中，高血压病人和女性病人事件的发生率更高

	2004[22]	RACE QOL 结果 ● 生命质量(QOL)由 SF-36 问卷评定 ● 平均随访 2.3 年 ● 与健康志愿者的比较显示,持续性房颤病人的 QOL 评分有意义的降低 ● 控制心率组和控制节律组之间的比较显示,QOL 评分无差异 ● 研究表明在随访的最后阶段,控制节律组中超过 50% 的病人有持续性房颤
在房颤和心衰病人中,控制节律 VS 控制心率	2008[23]	● 采用多中心随机对照研究,在左室射血分数 <35%、伴慢性心衰和房颤的病人中,对控制节律和控制心率进行比较 ● 主要终点是心血管病死亡的时间 ● 平均随访 37 个月 ● 控制节律的治疗方案为电复律和胺碘酮治疗 ● 在房颤和心衰病人中,与控制心率比较,控制节律并没有降低因心血管病引起的死亡率 ● 与控制心率组病人比较,控制节律组病人有更多的住院次数,尤其在入选后的第一年里
胺碘酮 VS 索他洛尔	2005[24]	SAFE-T 试验 ● 随访时间 3 年 ● 在对缺血性心脏病房颤病人的治疗中,胺碘酮和索他洛尔有几乎等同的疗效 ● 但在对非缺血性心脏病人的治疗中,胺碘酮的疗效优于索他洛尔
肺静脉根隔离术(PVI)VS 抗心律失常药物治疗	2005[25]	● 随访 1 年 ● 有症状或无症状的房颤 ● 和药物治疗组比较,PVI 组的疗效更好

续表

决奈达隆	2007[26] 2009[27] 2011[28]	EURIDIS 和 ADONIS 研究 ● 针对决奈达隆的随机对照研究 ● 在维持窦性心律上和安慰剂比较决奈达隆更有效 ATHENA 研究 ● 房颤伴有其他的危险因素:年龄 >70 岁、高血压、糖尿病、有卒中史、短暂性脑缺血或深静脉血栓 ● 急性失代偿性心衰或 NYHA Ⅳ 期心衰病人不纳入研究 ● 决奈达隆 400mg Bid 与安慰剂治疗的比较 ● 平均随访 21 个月 ● 主要终点事件为:因心血管病首次住院或死亡 ● 结果显示,决奈达隆治疗组的主要终点事件更少 PALLAS 研究 ● 高危的持续性房颤病人 ● 决奈达隆治疗和安慰剂治疗比较的随机对照研究 ● 由于研究组的高死亡率,研究提前结束
心衰房颤病人的肺静脉根隔离术治疗	2008[29]	PABA-CHF 研究 ● 耐药的房颤,射血分数 <40%,和 NYHA Ⅱ 或 Ⅲ 级 ● PVI 或房室结消融加双心室起搏 ● 6 个月综合评价:射血分数、6 分钟步行和 MLWHF 评分 ● 结果显示,在终点事件上,PVI 优于房室消融加起搏治疗
缬沙坦	2009[30]	GISSI-AF 研究 (-)
温和 VS 严格心率控制	2010[31]	RACE Ⅱ 试验 ● 温和心率 - 控制(静息心率 <110 次 / 分)和严格心率 - 控制(静息心率 <80 次 / 分,中等强度运动时心率 <110 次 / 分)的比较

		● 终点事件为心血管病引起的死亡、因心衰住院、卒中、系统性栓塞、出血以及威胁生命的心律失常事件 ● 随访时间至少 2 年 ● 两组的比较显示终点事件的发生率相似
经皮左心耳封堵术 VS 华法林治疗	2009[32]	PROTECT AF 研究 ● 采用随机对照研究,对经皮左心耳介入封堵术和华法林治疗进行比较 ● 对终点事件,包括卒中、心血管疾病死亡以及系统性栓塞,进行疗效的评价 ● 采用 WATCHMAN 的经皮左心耳封堵术的疗效不亚于华法林的治疗
	2014[33]	PROTECT AF ● 平均随访 3.8 年 ● 经皮左心耳封堵术达到了非劣效和优效的标准 ● 与华法林治疗相比较,左心耳封堵组体循环栓塞、卒中和心血管病死亡复合终点事件的相对危险度减少了 40%
在阵发性房颤治疗中,使用抗心律失常 药 VS 射频消融术	2010[34]	ThermoCool AF 研究 ● 在有症状特发性房颤治疗中,射频消融术与使用抗心律失常药的比较 ● 主要终点事件:至研究方案所定义的治疗失败的时间 ● 已知对一种抗心律失常药无效和在 6 个月中至少经历三次房颤的病人入选 ● 在至少对一种心律失常药治疗无效的阵发性房颤病人中,导管消融术对比药物治疗可使策略失败时间延迟,随访时间为 9 个月
短期 VS 长期氟卡尼治疗	2012[35]	Flec-SL 试验 ● 复律后,短期和长期使用氟卡尼治疗在维持窦性心律上的比较 ● 结果显示短期治疗的作用不劣于长期治疗

续表

消融术作为治疗阵发性房颤的首选方案	2012[36]	MANTRA PAF 试验 ● 消融术和 Ic 或Ⅲ类抗心律失常药治疗的比较 ● 24 个月房颤负荷 ● 两组的比较显示,累积的房颤负荷无显著差异
	2014[37]	RAAFT-2 试验 ● 阵发性房颤的初步治疗 ● 记录到首次 >30 秒房性心动过速的时间 ● 射频消融术可降低 2 年内心动过速的复发率
二尖瓣外科手术治疗期间房颤的外科消融术 2015	2015[38]	CTSN 研究 ● 在接受二尖瓣外科手术治疗的病人中,30%~50% 存在房颤,并和生存率降低相关 ● 在接受二尖瓣手术治疗的病人中,对行外科消融术或不行外科消融术的进行随机对照研究 ● 在主要心血管或脑血管事件的比较中无差异 ● 行外科消融术病人在 1 年内房颤事件更少
针对持续性房颤 3 种不同的消融术	2015[39]	● STAR AF Ⅱ研究 ● 3 种不同的消融术在房颤复发的比较中没有差异(图 1)
房颤病人的地高辛治疗和心血管事件的发生	2015[40]	● ROCKET AF 队列研究 ● 地高辛治疗和增加的全因致死率、血管性死亡事件和猝死相关,并有统计学意义

房颤的管理(Am J Med 2011[31])
● 阵发性 <7 天

- 持续性 >7 天
- 永久性 >1 年
- 总的建议是,仅对有明显临床症状的持续性或反复发作的阵发性房颤病人进行复律治疗

房颤的导管消融治疗(BMJ 2008[32])

- 在多数病人中发现通过肌袖连接左心房相的异位肺静脉病灶可触发房颤,这就将消融目标定位在肺静脉
- 与持续性或永久性房颤病人相比较,对阵发性房颤病人的治疗成功率更高
- 消融治疗后第一年内,2%~16% 的病人出现无症状房颤的再发
- 基质消融似乎对持续性或永久性房颤相较于阵发性房颤更为重要,对于阵发性房颤,可以使用肺静脉隔离术
- 华法林被推荐在消融后使用至少 2 个月
- 严重并发症包括心房食管瘘、肺静脉狭窄、心包填塞、卒中及膈神经损伤,发生率为 6%
- 左心房血栓是消融术的绝对禁忌证之一

针对房颤射频导管消融术的效果比较(Ann Intern Med 2009[43])

- 系统性综述
- 对药物治疗失败的阵发性房颤病人一年的随访发现,射频消融术在维持窦性心律中优于药物治疗
- 在这回顾性研究中许多病人相对年轻,射血分数正常和左房直径轻度增大

房颤消融治疗后的肺静脉狭窄(BMJ 2008[44])

- 在房颤消融治疗后一年内,没有使用抗心律失常药,大约 70% 的阵发性房颤病人没有房颤的再发
- 该技术起源于对提前心房异位搏动触发房颤的发现,最初的房颤主要来源于心房肌袖延伸进入肺静脉的部分
- 肺静脉狭窄是消融的并发症,发生率约 2%~5%
- 在肺静脉隔离的方法出现前,肺静脉阻塞是罕见的

房颤的导管消融术（NEJM 2011[45]）

● 房颤消融的主要目标是电隔离来自于肺静脉心房基质的触发因子

● 在消融术后，建议至少两年内每 3~6 个月进行 24 小时动态心电图的检查

● 并发症见文献原文表 1

● 在一年后每年的再发率为 6%~9%

● 在消融术后，房颤的再发是常见的，高达 20%

● 消融术的主要适应证：Ⅰ类或Ⅲ类抗心律失常药物无效的有症状房颤

识别导管消融术前和导管消融术后有症状房颤和无症状房颤事件的发生情况（JAMA Intern Med 2013[46]）

● DISCERN AF 研究

● 在消融术后，从无症状房颤到有症状房颤事件的发生率从 1.1 增加到 3.7

他汀对房颤的预防治疗（Circulation 2008[47]）

● 对他汀在内皮功能、心肌功能、氧化应激、斑块稳定、炎症、血栓和卒中的直接效应已经被证实

● 房颤和内膜功能的损伤、炎症和氧化应激相关

● 因他汀能提高内膜 NO 的产生，有抗炎作用和减少氧化应激，可以预防房颤基质的形成

他汀在房颤中的作用（BMJ 2011[48]）

● Meta 分析

● 短期试验似乎减少了 39% 的房颤发生几率，但长期试验没有支持这个结果

● 他汀不推荐作为预防房颤的药物

当代房颤的处理（Mayo clin proc 2009[49]）

● 持续性房颤是指房颤持续多年并且没有被复律术持续终止

● 阵发性房颤是典型的一种胸部静脉和自主神经系统的疾病

● 房颤存在越久，导致房颤再发和永久性房颤就越早

- 房扑病人的抗血栓治疗方案和房颤病人的相同

- 在房扑或房颤病人恢复窦性心律的最初几天里,因短暂的心房顿抑,深静脉血栓的风险增高

房颤的管理(BMJ 2010[50])

- 急性失代偿性心力衰竭的病人,静脉注射地高辛或胺碘酮减慢心率,避免立刻使用 Ca 离子通道阻滞剂或大剂量的 β 受体阻滞剂,两者均是负性肌力药物

- 有下列情况时,应控制心律:①孤立性房颤,尤其是年轻的病人;②有症状的房颤,如频繁的阵发性房颤,或控制心率后仍有症状;③继发于已矫正的突发房颤

- 文献原文表 3 和表 4

房颤的控制心率(Circulation 2011[51])

- β 受体阻滞剂控制心率的效果好于钙离子通道阻滞剂

- Ⅰ类抗心律失常药物如氟卡尼可以转房颤为房扑,减慢扑动波频率,允许 1∶1 的房室传导,可能会导致心室率更快,因此,在使用Ⅰ类抗心律失常药物时,应同时使用减慢房室结传导药物,如 β 受体阻滞剂

- 在控制心率的治疗中,洋地黄 +β 受体抑制剂比洋地黄 + 钙离子通道阻滞剂更有效

- 因难治性房性心律失常而行永久性房室消融的病人,心脏再同步疗法优于右室起搏

房颤(Lancet 2012[52])

- 根据症状进行治疗

- 控制心率药物及用法

美托洛尔:规则第 5 条;每 5 分钟静推 5mg 直至 15mg;

地尔硫䓬:规则第 15 条;每 15 分钟间隔可用到 15mg 总量静推,然后每小时 15mg 静脉维持

慢性肾脏疾病病人房颤的管理(Am Heart J 2013[53])

- 慢性房颤病人中慢性肾脏疾病的发病率在 7%~18%,70 岁以上的发病率升高到 12%~25%

- 和一般人群相比发病率高 2~3 倍

- 在对慢性肾脏疾病管理中使用华法林需要关注两点:

Vit K 抑制可能促进血管的钙化；华法林相关性肾病（不能解释的一周内肌酐增高 >0.3mg/dl 和国际标准化比值（INR）>3）

● 多数病人可能在慢性肾病 3 期时因心血管疾病死亡，而非进展到慢性肾病 4 期或更后期

房颤病人心率和节律控制治疗（Ann Intern Med 2014[4]）

● 阵发性房颤和轻微器质性心脏病的年轻病人中，肺静脉电隔离术在减少房颤复发中优于抗心律失常药物

2014 房颤病人处理的 AHA/ACC 指南（Circulation 2014[5]）

● 心率 <80% 对有症状的病人有利

● 心率 <110% 对无症状的病人有利

预　　后

初始健康女性新发房颤的心血管病事件和死亡风险（JAMA 2011[56]）

● 女性健康研究

● 新发房颤引起的全因、心血管病以及非心血管病死亡率的 HRs 分别是 2.14、4.18 和 1.66

● 在阵发性房颤女性病人中，死亡率风险增加仅归因于心血管病

房颤病人预后的更新（Circulation 2012[57]）

● 慢性肾脏疾病是房颤进展的一个重要危险因素，也是卒中的危险因素之一

● 使用肌钙蛋白 I（Troponin I）和血浆 N 末端前脑利钠肽（NT-pro-BNP）来预测房颤病人不良事件可能有效

参 考 文 献

1. Lip, G. and H. Tse (2007). "Management of atrial fibrillation." Lancet, 370:604-618.

2. Wang, T., et al. (2004). "Obesity and the risk of new-onset atrial fibrillation." JAMA, 292:2471-2477.

3. ☺☺ Okin, P., et al. (2006). "Regression of electrocardiographic left ventricular hypertrophy and decreased incidence of new-onset atrial

fibrillation in patients with hypertension." JAMA, 296: 1242-1248.

4. Halligan, S., et al. (2004). "The natural history of lone atrial flutter." Ann Intern Med, 140: 265-268.

5. Mitchell, G., et al. (2007). "Pulse pressure and risk of new-onset atrial fibrillation." JAMA, 297: 709-715.

6. ☺ Jahangir, A., et al. (2007). "Long-term progression and outcomes with aging in patients with lone atrial fibrillation. A 30-year follow-up study." Circulation, 115: 3050-3056.

7. Siu, C., et al. (2007). "Transient atrial fibrillation complicating acute inferior myocardial infarction. Implications for future risk of ischemic stroke." Chest, 132: 44-49.

8. Anand, K., et al. (2006). "Meta-analysis: inhibition of renin-angiotensin system prevents new-onset atrial fibrillation." Am Heart J, 152: 217-222.

9. Adam, O., et al. (2008). "Prevention of atrial fibrillation with 3-hydroxy-3-methylglutaryl coenzyme Areductase inhibitors." Circulation, 118: 1285-1293.

10. Healey, J., et al. (2012). "Subclinical atrial fibrillation and the risk of stroke." N Engl J Med, 366: 120-129.

11. Lindhardsen, J., et al. (2012). "Risk of atrial fibrillation and stroke in rheumatoid arthritis: Danish nationwide cohort study." BMJ, 344: e1257.

12. Menezes, A., et al. (2013). "Atrial fibrillation in the 21st century: a current understanding of risk factors and primary prevention strategies." Mayo Clin Proc, 88(4): 394-409.

13. Magnani, J., et al. (2013). "Obesity begets atrial fibrillation." Circulation, 128: 401-405.

14. Anand, K., et al. (2006). "Meta-analysis: inhibition of renin-angiotensin system prevents new-onset atrial fibrillation." Am Heart J, 152: 217-222.

15. Goldschlager, N. and R. Deo (2006). "Update on pharmacologic strategies for atrial fibrillation: rate, rhythm, and beyond." Adv Stud

Med,6:213-223.

16. ☺ ☺ Watson,T.,et al.(2009)."Mechanisms of thrombogenesis in atrial fibrillation:Virchow's triad revisited."Lancet,373:155-166.

17. Kourliouros,A.,et al.(2009)."Current opinion in the pathogenesis of atrial fibrillation."Am Heart J,157:243-252.

18. ☺ Anter,E.,et al.(2009)."Atrial fibrillation and heart failure. Treatment considerations for a dual epidemic."Circulation,119:2516-2525.

19. The AFFIRM investigators(2002)."A comparison of rate control and rhythm control in patients with atrial fibrillation."N Engl J Med,347:1825-1833.

20. Waldo,A.(2006)."A perspective on antiarrhythmic drug therapy to treat atrial fibrillation:there remains an unmet need."Am Heart J,151:771-778.

21. ☺ Van Gelder,I.,et al.(2002)."A comparison of rate control and rhythm control in patients with recurrent persistent atrial fibrillation."N Engl J Med,347:1834-1840.

22. Hagens,V.,et al.(2004)."Effect of rate or rhythm control on quality of life in persistent atrial fibrillation. Results from the rate control versus electrical cardioversion(RACE)study."J Am Coll Cardiol,43:241-247.

23. Roy,D.,et al.(2008)."Rhythm control versus rate control for atrial fibrillation and heart failure."N Engl J Med,358:2667-2677.

24. Singh,B.,et al.(2005)."Amiodarone versus Sotalol for atrial fibrillation."N Engl J Med,352:1861-1872.

25. Wazni,O.,et al.(2005)."Radiofrequency ablation vs antiarrhythmic drugs as first-line treatment of symptomatic atrial fibrillation. A randomized trial."JAMA,293:2634-2640.

26. Singh,B.,et al.(2007)."Dronedarone for maintenance of sinus rhythm in atrial fibrillation or flutter."N Engl J Med,357:987-999.

27. Hohnloser,S.,et al.(2009)."Effect of dronedarone on cardiovascular events in atrial fibrillation."N Engl J Med,360:668-678.

28. Connolly,S.,et al.(2011). "Dronedarone in high-risk permanent atrial fibrillation." N Engl J Med,365:2268-2276.

29. Khan,M.,et al.(2008). "Pulmonary-vein isolation for atrial fibrillation in patients with heart failure." N Engl J Med,359:1778-1785.

30. The GISSI-AF investigators(2009). "Valsartan for prevention of recurrent atrial fibrillation." N Engl J Med,360:1606-1617.

31. ☺ Van Gelder,I.,et al.(2010). "Lenient versus strict rate control in patients with atrial fibrillation." N Engl J Med,362:1363-1373.

32. ☺ Holmes,D.,et al.(2009). "Percutaneous closure of the left atrial appendage versus warfarin therapy for prevention of stroke in patients with atrial fibrillation:a radomised non-inferiority trial." Lancet,374:534-542.

33. Reddy,V.,et al.(2014). "Percutaneous left atrial appendage closure vs warfarin for atrial fibrillation. A randomized clinical trial." JAMA,312(19):1988-1998.

34. Wilber,D.,et al.(2010). "Comparison of antiarrhythmic drug therapy and radiofrequency catheter ablation in patients with paroxysmal atrial fibrillation. A randomized controlled trial." JAMA,303:333-340.

35. Kirchhof,P.,et al.(2012). "Short-term versus long-term actiarrhythmic drug treatment after cardioversion of atrial fibrillation(Flec-SL):a prospective,randomised,open-label,blinded endpoint assessment trial." Lancet,380:238-246.

36. Nielsen,J.,et al.(2012). "Radiofrequency ablation as initial therapy for paroxysmal atrial fibrillation." N Engl J Med,367:1587-1595.

37. Morillo,C.,et al.(2014). "Raidofrequency ablation vs antiarrhythmic durgs as first-line treatment of paroxysmal atrial fibrillation(RAAFT-2)." JAMA,311(7):692-699.

38. Gillinov,A.,et al.(2015). "Surgical ablation of atrial fibrillation during mitral-valve surgery." N Engl J Med,372:1399-1409.

39. Verma,A.,et al.(2015). "Approaches to catheter ablation for persistent atrial fibrillation." 1812-1822.

40. Washam, J., et al. (2015). "Digoxin use in patients with atrial fibrillation and adverse cardiovascular outcomes: a retrospective analysis of the rivaroxaban once daily oral direct factor Xa inhibition compared with vitamin K antagonism for prevention of stroke and embolism trial in atrial fibrillation (ROCKETAF)." Lancet, 385: 2363-2370.

41. ☺ Eagle, K., et al. (2011). "Management of atrial fibrillation: translating clinical trial data into clinical practice." Am J Med, 124: 4-14.

42. ☺☺ Lubitz, S., et al. (2008). "Catheter ablation for atrial fibrillation." BMJ, 336: 819-826.

43. Terasawa, T., et al. (2009). "Systematic review: Comparative effectiveness of radiofrequency catheter ablation for atrial fibrillation." Ann Intern Med, 151: 191-202.

44. Kojodjojo, P., et al. (2008). "Pulmonary venous stenosis after treatment for atrial fibrillation." BMJ, 336: 830-832.

45. ☺ Wazni, O., et al. (2011). "Catheter ablation for atrial fibrillation." N Engl J Med, 365: 2296-2304.

46. Verma, A., et al. (2013). "Discerning the incidence of symptomatic and asymptomatic episodes of atrial fibrillation before and after catheter ablation (DISCERN AF)." JAMA Intern Med, 173 (2): 149-156.

47. Adam, O., et al. (2008). "Prevention of atrial fibrillation with 3-hydroxy-3-methylglutaryl coenzyme A reductase inhibitors." Circulation, 118: 1285-1293.

48. Rahimi, K., et al. (2011) Effect of statins on atrial fibrillation: collaborative meta-analysis of published and unpublished evidence from randomised controlled trials. BMJ, 342, d1250 DOI: doi: 10. 1136/bmj. d1250

49. ☺ Crandall, M., et al. (2009). "Contemporary management of atrial fibrillation: Update on anticoagulation and invasive management strategies." Mayo Clin Proc, 84 (7): 643-662.

50. ☺ Lafuente-Lafuente, C., et al. (2010). "Management of atrial fibrillation." BMJ, 340:40-45.

51. Heist, E., et al. (2011). "Rate control in atrial fibrillation. Targets, methods, resynchronization considerations." Circulation, 124:2746-2755.

52. ☺ Lip, G., et al. (2012). "Atrial fibrillation." Lancet, 379:648-661.

53. Nimmo, C., et al. (2013). "Management of atrial fibrillation in chronic kidney disease: double trouble." Am Heart J, 166:230-239.

54. Al-Khatib, S., et al. (2014). "Rate-and rhythm-control therapies in patients with atrial fibrillation." Ann Intern Med, 160:760-773.

55. January, C., et al. (2014). "2014 AHA/ACC/HRS guideline for the management of patients with atrial fibrillation: Executive summary." Circulation, 130:2071-2104.

56. Conen, D., et al. (2011). "Risk of death and cardiovascular events in initially healthy women with new onset atrial fibrillation." JAMA, 305 (20):2080-2087.

57. mcManus, D., et al. (2012). "An update on the prognosis of patients with atrial fibrillation." Circulation, 126:e143-e146.

第七节　慢性肾衰竭

慢性肾脏疾病
保护肾功能的策略
肾脏替代治疗 RRT
预后
肾脏移植

肾病科医师希望每个基层医生了解的 10 件事情（Mayo Clin Proc 2009[1]）

● 血清肌酐水平正常并不意味着肾功能正常

● 评估肾小球滤过率（glomerular filtration rate, GFR）只能基于稳定的血清肌酐水平，而当血清肌酐变化时并不能精

确评价 GFR

● 血清肌酐水平也受肌肉、年龄、性别、身高和肢体截肢术等的影响

● 可能引起肌酐假性升高的药物:复方新诺明,H_2 阻滞剂西咪替丁,是两种常见的药物,可通过减少肌酐的分泌使血清肌酐升高

● 头孢西丁也可引起血清肌酐水平升高

● 尿试纸检测阳性需检测随机尿的蛋白/肌酐的比值

● 尿液蛋白/肌酐比大于等于 1 的病人,进展为慢性肾脏病的风险更高

● 在所有 CKD 3~4 期的病人中,需要密切监测磷、钙和甲状旁腺激素水平

● 不要只是因为血清肌酐或者血钾轻度升高就停用 ACEI 或 ARB。升高 20%~30% 情况下是可以继续使用的

● 含磷的肠道准备用药需慎用

● 严重的慢性肾脏病病人,避免使用含铝和镁的制酸剂

● 含镁的肠道准备制剂可导致严重的高镁血症

● 开始使用 ACEI 或 ARB 时发现血压恶化或肾功能异常,意味着可能存在肾动脉狭窄

● 环孢素和他克莫司有诸多药物相互作用

慢性肾脏疾病

慢性肾脏疾病(Am J Kidney Dis 2007[2])

● CKD 定义为无论何种原因引起的肾脏损害,或 GFR<60mL/(min·1.73m^2),持续至少 3 个月

● 绝大多数 CKD 病人可通过 2 个简单的检查发现:尿检监测尿蛋白及通过血液检测血清肌酐以评估 GFR

CKD 的诊断和处理(Mayo Clin Proc 2008[3])

● 30 岁后,GFR 每年下降 1%

● 肌酐排泄不仅和肾脏滤过相关,也和远端肾小管分泌相关

● 随着 GFR 下降,肾小管分泌导致肌酐排泄比例增高

- 肾后性肾衰竭可能是由于内在梗阻（例如结石、肿瘤、血块或肾乳头坏死），或者外在压迫（例如术后、前列腺增生、腹膜后纤维化、腹膜后肿瘤）

- 肾后性肾衰竭的少见原因为肾血管血栓，往往表现为急性肾衰竭，侧腹部疼痛和肉眼血尿

- 其发病往往与伴凝血障碍的急性疾病相关，例如转移性恶性肿瘤或者急性肾小球肾炎

- 肾静脉血栓在儿童较成人更常见，并且和导致容量减少的疾病相关

- 在肾前性氮质血症，钠排泄分数（fractional excretion of sodium，FENa）并不是可靠指标

肾前性氮质血症的原因

- 心输出量低：急性心肌梗死、慢性心功能不全、心脏瓣膜病变

- 血容量下降：腹泻、呕吐、大量出汗、鼻胃管引流、烧伤，利尿剂

- 血红红蛋白水平下降：出血

- 内分泌功能紊乱：未控制的糖尿病（多尿）、尿崩症、肾上腺皮质功能减低

- 肾功能异常：盐消耗性肾病

- 血管扩张：败血症，内毒素血症

- 实质性肾衰竭可分为 3 类，肾小球性、血管性和间质性

- 异形红细胞 >25 个可替代红细胞管型

- 红细胞管型（肾炎），椭圆形脂肪体，脂肪计数，游离脂肪（肾炎）在肾小球疾病和肾脏血管炎中均可见，但间质性肾病中则无

- 肾小球疾病病人 24 小时尿蛋白至少 3.5g/(d·1.73m^2)，甚至更高

- 虽然大量蛋白尿常见于血管炎，但原发性肾小球疾病的蛋白尿更明显。间质性肾脏疾病通常无或者有少量蛋白尿

- 大多数肾脏血管炎病人合并高血压。间质性疾病病

人仅在即将进展至终末期肾病（end-stage renal disease，ESRD）情况下出现高血压

● 血肌酐升高的进程是不同的。血管炎病人可能在起病数周或数月内进展为肾功能不全，间质性肾病通常进展缓慢

● 如果超声显示肾脏体积小于 7~8cm，肾功能恢复的可能性极低。肾脏体积大于 12~13cm，有许多不同疾病需要鉴别，包括急性肾小球肾炎，浸润性疾病（白血病、淋巴瘤、霍奇金淋巴瘤、多发性骨髓瘤、淀粉样变性），和糖尿病肾病及梗阻性肾病

● 低密度脂蛋白低于 100mg/dl 在一定程度上对肾功能有保护作用

● 肾实质性肾衰竭的评估：通过肾小球基底膜到达尿道的红细胞因挤压而变形。而通过其他部位排出的红细胞不受挤压，呈均一形态（见表 5-7-1）

表 5-7-1　肾实质性肾衰竭的评估

	小球性	小管性	间质性
尿液分析	红细胞管型，卵圆脂肪体，脂肪管型	红细胞管型	无
24 小时尿蛋白（g/(d·1.73m²)）	>3.5	1~5	<2
高血压	50%	75%	少见
血清肌酐水平上升速度	5~10 年	<1 年	>15~20 年

保护肾功能的策略

保护肾功能的九个途径

1. 控制高血压

目标血压 <130/80mmHg，若尿蛋白大于 1g/d/1.73m²，血压 <125/75mmHg。

2. 控制糖尿病

3. 控制血脂水平

目标值：低密度脂蛋白 <100mg/dl

4. 使用降压降低蛋白尿药物

ACEI, ARB, 醛固酮抑制剂, 地尔硫䓬

5. 避免 NSAIDs

6. 推荐饮食调整

美国心脏学会推荐的低脂低盐饮食

如若患者有糖尿病, 严格限制能量摄入

7. 避免影像学造影剂检查, 如若必要, 检查前预处理

8. 建议肾衰竭患者在任何医生打算开具新的药物之前与医生讨论病情, 这样可以避免使用一些药物或调整药物至合适的剂量

9. 建议肾内科医生规律随访（每 6~12 个月）

系统性疾病的肾脏表现（Prim Care Clin Office Pract 2008[4]）（相关研究见下表 5-7-2）

● 狼疮肾病的分类（见文献原文表）

表 5-7-2　系统性疾病的肾脏表现相关研究

RAAS			
	2006[5]	NEJM	● ACEI 对非糖尿病的晚期慢性肾功能不全病人的效果 ● 随访 36 个月 ● 贝那普利降低 43% 的血清肌酐水平倍增, 终末期肾病及死亡
	2008[6]	ONTARGET 研究	● 研究雷米普利、替米沙坦或合用在 55 岁及以上动脉粥样硬化疾病或者糖尿病靶器官损伤的病人中对于肾脏的影响 ● 主要肾脏结局为出现血透, 血清肌酐倍增和死亡等合并症 ● 合并症的出现数量在单用雷米普利和替米沙坦时相似, 而在合用情况下则增加

续表

			● 和单用替米沙坦及联合治疗相比,单用雷米普利引起 GFR 的降低最少 ● 虽然两者合用比单药治疗降低蛋白尿程度更大,但是合用可加剧主要肾脏指标的恶化
	2008[7]	Meta 分析	● RAS 阻滞剂用于慢性肾脏病病人改善心血管预后的 Meta 研究 ● 与对照组相比,在非糖尿病肾病的慢性肾脏病病人使用 RAS 阻滞剂可降低心血管风险 ● 同时,心肌梗死和心力衰竭的风险也降低 ● 无论病因如何,慢性肾脏病病人使用 RAS 阻滞剂对于降低死亡率并无优势

蛋白尿

	2010[8]	亚伯达肾脏疾病网络研究	● 尿液试纸检测提示大量蛋白尿伴 eGFR 大于 60mL/(min·1.73m^2) 的病人,和 eGFR 在 45~59.9mL/(min·1.73m^2) 之间的病人相比,校正后的死亡率高 2 倍以上 ● 在某特定水平 eGFR,严重蛋白尿可独立引起死亡,心肌梗死发生率和肾衰竭进展的风险增高
	2010[9]	Lancet	● 白蛋白和肌酐比值(albumin-to-creatinine ratio, ACR)和死亡率呈线性相关,且无阈值 ● eGFR<60mL/(min·1.73m^2) 及 ACR>1.1mg/mmol 是人群中死亡率的独立预测因子

续表

2006[10]	CARE 队列研究	● 肾功能不全(GFR<60mL/min)和(或)尿试纸分析蛋白尿(>1+)和心血管结果的队列研究 ● 蛋白尿水平越高及肾功能越差,死亡风险越高 ● 肾功能和蛋白尿的风险可累加

慢性肾脏疾病Ⅳ期(NEJM 2010[11])

● 甲状旁腺功能亢进可见于超过 50% 的 GFR 低于 $60mL/(min \cdot 1.73m^2)$ 的病人,而且是死亡和心血管疾病的独立危险因素

● 目前的指南推荐对于慢性肾脏病 4 期的病人,每 6~12 个月进行血清钙、血磷、甲状旁腺素和骨特异性碱性磷酸酶的监测

● AG 正常的代谢性酸中毒可发生于慢性肾脏病病人,主要是由于肾脏氨的合成减少,在进展期慢性肾脏病病人,是由于可滴定酸的分泌减少

● AG 升高的代谢性酸中毒的增加是由于在尿毒症和慢性肾脏病 4 期接近终末期的病人,有机酸蓄积的结果

● 碳酸氢盐浓度 <20mmol/L 及系统性酸中毒需要使用碳酸氢钠治疗

慢性肾衰竭病人的关键治疗(Crit Care Clin 2002[12])

● 持续性血液透析病人可耐受冠脉造影检查

● 腹膜透析(peritoneal dialysis,PD)病人尽量减少使用对比剂以降低肾毒性

● 慢性血液透析病人中营养不良比例约在 20%~50%

● 肾衰竭病人能量需要量:

60 岁以下:35kcal/(kg·d)

60 岁以上:30~35kcal/(kg·d)

狼疮性肾炎维持治疗上霉酚酸酯和硫唑嘌呤的比较(NEJM 2011[13])

- 霉酚酸酯和硫唑嘌呤的 RCT 研究
- 在维持肾脏对于治疗的反应和预防诱导治疗反应良好的狼疮性肾炎的复发上,霉酚酸酯优于硫唑嘌呤

降低血压对血透病人的心血管事件和死亡率上的影响:系统性回顾和随机对照研究的 Meta 分析(Lancet 2009[14])

- 系统性回顾和 Meta 分析
- 和对照组相比,降血压治疗和心血管事件风险降低,全因死亡率降低及心血管死亡率减低相关
- 每年有 10%~20% 的血透病人死亡,其中 45% 死于心血管原因

局灶节段性肾小球硬化(NEJM 2011[15])

- 蛋白尿是局灶节段性肾小球硬化的典型表现
- 是一组临床 - 病理综合征,由于不同损害导致的或足突细胞内固有的损害,所致相同的肾小球损害
- 原因见文献原文表 1
- 治疗方案见文献原文图 4

膜性肾病的病理生理学进展(Lancet 2015[16])

- 机制为肾小球上皮下沉积物形成,复合物活化,以及足突细胞损伤(见文献原文图 1)
- 基于发病机制的治疗方案(见文献原文图 3)
1. 去除环境因素(饮食,毒物)
2. 减少自身抗体
3. 抑制免疫复合物活化
4. 保护足突细胞

比较血清胱抑素 C 和肌酐在评估肾功能上的作用(NEJM 2013[17])

- 单独使用血清胱抑素 C 或者与肌酐合用强化 eGFR 和死亡及终末期肾病的风险的关联

肾脏病中的补体(Am J Kidney Dis 2015[18])

- 2015 年的核心课程
- 文献原文表 1 补体调节蛋白的基因突变和变异

表 5-7-3　慢性肾脏病贫血相关研究

血红蛋白的纠正	2006[19]	CREATE 研究	● 评价 GFR 在 15~35mL/(min·1.73m^2) 皮下注射促红素，比较血红蛋白正常组(13~15g/dl)和偏低组(10.5~11.5g/dl) ● 3 年随访研究心血管终点事件 ● 纠正贫血并不能改善心血管事件风险
	2006[20]	CHOIR 研究	● 评估 GFR 在 15~50mL/(min·1.73m^2) 使用 α 促红素将血红蛋白纠正为 13.5g/dl 或 11.3g/dl ● 随访 16 个月 ● 血红蛋白达到 13.5g/dl 和死亡率，心肌梗死发生率，及因充血性心功能衰竭和脑卒中入院率升高相关
	2007[21]	Meta 分析	● 9 个 RCT 研究的 Meta 分析 ● 这些研究使用重组人促红素 ● 血红蛋白较高组的死亡率和动静脉透析通路的血栓发生率均明显升高 ● 血红蛋白较高组的血压控制更差
移植后促红素治疗	2009[22]	OEDTR 注册	● 肾移植受体使用促红素后血红蛋白浓度 >125g/l 者死亡率增加 ● 肾移植病人血红蛋白>125g/L 不应使用促红素
2 型糖尿病病人对促红素的反应	2010[23]	TREAT 研究	● 评价根据体重计算的达贝泊汀剂量治疗 2 次后病人的初始血红蛋白的反应 ● 和反应较好的相比，反应较差的病人心血管终点事件和死亡的比例增高

续表

聚乙二醇肽用于未行血透的慢性肾脏病	2013[24]	PEARL 研究	● 多肽的红细胞生成激动剂 ● 聚乙二醇肽的效果和达贝泊汀相似,但在心血管事件和死亡率上较达贝泊汀组明显升高
聚乙二醇肽用于血透的慢性肾脏病	2013[25]	EMERALD 研究	● 聚乙二醇肽在维持血红蛋白上和 EPO 一样有效

肾脏替代治疗 RRT

RRT:指征和时机(Crit Care Clin 2005[26])
● 5 项指征包括代谢性酸中毒和氮质血症
● RRT 可避免碱替代的毒性作用,容量过剩和高钠
● 在肿瘤溶解时,去除磷酸盐和尿酸是有必要的
● 进展性氮质血症而无尿毒症亦是 RRT 的又一指征,但是尚无明确指南
● 前期研究发现早期 RRT 较晚期 RRT 好,但近期研究显示两者生存率无明显差异

RRT:透析剂量(Crit Care Clin 2005[27])
● 终末期肾病病人的结果是否适用于败血症病人急性肾衰竭,目前尚不确定
● 急性肾衰竭的 RRT 剂量需确立
● 血透剂量往往以肌酐和肌酐清除率分数(Kt/V)作为标志
● 急性肾衰竭以 Kt/V 1.2,每周三次作为标准剂量

血透病人心脏保护的 ABC(Am J Kidney Dis 2009[28])
● 终末期肾病病人心脏保护的证据有限
● 文献的系统性回顾
● β 阻滞剂在血透病人的正确地位尚不清楚
● 关于血透病人使用 ACEI 带来生存率的益处的证据有限

● 更多的证据表明钙通道阻滞剂和其他药物一样,在血透病人全因死亡率和心血管死亡率上有益处

ICU 病人血透方式(Crit Care Clin 2002[29])

● 扩散清除表示小分子游离物质在电化学梯度的驱动下从血液移动到透析液的运动过程

● 对流清除(超滤)是水在液体静压或渗透性压力下穿过膜实现的

● 血液和透析液的流速和透析时间是决定游离分子扩散清除的关键

● 持续性治疗定义为病人透析时间达到或超过 24 小时

● 起始透析方式的选择见文献原文表 5

血液透析(NEJM 2010[30])(表 5-7-4)

● 透析的定义为溶液中的分子沿着电化学浓度梯度通过半透膜扩散

表 5-7-4　血透相关研究

瑞舒伐他汀和透析病人的心血管疾病	2009[31]	AURORA 研究	● 研究他汀类对于 50~80 岁维持性血透病人的益处 ● 主要终点事件为 CVD 死亡,非致死性心肌梗死,非致死性脑卒中 ● 中位随访时间为 3.8 年 ● 瑞舒伐他汀对于主要终点事件无影响
血透病人的 FGF-23	2008[32]	ArMORR 研究	● 血透病人纤维母细胞生长因子 23(fibroblast growth factor-23,FGF-23)的水平对于死亡率的影响尚未知晓 ● 验证血透开始期间 FGF23 水平增高和死亡率增高相关的假设 ● FGF23 水平增高与开始透析病人的死亡率独立相关

续表

早期开始血透 vs 晚期血透	2010[33]	IDEAL研究	<ul><li>GFR 10~14mL/(min·1.73m²) 开始血透 vs GFR 5~7mL/(min·1.73m²) 开始血透</li><li>大约 30% 病人是由于糖尿病</li><li>主要终点事件为全因死亡率</li><li>中位随访时间为 3.59 年</li><li>主要终点事件上组间无显著差异</li></ul>
血透 6 次/周 vs 3 次/周	2010[34]	FHN研究	<ul><li>主要终点事件为 12 月内死亡或左心室改变</li><li>频繁血透有明显优势,包括死亡率和心室改变</li></ul>

- 尿素既非亲脂性也非高度蛋白结合,其分布容积反映了总体体内水分:因此,尿素是一种依据其在血液中浓度变化来评价透析充分性与否的理想分子
- 尿素动力学模型较其他任何溶质的动力学模型更好地预测发病率和死亡率
- 透析剂量 $Kt/V_{urea} > 1.4$;K 是尿素清除的滤膜,t 是透析持续时间,V_{urea} 是病人尿素的分布容量(文献原文表 2)
- 文献原文图 1 清除溶质的模式
- 尿毒症性心血管疾病的特征是血管钙化,动脉硬化和左心室结构改变的高发生率
- 许多尿毒症毒素高度蛋白质结合或隔离在细胞或骨质内,可以直接导致心血管疾病风险,而常规的透析无法充分去除

预　后

表 5-7-5　慢性肾脏疾病预后相关研究

终末期肾病生存率的预测因子	2007[35]	阿拉巴马数据库	<ul><li>4 年随访研究</li><li>死亡最佳预测因子为通过心肌灌注成像测得的左心室</li></ul>

			● 射血分数,EF 每下降 1%,死亡率增加 2.7% ● 左心室射血分数是终末期肾病等待肾移植病人生存率的最强预测因子
需血透的急性肾损伤幸存者的长期血透和死亡率	2009[36]	队列研究	● 急性肾损伤需要血透病人的长期血透和全因死亡率的风险的评估 ● 基于人群的队列研究 ● 中位随访时间为 3 年 ● 在急性肾损伤需要血透病人中,发生需长期透析的比例为 2.63 100 人 / 每年;对照组的比例为 0.91 100 人 / 每年 ● 全因死亡率分别为 10.10,10.85 100 人 / 每年 ● 急性肾损伤需住院透析者与长期肾脏透析风险增加相关,而与全因死亡率无明显关系
透析病人心血管疾病和非心血管疾病的死亡	2009[37]	ERA-EDTA数据	● 平均随访时间 1.8 年 ● 终末期肾病病人死亡原因中心血管疾病占 40%~50% ● 开始透析治疗的病人的高死亡率是否只是增加的心血管疾病死亡率的后果还是非心血管疾病死亡率亦同样增高 ● 心血管疾病死亡率是普通人群的 8.8 倍,而非心血管疾病死亡率是普通人群的 8.1 倍 ● 开始透析治疗的病人的死亡风险升高,并不仅因为心血管疾病死亡率的增高

血清碳酸氢盐和慢性肾脏病的转归	2010[38]	MDRD 队列研究	● 和四分位数 4 相比,四分位数 1 与肾衰竭的 2.22 倍相对风险相关 ● 在非糖尿病的慢性肾脏病病人,血清碳酸氢盐水平低与远期不良后果的风险增加相关 ● 然而,这种风险非独立于基础 GFR 水平的
血透病人的低血钠	2011[39]	HEMO 研究	● 血透前血钠水平低和死亡风险增高相关
终末期肾病病人的血透和腹膜透析	2011[40]	美国肾脏数据系统	● 5 年随访研究显示,血透和腹膜透析病人中死亡率无明显差异 ● 血透病人和腹膜透析病人的中位生存率在 38.4 月和 36.6 月,相对的
心脏手术后肌酐水平的升高程度	2011[41]	Arch Intern Med	● 研究心脏手术后血肌酐升高情况,和发生慢性肾脏病的风险,慢性肾脏病的进展和死亡 ● 心脏手术后血肌酐水平升高与伴随的慢性肾脏病的发生,慢性肾脏病进展及死亡的风险的呈梯度相关性
血透病人血铅水平	2011[42]	Am J Med	● 血铅高组较血铅低组死亡率更高 ● 随访 18 个月
血清胱抑素 C,尿白蛋白/肌酐比值	2011[43]	REGARDS 研究	● 血清胱抑素 C 联合肌酐和白蛋白、肌酐比值的方法可改善全因死亡率和终末期肾病预测的准确性 ● 文献原文图 2

续表

CKD 进展到 ESRD 的预测模型	2011[44]	加拿大队列研究	● 最精确的模型包括年龄、性别、评估的 GFR、尿蛋白、血钙、血磷、血碳酸氢盐、和血白蛋白
血透病人的死亡率	2011[45]	英国肾脏登记数据	● 预测 3 年死亡率 ● 老年、白色人种、糖尿病导致的终末期肾病和血透(腹膜透析)与全因死亡率升高独立相关
长透析间隔和死亡率	2011[46]	终末期肾病千人成本计划	● 研究长透析间歇是否和病人接受血透的不良事件相关 ● 比较 2 天间歇的血透方案和 1 天间歇的血透方案的死亡率和心血管疾病入院率 ● 中位随访时间 2.2 年 ● 全因死亡率,心血管死亡率,心脏骤停死亡率,心肌梗死死亡率和心肌梗死入院,慢性心衰,脑卒中的风险在长间歇组均升高
衰弱,开始透析和死亡率	2012[47]	综合的透析研究	● 衰弱在美国开始透析的病人中极其常见,且血透开始时的 eGFR 往往更高 ● 衰弱与死亡独立相关

EF 每降低 1%,死亡率升高 2.7%

慢性肾脏病病人和糖尿病病人心血管事件的风险比较 (Lancet 2012[48])

● 亚伯达肾脏疾病网络研究
● 中位随访时间 48 月
● 在糖尿病 + 慢性肾脏病患者,全因死亡率高

慢性肾衰竭死亡率相关的流行病学,影响因素,及临床试验(Lancet 2014[49])

● 慢性肾衰竭的定义为 GFR<15mL/$(min\cdot1.72m^2)$并有极高的死亡率

● 慢性肾衰竭病人的死因及分布(见文献原文图 1)

肾 脏 移 植

分析英国心脏病死亡后捐赠的肾脏移植结果的影响因素(Lancet 2010[50])

● 英国移植注册系统

● 心脏病死亡供体或脑死亡供体的首次移植受者,移植肾的 5 年生存率相比无显著差异

● 心脏疾病死亡供体的肾脏受体,受体及供体的年龄增高,重复移植和冷缺血时间超过 12 小时,均与移植物存活率降低相关

肾脏移植后一个简单的预测工具(Am J Kidney Dis 2010[51])

● USRDS 数据

● 终点事件为 5 年内移植物丧失

● 7 天内移植物丧失可由出院时 eGFR 水平,供者年龄,慢性肾脏病的原发病治疗,受体种族,受体年龄和肾替代治疗年限进行预测

● 1 年内移植物丧失,可由 1 年时 eGFR 水平,受者种族,移植后一年住院时间,慢性肾脏病原发病治疗,受体年龄,受体保险情况进行预测

活体肾脏移植(JAMA 2011[52])

● 活体肾脏移植是多数终末期肾病人最佳选择

● 多数允许的肾功能水平为 GFR 80mL/min,但是评价肾功能的方法尚未标准化

● 移植后 GFR 下降的风险和年龄,BMI 和女性性别相关

活体肾脏移植术的围术期死亡率和远期生存率(JAMA 2010[53])

● 活体移植的手术死亡率在 3.1/1000 供体,且近 15 年

来未改变

- 活体肾脏移植供体和健康人群队列对照研究显示,随访 6.3 年,死亡率并无显著升高

肾脏移植成人受体的心血管疾病的预防(Lancet 2011[54])

- 成功的移植受体由于心血管疾病和恶性肿瘤的风险导致过早死亡的风险较普通人群显著增高
- 和普通人群相比,移植后人群的心血管疾病风险为 3~5 倍
- 传统可改变的心血管疾病风险因素是较弱的心脏事件预测因子
- 第一年发生肾衰的最重要风险因素有年龄、男性、恶性肿瘤或糖尿病病史,BMI 大于 35,既往心血管疾病病史,移植的供体已故,移植前持续性血透的时间
- 移植后新发的糖尿病是由于胰岛素分泌受损和胰岛素抵抗

慢性肾脏同种异体移植物丧失的诊断和预防(Lancet 2011[55])

- 70%~90% 的受体出现高血压,钙通道阻滞剂抑制环孢素介导的血管收缩
- 钙通道阻滞剂增加 15%~45% 的钙调磷酸酶抑制剂(calcineurin inhibitors,CNI)浓度,使用时需要调整剂量
- 钙调磷酸酶抑制剂下降 50% 可减少和消除循环中 BK 病毒,预防破坏性实质感染

肾脏移植(BMJ 2011[56])

- 心脏死亡和脑死亡供体相比,病人长期生存和移植物存活率相当
- 右侧骨盆首选,因为右侧髂动脉比较表浅
- 移植肾平均生存期在 8~15 年
- 文献原文表 1 免疫抑制剂和副作用

儿童的肾脏移植(NEJM 2014[57])

- 临床上儿童的肾脏移植和成人相似:免疫抑制剂相似,肌酐是主要的血清学指标,急性排异反应由活检结果决定

● 文献原文图 1 移植的肾脏的机制
● 儿童病人患巨细胞病毒、EB 病毒及 BK 病毒感染的相对风险更高

参 考 文 献

1. ☺☺ Paige, N. and G. Nagami (2009). "The top 10 things nephrologists wish every primary care physician knew." Mayo Clin Proc, 84: 180-186.

2. ☺☺☺ Vassalotti, J., et al. (2007). "Testing for chronic kidney disease: a position statement from the National Kidney Foundation." Am J Kidney Dis, 50: 169-180.

3. ☺☺☺ Graves, J. (2008). "Diagnosis and management of chronic kidney disease." Mayo Clin Proc, 83: 1064-1069.

4. Rajashekar, A., et al. (2008). "Systemic diseases with renal manifestations." Primary Care: Clinics in office practice, 35: 297-328.

5. Hou, F., et al. (2006). "Efficacy and safety of Benazepril for advanced chronic renal insufficiency." N Engl J Med, 354: 131-140.

6. Mann, J., et al. (2008). "Renal outcomes with telmisartan, ramipril, or both, in people at high vascular risk (the ONTARGET study): a multicentre, randomised, double-blind, controlled trial." Lancet, 372: 547-553.

7. Balamuthusamy, S., et al. (2008). "Renin angiotensin system blockade and cardiovascular outcomes in patients with chronic kidney disease and proteinuria: a meta-analysis." Am Heart J, 155: 791-805.

8. Hemmelgarn, B., et al. (2010). "Relation between kidney function, proteinurea, and adverse outcomes." JAMA, 303: 423-429.

9. Chronic Kidney Disease Prognosis Consortium (2010). "Association of estimated glomerular filtration rate and albuminuria with all-cause and cardiovascular mortality in general population cohorts: a collaborative meta-analysis." Lancet, 375: 2073-2081.

10. Tonelli, M., et al. (2006). "Proteinuria, impaired kidney function, and adverse outcomes in people with coronary disease: analysis of a previously conducted randomised trial." BMJ.

11. ☺ ☺ Abboud, H. and W. Henrich (2010). "Stage IV chronic kidney disease." N Engl J Med, 362:56-65.

12. ☺ ☺ Dember, L. (2002). "Critical care issues in the patient with chronic renal failure." Crit Care Clin, 18:421-440.

13. Dooley, M., et al. (2011). "Mycophenolate versus azathioprine as maintenance therapy for lupus nephritis." N Engl J Med, 365:1886-1895.

14. Heerspink, H., et al. (2009). "Effect of lowering blood pressure on cardiovascular events and mortality in patients on dialysis: a systematic review and meta-analysis of randomised controlled trials." Lancet, 373:1009-1015.

15. ☺ D'Agati, V., et al. (2011). "Focal segmental glomerulosclerosis." N Engl J Med, 365:2398-2411.

16. Ronco, P. and H. Debiec (2015). "Updates in renal medicine 1. Pathophysiological advances in membranous nephropathy: time for a shift in patient's care." Lancet, 385:1983-1992.

17. Shlipak, M., et al. (2013). "Cystatin C versus creatinine in determining risk based on kidney function." Ibid, 369:932-943.

18. J Thurman, J. (2015). "Complement in kidney disease: Core curriculum 2015." Am J Kidney Dis, 65(1):156-168.

19. Drueke, T., et al. (2006). "Normalization of hemoglobin level in patients with chronic kidney disease and anemia." N Engl J Med, 355:2071-2084.

20. Singh, A., et al. "Correction of anemia with epoetin alfa in chronic kidney disease." Ibid, 2085-2098.

21. Phrommintikul, A., et al. (2007). "Mortality and target haemoglobin concentrations in anaemic patients with chronic kidney disease treated with erythropoietin: a meta-analysis." Lancet, 369:381-388.

22. Heinze, G., et al. (2009) Mortality in renal transplant recipients given erythropoietins to increase haemoglobin concentration: cohort study. BMJ, 339, b4018 DOI: doi:10.1136/bmj.b4018

23. Solomon, S., et al. (2010). "Erythropoietic response and outcomes in

kidney disease and type 2 diabetes." N Engl J Med,363:1146-1155.

24. Macdougall, I., et al.(2013). "Peginesatide for anemia in patients with chronic kidney disease not receiving dialysis." Ibid,368:320-332.

25. Fishbane, S., et al. "Peginesatide in patients with anemia undergoing hemodialysis." Ibid,307-319.

26. Palevsky, P. (2005). "Renal replacement therapy I:Indications and timing." Crit Care Clin,21:347-356.

27. Ricci, Z. and C. Ronco "Renal replacement II:Dialysis dose." Ibid, 357-366.

28. Wetmore, J. and T. Shireman(2009). "The ABCs of cardioprotection in dialysis patients:a systematic review." Am J Kidney Dis,53:457-466.

29. ☺ Abdeen, O. and R. Mehta(2002). "Dialysis modalities in the intensive care unit." Crit Care Clin,18:223-247.

30. ☺ Himmelfarb, J. and T. Ikizler(2010). "Hemodialysis." N Engl J Med,363:1833-1845.

31. Fellstrom, B., et al. (2009). "Rosuvastatin and cardiovascular events in patients undergoing hemodialysis." Ibid,360:1395-1407.

32. Gutierrez, O., et al. (2008). "Fibroblast growth factor 23 and mortality among patients undergoing hemodialysis." Ibid,359:584-592.

33. Cooper, B., et al. (2010). "A randomized, controlled trial of early versus late initiation of dialysis." Ibid,363:609-619.

34. The FHN Trial Group "In-center hemodialysis six times per week versus three times per week." Ibid,2287-2300.

35. Hage, F., et al. (2007). "Predictors of survival in patients with end-stage renal disease evaluated for kidney transplantation." Am J Cardiol,100:1020-1025.

36. Wald, R., et al. (2009). "Chronic dialysis and death among survivors of acute kidney injury requiring dialysis "JAMA,302(11):1179-1185.

37. de Jager, D., et al. "Cardiovascular and noncardiovascular mortality among patients starting dialysis" Ibid,(16):1782-1789.

38. Menon,V.,et al.(2010). "Serum bicarbonate and long-term outcomes in CKD." Am J Kidney Dis,56(5):907-914.

39. Waikar,S.,et al.(2011). "Mortality associated wtih low serum sodium concentration in maintenance hemodialysis." Am J Med,124:77-84.

40. Mehrotra,R.,et al.(2011). "Similar outcomes with hemodialysis and peritoneal dialysis in patients with end-stage renal disease." Arch Intern Med,171(2):110-118.

41. Ishani,A.,et al. "The magnitude of acute serum creatinine increase after cardiac surgery and the risk of chronic kidney disease, progression of kidney disease,and death." Ibid,(3):226-233.

42. Lin,J.,et al.(2011). "Association of blood lead levels with mortality in patients on maintenance hemodialysis." Am J Med,124:350-358.

43. Peralta,C.,et al. (2011). "Detection of chronic kidney disease with creatinine,cystatin C,and urine albumin-to-creatinine ratio and association with progression to end-stage renal disease and mortality." JAMA,305(15):1545-1552.

44. Tangri,N.,et al. "A predictive model for progression of chronic kidney disease to kidney failure." Ibid,1553-1559.

45. Wagner,M.,et al.(2011). "Predicting mortality in incident dialysis patients:an analysis of the United Kingdom Renal Registry." Am J Kidney Dis,57(6):894-902.

46. Foley,R.,et al.(2011). "Long interdialytic interval and mortality among patients receiving hemodialysis." N Engl J Med,365:1099-1107.

47. Bao,Y.,et al. (2012). "Frailty,dialysis initiation,and mortality in end-stage renal disease." Arch Intern Med,172(14):1071-1077.

48. Tonelli,M.,et al. (2012). "Risk of coronary events in people with chronic kidney disease compared with those with diabetes:a population-level cohort study." Lancet,380:807-814.

49. Ortiz,A.,et al.(2014). "Kidney disease 1. Epidemiology,contributors to,and clinical trials of mortality risk in chronic kidney failure." Ibid, 383:1831-1843.

50. Summers,D.,et al.(2010). "Analysis of factors that affect outcome

after transplantation of kidneys donated after cardiac death in the UK: a cohort study." Ibid, 376:1303-1311.

51. Kasiske, B., et al. (2010). "A simple tool to predict outcomes after kidney transplant." Am J Kidney Dis, 56(5):947-960.

52. Pavlakis, M. (2011). "Live kidney donation. A 36-year-old woman hoping to donate a kidney to her mother." JAMA, 305(6):592-599.

53. Segev, D., et al. (2010). "Perioperative mortality and long-term survival following live kidney donation." Ibid, 303(10):959-966.

54. ☺☺ Jardine, A., et al. (2011). "Organ transplantation 2. Prevention of cardiovascular disease in adult recipients of kidney transplants." Lancet, 378:1419-1427.

55. Nankivell, B. and D. Kuypers. "Organ transplantation 3. Diagnosis and prevention of chronic kidney allograft loss." Ibid, 1428-1437.

56. ☺ Thiruchelvam, P., et al. (2011) Renal transplantation. BMJ, 343, d7300 DOI: 10.1136/bmj. d7300

57. Dharnidharka, V., et al. (2014). "Kidney transplantation in children." N Engl J Med, 371:549-558.

第八节 静脉血栓栓塞

概述
危险因素及临床评分系统
诊断
肺栓塞(pulmonary embolism, PE)的危险因素分层分析(PESI)及处理
治疗方案及时长
血栓后综合征
预防策略

概　　述

静脉血栓栓塞(VTE)入门:当你疑诊 VTE 时,以下是诊断步骤:

1. 使用临床评分来分类病人
2. 如果评分是低或中度,检测 D- 二聚体
3. 如果 D- 二聚体阴性,可以排除 VTE
4. 如果 D- 二聚体阳性或者高危病人,行 CTA 检查
5. 对怀疑 PE 病人用 BNP、肌钙蛋白和心脏彩超进行危险因素分层分析
6. 低分子肝素仅用于稳定的 VTE 病人。如果病人不稳定,用普通肝素
7. 不要忘记开具负荷剂量医嘱以预防深静脉血栓(deep vein thrombosis, DVT)血栓后综合症

危险因素临床评分系统

脂肪栓塞综合征(Circulation 2015[1])

● 脂肪栓塞综合征最常见与骨科创伤有关
● 经典的见于伤后 12~72 小时
● Gurd 标准:1 个主要标准和 4 个次要标准,见表 5-8-1

表 5-8-1　Gurd 诊断标准

主要标准
● 瘀斑
● 呼吸道症状同时伴有影像学改变
● 与创伤或其他原因无关的中枢神经系统体征
次要标准
● 心动过速
● 发热
● 视网膜改变(脂肪或者瘀点)
● 肾脏异常(少尿、无尿或者脂质尿)
● 急性血小板减少
● 急性血红蛋白降低
● 血沉升高
● 痰中出现脂肪体

危险因素（表5-8-2）

表 5-8-2　血栓栓塞危险因素文献小结

航空旅行	2006[2]	Lancet	● 飞行 8 小时后血栓 - 抗血栓复合物被激活
	2006[3]	JAMA	● 相反，长时间的低颅压的飞行刺激并没有出现凝血指标的变化
急性感染	2006[4]	Lancet	● DVT 和 PE 的风险在急性感染后显著上升，尿路感染 2 周内风险最高 ● 急性感染 1 年后风险逐渐回到基线水平 ● 呼吸系统感染后 DVT 的风险也会增高
镰状细胞疾病（Sickle Cell Disease，SCD）	2006[5]	Am J Med，	● 基于 NHDS 数据的流行病研究 ● 在年龄小于 40 岁的非洲裔美国人中，有 SCD 和没有 SCD 的 PE 流行病比较 ● 在有 SCD 中，PE 的患病率更高；但是 DVT 在两组中没有差别 ● PE 在 SCD 病人中并非罕见，但是，诊断模式尚未完全定义 ● 传统上认为，原位血栓仅局限于直径小于 1mm 的肌肉血管，且这种血栓不能被 CTA 识别，因此，弹性血管血栓（直径大于 1mm）就被诊断为 PE
	2013[6]	Am J Med	● 横断面研究 ● 25% 的 VTE 病人平均年龄为 30 岁 ● 三尖瓣反流速度大于 2.5m/s 与 VTE 相关

续表

脑外伤	2007[7]	Am J Surg	● 在脑外伤病人用多普勒检查 VTE 的发生率 ● 脑外伤病人 VTE 的发生率是 25% ● 在单纯性脑外伤病人中，VTE 发生率最高的是脑实质出血 ● 59% 的 VTE 发生在膝关节水平以上部位 ● 股静脉径路被发现与 VTE 发生相关
创伤早期 PE	2007[8]	J Trauma	● PE 可发生于下肢截肢或脊柱骨折病人 ● 37% 的 PE 在受伤后 4 天内发生
肾病综合征	2008[9]	Am J Med	● 利用全国医院出院调查 PE 在肾病综合征病人的发生率 ● 全年龄段结合比较，PE 在肾病综合征的相对危险度是 1.39，DVT 为 1.72 ● 在 18~39 岁年龄段，与不患肾病综合征相比，患有肾病综合征的病人发生 PE 的相对危险度是 6.81 ● 40 岁及以上年龄段，DVT 发生的相对危险度是 1.05
表浅静脉血栓（SVT）	2010[10]	POST study	● 24.9% 的 SVT 病人有 VTE ● 随访 3 个月，发现 10.2% 的 SVT 发展为 DVT
炎症性肠病（IBD）	2010[11]	Lancet	● 在 IBD 疾病不同活动阶段检查 VTE 风险 ● 与对照组相比，IBD 病人发生 VTE 风险高（HR 3.4） ● 急性发作期间，风险增加更快（HR 8.4）

续表

炎症性肠病（IBD）	2012[12]	Arch Surg	● 美国国家手术质量控制小组数据 ● IBD 与术后 VTE 风险增加相关 ● IBD 病人接受非肠道手术，术后发生 VTE 的风险更高
抗精神药物	2010[13]	BMJ	● 巢式病例对照研究 ● 在过去 24 个月内使用过抗精神药物的病人与未使用抗精神药物相比，VTE 发生的风险增加了 31% ● 与服用非经典抗精神药物相比，这种风险的增加在刚用药物病人更加明显
口服避孕药			
屈螺酮或左炔诺酮	2011[14]	BMJ	● 英国全科医师研究数据库 ● 巢式病例对照研究 ● 与口服左炔诺酮避孕药相比，口服屈螺酮避孕药发生非致死性特发性的风险增加 3 倍 ● 年龄调整后 VTE 发生率的相对风险为 2.7
	2011[15]	BMJ	● 美国一家名为 PharMetrics 公司从医疗索赔中收集的信息 ● 与含有左炔诺酮的口服避孕药相比，口服含屈螺酮避孕药发生 VTE 的风险增加 2.3 倍
VTE 的危险因素	2010[16]	Copenhagen City Heart study	● BMI、吸烟、性别、家庭收入和舒张压

家族史	2009[17]	Arch Int Med	● 基于人群的病例对照研究 ● 阳性家族史增加 VTE 风险 2 倍以上,OR=2.2,当有一位亲属发病时风险则增加到了 4 倍以上 ● 家族史与已知基因相关性并不强 ● 不管有没有其他危险因素存在,家族史是第一次静脉栓塞的一个危险警报
动脉栓塞	2010[18]	Circulation	● 与既往没有 VTE 病史的病人相比,既往有此病史者急性心梗的风险达 4 倍多 ● 高血压病人更易患动脉和静脉血栓 ● 高血压病可增加 50% 的 VTE 患病风险 ● 糖尿病增加 42% 的 VTE 患病风险 ● 静脉栓塞和动脉栓塞有相同的发病机制 ● 虽然抗血小板制剂对减少 VTE 发生风险无效,但是它们有助于预防 TVE
VTE 和继发的心血管事件	2007[19]	丹麦国家注册研究数据	● 基于人群的 20 年的前瞻性研究 ● DVT 发病后的第一年内,再发心梗的风险是 1.6,脑卒中的风险是 2.19 ● 肺栓塞病人,再发心梗的风险是 2.6,再发脑卒中的风险是 2.93 ● 在接下来的 20 年内,动脉性心血管事件的发生风险增加 20%~40%

续表

住院病人发生 VTE 的危险因素	2011[20]	Intermountain healthcare 数据复习	● 预测 90 天内 VTE 的发生率 ● 发现了 4 个危险因素:既往 VTE 史;医嘱卧床;从外周置入的中心静脉导管;确诊癌症
自身免疫紊乱疾病与 PE	2012[21]	瑞典 MigMed2 数据库	● 因自身免疫性疾病住院后的一年内发生肺栓塞的总体风险是 6.38 ● 总体风险随时间推移而下降
种族	2012[22]	Circulation	● VTE 发生率因不同人种而异,黑种人风险最高,然后是白种人,再是西班牙人和亚洲人 ● 黑种人发生 VTE 的风险总体要比白人高 30%~60% ● VTE 发生后,尤其是 PE 发生后,黑种人的病死率更高
睡眠呼吸暂停	2012[23]	Am J Med	● 美国国立卫生保险研究数据库 ● 睡眠呼吸暂停增加 3 倍风险的 DVT 发病率
糖尿病	2012[24]	Am J Med	● Worcester VTE 研究 ● 糖尿病人出现 VTE 容易出现复杂病程,易复发,并出现长期的出血为主并发症
COPD	2012[25]	Am J Med	● Worcester VTE 研究 ● COPD 病人住院 30 天内发生 VTE,则住院期间死亡风险增加

续表

类风湿关节炎	2012[26]	JAMA	● 瑞典的一项回顾性队列研究 ● 瑞典被确诊为类风湿的病人发生 VTE 风险增高,但这风险的增高水平在确诊类风湿的前 10 年内保持稳定
体外受精	2013[27]	BMJ	● 体外受精增加 VTE 的发病风险,尤其是在妊娠早期
激素使用	2013[28]	JAMA Intern Med	● 基于人群的病例对照研究 ● 近期或者目前正在使用激素或续用激素的人群发生 VTE 风险增高,但既往曾经使用激素(检索日期大于 365 天)并不增加 VTE 发生风险
PICC 管	2013[29]	Lancet	● 系统回顾和荟萃分析 ● PICC 管与所在肢体的 DVT 风险增加有关,但与 PE 无关 ● 尤其是在危重病人或恶性肿瘤病人
住院妊娠妇女	2013[30]	BMJ	● 住院分娩和非住院分娩妇女发生 VTE 风险的比较 ● 住院分娩显著增加 VTE 风险(RR 值:17.5)
住院心力衰竭病人	2014[31]	Circulation	● MAGELLAN 前瞻性研究 ● 纽约心功能分级 III 级或 IV 级的住院心衰病人 ● 基于 NT-proBNP 的心衰严重程度与 VTE 发生风险相关
手术前败血症	2014[32]	BMJ	● ACS-NSQIP 数据 ● 在几乎所有的手术相关事件中,术前败血症是术后动脉或静脉血栓形成的一个主要决定因素

上肢深静脉血栓(deep vein thrombosis,DVT)(Am J Med 2011[33])

- 上肢的深静脉包括桡静脉、尺静脉、臂静脉、腋静脉、锁骨下静脉、颈内静脉和头臂静脉
- 腋静脉创伤性血栓形成综合征:继发于上肢活动紧张、胸廓出口综合征或特发性的上肢深静脉血栓如腋静脉和锁骨下静脉
- 上肢DVT的死亡率和发病率与下肢DVT类似
- 上肢深静脉血栓确诊时发生PE相对下肢深静脉确诊少见
- VTE复发的机率在上肢深静脉血栓和下肢深静脉血栓类似

上肢深静脉血栓(NEJM 2011[34])

- 大约10%的DVT涉及上肢
- 1年内复发的PE,栓塞后综合征在上肢较下肢少见
- 腋部锁骨下静脉的栓塞以及6个月内残余血栓再形成与栓塞后综合征发生率增加有关
- 导管相关血栓形成病人,并不推荐常规导管拔出
- 关于拔出导管的合适时机目前尚缺少数据支持
- 没有关于上肢DVT的病例对照研究
- 机械干预仅在以下情况考虑:经过抗凝和溶栓治疗后病人仍然有持续且严重的DVT征象

PICC相关的DVT(Am J Med 2015[35])

- 综述
- 至少使用低分子肝素或华法林抗凝治疗3月是目前主流的治疗方法

中心静脉导管长时间放置相关的堵塞和血栓形成处理(Lancet 2009[36])

- 放置1~2年内,14%~36%的病人可出现中心静脉导管的堵塞
- 深静脉置管堵塞的时候推荐使用阿替普酶(2mg/2mL)最大剂量为2mL,或者不到2mL时使用管腔内体积的110%

- 停留时间至少 30 分钟,有需要可再次重复使用,如果管腔内径没有重新打通,6~8 小时内可以再次使用低剂量的阿替普酶

- 成人的研究显示使用盐水封管和肝素封管对疗效没有影响

- 上肢 DVT 病人中有症状的肺栓塞发生率为 5%~14%,无症状肺栓塞为 15%~36%

- 对于已经不需要中央静脉导管但已经有导管相关血栓形成的病人或者对于中央静脉导管已经没有功能的病人,ACCP 指南推荐在抗凝治疗 3~5 天后拔除导管

- 虽然部分医师支持拔除导管后抗凝治疗 3 个月,但另一部分医师建议根据病人情况和血栓情况缩短抗凝疗程

- 目前有关于(有血栓但)仍未拔除导管的病人的治疗推荐是:初始数天使用普通肝素治疗,继之使用华法林或者低分子肝素至少 3 个月

- 对于癌症病人,鉴于低分子肝素比华法林在预防血栓方面更加有效,推荐使用前者

- 溶栓治疗不被推荐为导管相关血栓治疗中的上肢 DVT 的启动治疗

静脉血栓栓塞(VTE)和癌症(Circulation 2013[37])

- 住院癌症病人发生症状性 VTE 的概率接近 5%

- 除 Virchow 之外的第二个三角改变了肿瘤的生态,包括凝血激活和炎症

- 组织因子的强化表达在肿瘤局部侵袭、转移和血栓形成中起重要作用

- 微血管内血栓包括围绕肿瘤细胞的纤维蛋白和血小板的形成代表了肿瘤转移中的一个关键步骤

- 单用低分子肝素而非继之口服抗凝药被推荐于活动性癌症病人

临床评分系统(Ann Emerg Med 2003[38])

表 5-8-3、表 5-8-4 和表 5-8-5 分别为 Well 评分、Geneva 评分和修正 Geneva 评分

表 5-8-3　Wells 评分

标准	分值
怀疑 DVT	3.0
确诊 PE 的可能性最大	3.0
心率 >100 次 / 分	1.5
行动不便或 4 周内曾接受手术	1.5
既往 DVT/PE	1.5
咯血	1.0
恶性肿瘤(正在治疗,6 个月内接受治疗或姑息治疗)	1.0

表 5-8-4　Geneva 评分

标准	分值
年龄在 60~79 岁	1
年龄 >79 岁	2
近期手术	3
心率 >100 次 / 分	1
$PaCO_2$(mmHg)	
<36	2
36~49	1
PaO_2(mmHg)	
<49	4
49~60	3
60~71	2
71~82	1
胸片结果	
盘状肺不张	1
一侧横膈抬高	1

表 5-8-5　改良 Geneva

变量	回归系数	分值
危险因素		
年龄 >65 岁	0.39	1
既往 DVT 或 PE	1.05	3
近 1 个月内的手术（全麻下）	0.78	2
或下肢骨折		
活动性恶性肿瘤（实体或血液检查恶性表现，目前正活动或治愈仅 1 年内的）	0.45	2
症状	0.97	3
单侧下肢疼痛		
咯血		
临床体征	0.74	2
心率		
75~94 次 / 分		
>=95 次 / 分		
下肢深静脉触痛或下肢水肿		
临床可能性		
高	1.2	3
中	0.67	5
低	1.34	4
		总分 0~3
		总分 4~10
		总分 >=11

表 5-8-6 为评分规则

表 5-8-6　评分规则

临床评分规则	分值	
	原版	简化版
Wells 规则		
既往 PE 或 DVT	1.5	1
心率 >100 次 / 分	1.5	1
手术或 4 周内制动	1.5	1
咯血	1	1
活动性肿瘤	1	1
DVT 临床征象	3	1
诊断 PE 可能性最大	3	1
临床可能性		
不可能为 PE	≤4	≤1
可能为 PE	>4	>1
修正版 Geneva 规则		
既往 DVT 或 PE	3	1
心率		
75~94 次 / 分	3	1
≥95 次 / 分	5	2
1 个月内手术或骨折	2	1
咯血	2	1
活动性肿瘤	2	1
单侧下肢痛	3	1
下肢深静脉触痛或下肢水肿	4	1
年龄 >65 岁	1	1
临床可能性		
不可能为 PE	≤5	≤2
可能为 PE	>5	>2

诊　　断

PIOPED Ⅱ诊断流程（Am J Med 2006[39]）

● PIOPED Ⅱ研究

● 客观的临床评估是必要的，比如 Well 评分或 Geneva 评分

● D- 二聚体可以排除低 - 中度可能的病人

● 高度可能确诊的病人不需要 D- 二聚体检测

● 可疑肺栓塞的病人中，超声检测出 13%~15% 的病人有 DVT，而在确诊肺栓塞的病人中，检测出 29%

● 在低风险病人，CT 上显示肺动脉或肺叶动脉栓塞意味着阳性预测值（PPV）达 97%，但若是肺段分支动脉的栓塞则阳性预测值为 67%，亚段动脉栓塞 PPV 仅为 25%

● 妊娠期妇女，推荐通气 / 弥散扫描

以下两表（表 5-8-7 和表 5-8-8）为 PE、DVT 诊断相关研究小结：

表 5-8-7　PE 诊断相关研究

CTA 和 VQ 扫描	2007[40]	JAMA	● 比较 VQ 扫描和 CT 检测 PE 的病例对照研究 ● 3 个月内未行抗凝治疗的前瞻性研究 ● 临床危险因素评分使用 Well 系统 ● 在排除 PE 方面，CTA 并不劣于 VQ 扫描 ● 使用 CT 确诊 PE 的病人明显增多
单独 MDCT 和 MRCT 加多普勒	2008[41]	法国多中心随机对照研究	● 比较两种方法：DD-CT 和 DD-US-CT ● 临床评分使用 Geneva 系统 ● 主要终点是 3 个月内未接受治疗病人发生 VTE 的风险

续表

			● 两组间 3 个月内的 VTE 风险没有差异,DD-MSCT 的策略在安全性方面与 DD-US-MSCT 相当 ● 超声显示在诊断为 PE 的病人中有 30% 存在近端 DVT

表 5-8-8 DVT 诊断相关研究

D- 二聚体加系列两点超声组和全下肢超声组	2008	JAMA[42]	● 评估两种策略:近端静脉或者全下肢 ● 纳入 1045 例被怀疑 DVT 病人的病例对照研究 ● 主要终点:初次诊断正常的病人在 3 个月内症状性 VTE 的发生率 ● 两组在 3 个月内症状性 VTE 的发生率方面没有显著差异 ● 两点超声组在超声检查后,进行 D- 二聚体检查,如果 D- 二聚体正常,1 周内复查超声 ● 5.5% 的 D- 二聚体异常病人复查超声结果为异常 ● 除了初始阶段使用全下肢超声检查的病人中 DVT 发生率较两点法超声检查明显高之外,两组病人的长期预后是类似的。因此,我们推测,发现孤立的 DVT 可能并没有以前所认为的那么重要
一次多普勒超声检查阴性停用抗凝药	2004	Ann Intern Med[43]	连续纳入 445 例初次被怀疑为症状性 DVT 的病人 从腹股沟至踝部的多普勒超声检查

			主要终点:基于一次多普勒超声检查阴性停用抗凝药物的病人3个月内 VTE 的发生率 13.7% 的病人经扫描后发现存在 DVT 0.8% 的初次超声检查正常的病人发生症状性 VTE
超声检查正常后继续行D-二聚体及重复超声检查比较	2005	Ann Intern Med[44]	● 单用超声检查排除 DVT 的病人被随机进行 D-二聚体检查,结果阳性则行静脉造影成像检查,另一侧肢体在 1 周内重复超声检查 ● 主要终点:6 个月内发生症状性 VTE ● 在 6 个月的随访中,D 二聚体组中的 2.1% 和重复超声组中的 1.3% 发生了症状性 VTE ● 上述两种策略是相当的 ● 在绝大多数病人,D-二聚体阴性可以排除 1 周内重复超声的必要 ● 随访期间,与无创行的超声重复相比,D-二聚体阳性情况下行静脉血管成像并不能减少 VTE 的发生率
全下肢 B 超检查阴性后的 DVT 风险	2010	JAMA[45]	● 荟萃分析 ● 多至 25% 的远端 DVT 可能发展为近端 DVT,增加 PE 以及栓塞后综合征的风险 ● 全下肢压迫超声检查阴性的病人仍然使用抗凝药与随访 3 个月内的低 VTE 风险相关

续表

妊娠及分娩后妇女单纯压迫超声检查	2012	BMJ[46]	● EDVUGE 研究 ● 排除 DVT 行单纯压迫超声检查的安全性 ● 全下肢阴性可以安全的排除 DVT 诊断
选择性 D-二聚体检测	2013	Ann Intern Med[47]	● 选择性的 D-二聚体检测加上临床可能性预测（C-PTP） ● C-PTP 低组,DVT<1.0μg/mL 可以 排除 DVT;DVT<0.5μg/mL 可以排除中度 C-PTP 组 DVT;高度 C-PTP 组 DVT 确诊不需要 DVT ● 随访 3 个月观察症状性 VTE 的发生,结果在两种 D-二聚体检测策略中相似

肾功能受损且怀疑 PE 病人的 D-二聚体检测（Am J Med 2009[48]）

● 评估肾功能受损病人检查 D-二聚体的价值

● 正常 D-二聚体水平存在于:58% 的 GFR>89mL/min 的病人,54% 的 GFR（60~89）mL/min 的病人,和 28% 的 GFR30~59mL/min 的病人（文献原文图 2）

老年病人使用年龄相关的 D-二聚体临界值来提高 PE 的排除诊断（BMJ 2010[49]）

● 随着年龄增加,D-二聚体浓度增加,但它诊断栓塞的特异性降低

● 在年龄 >50 岁的病人,D-二聚体临界值被定义为（病人的年龄乘以 10）μg/l

● 以这个临界值联合临床可能性评估,大大增加了老年病人排除 PE 诊断的比例

利用经年龄校正的 D-二聚体界定值排除 PE（JAMA 2014[50]）

- ADJUST-PE 研究
- 用年龄校正的 D- 二聚体连同可能性评估以排除 PE 的诊断

肾功能不全病人用 D- 二聚体排除肺栓塞研究（Am J Med 2014[51]）

- 无论肺栓塞存在与否，几乎所有的肾功能不全病人可有 D- 二聚体升高

肺栓塞（PE）的危险因素分层分析（PESI）及处理流程

危险因素识别
急性肺栓塞（NEJM 2010[52]）

- 血流动力学稳定，低 - 中度临床可疑：D 二聚体检测
- 血流动力学稳定，高度临床可疑：多层螺旋 CT
- 血流动力学不稳定，非危重病人：多层螺旋 CT
- 血流动力学不稳定，高度临床可疑：经胸或食道超声心动图
- 经食管超声心动图可能通过显示主肺动脉的栓子而确诊 PE
- 右心室功能减退和过度扩张被证明是血流动力学稳定病人的 30 天死亡率的独立危险因子
- 右心室和左心室直径比值小于 1 是无事件预后的 100% 负性预测因子
- 正常水平 BNP 和 pro-BNP 被证明是血流动力学稳定病人的不良预后 100% 负性预测因子
- 同时并存 PE 的肌钙蛋白增高的病人短期死亡风险增加 5.2，且死因为 PE 的风险增加 9.4
- 磺达肝素使用剂量：体重 <50kg 者，5mg，qd；体重 50~100kg 者，7.5mg，qd；体重大于 >100kg 者，10mg，qd
- 推荐肌酐清除率 <30mL/min 者，使用低分子肝素
- 急性栓塞 2 年后发生慢性血栓栓塞性肺动脉高压的概率在 0.8%~3.8%

急性 PE（Circulation 2006[53]）

● PE 病人合并有心脏学相关生物指标升高应该行经食管心脏彩超检查，以确定有否右心室功能不全的表现

多种预后工具联合使用识别（血压正常）的急性症状性肺栓塞高危病人（Thorax 2011[54]）

● 比较肺栓塞病人高危因素识别的三种工具的有效性：肌钙蛋白、深静脉血栓（DVT）和超声扫描下右心室功能不全（RVD）

● 同时有 RVD 异常和 DVT 的病人有 19.6% 的肺栓塞相关病死率，而同时有肌钙蛋白 -I 升高和 DVT 的病人有 17.1% 的肺栓塞相关病死率，同时有肌钙蛋白 -I 升高和 RVD 异常的为 15.2%

● DVT 和 RVD 预测效果最好

急性症状性肺栓塞预后的简化 PESI（Arch Intern Med 2010[55]）

● 简化 PESI

● 低危：0 分，高危：1 分或以上

● 低危 2.5%、高危 10.9% 病死率

急性肺栓塞危险因素分层分析（Crit Care Clin 2012[56]）

● 基于以下三方面进行危险因素识别：病人特点、生物学标记物和影像学检查

● 基于病人特征的 3 个评分系统：Wicki Geneva 评分、PESI 评分、简化的 PESI 评分

CT 在急性肺栓塞中的预测价值（Am J Med 2015[57]）

● 系统性回顾

● 右心室与左心室舒张末直径比值有最强的预测价值：对于肺栓塞相关死亡率，超过 2.5 倍的全因死亡率和 5 倍的危险度

Wicki Geneva 评分系统，见表 5-8-9

● 低危组有 2.2% 的 3 个月内不良预后（死亡率、复发性 VTE 或大出血）可能风险；高危组则有 26.1% 的 3 个月内不良预后

表 5-8-9　Geneva 急性肺栓塞评分系统

因素	评分
癌症	+2
心力衰竭	+1
既往深静脉血栓	+1
舒张压 <100mmHg	+2
PaO_2<8kPa（60mmHg）（寻常大气压）	+1
超声发现深静脉血栓	+1
总评分	0-8

≤2 分：低危；≥3 分：高危

PESI（肺栓塞严重度评分），见表 5-8-10

表 5-8-10　肺栓塞严重度评分

因素	分数
年龄，每年	年龄，单位：年
男性	+10
癌症	+30
心力衰竭	+10
慢性肺疾病	+10
脉率≥110/ 分钟	+20
舒张压 <100mmHg	+30
呼吸频率≥30/ 分钟	+20
体温 <36℃	+20
意识状态改变	+60
动脉氧饱和度 <90%	+20

根据得分分为以下五级：Ⅰ级 ≤65；Ⅱ级 66-85；Ⅲ级 86-105；Ⅳ级 106-125；Ⅴ级 >125.

根据 PESI 分级得出的死亡率（表 5-8-11）

表 5-8-11 根据 PESI 分级得出的死亡率

PESI 级别	30 天死亡率
I	≤1.6%
II	≤3.5%
III	≤7.1%
IV	≤11.4%
V	≤24.5%

简化 PESI,见表 5-8-12

表 5-8-12 简化肺栓塞严重程度评分表

因素	分数
年龄 >80 岁	1
癌症史	1
既往慢性肺疾病史	1
脉率 ≥110/ 分钟	1
舒张压 <100mmHg	1
动脉氧饱和度 <90%	1

低危:0 分 高危:1 分及以上

影像学特点见表 5-8-13

表 5-8-13 超声心动图上右心室功能不全的测量和急性 PE 的死亡率

测量项目	院内死亡率	
	阳性预测值	阴性预测值
中 - 重度右心室功能降低	18%	100%
估计 PASP>50mmHg	19%	97%
三尖瓣回流速度峰值 >3.4m/s	20%	97%
右心室与左心室舒张末直径比 >1	17%	100%
右心室舒张末直径 >3cm	11%	100%
室间隔低平表现	14%	99%

● 肺栓塞预后因素研究（PREP）显示,30 天死亡率、心源性休克和复发性 VTE 关系如下：

Ⅰ级 <5%

Ⅱ级 5%~30%

Ⅲ级 >30%

亚大块肺栓塞（Crit Care Med 2014[58]）

● 亚大块肺栓塞是指血流动力学稳定但同时有右心室功能不全或受限证据的肺栓塞病人

肺栓塞危险因素识别:流程处理工具（Thorax 2011[59]）

● 图 5-8-1 为处理流程

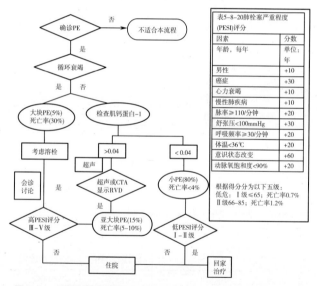

图 5-8-1　肺栓塞处理流程（2014 欧洲年急性肺栓塞诊治指南 Eur Heart J 2014[60]）

妊娠合并 VTE（AFP2008[61]）

● 深静脉血栓（DVT）发生率在妊娠三阶段和分娩后都相同

- 妊娠期间,78%~90% 的 DVT 发生在左下肢
- PE 的发生在分娩后比妊娠期间更常见
- D- 二聚体水平在妊娠周期中逐渐上升,有关妊娠期间 D- 二聚体正常值范围目前尚未确立
- 妊娠妇女检测有无 PE 选择多层螺旋 CT 检查
- 妊娠期间,低分子肝素使用是安全有效且乳汁中分泌非常少量
- 妊娠期间应避免使用华法林
- 分娩发动时应该避免使用低分子肝素或普通肝素
- 对于高危病人,低分子肝素应该改为普通肝素
- 预防建议详见文献原文表

静脉血栓栓塞性疾病与妊娠(NEJM 2008[62])

- 2/3 的妊娠期间 DVT 病例发生于分娩前,且平均分布于妊娠的三个阶段
- 相比之下,43%~60% 的妊娠相关肺栓塞疾病发生在产褥期
- 理论上孤立的髂静脉血栓发生率,妊娠妇女要大于非妊娠妇女,但是超声压迫检查检测 DVT 不可靠
- 磁共振血栓成像,不存在放射风险,对胎儿无害,敏感性和特异性较高
- 肺弥散灌注扫描对胎儿的放射剂量比 CT 肺血管成像要大
- 然而,对于母体而言,闪烁扫描 CT 肺血管成像的放射剂量要高
- 对于孤立性小腿静脉血栓的处理尚有争议
- 在最后一剂预防性低分子肝素使用 12 小时后和最后一剂治疗性低分子肝素使用 24 小时之后可能可以进行硬膜外麻醉
- 静脉普通肝素应该在椎管阻滞麻醉开始前 6 小时停用,且需要确保 APTT 正常
- 分娩后 12 小时内如果没有持续性出血可以考虑继续使用低分子肝素

● 预防性低分子肝素的使用必须在硬膜外导管拔除后12小时以上进行

● 对于既往有 VTE 病史的产后妇女,推荐分娩后预防性使用低分子肝素或者华法林至少 6 周

● 既往有 2 次或以上 VTE 史的或有高血栓形成倾向的妊娠妇女(不管既往是否有过 VTE),应该接受产前预防血栓形成治疗

● 在英国,超过 3/4 的 VTE 导致的产后死亡与剖宫产相关

妊娠合并肺栓塞(PE)(Lancet 2010[63])

● VTE 事件的风险在妊娠三阶段相似

● 魏尔肖三要素:静脉淤滞、血管损害和高凝状态在妊娠期间和分娩后都存在

● 原文中的图 2 是妊娠期间的 VQ 扫描

● CT 血管成像对胎儿的放射暴露低于或者与 VQ 扫描相当,但是结果要依赖于某些因素如扫描器的型号和模式,影像模板,以及用来估计放射暴露剂量的方法

● 低分子肝素可被选择用于治疗妊娠和非妊娠病人的 PE

● 活动性 VTE 妇女应该使用全剂量的低分子肝素治疗1 个月,可供选择的方案包括继续全剂量使用或者减少 1/4 后继续使用至分娩及产褥期

● 原文中的图 5 治疗方案

● 由于在妊娠期间未处理血栓的高致死率,在确诊 VTE后 2 周内,强烈反对使用下腔静脉滤过器保护而停止抗凝治疗

● 原文中的图 6 产前预防性使用

● 抗凝药应该继续使用至产后 6 周

● 原文中的图 7 推荐的产后预防性使用

肾功能不全病人 VTE(Monreal M,Am J Med 2006[64])

● RIETE 研究

● 肌酐清除率(CrCL)<30mL/min 与致死性 PE 和致死

性出血风险增加独立相关,并且致死性 PE 的风险超过出血风险

● 无论肾功能情况如何,与普通肝素相比,低分子肝素显著降低致死性 PE 的发生风险

危重病人肺栓塞(Chest 2007[65])

● 右心室功能不全出现之后,就会有短期全因死亡率和肺栓塞相关死亡的增加,右心室扩张的程度与肺栓塞的离心距离和大小有关

● 由 CT 肺动脉造影显示的右心室扩张(右心室:左心室 >0.9)的存在与 5.2 的猝死相对风险值和 16% 的 30 天死亡率有关

心衰病人的 VTE(Am J Med[66])

● 比较有或无心力衰竭的两组 VTE 病人的临床特点

● 心衰是导致院内死亡风险增加 2 倍和 30 天内死亡风险增加约 60% 的独立危险因子

● 社区内,心衰合并 VTE 有着很高的 30 天病死率,约 15.6%

门静脉血栓形成(Am J Med 2010[67])

● 原发性肝癌病人,门静脉血栓形成的发生率约为 35%

● 原文中的图 2,门静脉血栓形成的病因:感染、炎症和最常见的恶性肿瘤

● 不合并肝硬化的病人,肝功能通常是正常的

● 原文中的图 9 处理方法

VTE 病人是否应该行易栓症筛查?(Am J Med 2008[68])

● 两个最常见的导致血栓形成易感性的基因是因子 V 的 Leiden 突变和凝血酶原的 G20210A 突变

● 抗磷脂综合征是最常见的获得性血栓的原因,该病特点的是抗磷脂抗体的存在,比如狼疮抗凝抗体或抗心磷脂抗体

● 第一次发生 VTE 的病人中,约 20% 的病人存在异质性 Leiden 因子 V 的存在

● 超过 50% 的第一次 VTE 为特发性的,病因不明

- 除了抗磷脂综合征以外,血栓易感性并不增加 VTE 复发风险
- 另一方面,无论有没有血栓易感性,特发性 VTE 均增加 VTE 复发风险
- 有 VTE 家族史的妇女在进行口服避孕前应该接受筛查

> 初发的特发性 VTE 比原有血栓易感性的病人 VTE 复发的风险更高

- 具有血栓易感性特点的病人 VTE 复发率为 2.5%,与整组人群的复发率 2.6% 相当;但是特发性 VTE 病人的复发率(3.3%)几乎是诱发性 VTE 的复发率(1.8%)的两倍
- 血栓易感性并没有显著增加 VTE 的复发

VTE 复发的概率(Chritiansen 等)

- 总体为 474 例初发 VTE 病人,总体的每年复发率为 2.6%;
- 有 1 个血栓易感性基因的复发率有 2.5%;
- 初次 VTE 是被诱发的以后每年复发率为 1.8%;
- 初次 VTE 为特发性以后每年复发率为 3.3%;
- 特发性合并血栓易感性原因的 VTE 每年复发率为 3.4%;

特发性不合并血栓易感性的 VTE 每年复发率为 3.2%。

易栓症筛查,反复血栓形成,和女性健康(Circulation 2014[69])

- Leiden 因子 V 的存在导致第一次 VTE 的发生风险增加几乎 3 倍
- VTE 风险的增加似乎在避孕药刚开始口服和最初 6 个月内最高

复发性 VTE 的风险评估(Lancet 2010[70])

- VTE 是一个易复发的慢性疾病
- 5 年后的复发风险是 20%~25%,特发性 VTE 的 5 年后复发风险是 25%

再访特鲁索综合征:是否应该对 VTE 病人广泛进行癌症的筛查?(Ann Intern Med 2008[71])

- 既往未诊断癌症的非活动性 VTE 病人期间患病率基线值为 6.1%

- 所有既往未被诊断癌症的 VTE 病人,从基线时间到 12 个月的癌症期间患病率是 6.3%

- 从基线时间到 12 月,既往未诊断癌症的非活动性 VTE 病人癌症期间患病率,(10%)要高于活动性 VTE(2.6%),见表 5-8-14

股青肿(Circulation 1962[72])

- 两例该病的报道

- 常被误诊为动脉栓塞,如果脉搏微弱或者无脉,需考虑股青肿或股白肿

非蓝色(NEJM 2014[73])

一例股青肿病例报道,见表 5-8-14

表 5-8-14　股青肿和股白肿特点比较

		特点	
股白肿	下肢呈白色	广泛 DVT (由于浅层的侧支静脉未受累,故没有组织缺血)	
股青肿	下肢呈蓝色	浅层静脉和深层静脉回流完全阻塞 (有组织缺血)	出现严重的静脉充血,导致小动脉压力增加,进一步加重组织缺血、肢体发绀或晦暗,坏疽

治疗方案及时长

急性肺栓塞(NEJM 2008[74])

- 与 DVT 病人相比,急性肺栓塞病人在次年死于复发性

VTE 的概率几乎是前者的 4 倍

- 肺栓塞出现在多达 50% 的近端 DVT 病人

- S1,Q3,T3,右束支传导阻滞,肺型 P 波,更常见于大面积肺栓塞

- 病理性肥胖(体重 >150kg)或体型消瘦(<40kg)、严重肾功能不全或肾功能进行性改变的病人应该考虑监测低分子肝素,这种监测方法通过检测低分子肝素对抗被激活的因子 X 的能力进行

- 磺达肝素不推荐用于严重肾功能不全的病人

- HIT(肝素相关血小板减少症)病人需要考虑 DTI 检查(弥散张量成像),肾脏分泌重组水蛭素,阿加曲班在肝脏被代谢

- 全膝关节置换术(TKA)或全髋关节置换术(THA)后,若没有进行预防,VTE 的风险超过 50%

- 低剂量的口服避孕药通过一个危险因素增加 VTE 风险 2~5 倍激素替代治疗增加 VTE 风险 2~4 倍

深静脉血栓病人抗凝需要持续多久?(Am J Med 2005[75])

- 讨论肝素化病人的两种方法(Hull 方法和 Raschke 方法)

- 原文中的图 3 显示,抗凝 6 月后,VTE 的累积可能性明显降低这是特发性 VTE 使用长时间抗凝的原因之一

- VTE 的暂时性危险因素,统计显示治疗后 6 周和 6 个月没有显著差异

使用华法林 3 个月与 6 个月比较

- 华法林治疗的随机病例对照研究

- 对于特发性 VTE,6 个月的抗凝治疗并没有比 3 个月抗凝治疗增加优势

- 与 3 个月抗凝治疗相比,6 个月的抗凝治疗非致死性出血风险更高

VTE 治疗方案相关研究见表 5-8-15

VTE 治疗中停用抗凝药后发生致死性肺栓塞的风险(Ann Intern Med 2007[95])

● 估计停用抗凝治疗后发生致死性 PE 的年风险和疾病复发死亡率

表 5-8-15　VTE 治疗方案相关研究

依达肝素和标准治疗	2007	Van Gogh 研究[77]	● 一周一次的依达肝素与华法林联合肝素或低分子肝素比较 ● 主要终点是 3 个月内症状性 VTE 的复发 ● 依达肝素使用 3 个月或 6 个月，与标准治疗组的效果相同但是，对于肺栓塞病人，依达肝素不如标准治疗组有效
癌症病人合并近端 DVT 使用低分子肝素和华法林比较	2006	LITE 研究[78]	● 低分子肝素和华法林均使用 3 个月 ● 主要终点为 3 个月内后 12 个月内 VTE 复发 ● 在第 12 个月，华法林组发生 VTE 的风险明显增高 ● 华法林组的出血风险也显著高于低分子肝素组
达比加群和华法林比较	2009	RE-COVER 研究[79]	● 达比加群是直接的凝血酶抑制剂 ● 主要终点为 6 个月内症状性 VTE 的复发 ● 达比加群固定剂量(150mg，一天二次)效果与华法林相当，并且不需要检测实验室指标
超声引导下的抗凝时间	2009	AESOPUS 研究[80]	● 固定抗凝时长和超声指导下的弹性抗凝时长的随机病例对照研究

			● 非继发性 DVT 组的固定抗凝时长 3 个月后接受额外 3 个月的治疗；继发性 DVT 没有再额外增加治疗时间 ● 在弹性时长组，如果静脉出现再通，抗凝治疗停止，但需要继续超声观察如果静脉没有再通，继发性 DVT 病人需要 3 个月及 9 个月后再次复查超声；非继发性 DVT 病人需要在 3、9、15 和 21 个月后复查超声 ● 主要终点是随访 33 个月内复发性 VTE 的发生率 ● 弹性抗凝时长组 VTE 发生更少
磺达肝素治疗 SVT（浅静脉血栓）	2010	CALISTO 研究[81]	● 招募急性、有症状的 SVT 病人，随机分磺达肝素和安慰剂治疗组对照分析 ● 初始有效性终点是：47 天内全死因死亡构成，症状性 PE，症状性 DVT 或症状延伸至 SFJ 或复发性症状性浅静脉栓塞 ● 磺达肝素 2.5mg/ 天，持续 45 天，在主要终点比安慰剂有效 ● 但是磺达肝素组的 PE 或 DVT 发生率是 1.3%，而安慰剂组为 0.2%

续表

利伐沙班	2010	EINSTEIN[82]	● 口服的凝血因子 Xa 的抑制剂，利伐沙班与依诺肝素 +VKA（维生素 A 抑制剂）治疗 DVT 的比较 ● 主要终点为复发性 VTE ● 利伐沙班不劣于低分子肝素 +VKA
生物素化戊糖与依诺肝素 + 华法林	2012	CASSIOPEA[83] 试验	● 肺栓塞病人 ● 依诺肝素 + 每周一次的生物素化戊糖与依诺肝素 + 华法林比较 ● 生物素化戊糖是一种间接的活化因子 X 的抑制剂 ● 主要有效性终点：随机分组 99 天内 VTE 的复发 ● 每周一次的生物素化戊糖效果并不劣于华法林
利伐沙班	2012	EINSTEIN-PE[84]	● 口服的因子 Xa 的抑制剂 ● 症状性 PE 病人 ● 利伐沙班与低分子肝素 + 华法林比较 ● 主要终点：症状性 VTE 复发 ● 利伐沙班不劣于标准治疗
阿司匹林	2010	WARFASA[85] 研究	● 非继发性 VTE 病人抗凝治疗 6~18 个月后预防性使用阿司匹林 ● 阿司匹林 100mg 和安慰剂治疗随机对照研究，观察 2 年 ● 阿司匹林减少约 40% 的 VTE 风险

续表

	2012	ASPIRE[86]	● ASA 每天 100mg，治疗 4 年，预防 VTE 复发，并与安慰剂组比较 ● ASA 没有减少 VTE 复发，但是减少了主要血管事件的发生
Apixaban（阿哌沙班）	2013	AMPLIFY-EXT[87]	● 阿哌沙班是口服因子 Xa 抑制剂
			● 随机病例对照研究：阿哌沙班 2.5mg/5mg bid 治疗 12 个月与安慰剂组进行比较 ● 延长的阿哌沙班无论是 2.5mg 或者 5mg 都较少 VTE 复发风险，但不增加大出血风险
	2013	AMPLIF[88]	● 阿哌沙班固定剂量与传统方法（低分子肝素 / 华法林）使用 6 个月比较 ● VTE 复发或 VTE 导致的死亡 ● 固定剂量的阿哌沙班不劣于传统方法，且能显著减少出血风险
达比加群 + 华法林或慰剂比较	2013	RE-MEDY，RE-SONATE[89]	● 随机病例对照研究：达比加群 150mg bid+ 华法林或使用安慰剂治疗，每组治疗至少持续 3 个月 ● 在预防 VTE 复发方面，达比加群不劣于华法林，且出现风险比华法林低但是比安慰剂组高

续表

低分子肝素与肝素比较	2013	RIETE 注册研究[90]	● 肝素对于肌酐清除率 >60mL/min 或 <30mL/min 的病人有增加全因死亡和致死性 PE 的风险
依度沙班和华法林比较	2013	Hokusai-VTE 研究[91]	● 依度沙班 60mg 和华法林 30mg 比较 ● 主要终点是复发性症状性 VTE ● 依度沙班一天一次不劣于华法林
溶栓"安全"剂量	2013	MOPETT 研究[92]	● 中度肺栓塞使用 <50% 的标准剂量 t-PA 为"安全剂量" ● 主要终点是 28 个月内出现肺动脉高压或肺栓塞复发 ● 治疗组显著更早减少肺动脉压力
中等危险肺栓塞的溶栓	2014	PEITHO 研究[93]	● 血压正常的中等危险肺栓塞使用替奈普酶 + 华法林与安慰剂 + 华法林比较 ● 主要终点是死亡或 7 天内血流动力学失代偿 ● 单纯纤维蛋白溶解剂快速静推显著降低主要终点事件：出血性卒中风险减低 2%；颅外大出血降低 6.3%
经导管溶栓（CDT）治疗DVT	2014	观察性研究[94]	● 与传统手段相比，CDT 并没有改善死亡率 ● CDT 组不良事件更多

● 纳入研究对象：发生第一次 VTE 后至少使用抗凝已经 3 个月

● 停用抗凝药后发生致死性 PE 的年风险和确诊或可疑 PE 的概率分别为 0.49/100 人 / 年和 0.19/100 人 / 年

● 致死性 PE 和确诊或可疑致死性 PE 的疾病复发死亡率分别为 9.0% 和 3.8%

急性肺栓塞（NEJM 2008[96]）

● 超声检查能发现 20% 的肺栓塞病人存在近端 DVT

● 一次性联合 CT 肺动脉造影和 CT 静脉造影检查并不被推荐，因为增加了放射暴露的同时并没有提高肺动脉造影的特异性和排除性预估价值

● 肝素联合口服抗凝治疗至少 5~6 天直到病人的 INR 连续 2 天处于治疗范围

● 溶栓治疗推荐用于低血压或休克病人

DVT 的干预治疗：有治疗前景的方法重现（Am J Med 2008[97]）

● 深静脉栓塞后综合征的预防是初发 DVT 治疗的一个重要目标

● 应该认识到髂骨静脉 DVT 是一个独立的临床事件

● 深静脉栓塞后综合征被认为有以下两种机制：①残余血栓物理阻塞血流（梗阻）；②血栓刺激的炎症直接损坏静脉瓣膜，导致静脉功能不全（反流）

● 急性髂骨静脉 DVT 病人要考虑行血管内 DVT 溶栓治疗

● 髂骨静脉 DVT 病人的长期预后不良，因为这类病人 DVT 复发率高、且有严重的深静脉栓塞后综合征如静脉跛行、溃疡和（或）大的影响生活质量的损伤发生

肺栓塞（PE）和 DVT（Lancet 2012[98]）

● ICPER 声称与肺栓塞相关的 3 个月全因死亡率是 17%

● 急性肺栓塞起病后 4 年余，不到一半的 PE 后存活病人没有发生急性心梗、心脑血管疾病、肺动脉疾病或 VTE 复发

结局和抗凝治疗持续时长，见图 5-8-2

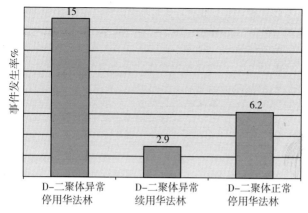

图 5-8-2　根据 D- 二聚体检测结果决定的抗凝时长与结局

根据 D- 二聚体检测结果决定抗凝时长（NEJM 2006[99]）

- PROLONG 研究
- 初发的非继发性静脉血栓栓塞
- 抗凝停止后 1 个月监测 D- 二聚体，至少持续 3 个月
- 随访 1.4 年
- 结局：VTE 及大出血
- D- 二聚体异常且已经停止抗凝组的人群中事件发生率是 15%；D- 二聚体异常但继续抗凝的人群中事件发生率是 2.9%，D- 二聚体正常的人群中事件发生率是 6.2%

系统性回顾：非继发性 VTE 停用抗凝药后利用 D- 二聚体预测疾病复发（Ann Intern Med 2008[100]）

- 荟萃分析了 7 项研究，这些研究在初发的非继发性 VTE 停用抗凝治疗后监测 D- 二聚体 3~6 周
- 结果显示，D- 二聚体阴性与每年 3.5% 的 VTE 复发率相关；而 D- 二聚体阳性则与每年 8.9% 的复发率相关

	年危险率（95 可信区间），%
抗凝后 D- 二聚体阳性	8.9（5.8~11.9）
抗凝后 D- 二聚体阴性	3.5（2.7~4.3）

特发性 VTE 初次发作停用抗凝治疗后重复 D- 二聚体检测的有效性（Blood 2010[101]）

- PROLONG Ⅱ研究
- 评估 D- 二聚体与迟发型 VTE 复发的时间关系
- 停用抗凝药物后 1 个月 D- 二聚体正常，之后每 2 个月测试一次 D- 二聚体
- 第 3 个月开始 D- 二聚体异常的病人复发风险高
- 重复 D- 二聚体检测可能有助于调整药物使用时限

初发的特发性 VTE 病人进行 D- 二聚体检测以决定是否可以停止抗凝治疗（Ann Intern Med 2015[102]）

- 平均随访时间：2.2 年
- 总体 VTE 复发的概率是 6.7%/ 患者 * 年，男性为 9.7%，女性为与雌激素治疗无关的 VTE 复发为 5.4%，与雌激素治疗有关的 VTE 复发率为 0%

肺栓塞初次发作后使用抗凝治疗 6 个月与延长口服抗凝时间比较（JAMA 2015[103]）

- PPADIS-PE 研究
- 主要终点是 18 个月内的 VTE 复发或大出血发生
- 延长华法林治疗 18 个月减少复合终点：VTE 复发和大出血的发生
- 上述这种获益在停止使用华法林后不能维持（原文中的图 2 和图 3）

可取回的下腔静脉滤器 + 抗凝与单独抗凝治疗对于肺栓塞复发风险的比较（JAMA 2015[104]）

- PREPIC2 研究
- 对于有严重肺栓塞的住院病人，和单独使用抗凝药物治疗相比，可取回下腔静脉滤器 + 抗凝治疗并不能减少 3 个月内肺栓塞复发的风险

VTE 的长期管理（JAMA 2011[105]）

- 初次发作 4 年内 VTE 复发的风险约为 25%，且在前 2 年内每年的复发概率最高
- 在至少使用华法林治疗 3 个月后，特发性 VTE 在前 2

年内每年的复发风险为 10%

- 女性若符合以下一条或 0 条临床特征者,复发风险低(1.6%/ 年):色素沉着过度;肢体肿胀发红;服用华法林情况下 D- 二聚体 >250μg/L;BMI>30,或年龄 >65 岁

非继发性 VTE 复发率低、可以停用抗凝治疗病人的识别(CMAJ 2008[106])

- 回顾性队列研究
- 男性每年复发率危险 13.7%
- 对于男性,没有临床预测因子
- 52% 的女性有 0~1 个 VTE 复发的危险因子:色素沉着过度、下肢水肿或发红、使用华法林情况下 D- 二聚体 >250μg/L、BMI>30,或者年龄 >65 岁
- 在上述这些女性中,VTE 的年复发率为 1.6%,但是有两个及以上危险因素的女性年复发率为 14.1%

前期抗凝治疗时长和初发的 VTE 症状对于停止治疗后的 VTE 复发风险的影响(BMJ 2011[107])

- 结合了 7 个随机病例对照研究结果
- 使用抗凝 1~1.5 个月后停止比使用 3 个月及以后停止抗凝的 VTE 的复发率要高
- 与治疗 6 个月及以后停止相比,抗凝药在治疗 3 个月后停止的 VTE 复发率相似
- 低抗凝时长相关的高 VTE 复发率仅局限于停止抗凝治疗后初始 6 个月内
- 孤立性远端 DVT 的复发率比近端 DVT 低(相对危险度:0.49)
- 肺栓塞和近端 DVT 后的 VTE 复发率类似(相对危险度:1.19)

血栓后综合征

急性 DVT 后栓塞后综合征的决定因素和时长(Ann Intern Med 2008[108])

- 加拿大某医院住院病人

- 使用 Villalta 评估量表标准化评估血栓后综合征,最长评估时长达 24 个月
- 43% 的病人在 24 个月内出现症状
- 3% 的病人有严重症状
- DVT 后 1 个月随访症状加重强烈提示 24 个月内栓塞后评分平均分值升高
- 其他高评分分值的预测因素包括:股静脉或髂静脉静脉血栓、高 BMI、既往同侧 VTE、高龄和女性

长期使用低分子肝素和血栓后综合征(Am J Med 2011[109])

- Home-LITE 研究显示使用低分子肝素治疗 DVT 3 个月后血栓后综合征和静脉溃疡的发生率降低
- 荟萃分析
- 使用低分子肝素治疗 ≥3 个月后静脉溃疡的风险降低了 87%

DVT 的管理和栓塞后综合征的预防(BMJ 2011[110])

- 43%~47% 的症状性 DVT 病人在发病后 2 年内发生血栓后综合征
- 推荐使用 30~40mmHg 压力的弹力袜至少 2 年,这样能减少 50% 的血栓后综合征的发生率

使用弹力袜预防血栓后综合征(Lancet 2014[111])

- SOX 试验
- 弹力袜并不能预防血栓后综合征

急性髂股静脉深静脉血栓经导管溶栓治疗与标准治疗长期预后的比较(Lancet 2012[112])

- CaVenT 研究
- DVT 6 个月的时候,在标准治疗基础之上增加经导管直接溶栓处理来治疗血栓后综合征,或者保持静脉通畅
- 经导管直接溶栓组显著减少栓塞后综合征的发生

预 防 策 略

住院病人 DVT 预防(BMJ 2007[113])

- 预防治疗能够有效防止症状性 PE 发生,但对于 DVT

或全因死亡没有显著差异（Ann Intern Med 2007[114]）

住院病人 VTE 的预防（NEJM 2007[115]）

● 将近 25% 的所有 VTE 事件发生与住院有关

● 50%~75% 的住院病人 VTE 发生在医疗照护时（非手术）

● 70% 的 VTE 是没有症状的

非限制活动的肿瘤病人的 VTE 预防（NEJM 2014[116]）

● 下图 5-8-3 为 Khorana 评分评估肿瘤病人 VTE 发生风险

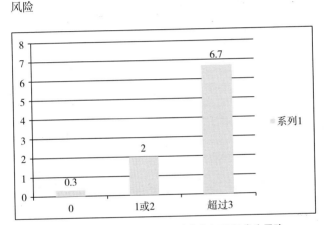

图 5-8-3　Khorana 评分评估肿瘤病人 VTE 发生风险

● 平均时间 2.5 个月

VTE 风险预防相关研究文献表 5-8-16

术后 VTE 预防相关研究表 5-8-17

全髋关节置换术后或全膝关节置换术后，使用达比加群、利伐沙班或阿哌沙班与依诺肝素比较（BMJ 2012[145]）

● 系统性回顾，荟萃分析

● VTE 风险

利伐沙班	达比加群	阿哌沙班
0.48（0.31~0.75）	0.71（0.23~2.12）	0.82（0.41~1.64）

表 5-8-16 VTE 风险预防相关研究文献

试验	设置条件	药物	结局	参考文献
	大的创伤		3 天内的早期预防与 5% 的 VTE 风险减少相关；但是超过 4 天以上的延迟与 3 倍的 VTE 风险增加有关	J Trauma 2007[117]
DETECT 试验	脊柱外伤	达肝素钠与依诺肝素比较	没有显著差异	J Trauma 2007[118]
PREVAIL 研究	急性缺血性脑卒中	依诺肝素 40mg QD 与普通肝素 5000U Q12 比较	与普通肝素相比，依诺肝素减少 VTE 风险 43% 对于 NIHSS 评分在 14 分以上或者 14 以下的两组病人，上述这种风险的减少是一致的；且出血的发生也是一致的	Lancet 2007[119]
Van Gogh 研究		依达肝素和华法林比较	依达肝素能够有效预防 VTE 复发，但是与大出血风险增加相关	NEJM2007[120]

续表

试验	设置条件	药物	结局	参考文献
IMPROVE 研究	医院因急性疾病住院病人		仅有 60% 的需要预防治疗的病人接受了预防治疗	Chest 2007[121]
ENDORSE 研究	在普通病房住院的≥40岁的住院病人,在手术病房住院的≥18岁的病人		对于有风险的手术病人,58.8% 的比例接受了 VTE 预防治疗,但是仅 39.5% 的普通病房有 VTE 风险病人接受了预防治疗	Lancet2008[122]
JUPITER 试验		对于 LDL<130mg/L 和 CRP>2.0mg/L 的病人用瑞舒伐他汀预防 VTE	非继发性 VTE 的相对风险比是 0.57 ($P=0.007$)	NEJM 2009[123]
WARP 试验	对有中央导管的癌症病人进行 VTE 预防研究,分为不适用华法林组,固定剂量华法林组合调整剂量华法林组		与固定剂量华法林组相比,调整剂量华法林组在预防事件方面更优;但是没有存活率方面的获益	Lancet 2009[124]

试验	设置条件	药物	结局	参考文献
EXCLAIM 研究	40 岁以上急性疾病病人，近期活动减少史	随机病例对照研究（RCT），治疗组：依诺肝素 40mg，qd；对照组：依诺肝素 10 天后改为安慰剂继续治疗 28 天	通过延长依诺肝素使用时长获得的获益局限于以下人群：女性，>75 岁，以及活动不便（卧床但不限制上厕所）	Ann Intern Med 2010[125]
PROJECT 研究	危重病人	RCT：达肝素钠 5000U 每天一次与普通肝素 5000U bid 比较	主要终点：近端 DVT 两组间没有显著差异	NEJM 2011[126]
CLOTS 1 试验	脑卒中后使用大腿长度梯度变化压力的弹力袜减少 DVT 发生风险的有效性研究	急性脑卒中病人住院 1 周内进行的 RCT 研究：使用大腿长度梯度变化压力的弹力袜和常规治疗预防脑卒中比较	主要终点：腘静脉或股静脉有症状或无症状性的发生，数据结果不支持急性脑卒中住院病人使用大腿长度梯度变化压力的弹力袜	Lancet 2009[127]

续表

试验	设置条件	药物	结局	参考文献
CLOTS 2 试验	脑卒中后使用沿大腿长度弹力袜和膝盖以下弹力袜预防 DVT 的研究	RCT 研究:使用沿大腿长度弹力袜和膝盖以下弹力袜预防 DVT 的研究	沿大腿长度弹力袜效果优于膝盖以下弹力袜,但是两者之间的绝对差别为 2.5%	Ann Intern Med 2010[128]
CLOTS 3 trial	脑卒中后间断充气压力治疗(IPC)	IPC 和非 IPC 的随机病例对照研究	IPC 能够有效减少 DVT 发生风险并改善生存率	Lancet 2013[129]
ADOPT 研究	普通住院病人	VTE 预防的 RCT 研究:阿哌沙班 2.5mg, bid×30 天与依诺肝素 40mg, qd 使用 6~14 天比较	阿哌沙班不优于短期的依诺肝素	NEJM 2011[130]
LIFENOX 研究	急性住院病人	30 天病死率 RCT 研究:依诺肝素 40mg, qd 加上弹力袜和单独弹力袜比较	低分子肝素并没有比弹力袜有优势	NEJM 2011[131]
MAGELLAN 研究	急性病病人	RCT 研究:依诺肝素 40mg, qd 与利伐沙班 10mg, qd	利伐沙班并不劣于依诺肝素	NEJM 2013[132]

表 5-8-17 术后 VTE 预防相关研究

试验	手术	药物	结论	参考文献
PENTATHLON 2000 试验	THA (圈髋关节置换术)	术后磺达肝素 2.5mg 与依诺肝素 30mg bid 相比	没有差异	Lancet 2002[133]
EPHESUS	TKA	术后磺达肝素 2.5mg 与术前依诺肝素 40mg qd 相比	磺达肝素组在术后 11 天有 VTE 发生率显著低于依诺肝素组	Lancet 2002[134]
	髋关节修补	术后 2.5mg 磺达肝素与术前依诺肝素 40mg qd 相比	在术后 11 天，磺达肝素比依诺肝素有效	NEJM 2001[135]
RE-NOVATE	全髋关节置换	术后达比加群酯 220mg 或 150mg 与术前晚上依诺肝素 40mg 相比	口服达比群酯与依诺肝素一样有效	Lancet 2007[136]
RECORD 1	全髋关节置换	术后立刻开始口服利伐沙班 10mg qd 与术前晚开始使用依诺肝素 qd 相比	主要终点也就是最大的 VTE 事件的发生在利伐沙班组显著低于依诺肝素组	NEJM 2008[137]
RECORD 2	全髋关节置换	利伐沙班组在创口闭合 6~8 小时候开始使用，持续 31~39 天；依诺肝素组手术前 12 小时开始注射，创口闭合后 6~8 小时重复使用 10~14 天	与依诺肝素组相比，利伐沙班组主要终点的发生显著降低	Lancet 2008[138]

续表

试验	手术	药物	结论	参考文献
RECORD 3	全膝关节置换	术后6~8小时起开始口服利伐沙班10mg qd;依诺肝素40mg qd 皮下注射,于术前12小时开始使用	主要终点及大的VTE发生在利伐沙班组显著降低	NEJM 2008[139]
	膝关节置换	低分子肝素与凡力林比较	各组的主要终点时间发生率:凡力林组3.2%,7天低分子肝素组0.9%,14天低分子肝素组0.9%	Ann Intern Med 2008[140]
ADVANCE	全膝关节置换	术后阿哌沙班2.5mg bid口服;术后12~24小时开始使用依诺肝素30mg bid皮下注射10~14天,	阿哌沙班并不劣于低分子肝素,且阿哌沙班组临床相关出血风险明显降低	NEJM 2009[141]
RECORD 4	全膝关节置换	术后6~8小时开始利伐沙班10mg口服;术后12~24小时开始依诺肝素30mg q12h皮下注射	口服10~14天的利伐沙班10mg qd预防VTE的作用显著优于皮下注射依诺肝素	Lancet 2009[142]
ADVANCE-2	全膝关节置换	术后12~24小时开始使用口服阿哌沙班2.5mg bid;术前12小时使用依诺肝素40mg qd	阿哌沙班效果显著优于依诺肝素,且两组在无论是大出血还是一般出血风险方面没有差异	Lancet 2010[143]
ADVANCE-3	全髋关节置换	术后阿哌沙班2.5mg bid与术前12小时使用依诺肝素比较	阿哌沙班显著优于依诺肝素	NEJM 2010[144]

● 出血风险

利伐沙班	达比加群	阿哌沙班
1.25（1.05~1.49）	1.12（0.94~1.35）	0.82（0.69~0.98）

● 新型抗凝药有更高的效率但是有更高的出血倾向

参 考 文 献

1. Kosova, E., et al. (2015). "Fat embolism syndrome." Circulation, 131: 317-320.

2. Schreijer, A., et al. (2006). "Activation of coagulation system during air travel: a crossover study." Lancet, 367: 832-838.

3. Toff, W., et al. (2006). "Effect of hypobaric hypoxia, simulating conditions during long-haul air travelon coagulation, fibrinolysis, platelet function, and endotherial activation." JAMA, 295: 2251-2261.

4. Smeeth, L., et al. (2006). "Risk of deep vein thrombosis and pulmonary embolism after acute infection ina community setting." Lancet, 367: 1075-1079.

5. Stein, P., et al. (2006). "Deep venous thrombosis and pulmonary embolism in hospitalized patients with sickle cell disease." Am J Med, 119: 897. e897-e811.

6. Naik, R., et al. (2013). "Venous thromboembolism in adults with sickle cell disease: a serious and under-recognized complication." Ibid, 126: 443-449.

7. Denson, K., et al. (2007). "Incidence of venous thromboembolism in patients with traumatic brain injury." Am J Surg, 193: 380-384.

8. Menaker, J., et al. (2007). "Incidence of early pulmonary embolism after injury." J Trauma, 63: 620-624.

9. Kayali, F., et al. (2008). "Venous thromboembolism in patients hospitalized with nephrotic syndrome." Am J Med, 121: 226-230.

10. Decousus, H., et al. (2010). "Superficial venous thrombosis and venous thromboembolism." Ann Intern Med, 152: 218-224.

11. Grainge, M., et al. (2010). "Venous thromboembolism during active disease and remission in inflammatory bowel disease: a cohort study." Lancet, 375: 657-663.

12. Merrill, A. and F. Millham (2012). "Increased risk of postoperative deep vein thrombosis and pulmonary embolism in patients with inflammatory bowel disease." Arch Surg, 147(2): 120-124.

13. Parker, C., et al. (2010) Antipsychotic drugs and risk of venous thromboembolism: nested case-control study. BMJ, 341, c4245 DOI: doi: 10. 1136/bmj. c4245

14. Parkin, L., et al. (2011) Risk of venous thromboembolism in users of oral contraceptives containing drospirenone or levonorgestrel: nested case-control study based on UK general practice research database. Ibid, 340, d2139 DOI: doi: 10. 1136/bmj. d2139

15. Jick, S. and R. Hernandez ibid. Risk of non-fatal venous thromboembolism in women using oral contraceptives containing drospirenone compared wtih women using oral contraceptives containing levonorgestrel: case-control study using United States claims data. d2151doi: 10. 1136/bmj. d2151

16. Holst, A., et al. (2010). "Risk factors for venous thromboembolism. Results from the Copenhagen City Heart Study." Circulation, 121: 1896-1903.

17. Bezemer, I., et al. (2009). "The value of family history as a risk indicator for venous thrombosis." Arch Intern Med, 169: 610-615.

18. ☺ ☺ Piazza, G. and S. Goldhaber (2010). "Venous thromboembolism and atherothrombosis. An integrated approach." Circulation, 121: 2146-2150.

19. ☺ Sorensen, H., et al. (2007). "Venous thromboembolism and subsequent hospitalisation due to acute arterial cardiovascular events: a 20-year cohort study." Lancet, 370: 1773-1779.

20. Woller, S., et al. (2011). "Derivation and validation of a simple model to identify venous thromboembolism risk in medical patients." Am J Med, 124: 947-954.

21. Zoller, B., et al. (2012). "Risk of pulmonary embolism in patients with autoimmune disorders: a nationwide follow-up study from Sweden." Lancet, 379: 244-249.

22. Buckner, T. and N. Key (2012). "Venous thrombosis in blacks." Circulation, 125: 837-839.

23. Chou, K., et al. (2012). "Sleep apnea and risk of deep vein thrombosis: a non-randomized, pair-matched cohort study." Am J Med, 125: 374-380.

24. Piazza, G., et al. Ibid, "Venous thromboembolism in patients with diabetes mellitus." 709-716.

25. Piazza, G., et al. (2012). "Venous thromboembolism in patients with chronic obstructive pulmonary disease." Am J Med, 125: 1010-1018.

26. Holmqvist, M., et al. (2012). "Risk of venous thromboembolism in patients with rheumatoid arthritis and association with disease duration and hospitalization." JAMA, 308 (13): 1350-1356.

27. Henriksson, P., et al. (2013). "Incidence of pulmonary and venous thromboembolism in pregnancies after in vitro fertilisation: cross sectional study." BMJ, 346: e8632.

28. Johannesdottir, S., et al. (2013). "Use of glucocorticoids and risk of venous thromboembolism." JAMA Intern Med, 173 (9): 743-752.

29. Chopra, V., et al. (2013). "Risk of venous thromboembolism associated with peripherally inserted central catheters: a systematic review and meta-analysis." Lancet, 382: 311-325.

30. Sultan, A., et al. (2013). "Risk of first venous thromboembolism in pregnant women in hospital: population based cohort study from England." BMJ, 347: f6099.

31. Mebazaa, A., et al. (2014). "Predicting the risk of venous thromboembolism in patients hospitalized with heart failure." Circulation, 130: 410-418.

32. Donze, J., et al. (2014) Impact of sepsis on risk of postoperative arterial and venous thromboses: large prospective cohort study. BMJ, 349, g5334 DOI: 10.1136/bmj. g5334

33. ☺ Mai,C. and D. Hunt(2011). "Upper-extremity deep venous thrombosis:a review." Am J Med,124:402-407.

34. ☺ Kucher,N. (2011). "Deep-vein thrombosis of the upper extremities." N Engl J Med,364:861-869.

35. ☺☺ Fallouh,N.,et al. (2015). "Peripherally inserted catheter-associated deep vein thrombosis:a narrative review." Am J Med,128:722-738.

36. ☺☺☺ Baskin,J.,et al. (2009). "Management of occlusion and thrombosis associated with long-term indwelling central venous catheters." Lancet,374:159-169.

37. ☺ Piazza,G. (2013). "Venous thromboembolism and cancer." Circulation,128:2614-2618.

38. ☺☺ Kline,J. and P. Wells(2003). "Methodology for a rapid protocol to rule out pulmonary embolism in the emergency department." Ann Emerg Med,42:266-275.

39. ☺☺☺ Stein,P.,et al. (2006). "Diagnosis pathways in acute pulmonary embolism:recommendations of the PIOPED II investigators." Am J Med,119:1048-1055.

40. Anderson,D.,et al. (2007). "Computed tomographic pulmonary angiography vs ventilation-perfusion lung scanning in patients with suspected pulmonary embolism:A randomized controlled trial." JAMA,298:2743-2753.

41. Righini,M.,et al. (2008). "Diagnosis of pulmonary embolism by multidetector CT alone or combined with venous ultrasonography of the leg:a randomised non-inferiority trial." Lancet,371:1343-1352.

42. ☺☺ Bernardi,E.,et al. (2008). "Serial 2-point ultrasonography plus D-dimer vs whole-leg color-coded doppler ultrasonography for diagnosing suspected symptomatic deep vein thrombosis. A randomized controlled trial." JAMA,300:1653-1659.

43. Stevens,S.,et al. (2004). "Withholding anticoagulation after a negative result on duplex ultrasonography for suspected symptomatic deep venous thrombosis." Ann Intern Med,140:985-991.

44. Kearon, C., et al. (2005). "A randomized trial of diagnostic strategies after normal proximal vein ultrasonography for suspected deep vein thrombosis: D-dimer testing compared with repeated ultrasonography." Ibid, 142: 490-496.

45. Johnson, S., et al. (2010). "Risk of deep vein thrombosis following a single negative whole-leg compression ultrasound. A systemic review and meta-analysis." JAMA, 303: 438-445.

46. Le Gal, G., et al. (2012). "Diagnostic value of single complete compression ultrasonography in pregnant and postpartum women with suspected deep vein thrombosis: prospective study." BMJ, 344: e2635.

47. Linkins, L., et al. (2013). "Selective D-dimer testing for diagnosis of a first suspected episode of deep venous thrombosis. A randomized trial." Ann Intern Med, 158: 93-100.

48. Karami-Djurabi, R., et al. (2009). "D-dimer testing in patients with suspected pulmonary embolism and impaired renal function." Am J Med, 122: 1050-1053.

49. ☺ Douma, R., et al. (2010) Potenstial of an age adjusted D-dimer cut-off value to improve the exclusion of pulmonary embolism in older patients: a retrospective analysis of three large cohorts. BMJ, 340, c1475 DOI: doi: 10. 1136/bmj. c1475

50. ☺ Righini, M., et al. (2014). "Age-adjusted D-dimer cutoff levels to rule out pulmonary embolism. The ADJUST-PE study." JAMA, 311 (11): 1117-1124.

51. Lindner, G., et al. (2014). "D-dimer to rule out pulmonary embolism in renal insufficiency." Am J Med, 127: 343-347.

52. ☺ ☺ Agnelli, G. and C. Becattini (2010). "Acute pulmonary embolism." N Engl J Med, 363: 266-274.

53. ☺ ☺ ☺ Piazza, G. and S. Goldhaber (2006). "Acute pulmonary embolism: Part II: treatment and prophylaxis." Circulation, 114: e42-e47.

54. Jimenez, D., et al. (2011). "Combinations of prognostic tools for identification of high-risk normotensive patients with acute

symptomatic pulmonary embolism." Thorax, 66:75-81.

55. Jimenez, D., et al. (2010). "Simplification of the Pulmonary Embolism Severity Index for prognostication in patients with acute symptomatic pulmonary embolism." Arch Intern Med, 170(15):1383-1389.

56. ☺ ☺ Stamm, J. (2012). "Risk stratification for acute pulmonary embolism." Crit Care Clin, 28:301-321.

57. Meinel, F., et al. (2015). "Predictive value of computed tomography in acute pulmonary embolism:systematic review and meta-analysis." Am J Med, 128:747-759.

58. Busse, L. and J. Vourlekis (2014). "Submassive pulmonary embolism." Crit Care Clin, 30:447-473.

59. J ☺ Ahmad, N., et al. (2011). "Risk stratification in pulmonary embolism:an algorithmic tool approach." Thorax, 66:1098-1099.

60. ☺ ☺ ☺ Konstantinides, S., et al. (2014)2014 ESC guidelines on the diagnosis and management of acute pulmonary embolism. Eur Heart J, DOI:10.1093/eurheartj/ehu283

61. ☺ ☺ Dresang, L., et al. (2008). "Venous thromboembolism during pregnancy." AFP, 77:1709-1716.

62. ☺ ☺ ☺ Marik, P. and L. Plante (2008). "Venous thromboembolic disease and pregnancy." N Engl J Med, 359:2025-2033.

63. ☺ ☺ Bourjeily, G., et al. (2010). "Pulmonary embolism in pregnancy." Lancet, 375:500-512.

64. ☺ Monreal, M., et al. (2006). "Venous thromboembolism in patients with renal insufficiency:findings from the RIETE registry." Am J Med, 119:1073-1079.

65. ☺ ☺ Carlbom, D. and B. Davidson (2007). "Pulmonary embolism in the critically ill." Chest, 132:313-324.

66. ☺ Piazza, G., et al. (2011). "Venous thromboembolism in heart failure:preventable deaths during and after hospitalization." Am J Med, 124:252-259.

67. ☺ Parikh, S., et al. (2010). "Portal vein thrombosis." Ibid, 123:111-119.

68. ☺ ☺ ☺ Dalen,J.(2008). "Should patients with venous thromboem-bolism be screened for thrombophilia?" Ibid,121:458-463.

69. Piazza,G.(2014). "Thrombophilia testing,recurrent thrombosis,and women's health." Circulation,130:283-287.

70. ☺ Kyrle,P.,et al.(2010). "Risk assessment for recurrent venous thrombosis." Lancet,376:2032-2039.

71. ☺ ☺ Carrier,M.,et al.(2008). "Systematic review:the Trousseau syndrome revisited:Should we screen extensively for cancer in patients with venous thromboembolism?" Ann Intern Med,149:323-333.

72. Gillenwater,J.,et al.(1962). "Phlegmasia cerulea dolens."Circulation, 25:39-42.

73. J ☺ Gibson,C.,et al.(2014). "Out of the blue." N Engl J Med,370: 1742-1748.

74. ☺ Tapson,V.(2008). "Acute pulmonary embolism." Ibid,358:1037-1052.

75. Merli,G.(2005). "Anticoagulants in the treatment of deep vein thrombosis." Am J Med,118:13S-20S.

76. Campbell,I.,et al.(2007). "Anticoagulation for three versus six months in patients with deep vein thrombosis or pulmonary embolism, or both:randomised trial." BMJ.

77. The van Gogh Investigators(2007). "Idraparinux versus standard therapy for venous thromboembolic disease." N Engl J Med,357: 1094-1104.

78. Hull,R.,et al.(2006). "Long-term low-molecular-weight heparin versus usual care in proximal-vein thrombosis patients with cancer." Am J Med,119:1062-1072.

79. Schulman,S.,et al.(2009). "Dabigatran versus warfarin in the treatment of acute venous thromboembolism." N Engl J Med,361: 2342-2352.

80. ☺ Prandoni,P.,et al.(2009). "Residual thrombosis on ultrasonography to guide the duration of anticoagulation in patients with deep vein thrombosis." Ann Intern Med,150:577-585.

81. Decousus, H., et al. (2010). "Fondaparinux for the treatment of superficial-vein thrombosis in the legs." N Engl J Med, 363: 1222-1232.

82. The EINSTEIN Investigators. "Oral rivaroxaban for symptomatic venous thromboembolism." Ibid, 2499-2510.

83. Buller, H., et al. (2012). "Enoxaparin followed by once-weekly idrabiotaparinux versus enoxaparin plus warfarin for patients with acute symptomatic pulmonary embolism: a randomised, double-blind, double-dummy, non-inferiority trial." Lancet, 379: 123-129.

84. The EINSTEIN-PE Investigators (2012). "Oral rivaroxaban for the treatment of symptomatic pulmonary embolism." N Engl J Med, 366: 1287-1297.

85. Becattini, C., et al. "Aspirin for preventing the recurrence of venous thromboembolism." Ibid, 1959-1967.

86. Brighton, T., et al. "Low-dose aspirin for preventing recurrent venous thromboembolism." Ibid, 367: 1979-1987.

87. Agnelli, G., et al. (2013). "Apixaban for extended treatment of venous thromboembolism." Ibid, 368: 699-708.

88. Agnelli, G., et al. "Oral apixaban for the treatment of acute venous thromboembolism." Ibid, 369: 799-808.

89. Schulman, S., et al. "Extended use of dabigatran, warfarin, or placebo in venous thromboembolism." Ibid, 368: 709-718.

90. Trujillo-Santos, J., et al. (2013). "Low-molecular-weight or unfractionated heparin in venous thromboembolism: the influence of renal function." Am J Med, 126: 425-434.

91. The Hokusai-VTE Investigators (2013). "Edoxaban versus warfarin for the treatment of symptomatic venous thromboembolism." N Engl J Med, 369: 1406-1415.

92. Sharifi, M., et al. (2013). "Moderate pulmonary embolism treated with thrombolysis (from the "MOPETT" trial)." Am J Cardiol, 111: 273-277.

93. Meyer, G., et al. (2014). "Fibrinolysis for patients with intermediate-

risk pulmonary embolism." N Engl J Med, 370:1402-1411.

94. Bashir, R., et al. (2014). "Comparative outcomes of catheter-directed thrombolysis plus anticoagulation vs anticoagulation alone to treat lower-extremity proximal deep vein thrombosis." JAMA Intern Med, 174(9):1494-1501.

95. ☺ ☺ Douketis, J., et al. (2007). "The risk for fatal pulmonary embolism after discontinuing anticoagulant therapy for venous thromboembolism." Ann Intern Med, 147:766-774.

96. ☺ ☺ Konstantinides, S. (2008). "Acute pulmonary embolism." N Engl J Med, 359:2804-2813.

97. ☺ Vedantham, S. (2008). "Interventions for deep vein thrombosis: reemergence of a promising therapy." Am J Med, 121:S28-S39.

98. ☺ Goldhaber, S. and H. Bounameaux (2012). "Pulmonary embolism and deep vein thrombosis." Lancet, 379:1835-1846.

99. ☺ ☺ Palareti, G., et al. (2006). "D-dimer testing to determine the duration of anticoagulation therapy." N Engl J Med, 355:1780-1789.

100. ☺ ☺ Verhovsek, M., et al. (2008). "Systematic review: D-dimer to predict recurrent disease after stopping anticoagulation therapy for unprovoked venous thromboembolism." Ann Intern Med, 149:481-490.

101. Cosmi, B., et al. (2010). "Usefulness of repeated D-dimer testing after stopping anticoagulation for a first episode of unprovoked venous thromboembolism: the PROLONG II prospective study." Blood, 115:481-488.

102. Kearon, C., et al. (2015). "D-dimer testing to select patients with a first unprovoked venous thromboembolism who can stop anticoagulant therapy." Ann Intern Med, 162:27-34.

103. Couturaud, F., et al. (2015). "Six months vs extended oral anticoagulation after a first episode of pulmonary embolism,. The PADIS-PE randomized clinical trial." JAMA, 314(1):31-40.

104. Mismetti, P., et al. "Effect of a retrievable inferior vena cava filter plus anticoagulation vs anticoagulation alone on risk of recurrent

pulmonary embolism." Ibid, 313(16):1627-1635.

105. ☺ Bauer, K. (2011). "Long-term management of venous thromboembolism. A 61-year-old woman with unprovoked venous thromboembolism." Ibid, 305:1336-1345.

106. Rodger, M., et al. (2008). "Identifying unprovoked thromboembolism patients at low risk for recurrence who can discontinue anticoagulant therapy." CMAJ, 179(5):417-426.

107. Boutitie, F., et al. (2011) Influence of preceding length of anticoagulant treatment and initial presentation of venous thromboembolism on risk of recurrence after stopping treatment: analysis of individual participants' data from seven trials. BMJ, 342, d3036 DOI: 10.1136/bmj. d3036

108. Kahn, S., et al. (2008). "Determinants and time course of the postthrombotic syndrome after acute deep venous thrombosis." Ann Intern Med, 149:698-707.

109. Hull, R., et al. (2011). "Long-term low-molecular-weight heparin and the post-thrombotic syndrome: a systematic review." Am J Med, 124:756-765.

110. Strijkers, R., et al. (2011) Management of deep vein thrombosis and prevention of post-thrombotic syndrome. BMJ, 343, d5916 DOI: 10.1136/bmj. d5916

111. Kahn, S., et al. (2014). "Compression stockings to prevent post-thrombotic syndrome: a randomised placebo-controlled trial." Lancet, 383:880-888.

112. Enden, T., et al. (2012). "Long-term outcome after additional catheter-directed thrombolysis versus standard treatment for acute iliofemoral deep vein thrombosis (the CaVenT study): a randomised controlled trial." Ibid, 379:31-38.

113. ☺ ☺ Cayley, W. (2007). "Preventing deep vein thrombosis in hospital inpatients." BMJ, 335:147-151.

114. Dentali, F., et al. (2007). "Meta-analysis: anticoagulant prophylaxis to prevent symptomatic venous thromboembolism in hospitalized

medical patients." Ann Intern Med, 146：278-288.

115. ☺ ☺ ☺ Francis, C. (2007). "Prophylaxis for thromboembolism in hospitalized medical patients." N Engl J Med, 356：1438-1444.

116. Connors, J. (2014). "Prophylaxis against venous thromboembolism in ambulatory patients with cancer." Ibid, 370：2515-2519.

117. Nathens, A., et al. (2007). "The practice of venous thromboembolism prophylaxis in the major trauma patient." J Trauma, 62：557-563.

118. Slavik, R., et al. "Dalteparin versus enoxaparin for venous thromboembolism prophylaxis in acute spinal cord injury and major orthopedic trauma patients：'DETECT' trial." Ibid, 1075-1081.

119. Sherman, D., et al. (2007). "The efficacy and safety of enoxaparin versus unfractionated heparin for the prevention of venous thromboembolism after acute ischaemic stroke (PREVAIL study)：an open-label randomised comparison." Lancet, 369：1347-1355.

120. The van Gogh Investigators (2007). "Extended prophylaxis of venous thromboembolism with Idraparinux." N Engl J Med, 357：1105-1112.

121. Tapson, V., et al. (2007). "Venous thromboembolism prophylaxis in acutely ill hospitalized medical patients. Findings from the International Medical Prevention Registry on Venous Thromboembolism." Chest, 132：936-945.

122. Cohen, A., et al. (2008). "Venous thromboembolism risk and prophylaxis in the acute hospital care setting (ENDORSE study)：a mutinational cross-sectional study." Lancet, 371：387-394.

123. Glynn, R., et al. (2009). "A randomized trial of Rouvastatin in the prevention of venous thromboembolism." N Engl J Med, 360：1851-1861.

124. Young, A., et al. (2009). "Warfarin thromboprophylaxis in cancer patients with central venous catheters (WARP)：an open-label randomised trial." Lancet, 373：567-574.

125. Hull, R., et al. (2010). "Extended-duration venous thromboembolism prophylaxis in acutely ill medical patients with recently reduced mobility." Ann Intern Med, 153：8-18.

126. The PROJECT Investigators (2011). "Dalteparin versus unfractionated heparin in critically ill patients." N Engl J Med, 364: 1305-1314.

127. The CLOTS Trials Collaboration (2009). "Effectiveness of thigh-length graduated compression stockings to reduce the risk of deep vein thrombosis after stroke (CLOTS trial 1): a multicenter, randomised controlled trial." Lancet, 373: 1958-1965.

128. The CLOTS Trials Collaboration (2010). "Thigh-length versus below-knee stockings for deep vein thrombosis prophylaxis after stroke." Ann Intern Med, 153: 553-562.

129. CLOTS (Clots in Legs Or sTockings after Stroke) Trials Colaboration (2013). "Effectiveness of intermittent pneumatic compression in reduction of risk of deep vein thrombosis in patients who have had a stroke (CLOTS 3): a multicenter randomised controlled trial." Lancet, 382: 516-524.

130. Goldhaber, S., et al. (2011). "Apixaban versus enoxaparin for thromboprophylaxis in medically ill patients." N Engl J Med, 365: 2167-2177.

131. Kakkar, A., et al. "Low-molecular-weight heparin and mortality in acutely ill medical patients." Ibid, 2463-2472.

132. Cohen, A., et al. (2013). "Rivaroxaban for thromboprophylaxis in acutely ill medical patients." Ibid, 368: 513-523.

133. Turpie, A., et al. (2002). "Postoperative fondaparinux versus postoperative enoxaparin for prevention of venous thromboembolism after elective hip-replacement surgery: a randomised double-blind trial." Lancet, 359: 1721-1726.

134. Lassen, M., et al. "Postoperative fondaparinux versus preoperative enoxaparin for prevention of venous thromboembolism in elective hip-replacement surgery: a randomised double-blind comparison." Ibid, 1715-1720.

135. Eriksson, B., et al. (2001). "Fondaparinux compared with enoxaparin for the prevention of venous thromboembolism after hip-fracture surgery." N Engl J Med, 345: 1298-1304.

136. Eriksson, B., et al. (2007). "Dabigatran etexilate versus enoxaparin for prevention of venous thromboembolism after total hip replacement: a randomised, double-blind, non-inferiority trial." Lancet, 370:949-956.

137. Eriksson, B., et al. (2008). "Rivaroxaban versus enoxaparin for thromboprophylaxis after hip arthroplasty." N Engl J Med, 358:2765-2775.

138. Kakkar, A., et al. (2008). "Extended duration rivaroxaban versus short-term enoxaparin for the prevention of venous thromboembolism after total hip arthroplasty: a double-blind, randomised controlled trial." Lancet, 372:31-39.

139. Lassen, M., et al. (2008). "Rivaroxaban versus enoxaparin for thromboprophylaxis after total knee arthroplasty." N Engl J Med, 358:2776-2786.

140. Camporese, G., et al. (2008). "Low-molecular-weight heparin versus compression stocking for thromboemboprophylaxis after knee arthroscopy." Ann Intern Med, 149:73-82.

141. Lassen, M., et al. (2009). "Apixaban or enoxaparin for thromboprophylaxis after knee replacement." N Engl J Med, 361:594-604.

142. Turpie, A., et al. (2009). "Rivaroxaban versus enoxaparin for thromboprophylaxis after total knee arthroplasty (RECORD 4): a randomised trial." Lancet, 373:1673-1680.

143. Lassen, M., et al. (2010). "Apixaban versus enoxaparin for thromboprophylaxis after knee replacement (ADVANCE-2): a randomised double-blind trial." Ibid, 375:807-815.

144. Lassen, M., et al. (2010). "Apixaban versus enoxaparin for thromboprophylaxis after hip replacement." N Engl J Med, 363:2487-2498.

145. Gomez-Outes, A., et al. (2012). "Dabigatran, rivaroxaban, or apixaban versus enoxaparin for thromboprophylaxis after total hip or knee replacement: systematic review, meta-analysis, and indirect

treatment comparisons." BMJ, 344: e3675.

第九节　肺动脉高压

WHO 第 2 类别肺动脉高压
WHO 分类和 2013 年新分类
诊断
治疗及预后

WHO 第 2 类别肺动脉高压

肺动脉高压定义:静息期肺动脉平均动脉压(PAP)>25mmHg,或活动后 >30mmHg,或肺动脉收缩压 >40mmHg

WHO 第 2 类别肺动脉高压(Chest 2013[1])

● 肺动脉高压多为左心疾病(LHD)导致(第 2 类别),肺动脉本身所致高血压占少数

● 2008 新分类

● 射血分数正常或下降的心衰(HFprEF)被认为是左心充盈压升高致肺动脉高压的主要原因(HFpEF:射血分数正常的心衰;HFrEF:射血分数下降的心衰)

● 第 2 类别肺动脉高压的原因:收缩功能障碍(HFrEF),舒张功能障碍(HFpEF),和瓣膜疾病,详见文献原文图示

● 射血分数正常或下降的心衰发病率约 52%~83%

● 将肺动脉性高血压和射血分数正常或下降(HEprEF)所致的肺动脉高压区分开非常重要,因为治疗方案不一样

● 肺动脉性高血压风险因素:家族史、使用抑制食欲或安非他明等药物、系统性硬化、SLE、混合型结缔组织病、HIV、肝脏疾病、门静脉高压、先天性心脏病、血吸虫病等。心电图表现以右心改变为主,右心房扩张,右心室肥大。

● HFpEF 所致肺动脉高压风险因素:老年、系统性高血压、糖尿病、冠状动脉心脏病、心房颤动、肥胖、高脂血症等。临床特征表现为端坐呼吸、夜间阵发性呼吸困难、活动后血压迅速上升。心电图表现以左心改变为主,左心房扩张、左心室

肥大。详见文献原文表 2 和表 3

WHO 分类和 2013 年新分类

肺动脉高压临床诊断（Circulation 2014[2]）

肺动脉高压 2013 版新分类：

- 肺动脉高血压
- 左心疾病所致肺动脉高压
- 肺疾病或低氧所致的肺动脉高压
- 慢性血栓栓塞性肺动脉高压
- 多因素不明的肺动脉高压
- 详见文献原文表 1
- 肺动脉高压诊治流程图详见文献原文图示

病理生理学主要血管改变为血管收缩、平滑肌细胞和内皮细胞增殖以及血栓，提示血管扩张因子和收缩因子平衡失调。肺动脉高压机械途径为血清素激活途径和 TGF-β 受体途径[3]

肺动脉高压的室上性心动过速发生率（Am Heart J 2007[4]）

- 231 例肺动脉高压病人进行 6 年随访，单中心回顾性研究
- 室上性心动过速（supraventricular tachycardia, SVT）（房扑、房颤、房室折返性心动过速）累积发病率为 11.7%，年发病率为 2.8%
- SVT 和右心室功能衰竭进展有关
- 预后和 SVT 类型、窦房结恶化程度有关
- 随访期间，82% 合并持续性心房颤动病人死亡

间质性肺疾病和肺动脉高压（Mayo Clin Proc 2007[5]）

- 间质性肺疾病病人中肺动脉高压不常见，多为肺功能衰竭进展或缺氧所致
- 多普勒超声心动图是评估肺动脉高压的关键性检查
- 病理机制尚不明确，肺内皮细胞功能不全是其中一环
- 肺实质疾病病人中，CT 提示肺主动脉直径 >29mm，有

84% 敏感性,75% 的特异性预示肺动脉高压

● 间质性肺疾病合并肺动脉高压病人进行系统性血管扩张治疗会增加 V/Q 失衡而加重缺氧

肺栓塞后肺动脉高压（NEJM 2004[6]）

● 314 例肺栓塞病人连续性随访

● 3 个月复发静脉栓塞血栓累积发病率为 4.9%,6 个月累积发病率为 6.5%,1 年累积发病率为 8.0%,5 年累计发病率 22.1%,10 年累积发病率为 29.1%

● 62.5% 深静脉血栓发生在停用口服抗凝药物之后

● 3 个月肺动脉高压累积发病率为 0,1 年累积发病率为 1.0%,2 年累积发病率为 3.8%

● 肺动脉高压病情 2 年后不再进展

肺动脉高压,是先天性溶血性贫血和 HIV 感染的并发症（JAMA 2008[7]）

● 大约 10% 血红蛋白病病人,0.5%HIV 感染病人进展为中重度肺动脉高压

● 当发生右心衰,心输出功能衰竭时,肺动脉压力可能恢复正常或下降

● 事实上每次溶血性贫血的发生都和肺动脉高压有关

● 目前还没有肺动脉高压与慢性疾病性溶血或缺铁性贫血相关的报道

● 溶血的严重程度和肺动脉高压的程度相关

● 血红蛋白失激活和内源性血管扩张因子 NO 有关

● 肺动脉高压和 CD4 计数或瓣负荷没有相关性

● 为预防冠心病猝死,需要优化羟基脲使用和输血治疗

慢性血栓栓塞性肺动脉高压（NEJM 2011[8]）

● 定义为:肺栓塞后肺动脉压力 >25mmHg 持续 6 个月

● 急性肺栓塞后约 2%~4% 病人进展为该病

● 甲状腺疾病是慢性血栓栓塞性肺动脉高压和特发性肺动脉性高压的共同风险因素

● 慢性血栓栓塞性肺动脉高压导致持续大动脉阻塞和血管收缩

● 急性肺栓塞后 6 个月内持续肺动脉高压病人行常规二维超声心动图可帮助评估是否有慢性血栓栓塞性肺动脉高压的风险

● 文献原文图 3 为分类

● 最有效的治疗措施为肺血栓动脉内膜切除术

● 术后最常见的 2 个问题是肺动脉盗血综合征和再灌注肺水肿

● 绝大多数病人进行抗凝治疗,但尚无随机对照研究数据

镰状细胞疾病病人肺动脉高压血流动力学研究(NEJM 2011[9])

● 三尖瓣反流速度达到 2.5m/s 以上患病率为 37%

● 然而,通过导管测定的肺动脉高压患病率为 6%

● 超声心动图单项评估测定的肺动脉高压脉压变异率较低

左心疾病导致的肺动脉高压(Circulation 2012[10])

● 分类同 WHO 第 2 类别肺动脉高压分类

● 区别第 2 类别肺动脉高压和其他类型的血流动力学关键因素在于肺动脉楔压升高(**见文献原文表格**)

● 最常见的症状为劳力性呼吸困难

诊　　断

肺动脉高压检查手段包括:2 维超声心动图、血清学检查、通气血流比、肺动脉检查和右心导管检查(Rubin 2005[11])

肺动脉高压:诊断和管理(BMJ 2013[12])

● 分为特发性肺动脉高压、左心疾病所致肺动脉高压、肺疾病所致肺动脉高压、慢性血栓栓塞性肺动脉高压、原因不明肺动脉高压等五种类型,见文献原文图示

● 肺灌注扫描正常可排除慢性血栓栓塞性肺动脉高压

肺动脉 CT 可表现相关特征

● 肺动脉:升主动脉 >1

● 右心室肥大

- 肺部疾病征象
- 详见文献原文图示

慢性血栓栓塞性肺动脉高压进展（Circulation 2014[13]）

- 慢性血栓栓塞性肺动脉高压（chronic thromboembolic pulmonary HTN, CTEPH）是一种独特的肺血管疾病，由肺动脉慢性堵塞导致
- 缺乏既往急性肺动脉栓塞发作造成的级联反应，直接由症状肺动脉栓塞造成 CTEPH 较罕见
- 诊断流程图详见文献原文图示

评估心肺血管的非侵入性检查（Circulation 2015[14]）

- 研究不应局限于右心室收缩压，应包含与右心室收缩及舒张压，见文献原文表 2
- 不是所有右心室收缩压升高病例都是由肺动脉高压引起的
- 右心室收缩压升高并不一定非由肺循环异常引起

治疗及预后

肺动脉高压六步治疗法（Mayo Clin Proc 2007[5]）

1. 治疗已有的肺间质疾病
2. 合适的时机给予氧气支持
3. 治疗心力衰竭
4. 考虑抗凝治疗
5. 考虑血管活性治疗
6. 考虑肺移植

肺动脉高压西地那非治疗（NEJM 2005[15]）

- SUPER 研究
- 278 例特发性或结缔组织疾病相关性肺动脉高压病人
- 随访时间 12 周，6 分钟步行距离评估心功能
- 药物使用组心功能显著改善

肺动脉高压磷酸二酯酶 5 型抑制剂治疗（NEJM 2009[16]）

- 内皮功能和血管收缩相关性源于内皮细胞诱导的血管收缩和扩张功能失调

● 肺动脉高压病理生理学两大重要特征在于 NO 生成的减少、肺动脉平滑肌细胞和右室心肌中 5 型磷酸二酯酶的表达增加和活性增强

肺动脉高压的预后与 WHO 分类的相关性强于平均肺动脉压力的数值（J Fam Proc 2004[17]）

● 功能性分类Ⅲ级 7 年生存率达到 60%，而Ⅳ级生存率不到 20%，见表 5-9-1

表 5-9-1 肺动脉高压分类

WHO 分类	症状
Ⅰ级	肺动脉高压,无活动受限
Ⅱ级	轻度活动受限
Ⅲ级	显著活动受限
Ⅳ级	症状显著,无法活动

肺栓塞后持续肺动脉高压评估（Chest 2007[18]）

● 17 例持续性广泛栓塞、亚广泛栓塞、复发肺栓塞病人的回顾性分析研究

● 肺动脉收缩压 >50mmHg 病人评估是否需要行肺动脉内膜切除术,因无论有无肺栓塞复发,肺动脉压力在栓塞后 6~12 个月显著升高

肺动脉高压:诊断和治疗（Mayo Clin Proc 2009[19]）,见文献原文图示

● 未行治疗的肺动脉高压病人,平均生存期为 2.8 年

● 肺动脉高压病人,肺毛细血管楔压 PCWP 评估肺静脉压力,肺静脉压力正常或≤15mmHg,跨肺压(平均肺动脉压力和肺毛细血管楔压差)≤10mmHg

● 主要六条治疗基线:预防、肺动脉高压高危人群筛查、潜在病因的最佳治疗、支持治疗、血管靶向治疗和手术治疗

● 四种常见药物:①钙通道阻滞剂;②前列环素类似物;③内皮素受体阻滞剂;④磷酸二酯酶抑制剂

● 对短期作用因子如腺苷有血管扩张反应的病人,钙通

道阻滞剂可获得较好的生存受益。但研究中,仅 27% 病人有血管扩张反应

● 平均肺动脉压绝对值不超过 40mmHg 而下降大于 10mmHg 的病人,或测试时心输出量维持或改善的病人,应给予硝苯地平、地尔硫䓬或氨氯地平治疗

● 维拉帕米因其负性肌力作用为使用禁忌

● 约 1/3 病人有心绞痛病史

● 30% 肺动脉高压病人可发生晕厥

● 肺动脉高压治疗流程见原文

肺动脉高压相关临床试验(表 5-9-2)

表 5-9-2 肺动脉高压相关临床试验

肺动脉内膜切除术中循环骤停和脑灌注的比较	2011	PEACOG 研究[20]	● 慢性血栓栓塞性肺动脉高压病人实行肺动脉内膜切除术中,顺行脑灌注(ACP)和深低温停循环(DHCA)的比较 ● 术后 12 周认知功能有所改变 ● 两组病人认知功能均无受损
瑞司瓜特在慢性血栓栓塞性肺动脉高压的治疗作用	2013	CHEST-1 研究[21]	● 对比肺动脉内膜切除术后,使用安慰剂或瑞司瓜特两组病人肺动脉高压复发的 RCT 研究 ● 瑞司瓜特可显著改善活动能力和血管阻力
	2013	PATENT-1 研究[22]	● 有症状性肺动脉性高血压病人 ● 瑞司瓜特显著改善活动能力
马西替坦治疗肺动脉高压	2013	SERAPHIN 研究[23]	● 马西替坦可显著减少肺动脉高压病人发病率和死亡率

参 考 文 献

1. ☺ Hansdottir, S., et al. (2013). "WHO's in second? A practical review of World Health Organization Group 2 Pulmonary Hypertension." Chest, 144(2):638-650.

2. ☺ Rich, J. and S. Rich (2014). "Clinical diagnosis of pulmonary hypertension." Circulation, 130:1820-1830.

3. Farber, H. and J. Loscalzo (2004). "Pulmonary arterial hypertension." N Engl J Med, 351:1655-1665

4. ☺ ☺ Tongers, J., et al. (2007). "Incidence and clinical relevance of supraventricular tachyarrhythmias in pulmonary hypertension." Am Heart J, 153:127-132.

5. ☺ ☺ ☺ Ryu, J., et al. (2007). "Pulmonary hypertension in patients with interstitial lung diseases." Mayo Clin Proc, 82:342-350.

6. Pengo, V. (2004). "Incidence of chronic thromboembolic pulmonary hypertension after pulmonary embolism." N Engl J Med, 350:2257-2264.

7. ☺ ☺ ☺ Barnett, C. et al. (2008). "Pulmonary hypertension. An increasingly recognized complication of hereditary hemolytic anemias and HIV infection." JAMA, 299:324-331.

8. ☺ Piazza, G. and S. Goldhaber (2011). "Chronic thromboembolic pulmonary hypertension." N Engl J Med, 364:351-360.

9. Parent, F., et al. "A hemodynamic study of pulmonary hypertension in sickle cell disease." N Engl J Med, 365:44-53.

10. Guazzi, M. and B. Borlaug (2012). Pulmonary hypertension due to left heart disease. Circulation, 126:975-990.

11. Rubin, L. and D. Badesch (2005). Evaluation and management of the patient with pulmonary arterial hypertension. Ann Intern Med, 143:282-292.

12. ☺ Kiely, D., et al. (2013). Pulmonary hypertension: diagnosis and management. BMJ, 346:f2028.

13. Lang, I. and M. Madani (2014). Update on chronic thromboembolic

pulmonary hypertension. Circulation, 130:508-518.

14. ☺ Noordegraaf, A., et al. (2015). Noninvasive imaging in the assessment of the cardiopulmonary vascular unit. Circulation, 131: 899-913.

15. Galie, N. and H. Ghofrani (2005). Sildenafil citrate therapy for pulmonary arterial hypertension. N Engl J Med, 353:2148-2157.

16. Archer, S. and E. Michelakis (2009). Phosphodiesterase type 5 inhibitors for pulmonary artery hypertension. N Engl J Med, 361: 1864-1871.

17. ☺ ☺ Sirithanakul, K. and K. Mubarak (2004). Pulmonary arterial hypertension: newer treatments are improving outcomes. J Famlily Practice, 53:959-969.

18. ☺ de Perrot, M., et al. (2007). Evaluation of persistent pulmonary hypertension after acute pulmonary embolism. Chest, 132:780-785.

19. ☺ ☺ ☺ McGoon, M. and G. Kane (2009). Pulmonary hypertension: diagnosis and management. Mayo Clin Proc, 84:191-207.

20. Vuylsteke, A., et al. (2011). Circulatory arrest versus cerebral perfusion during pulmonary endarterectomy surgery (PEACOG): a randomised controlled trial. Lancet, 378:1379-1387.

21. Ghofrani, H., et al. (2013). Riociguat for the treatment of chronic thromboembolic pulmonary hypertension. N Engl J Med, 369:319-329.

22. Ghofrani, H., et al. Riociguat for the treatment of pulmonary arterial hypertension. N Engl J Med, 330-340.

23. Pulido, T., et al. Macitentan and morbidity and mortality in pulmonary arterial hypertension. N Engl J Med, 809-818.

第十节　肺　炎

社区获得性肺炎(community-acquired pneumonia, CAP)
呼吸机相关性肺炎(ventilator-associatedpheumonia, VAP)
医疗看护相关性(health care associated pneumonia,

HCAP）

医院获得性肺炎（hospital-acquired pneumonia, HAP）
吸入性肺炎

胸腔积液

预后（心脏并发症）

社区获得性肺炎

临床指南

> PSI 分级 I~III级病人或 CURB-65 评分 <2 的病人适合门诊治疗

低危社区获得性肺炎预测标准（NEJM 1997[1]）
- PSI 分级基于肺炎病人临床预后队列研究
- 预测标准适用于评估病人 30 天内死亡风险
- 排除 HIV 病人
- I~III级病人 30 天内死亡率无差异
- 预测标准适用于评估哪些病人可门诊治疗

CURB 积分对比肺炎程度指数（Am J Med[2]），见文献原文表 A、表 B 和表 2
- 比较 PSI、CURB 和 CURB-65 三种方式预测 30 天内死亡率
- PSI 对低危病人的预测准确度更高，辨识力更强
- PSI 阴性预测值高于 CURB
- 英国胸科学会认为 CRUB-65<2 的病人可适用于门诊治疗

注：CURB-65 积分：
- 呼吸≥30 次 / 分
- 舒张压≤60mmHg 或收缩压 <90mmHg
- BUN>19mg/dl（7mmol/L）
- 意识混乱表现
- 年龄≥65 岁

以上每项积 1 分，各项分数相加得到 CURB-65 总分。

总分 0 分代表危险分层 0,总分 1 分代表危险分层 1,依次类推。

重症社区获得性肺炎 SCAP 临床预测标准(Am J Respir Crit Care Med 2006[3])

- SCAP 病人预后风险评估
- 8 个独立的因素:pH<7.3;SBP<90;RR>30;意识改变;BUN>30mg/dl;PaO$_2$<54mmHg 或 RI<250;年龄 >80 岁;和双侧或多肺叶病变(见文献原文图示)
- 截断点为 10 分及以上,SCAP 预测的敏感度 92%,特异性 74%
- 满足主标准任何 1 项或次要标准两项及以上可诊断为 SCAP

SMART-COP:一种预测 CAP 病人是否需要呼吸监护或血管加压支持治疗的评估工具(Clin Inf Dis 2008[4])

- 澳大利亚 CAP 研究
- 预测 CAP 病人是否需要 ICU 和血管加压治疗
- 92% 的评分超过 3 的病人需要呼吸监护或血管加压支持治疗
- CAP 病人是否需要呼吸监护或血管加压支持治疗(IRVS)的预测工具见文献原文图示

重症 CAP(Crit Care Clin 2013[5])

- 约 10%~20% 住院治疗的成年 CAP 病人需 ICU 治疗
- 近年来易感性、损伤、反应和器官功能衰竭(PIRO)被用于临床预测重症 CAP 尤其是需要 ICU 治疗的病人的 28 天死亡率
- PIRO 预测 CAP 死亡率的变量参数有:伴随疾病(COPD、免疫功能低下),年龄 >70 岁,多叶累及,休克,严重低氧血症
- 急性肾衰竭,菌血症,急性呼吸窘迫综合征。以上每项积 1 分,总分 0-2 分为低风险,28 天死亡率约 3.6%;3 分为中风险,28 天死亡率约 13%;4 分为高风险,28 天死亡率约 43%;5-8 分为极高风险,28 天死亡率约 76%。详见文献原文

表 7

社区获得性肺炎（NEJM 2014[6]）

● 医疗机构相关性肺炎的定义见文献原文表 2

● 社区获得性耐甲氧西林金黄色葡萄球菌临床表现见文献原文表 3

● 文献原文表 4 为诊断试验

CAP 住院医师管理（J Hospital Med 2006[7]）

● 军团菌是 ICU 仅次于肺炎链球菌的最常见的致病菌

● 尿军团菌抗原检测可作为检查手段之一

● ICU 治疗的重症 CAP 病人需监测铜绿假单胞菌

● 铜绿假单胞菌感染的风险因素为：①支气管扩张；②免疫抑制剂如泼尼松 >10mg/ 天使用；③营养不良；④一个月内广谱抗生素的应用

● 治疗无应答的五个原因：①治疗错误；②抗生素使用不恰当；③非常见致病菌；④肺炎并发症的存在，如肺气肿、脓肿、脑膜炎及其他伴随疾病等；⑤宿主反应不当

● 出院 24 小时内有两项及以上的生命体征异常的病人再入院和死亡风险极高

CAP 指南（CID 2007[8]）

● 抗生素使用无明显变动

● 入院标准基于 CURB-65（分数大于 2 分）或 PSI

● 主要病因（未涵盖卡他莫拉菌）见文献原文表 6

● 无应答性肺炎：结合肺部 CT、胸腔穿刺或气管镜及肺泡灌洗结果进行分析

老年 CAP 病人功能影响（J Am Geriatr Soc 2006[9]）

● 急诊收治入院 112 例病人，平均年龄 75 岁

● 日常生活功能自主病人疾病严重程度和住院日低于功能障碍的病人

● 功能自主的病人 1 年死亡率低于功能障碍病人

CAP 门诊治疗（Am J Med 2011[10]）

● COPD 病人，未使用抗生素或抗生素使用小于 3 个月

● 若未使用抗生素，需覆盖流感嗜血杆菌；若抗生素治

疗 <3 个月,需覆盖流感嗜血杆菌、革兰阴性杆菌、肺炎链球菌、不典型病原体如肺炎支原体、嗜肺军团菌等

- CAP 患者门诊经验性抗生素治疗

➢ 既往健康,近期(近 3 月内)无抗生素使用史:大环内酯类或强力霉素

➢ 既往健康,近 3 月有抗生素使用史:阿奇霉素联合高剂量阿莫西林,或单用呼吸道氟喹诺酮类

➢ 有伴随疾病(COPD、糖尿病、肾病或先天性心脏病、恶性肿瘤),无抗生素使用史:阿奇霉素,或单用呼吸道氟喹诺酮类

➢ 伴随疾病,近 3 月有抗生素使用史:阿奇霉素联合高剂量阿莫西林,或呼吸道氟喹诺酮类。

➢ 详见文献原文表 2

3398 例肺炎病人通过胸片检查诊断为新发肺癌的发生率和相关性(Arch Intern Med 2011[11])

- 90 天内、1 年和 5 年行胸片检查,评估新发肺癌的发生率

- 肺癌的危险因素为年龄≥50 岁、女性和吸烟

- 肺炎后肺癌发生率较低,90 天约 1%,5 年后约 2%

"真实世界"降钙素原指导抗生素治疗下呼吸道感染的有效性和安全性(Arch Intern Med 2012[12])

- 根据 PCT 规则治疗可有效降低抗生素使用率,同时不增加并发症,见文献原文图示

CAP 住院病人的大环内酯类治疗方案的应用和死亡率(Clin Infec Dis 2012[13])

- Meta 分析和系统性回顾研究

- 大环内酯类可显著降低约 22% 死亡率

中重症 CAP 病人 β 内酰胺类单药治疗和 β 内酰胺类联合大环内酯类治疗的对比(JAMA Intern Med 2014[14])

- 仅部分结果,在第 7 天并未达到临床稳定

- 越重的病人联合用药获益越多

糖皮质激素对严重和高炎症反应的 CAP 住院病人治疗失败的影响（JAMA 2015[15]）

- CRP>15 的 CAP 病人随机分组，一组给予安慰剂，一组给予 0.5mg/kg 糖皮质激素 q12h
- 激素治疗组治疗失败率较低

成人 CAP 病人抗生素治疗策略（NEJM 2015[16]）

- CAP-START 研究
- CAP 非 ICU 治疗病人
- β 内酰胺类单药治疗、β 内酰胺类联合大环内酯类治疗，或氟喹诺酮类单药治疗对比
- 评价 90 天死亡率
- β 内酰胺类单药治疗和其他治疗策略对比无明显劣势

CAP 病人泼尼松辅助治疗（Lancet 2015[17]）

- 泼尼松 50mg 口服每天 1 次服用 7 天对临床稳定有显著作用

CAP, HAP, AECB, VAP（Am J Med 2005[18]）

- COPD 严重程度和病原菌有关（文献原文表 5）

HAP, HAP, HCAP 治疗策略在 Am J Respir Crit Care Med 2005 文章中阐述 [19]

体位和院内肺炎（Lancet 1999[20]）

- 半卧位和仰卧位比较的 RCT 研究
- 拔管和拔管后 72 小时
- 半卧位组比仰卧位组院内肺炎发病率低

VAP 诊断方法（NEJM 2006[21]）

- 加拿大护理试验
- 支气管肺泡灌洗组和气管内吸引组比较
- 主要评价 28 天死亡率
- 28 天死亡率和 ICU 住院日无明显差异
- 早期经验性抗生素治疗是关键，但该试验未包含 MRSA 或假单孢菌感染或定植的病人

这些病人是否患有 VAP?（JAMA 2007[22]）

- 目前并没有明确的 VAP 诊断标准

● VAP 组织病变特征为倾向于基于肺段的多病灶病变伴随微生物异质性,提示反复的微误吸的存在

● 发热、白细胞或肺部脓性分泌物并不改变 VAP 诊断的可能性

● 胸片提示新发浸润,发热超过 2 天,白细胞升高或脓性痰增加 VAP 可能

● 支气管肺泡灌洗出的下肺分泌物细胞计数中性粒细胞 <50%,不考虑 VAP

成人VAP病人抗生素使用8天和15天的比较(JAMA2003[23])

● 197 例 VAP 病人

● 死亡率和复发率无差异

● 两组 ICU 住院日和非机械通气治疗时间无差异

● 革兰染色阴性细菌,包括铜绿假单胞菌感染的病人,8天的转归较差,复发率高

ICU 成人机械通气病人预防肺炎发生行早期或晚期气管造口术的对比(JAMA 2010[24])

● 早期气管造口术(6~8 天)对比晚期气管造口术(13~15 天)减少 VAP 发病率的随机对照研究

● 早期气管造口术并不能显著改善 VAP 发病率

通气相关性肺炎(BMJ 2012[25])

● VAP 为 48 小时内医院获得性肺炎,多见于气管插管后,见文献原文表 3

● 气管插管 4 天内发生的肺炎多为抗生素敏感的社区获得性细菌,如嗜血杆菌、链球菌包括肺炎链球菌和 MSSA(甲氧西林敏感的金黄色葡萄球菌)。迟发感染多由耐药菌如铜绿假单胞菌、不动杆菌和 MASA(耐甲氧西林的金黄色葡萄球菌),见文献原文图 1

● 机械通气持续时间和肺炎密切相关

VAP:理解和进展辩论(Intensive Care Med 2015[26])

● 肺部感染临床评分(CPIS)和支气管肺泡灌洗获得的细菌指数有良好的相关性,但对急性呼吸窘迫综合征病人敏感性较低,见文献原文表 4

- CPIS>6 且血清 PCT>2.99 来诊断 VAP 的敏感性可达 100%,阴性预测值为 92%

医疗看护相关性肺炎 HCAP

HCAP:提高诊断、管理和预后的重要评估工具(CID 2008[27])

- HCAP 的定义为传统医疗机构之外的医疗护理环境获得的肺炎,排除医源性肺炎 HAP、呼吸机相关性肺炎 VAP 和社区获得性肺炎 CAP

- HCAP 包括已患病的疗养院居民、长期护理治疗的病人、一日手术治疗病人、家庭或医疗机构静脉输注治疗病人,和透析治疗的病人

- 伴随疾病方面,HCAP 病人和住院病人类似

- HCAP 重要的特征在于,不同于 CAP,病原菌多为多重耐药菌,类似 HAP 和 VAP

- 根据一项研究,HCAP 最常见病原菌为 MRSA 和铜绿假单胞菌,类似 HAP

- 将 HCAP 从 CAP 中区别出的原因在于,病人患基础疾病和使用抗生素的可能性升高,暴露于多重耐药菌 MDR 及其定植风险增加,不恰当的经验性抗生素治疗风险增加,治疗效果较差,见文献原文表 6

- 对于识别病人是存在有 MDR 感染可能有重要意义

根据图调整抗生素治疗(Am J Respir Crit Care med 2005[28])

痴呆病人患疗养院相关性肺炎死亡率的预测指标(J Clin Epidemiol 2006[29])

- 根据 Dutch 肺炎研究和 Missouri LRI 研究

- 14 天死亡率预测积分系统见文献原文表 4 和表 5

医疗看护相关性肺炎(Am J Med 2011[30])

- HCAP 病人,覆盖 HAP 病原菌的经验性抗生素治疗效果尚不明确

- HCAP 主要致病菌为金黄色葡萄球菌和假单胞菌

● 近期住院率是 HCAP 分类的主要原因

CAP 住院患者经验性抗生素治疗指南

● 非 ICU：β 内酰胺类联合大环内酯类 $，呼吸氟喹诺酮类

● ICU：β 内酰胺类 # 联合阿奇霉素或氟喹诺酮类

HCAP 住院患者经验性抗生素治疗指南

● 非 ICU 和 ICU：抗假单胞菌 β 内酰胺类 # 联合抗假单胞菌氟喹诺酮类联合万古霉素或利奈唑胺

● ICU：抗假单胞菌 β 内酰胺类 # 联合氨基糖苷类联合万古霉素或利奈唑胺

$ 大环内酯类可用强力霉素替代

青霉素过敏患者，β 内酰胺类可用氨曲南替代

● 详见文献原文表 2

HCAP 新治疗策略（Clin Inf Dis 2013[31]）

● 根据流程开展的前瞻性队列研究

● HCAP 病人 30 天死亡率显著高于 CAP 病人

医院获得性肺炎 HAP

路径和 HCAP 类似

ICU 侵袭性曲霉菌感染（CID 2007[32]）

● 发病率尚未知，曾有报道为 5.8%

● 绝大部分病人没有血液恶性肿瘤和 COPD 病史

● 曲霉菌感染诊断较困难

● 肺部病原学宿主反应有三种类型：气道定植、过敏反应和侵袭性疾病

● 曲霉菌血行侵袭常见于中性粒细胞减少病人，空腔侵袭多见于接受激素治疗的 COPD 病人，或器官移植病人

● 肺移植病人，吻合口感染时最常见的表现

● 非微生物培养诊断技术，PCR 和曲霉菌特异性 DNA 检查可确诊

吸入所致肺部损伤（Crit Care Med 2011[33]）

● 吸入事件可被分类为吸入性肺炎[化学性肺炎或吸入性肺炎（感染进程）]和独立胃酸或食物颗粒刺激对比，胃酸

和食物颗粒共同吸入可引起强烈并持续存在的炎症反应,导致损伤

- 生物标志物见文献原文表 2
- 吸入路径

CAP 病人吸入风险(Am J Med 2013[34])

- 吸入风险主要是慢性神经系统疾病、食管疾病和吞咽困难、意识障碍、呕吐或目击有吸入情况
- 吸入性肺炎风险较高病人长期预后较差,1 年死亡率升高,见文献原文图 1

胸 腔 积 液

肺炎旁胸腔积液患者预后较差的相关因素:脓性胸水,胸水细菌涂片阳性,胸水葡萄糖低于 60mL/dl,胸水细菌培养阳性,胸水 PH 低于 7.2,胸水 LDH 大于正常上限的三倍(胸腔积液有分隔,包裹性)

肺炎旁胸腔积液和脓胸(Proc Am Thorac Soc 2006[35])

- 约 20%~40% 住院肺炎病人发生肺炎旁胸腔积液
- 肺炎旁胸腔积液病人死亡率高于无胸腔积液肺炎病人。一项研究显示,双侧胸腔积液死亡率升高 6.5 倍,而单侧胸腔积液死亡率升高 3.7 倍
- 实施侵入性干预治疗基于以下几个原因:胸水量、胸水 pH、胸水葡萄糖、胸水 LDH 和革兰染色,见文献原文表 1
- 肺炎旁胸腔积液可分为三个等级:

1 级:渗出阶段:液体快速渗出至胸腔。此阶段胸水为无菌性,葡萄糖 >60mg/dl,

pH>7.20,LDH<3 倍正常上限

2 级:纤维脓性阶段:有菌性胸水,葡萄糖 <60mg/dl,pH<7.20,LDH>3 倍正常上限

3 级:脏层胸膜和壁层胸膜来源的纤维原细胞生长,胸膜增厚

- 厌氧性胸腔感染多伴随有胸腔积液和慢性病程
- 需考虑置管引流:大量胸水,包裹性胸水,或 pH<7.2

- 最敏感的胸水检测指标为胸水 pH,其值低于 7.2,早于葡萄糖降低(低于 60mg/dl),或 LDH 升高
- 需要强调的是使用血气分析仪测定胸水 pH
- 若侧位胸片未见明显胸水或包裹性积液,可采取卧位胸片或 B 超检查
- 尽快对胸水进行检验
- 胸腔穿刺不仅作为诊断手段,更要考虑作为治疗手段
- 胸腔穿刺后胸水再生成,但无预后不良因素存在,可不考虑额外的治疗手段
- 如有预后不良因素存在,需行再次治疗性胸腔穿刺术
- 胸水再次生成,如有预后不良因素存在,需行胸腔穿刺置管术
- 胸水为包裹性,有预后不良因素存在,需考虑更积极的治疗方式

胸腔感染影像学诊断工具和临床应用(Chest 2010[36])

- 高频传感器(5~7.5MHz)可提供高分辨率间断扫描,但受渗透量的限制
- 中等频率凸面或扇形传感器既可对肺胸膜交界近距离高分辨率扫描,也可用于评价大量胸腔积液
- 胸腔 B 超可评价胸腔积液的性质,4 种典型的内部回声增强模式是:①均质无回声;②内部有回声的无分隔复合物;③有分隔复合物;均质回声
- 绝大多数复杂肺炎旁胸腔积液和脓肿病例是有内部回声或呈现为完全反射
- B 超为非分叶无分隔无回声胸水,往往提示影像学引导下穿刺引流的治疗效果好

胸腔内注射组织型纤溶酶原激活剂(tPA)和脱氧核糖核酸酶(DNase)治疗(NEJM 2011[37])

- MIST 2 试验
- 超过 30% 胸腔注射治疗病人死亡或手术治疗
- 胸腔内注射双份安慰剂、tPA+DNase、tPA+ 安慰剂、DNase+ 安慰剂四组治疗的随机对照研究

- 主要结果为第 1、7 天行胸片检查评估胸膜腔容量的对比
- 胸腔内注射 tPA 和 DNase 治疗组可改善液体引流量，减少手术频率干预及住院时间

预后（心脏并发症）

CAP、HCAP、HAP 住院病人的预后（Ann Intern Med 2009[38]）

- 意大利住院病人的前瞻性综述
- 样本量为 61.6%CAP 病人，24.9%HCAP 病人和 13.5%HAP 病人
- HCAP 病人死亡率高于 CAP 病人（17.8% vs 6.7%）
- HCAP 病人住院时间长于 CAP 病人（18.7 天 vs14.7 天）

肺炎：是否仍是老年人的伙伴？（Arch Intern Med 2003[39]）

- 对 65 岁以上老年 CAP 病人的数据进行回顾研究，评估其死亡率
- 病例对照研究
- CAP 组住院死亡率为 11%，住院对照组为 5.5%
- CAP 组 1 年死亡率为 40.9%，住院对照组为 29.1%
- 住院后 1 年，CAP 病人总死亡率超过 40%

肺炎住院后肺恶性肿瘤的诊断（Am J Med 2010[40]）

- 观察弗吉尼亚州数据库中，65 岁以上出院诊断为肺炎的病人，新发肺恶性肿瘤的发病率
- 肺炎住院治疗后，有 9.2% 病人诊断有新发肺恶性肿瘤
- 诊断平均时间为 297 天，住院后 90 天内诊断明确的仅 27%
- 危险因素为慢性肺疾病，既往恶性疾病、种族、婚姻状况和吸烟状况

肺炎住院治疗后心血管事件发生率（Am J Med 2011[41]）

- 65 岁以上老年病人
- 心血管事件 90 天发病率为：心肌梗死 1.5%，慢性心功能不全 10.2%，心律失常 9.5%

- 大部分事件发生于肺炎住院过程中

肺炎：一种可致心律失常的疾病?（Am J Med 2013[42]）

- 弗吉尼亚州数据库
- 住院 90 天内，12% 病人有新发心律失常
- 危险因素包括年龄增长、慢性心功能不全病史、需要机械通气或血管加压素治疗等，和心律失常风险增加显著相关
- β 受体阻滞剂可减少心律失常发病率

急性肺炎和心血管疾病系统（Lancet 2013[43]）

- 约 1/4 肺炎住院病人在住院期间进展有心脏并发症，可使短期死亡率显著增加 60%
- 心脏并发症风险在肺炎诊断后最初几天最高，约 90% 严重事件发生在诊断后 7 天内（见文献原文图 1）
- 约一半以上发生在诊断最初 24 小时内
- 心脏并发症危险因素包括年龄 >60 岁、疗养院居民、既往心血管疾病病史和重症肺炎
- 1/3 肺炎相关性心脏并发症病人既往无心血管疾病病史

CAP 住院病人心脏并发症的风险因素分层分析（Mayo Clin Proc 2014[44]），见文献原文表 3 和图 2

- PORT 和 DGLoS 队列研究
- 心脏并发症定义为：①新发或加重的心衰；②新发或加重的心律失常；③ 30 天内急性心肌梗死

参 考 文 献

1. Fine, M., et al. (1997). A prediction rule to identify low-risk patients with community-acquired pneumonia. N Engl J Med, 336: 243-250.

2. ☺ ☺ Aujesky, D., et al. (2005). Prospective comparison of three validated prediction rules for prognosis in community-acquired pneumonia. Am J Med, 118: 384-392.

3. Espana, P., et al. (2006). Development and validation of a clinical prediction rule for severe community-acquired pneumonia. Am J Respir Crit Care Med, 174: 1249-1256.

4. Charles, P., et al. (2008). SMART-COP: A tool for predicting the need for intensive respiratory or vasopressor support in community-acquired pneumonia. Clin InfecDis, 47: 375-387.

5. ☺ Sligl, W. and T. Marrie (2013). Severe community-acquired pneumonia. Crit Care Clin, 29: 563~601.

6. ☺ Wuderink, R. and G. Waterer (2014). Community-acquired pneumonia. N Engl J Med, 370: 543-551.

7. ☺ ☺ ☺ Sharpe, B. and S. Flanders (2006). Community-acquired pneumonia: A practical approach to management for the hospitalist. J Hospital Med, 1: 177-190.

8. ☺ ☺ ☺ . Mandell, L., et al. (2007). Infectious disease society of America/American Thoracic Societyconsensusguldelines on the management of community-acquired pneumonia in adults. CID 44: S27-S72.

9. Mody, L., et al. (2006). Assessment of pneumonia in older adults: effect of functional status. J Am Geriatr Soc, 54: 1062-1067.

10. Butt, S. and E. Swiatlo (2011). Treatment of community-acquired pneumonia in an ambulatory setting. Am J Med, 124: 297-300.

11. Tang, K., et al. (2011). Incidence, correlates, and chest radiographic yield of new lung cancer diagnosis in 3398 patients with pneumonia. Arch Intern Med, 171 (13): 1193-1198.

12. Albrich, W., et al. (2012). Effectiveness and safety of procalcitonin-guided antibiotic therapy in lower respiratory tract infections in "real life". Arch Intern Med, 172 (9): 715-722.

13. Asadi, L., et al. (2012). Macrolide-based regimens and mortality in hopsitalized patients with community-acquired pneumonia: A systematic review and meta-analysis. Clin InfecDis, 55 (3): 371-380.

14. Garin, N., et al. (2014). Beta-lactam monotherapy vs beta-lactam-macrolide combination treatment in moderately severe community-acquired pneumonia. JAMA Intern Med, 174 (12): 1894-1901.

15. Torres, A. S., O., et al. (2015). Effect of corticosteroids on treatment failure among hospitalized patients with severe community-acquired

pneumonia and high inflammatory response. A randomized clincal trial. JAMA, 313(7):677-686.

16. ☺ Postma, D., et al. (2015). Antibiotic treatment strategies for community-acquired pneumonia in adults. N Engl J Med, 372:1312-1323.

17. ☺ Blum, C., et al. (2015). Adjunct prednisone therapy for patients with community-acquired pneumonia: a multicentre, double-blind, randomised, placebo-controlled trial. Lancet, 385:1511-1518.

18. Grossman, R. and J. Rotschafer (2005). Antimicrobial treatment of lower respiratory tract infections in the hospital setting. Am J Med, 118 (7A):29S-38S.

19. ATS/IDSA (2005). Guidelines for the management of adults with hospital-acquired, ventilator associated, and healthcare-associated pneumonia. Am J Respir Crit Care Med, 171:388-416.

20. Drakulovic, M., et al. (1999). Supine body position as a risk factor for nosocomial pneumonia inmechanically ventilated patients: a randomised trial. Lancet, 354:1851-1858.

21. The Canadian Critical CAre Trials Group (2006). A randomized trial of diagnostic techniques forventilator-assocaited pneumonia. N Engl J Med, 355:2619-2630.

22. ☺☺ Klompas, M. (2007). Does this patient have ventilator-associated pneunomia? JAMA, 297:1583-1593.

23. Chastre, J., et al. (2003). Comparison of 8 vs 15 days of antibiotic therapy for ventilator-associatedpneumonia in adults. A randomized trial. JAMA, 290:2588-2598.

24. Terragni, P., et al. (2010). Early vs late tracheostomy for prevention of pneumonia in mechanically ventilated adult ICU patients. JAMA, 303 (15):1483-1489.

25. ☺ Hunter, J. (2012). Ventilator associated pneumonia. BMJ, 344: e3325.

26. ☺☺ Nair, G. and M. Niederman (2015). Ventilator-associated pneumonia: present understanding and ongoing debates. Intensive

Care Med,41:34-48.

27. ☺ ☺ . Kollef,M.,et al. (2008)Health care-associated pneumonia (HCAP):A critical appraisal to improve identification,management, and outcomes-proceedings of the HCAP summit. Clinical Infectious Diseases,46(Suppl 4):S296-S334.

29. van der Steen,J.,et al. (2006). Predictors of mortality for lower respiratory infections in nursing home residents with demential were validated transnationally. J Clin Epidemiol,59:970-979.

30. ☺ Attridge,R. and C. Frei(2011). Health care-associated pneumonia:an evidence-based review. Am J Med,124:689-697.

31. Maruyama,T.,et al. (2013). A new strategy for healthcare-associated pneumonia:a 2-year prospective multicenter cohort study using risk factors for multidrug-resistent pathogens to select initial empiric therapy. Clin Inf Dis,57(10):1373-1383.

32. Meersseman,W.,et al. (2007). Invasive Aspergillosis in the intensive care unit. Clinical InfectiousDiseases,45:205-216.

33. ☺ Raghavendran,K.,et al. (2011). Aspiration-induced lung injury. Crit Care Med,39:818-826.

34. Taylor,J.,et al. (2013). Risk factors for aspiration in community-acquired pneumonia:analysis of a hopitalized UK cohort. Am J Med, 126:995-1001.

35. ☺ ☺ ☺ Light,R. (2006). Parapneumonic effusions and empyema. Proc Am Thorac Soc,3:75-80.

36. Heffner,J.,et al.(2010). Diagnostic utility and clinical application of imaging for pleural spaceinfections. Chest,137:467-479.

37. Rahman,N.,et al. (2011). Intrapleural use of tissue plasminogen activator and DNase in pleural infection. N Engl J Med,365:518-526.

38. Venditti,M.,et al. (2009). Outcomes of patients hospitalized with community-acquired,health care associated,and hospital-acquired pneumonia. Ann Intern Med,150:19-26.

39. Kaplan,V.,et al. (2003). Pneumonia:Still the old man's friend? Arch Intern Med,163:317-323.

40. Mortensen, E., et al. (2010). Diagnosis of pulmonary malignancy after hospitalization for pneumonia. Am J Med, 123:66-71.

41. ☺ Perry, T., et al. (2011). Incidence of cardiovascular events after hosptial admission for pneumonia. Am J Med, 124:244-251.

42. Soto-Gomez, N., et al. (2013). Pneumonia: an arrhythmogenic disease? Am J Med, 126:43-48.

43. ☺☺ Corrales-Medina, V., et al. (2013). Acute pneumonia and the cardiovascular system. Lancet, 381:496-505.

44. ☺ Corrales-Medina, V., et al. (2014). Risk stratification for cardiac complications in patients hospitalized for community-acquired pneumonia. Mayo Clin Proc, 89(1):60-68.

第十一节　哮喘/慢性阻塞性肺疾病

概论

哮喘

慢性阻塞性肺疾病(chronic obstructive pulmonary disease, COPD)

慢性支气管炎急性发作(acute exacerbation of chronic bronchitis, AECB)

概　　论

无哮喘或吸烟病史病人中年以后开始喘鸣

1. 结节病
2. 类癌综合征/肿瘤(AFP 2006[1])
3. 致命性肺炎
4. 变应性肉芽肿性血管炎(Churg-Straus 综合征)

肺肾综合征(NEJM 2006[2])

- 肺出血 + 肾小球性肾炎
- 肺出血肾炎综合征, ANCA 相关性血管炎
- SLE 血管炎和冷沉球蛋白血症
- 40% 慢性丙肝病人有冷沉球蛋白血症

- 文献原文表 3、表 4、表 5 为说明

哮　喘

哮喘的微生物和黏膜免疫反应（Lancet 2013[4]）

老年哮喘病人诊断和治疗的进展（Am J Med 2014[5]）

- 年轻患者和老年哮喘患者有不同的特征,见文献原文表 2

成人哮喘鉴别诊断（Med Clin N Am 2006[6]）

- 不常见的鉴别疾病见文献原文表 1

- 常见的鉴别疾病:慢性阻塞性肺疾病和心脏瓣膜病

- 少见鉴别疾病:心源性、肺栓塞、闭塞性细支气管炎、胃食管反流病

哮喘控制 ABC 法（Mayo Clin Proc 2008[7]）

- 哮喘 AIRESMOG 记忆法:A 过敏和治疗顺应性;I 感染和炎症;R 鼻炎和鼻窦炎;E 运动和误诊;S 吸烟和心因性因素;M 药物(β 受体阻滞剂,ACEI,阿司匹林);O 职业暴露,肥胖,阻塞性睡眠呼吸暂停;G 胃食管反流病

- 现有剂量药物治疗稳定 3 个月后,需考虑药物强度的降阶梯治疗,因为之后的获益增加有限

- 肺功能和呼出气 NO 检测可帮助指导医生降阶梯治疗

轻中度哮喘管理（Lancet 2006[8]）

- 轻度持续性哮喘大多数不显症状

- 吸入激素治疗是轻度持续性哮喘治疗方式之一

- 加用长效 β 受体激动剂可显著减少中度持续性哮喘急性发作

- 痰细胞学分析是哮喘管理的良好生物学标志,嗜酸性粒细胞性支气管炎激素反应良好,非嗜酸性粒细胞性支气管炎激素反应差。中性粒细胞性支气管炎常因感染、细菌性或病毒性导致

哮喘控制不佳的管理（Adv Stud Med 2004[9]）

- 难治性哮喘为需要高剂量药物治疗控制哮喘发作和改善症状,或即使使用高剂量药物仍有哮喘发作

● 激素抵抗性哮喘:每日 30mg 或 40mg 泼尼松治疗 2 周,FEV1 改善小于 15%

● 激素依赖性哮喘:仅口服激素可控制

● 哮喘:类型 1,高剂量吸入性激素治疗,但 PEFR 变异率高;类型 2,哮喘控制可,但急性发作可无明显诱发因素诱发

● 激素替代药物:甲氨蝶呤、环孢霉素 A

学龄前儿童长期吸入激素治疗是否可改善哮喘进展?(NEJM 2006[10])

● 纳入 285 例 2~3 岁儿童

● 给予 2 年吸入激素或安慰剂治疗

● 随访 1 年的无药物治疗期

● 吸入激素治疗不改变哮喘和肺功能的进展

成人哮喘治疗的难点(BMJ 2009[11])

● 难治性哮喘的定义尚未统一

● 约 19% 难治性哮喘发作伴随其他情况,34% 病人有哮喘样症状,见文献原文图示

● 声带麻痹是项重要的哮喘并发症或哮喘类似疾病

● 非甾体类消炎药、β 受体阻滞剂和阿司匹林可诱发哮喘

● 气道平滑肌状态时重症或致死性哮喘的重要因素:支气管热成形术通过多次的气管镜操作,将热能传递至气道壁,延长平滑肌功能的衰退过程

妊娠期哮喘(NEJM 2009[12])

● 最常见的替代诊断为妊娠期呼吸困难,不伴随咳嗽、喘息、胸闷或气道阻塞

● 很多研究显示使用吸入性 β 受体激动剂替代吸入性激素治疗并不增加围生期风险

● 数据不包含哮喘病人的优质产科护理数据

● 卡波前列素(PG F2α)可能诱发气道痉挛,需避免使用

● 文献原文表 5 显示常用的哮喘药物和 FDA 妊娠分级

老年人哮喘(Lancet 2010[13])

● 高收入国家老年人哮喘发病率在 6%~10% 之间

● 女性肺发育成熟后正常肺功能的维持约 20 年,男性则为 25 年,之后随着年龄的增长,肺功能进行性下降,见文献原文图 1

● 老年病人哮喘和 COPD 可重叠,哮喘长期发作,可进展有 COPD 并发症

● 气道阻塞性疾病可分为 5 种类型,见文献原文表 A

● 超过 50% 的 65 岁以上老年病人有至少 3 种并发疾病,见文献原文表 4

哮喘治疗相关临床试验(表 5-11-1)

表 5-11-1　哮喘治疗相关临床试验

泰利霉素治疗急性哮喘发作	2006	NEJM[14]	● 哮喘急性发作的随机对照试验 ● 泰利霉素组哮喘症状显著控制 ● 泰利霉素的作用不依赖于肺炎支原体或肺炎衣原体感染
奥马珠单抗	2006	NEJM[15]	● IgE 在哮喘发生病理生理学中起到关键作用 ● IgG 单克隆抗 IgE 抗体联合 IgE 分子在 Fc 区域相同节段联合 Fcε RI ● 剂量根据血清 IgE 基线水平调整 ● 奥玛珠单抗治疗哮喘的作用目前仍不明朗 临床试验的结果多样化 ● 1 年后的有效性和安全性需要进一步探讨
噻托溴铵对标准联合治疗效果不佳哮喘病人的作用	2012	NEJM[16]	● 噻托溴铵对吸入激素和 LABAs 治疗效果不佳哮喘病人的随机对照研究 ● 对比肺功能和急性加重的结果 ● 噻托溴铵显著增加第一次严重加重的时间,可适度扩张气管

续表

来金珠单抗	2011	NEJM[17]	● 来金珠单抗是白细胞介素 13 单克隆抗体 ● 来金珠单抗 250mg 或安慰剂治疗的随机对照研究 ● 初级终点为 12 周气管扩张剂使用前 FEV1 对比基线水平的变化 ● 来金珠单抗治疗可改善肺功能
美泊利单抗治疗重症嗜酸性粒细胞性哮喘	2012	DREAM trial[18]	● 有 12~74 年病史的重症哮喘
			● 美泊利单抗是抗白细胞介素 5 的人源化单克隆抗体 ● 美泊利单抗是降低哮喘发作和急性加重风险的有效和耐受度较好的治疗手段
	2014	MENSA trial[19]	● 美泊利单抗是抗白细胞介素 5 的人源化单克隆抗体 ● 静脉注射或皮下注射均可显著降低哮喘急性发作情况
美泊利单抗治疗嗜酸性粒细胞性哮喘中的口服糖皮质激素用量作用	2014	SIRIUS trial[20]	● 皮下注射美泊利单抗每周 4 次，共 20 周 ● 美泊利单抗有显著的糖皮质激素用量作用
埃索美拉唑在控制不佳哮喘病人中的作用	2009	NEJM[21]	● 哮喘控制不佳病人，伴随轻度胃食管反流症状或无症状，埃索美拉唑 40mg bid 或安慰剂治疗的随机对照研究 ● PPI 对哮喘控制无改善作用

吸入激素所致发声困难的临床顾虑(Mayo Clin Proc 2012[22])
● 有报道 5%~58% 吸入激素病人有发声困难、音质改

变、音高改变和响度改变

减少吸入激素所致发声困难的建议

- 吸入最低剂量激素以控制哮喘发作
- 使用垫片,流动水清洗,并风干
- 吸入后漱口,漱口剂,清洗面部
- 指导患者使用合适的吸入法

预防哮喘急性发作长期药物治疗策略比较效果(BMJ 2014[23])

- 网络 Meta 分析
- 吸入激素和长效 β 激动剂联合治疗示最有效最安全的治疗策略

COPD

COPD 初级医疗保健 - 第 1 部分:基础预防和早期诊断(Am J Med 2008[24])

- ≥50% 吸烟者进展为各种程度的 COPD
- 虽然肺部组织的损伤是永久的,气流受限是部分可逆,但疾病的病因是可以有效纠正
- COPD 的治疗可改善症状、活动能力、生活质量和健康状况,以及预防急性加重
- 所有吸烟者均需实行戒烟计划

早期 COPD:定义、评估和预防(Lancet 2015[25])

- 0.7 的混合定义无法考虑年龄相关性改变,所以年轻人群的早期 COPD 诊断较困难
- CT 是诊断 COPD 的潜在方法

两个失衡:蛋白酶和抗蛋白酶失衡,氧化和抗氧化失衡(BMJ 2006[26])

噻托溴铵预防急性加重(Ann Intern Med 2005[27])

- 1829 例中重度 COPD 病人随机分组,分别给予噻托溴铵和安慰剂治疗 6 个月
- 统计急性加重次数和住院率
- 噻托溴铵可显著降低急性加重次数和住院率

BODE 指数可较好地预测 COPD 是否需要住院治疗（Chest 2005[28]）

- 中重度 COPD 病人随访 16 个月
- 对比全球阻塞性肺病创议（GOLD）分级，BODE 四分位数能更好地预测 COPD 是否需要住院治疗

COPD 急性加重住院病人预防不明原因的肺栓塞（Ann Intern Med 2006[29]）

- 使用螺旋 CT 和腿部 B 超检查
- 肺栓塞阳性定义为 CT 有发现肺栓塞，或 CT 检查未明确肺栓塞，B 超提示有血栓
- 患病率为 25%
- COPD 病人肺栓塞风险因素为既往深静脉血栓、恶性肿瘤疾病、$PaCO_2$ 下降超过 5mmHg

COPD 急性加重：原因和预防（Lancet 2007[30]）

- 急性加重多为感染因素
- 氧化应激反应是 COPD 气道炎症进展的关键因素
- COPD 严重度升高表现在发作频率加快和发作程度加重
- 急性发作后 1 个月内走路距离无改善的病人很可能需要再次入院治疗

COPD 初级医疗保健 - 第 4 部分：理解进展性疾病的临床表现（Am J Med 2008[31]）

- COPD 特征为 FEV1 值测定判断的肺功能下降，通过认知该病休息和活动时肺过度充气程度进展，能较好地理解该病复杂的病理生理学过程和气管扩张剂治疗原理
- 肺过度充气是指总肺容量和残余肺容量均逐渐升高超过预测值
- COPD 病人，活动时呼气终末肺容量上升，而正常人活动时该值降低，从而升高吸气容量
- COPD 肺过度充气归因于两个方面：肺弹性回缩力下降和气道阻力升高
- 极重症 COPD 病人，肺过度充气，以肺上叶为主的肺

气肿,低活动能力,肺减容手术(LVRS)可改善生存率

- 不适合肺减容手术的COPD病人,或等待肺移植病人,经支气管镜放置1路阀门是个可选择的治疗方式:阀门的作用在于封闭肺上叶肺气肿部位的支气管亚段,允许分泌物和气体排出,但不允许在进入。本质上来说,阀门导致局部塌陷

- 80%的COPD急性加重是由于感染所致,如细菌性或病毒性感染

- 20%的急性加重和其他因素有关,如温度、空气污染等

- PEV1基线水平较低的病人急性加重的频率更高

- COPD总的长期死亡率和每年急性发作次数相关

- 心血管疾病是COPD病人主要死亡原因

- COPD伴或不伴FEV1下降是预测继发性心血管疾病或死亡的早期独立的预测因子

- FEV1和心血管事件死亡风险直接相关,该相关性独立于吸烟状态,见文献原文图10

- 选择性β受体阻滞剂对COPD病人的受益远大于其对肺功能和症状的副作用

感染对COPD疾病的发病机制和病程影响(NEJM 2008[32])

- 约50%的COPD急性加重是由于细菌感染所致

- 急性加重过程中出现脓痰和下呼吸道细菌感染密切相关

- 病毒和细菌共同感染要比单独细菌或病毒感染所致COPD急性加重程度更严重,炎性标志物水平更高

COPD 免疫方面(NEJM 2009[33])

- COPD的主要特征为不完全可逆的气流受限,和小气道及肺泡的异常炎症反应有关

- 小气道的主要异常表现在炎症细胞浸润、气道重塑、气道壁增厚,从而导致气道直径下降,气流阻力增加

- 免疫机制在COPD进程中有一定作用

COPD 免疫机制的新视点(Lancet 2011[34])

- COPD是肺部对有害气体、颗粒的异常炎症免疫反应的异构综合征

● COPD 可被认为是一种自身免疫性疾病

COPD 的炎症反应（Am J Med 2012[35]）

● COPD 有多种炎症细胞和炎性介质参与,和哮喘的炎症反应不同

● 和哮喘的对比详见文献原文表 1

● 炎症强度是 COPD 急性加重程度和频率的关键因子

微生物在慢性肺病急性加重中的角色（Lancet 2014[36]）

● 肺微生物的组成由微生物迁移、消除及不同种类微生物的相对增长率所决定急性加重和感染的比较,见文献原文表 1

● 感染失衡圈见文献原文图 3

COPD 诊断、管理和预防全球策略（Am J Respir Crit Care Med 2013[37]）

● COPD 评估需包含:①症状;②气道受限程度;③急性加重病史;④并发症

● COPD 基于以下原因分为 A、B、C、D 四种类型（见图 5-11-1）

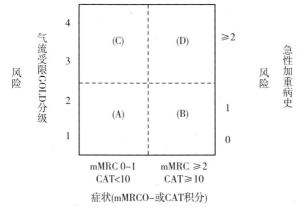

评估风险时,根据GOLD肺功能分级或急性加重病史选择最高风险级别。

图 5-11-1　COPD 综合评估

- FEV1 水平不是较适合描述疾病影响情况的指标
- A 组,推荐短效气管扩张剂
- B 组,LABA 气管扩张剂优于短效扩张剂
- C 组,LAMA 或吸入激素 +LABA
- D 组,LABA+ 吸入激素 +LAMA
- B+D 组,多数症状需气管扩张剂,伴随高风险 C+D 组需要抗炎药物

AECB

COPD 严重程度和病原学有关（Am J Med 2005[38]）

- 轻至中度:单纯性慢性支气管炎,病原学考虑:流感嗜血杆菌,卡他莫拉菌,肺炎链球菌（β 内酰胺类耐药菌可能）
- 中度:复杂性慢性支气管炎,病原学考虑:流感嗜血杆菌,卡他莫拉菌,肺炎链球菌（β 内酰胺类耐药菌）
- 重度:慢性支气管感染,病原学考虑:绿脓杆菌,肠杆菌属,流感嗜血杆菌,卡他莫拉菌,肺炎链球菌

COPD 感染的发病机制和进程（NEJM 2008[39]）

- 约 50% 的 COPD 急性加重是由于细菌感染所致
- 急性加重过程中出现脓痰和下呼吸道细菌感染密切相关
- 病毒和细菌共同感染要比单独细菌或病毒感染所致 COPD 急性加重程度更严重,炎性标志物水平更高
- COPD 急性加重诊治流程图见文献原文图示

COPD 急性加重的易感性（NEJM 2010[40]）

- ECLIPSE 研究
- COPD 严重程度增加,急性加重的频率更高
- 随访中第一年的急性加重率为:2 阶段 0.85/ 人次,3 阶段 1.34/ 人次,4 阶段 2.00/ 人次
- 47% 的 4 阶段病人急性加重频发（文献原文图 1）
- 急性加重病史是 GOLD 所有阶段最佳的独立预测因子

预防 COPD（Am J Med 2007[41]）

- 89%~90%COPD 病人有吸烟史

● COPD 特点在于不完全可逆的气道受限（文献原文图 1 提示了病理生理学）

● GOLD 分级

轻度（FEV1/FVC<0.7；FEV1≥80% 预测值）

中度（FEV1/FVC<0.7；50%≤FEV1<80% 预测值）

重度（FEV1/FVC<0.7；30%≤FEV1<50% 预测值）

极重度（FEV1/FVC<0.7；FEV1<80% 预测值或 FEV1<50% 预测值伴慢性呼吸衰竭）

● 慢性长期哮喘病人，气道重塑可导致不可逆的阻塞性通气障碍，从而使哮喘和 COPD 难以区分

COPD 最佳治疗（Am J Med 2007[42]）

● 治疗策略基于 GOLD 分级，见图 5-11-2，Ⅱ级使用短效 β 受体激动剂 + 长效抗胆碱药物，或长效 β 受体激动剂 + 短效抗胆碱药物

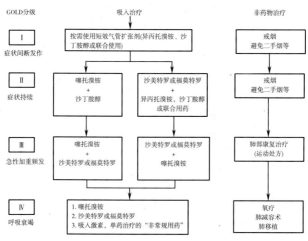

图 5-11-2 COPD 分级治疗

● Ⅲ级使用长效抗胆碱药物和长效 β 受体激动剂

● 虽然不推荐使用单药治疗，GOLD 建议 FEV1<50% 预测值，也就是 COPD Ⅲ级和Ⅳ级以及急性加重复发的病人，加

用吸入激素治疗以维持

COPD 病人初级医疗之第 2 部分：药物治疗（Am J Med 2008[43]）

- 肺功能监测是 COPD 治疗前诊断和分级的必要检查
- 病人症状的改善情况而非肺功能，是 COPD 药物治疗中的监控指南
- 吸入激素在 COPD 的治疗中，并不如哮喘治疗有效，其原因可能是每种疾病的炎症反应类型不同
- 对比安慰剂，抗胆碱治疗能显著降低重症急性发作和呼吸疾病死亡率
- 对比安慰剂，β2 受体激动剂对发作频率无作用，但其能显著增加呼吸疾病死亡率
- 总的来说，β2 受体激动剂比抗胆碱药物的急性加重风险增加 2 倍
- 如果使用沙美特罗或福莫特罗来维持支气管扩张，异丙托溴铵则是作为急救的必然选择。但对多数病人来说，异丙托溴铵比沙丁胺醇的起效慢，使得这种选择组合并不那么让人满意

成人支气管扩张的治疗（BMJ 2007[44]）

- 透壁感染和炎症介质释放炎症反应的恶性循环导致永久性中心气管或中等大小气管的异常扩张
- 症状包括有长期咳嗽咳痰，喘息和呼吸困难
- 急性加重期需给予短期抗生素治疗
- 频繁发作需给予长程抗生素（至少 4 周）或雾化抗生素治疗
- 吸入甘露醇可通过导致液体进入气道，改变黏液流变学，从而改善受损的黏液纤毛清除功能
- 抗感染药物并不证明有效

双侧或单侧肺移植 COPD 病人的生存率：回顾性研究（Lancet 2008[45]）

- 国际心肺移植学会数据的回顾性研究
- 9883 例 COPD 病人，35.7% 双侧肺移植，64.3% 病人单

侧肺移植

- 两种类型病人的平均生存期为 5.0 年
- 双侧肺移植病人平均生存期长于单侧肺移植病人（6.41 年 vs 4.59 年）
- 60 岁及以上病人，双侧肺移植的受益略高于单侧肺移植

COPD 初级保健之第 3 部分：肺康复治疗和综合治疗（Am J Med 2008[46]）

- 肺康复治疗可增加活动能力，减少呼吸急促，改善健康相关性生活质量及降低卫生保健资源消耗
- 肺康复治疗对常规肺功能检查无直接作用
- 如果康复治疗没有转移至家中进行，康复治疗 6~8 周后获益的运动耐受度和生活质量改善会在 18~24 个月后消失
- 约 45% 中重度 COPD 病人有抑郁症状
- 重量不足的 COPD 病人预后更差，该指标独立于其他 COPD 严重程度标志

> BMI<21 或非减肥情况下最近 6 个月体重下降 >10%，或最近 1 个月体重下降 >5% 的病人，需考虑行热卡补充治疗

- 氧疗的目标在于增加基线 $PaCO_2 \geq 60mmHg$ 或 $SaO_2 \geq 90\%$
- 最大多数病例中，每日氧疗 ≥15 小时或更长

COPD：基于抗胆碱性支气管扩张治疗的 EB 路径（Mayo Clin Proc 2008[47]）

- Ⅲ级或Ⅳ级急性加重频发病人，推荐加用维持性吸入激素治疗，但前两级 COPD 病人该治疗的风险收益比尚不明确
- 过度充气，包括静态或动态，与呼吸困难相关。长效药物的临床治疗意义较大，包括减少动静态肺容量、改善呼吸困难和增加心功能分级

COPD 治疗中的争议（Lancet 2011[48]）

- 几乎没有证据支持 COPD 早期肺功能轻度受损时给

予治疗有获益

稳定期 COPD 治疗（AFP 2013[49]）

- COPD 综合评估见文献原文图 1
- 文献原文表 3 为改良版医学研究委员会呼吸困难量表
- 文献原文表 4 为药物治疗

COPD 治疗相关临床试验（表 5-11-2）

表 5-11-2　COPD 治疗相关临床试验

呼吸困难吗啡持续释放	2003	BMJ[50]	● 呼吸困难吗啡持续释放随机对照研究 ● 88% 病人患有 COPD ● 吗啡组睡眠质量和症状改善明显优于对照组
COPD 抗胆碱能药物和 β 受体阻滞剂	2006[51]	J Gen Intern Med	● Meta 分析 ● 抗胆碱能药物较安慰剂组显著降低重症急性发作情况
			● β 受体阻滞剂和安慰剂组相比，不影响重症急性发作情况，但可显著增加呼吸道死亡率 ● β 受体阻滞剂和抗胆碱能药物对比，抗胆碱能药物较好
近期诊断 COPD 药物相关死亡风险	2008[52]	Ann Intern Med	● Meta 分析 ● 异丙托溴铵和心血管疾病死亡升高相关（OR 1.34，CI 1.22~1.47），吸入激素可相应减少心血管死亡风险（OR 0.80，CI 0.78~0.80），全因死亡率（OR 0.80，CI 0.78~0.80） ● 异丙托溴铵和全因死亡率的相关性不稳定
COPD 病人吸入抗胆碱能药物和主要心血管事件死亡副作用	2008[53]	JAMA	● Meta 分析 ● 评估吸入抗胆碱能药物后的心血管事件风险，包括心血管事件死亡率，心肌梗死和脑卒中

续表

			● 吸入抗胆碱能药物可显著增加心肌梗死和心血管事件死亡率风险,但不显著增加脑卒中风险 ● 根据长期临床试验数据(>6个月),心血管事件死亡率、心肌梗死和脑卒中风险显著增加 ● 心血管事件死亡较呼吸系统原因是COPD病人更常见死亡原因,随着疾病的严重程度,心血管事件死亡比例增加
COPD病人吸入抗胆碱能药物治疗和急性尿潴留风险	2011[54]	Arch Intern Med	● 巢式病例对照研究 ● 联合使用短效和长效吸入抗胆碱能药物,较单药治疗(OR 1.84)或不用该类药物(OR 2.69),显著增加急性尿潴留风险
COPD病人家庭基础性肺康复治疗	2008[55]	Ann Intern Med	● 评估家庭基础性肺康复治疗和医院基础性治疗效果的随机对照研究 ● 初级终点为1年慢性呼吸问卷呼吸困难量表积分 ● 两个干预组无显著差异
COPD急性加重住院病人早期康复干预以促进恢复	2014[56]	BMJ	● 住院期间早期康复治疗不能有效减少再住院率
噻托溴铵预防急性发作	2005[57]	Ann Intern Med	● 1829例中重度COPD病人随机接受6个月噻托溴铵或安慰剂治疗 ● 主要评价急性发作率和住院率 ● 噻托溴铵组相比安慰剂组可显著降低急性发作率和住院率

沙美特罗和丙酸氟替卡松治疗 COPD	2007[58]	TORCH 研究	● 沙美特罗联合氟替卡松组，单用沙美特罗组，单用氟替卡松组，或安慰剂组 ● 随访 3 年 ● 全因死亡率作为初级终点 ● 联合用药组对比安慰剂组，全因死亡率有所降低，但无统计学意义 ● 单用沙美特罗组或单用氟替卡松组的死亡率和安慰剂组相比无差异
长期吸入激素治疗和 COPD 肺炎风险	2009[59]	Arch Intern Med	● Meta 分析 ● 长期吸入激素（至少 24 周）可显著增加重症肺炎风险，但死亡率无显著增加
老年 COPD 病人吸入长效 β 受体激动剂和抗胆碱能药物效果比较	2011[60]	Ann Intern Med	● 回顾性观察研究 ● 病人 >65 岁 ● 随访 5.5 年 ● 总死亡率 38.2% ● 长效抗胆碱能药物治疗病人的死亡率显著高于最初使用长效 β 受体激动剂病人
COPD 病人氟替卡松联合或不联合沙美特罗治疗的肺部结局	2009[61]	Ann Intern Med	● 评价长期吸入激素治疗，联合或不联合 LABAs，对 COPD 病人炎症降低和肺功能改善情况 ● 评价指标为气管活检细胞计数和痰及醋甲胆碱反应 ● 吸入激素治疗可降低炎症反应和减弱中重度 COPD 激素阴性病人肺功能下降趋势 ● 联合 LABAs 治疗不加强上述作用

续表

COPD 急性加重病人激素剂量和常规注射治疗失败风险的相关性	2010[62]	JAMA	● 比较口服和静脉激素治疗失败率 ● 主要评价治疗失败综合指标 ● COPD 急性加重病人中低剂量激素口服治疗(20~80mg)并不恶化结局
COPD 治疗比较:雾化、喷雾吸入器和联合治疗	2007[63]	Am J Med	● 比较喷雾吸入器、雾化或联合治疗后 12 周症状改善情况 ● 联合喷雾吸入器和雾化治疗对生活治疗的改善最显著 ● 纳入病人为 50 岁以上,有吸烟史和 FEV1<65% 预测值
噻托溴铵联合安慰剂、沙美特罗或氟替卡松 - 沙美特罗治疗 COPD	2007[64]	Ann Intern Med	● 中重度 COPD 病人三种治疗的随机对照研究 ● 初级终点为 1 年 COPD 急性发作比例 ● 噻托溴铵联合氟替卡松 - 沙美特罗组不显著影响 COPD 急性发作情况,但可显著改善生活质量
COPD 老年病人长效 β 受体激动剂联合吸入激素治疗和 LABA 单药治疗的比较	2014[65]	JAMA	● 回顾性队列研究 ● 比较 COPD 住院率和死亡率 ● LABA 联合激素治疗可显著降低住院率和死亡率
噻托溴铵	2008[66] 2009[67]	UPLIFT	● 评估噻托溴铵和安慰剂治疗 4 年的随机对照研究 ● 主要结果为第 30 天开始使用气管扩张剂治疗前后平均 FEV1 的下降率

			● 4 年 30 天的随访,噻托溴铵可减少急性加重发生率,及相关住院率和呼吸困难表现 ● 但其并不降低 FEV1 的下降率 ● COPDII 级病人给予噻托溴铵和安慰剂治疗 4 年的随机对照研究 ● 主要结果为气管扩张剂使用前 FEV1 年度下降率 ● 噻托溴铵组气管扩张剂治疗后平均 FEV1 下降率较低 ● 噻托溴铵组再次发作距首次急性加重时间和距急性加重致住院的时间长于对照组
COPD 病人噻托溴铵喷雾吸入器治疗相关死亡率	2011[68]	BMJ	● 系统性回顾 ● 噻托溴铵喷雾吸入器治疗可相应增加 52% 死亡率
罗氟司特	2009[69]	M2-124,M2-125 研究	● 罗氟司特是一种新型磷酸二酯酶 -4(PDE4)抑制剂 ● 给予口服罗氟司特和安慰剂治疗,随机对照研究 ● 主要终点为气管扩张剂使用前 FEV1 值的变化,及中重度急性加重发作率 ● 罗氟司特可改善中重度急性加重发作率
罗氟司特治疗急性加重	2015[70]	REACT	● 罗氟司特可降低重症 COPD 急性加重率和住院率
羟甲司坦对 COPD 急性加重的作用	2008[71]	PEACE 研究	● 羟甲司坦,一种抗炎和抗氧化活性的黏液溶解物的随机对照研究

			● 病人多为 GOLD Ⅱ和Ⅲ级 ● 年龄在 40~80 岁 ● 羟甲司坦组急性加重次数显著降低
中重度 COPD	2009[72]	M2-127 M2-128	● 中重度 COPD 病人给予长效气管扩张剂(罗氟司特)或安慰剂治疗 ● 主要终点为气管扩张剂使用前 FEV1 值的变化 ● 对比安慰剂组,罗氟司特组可持续改善平均气管扩张剂使用前 FEV1 值,沙美特罗治疗病人中约 49mL,噻托溴铵治疗病人中约 80mL ● 罗氟司特可改善 COPD 病人的肺功能
支气管内活瓣	2010[73]	VENT 研究	● 终点为 FEV1 改变率和 6 分钟行走试验 ● 进展性异构肺气肿所致给予支气管内活瓣治疗,其对肺功能、运动耐受度的改善,和移植后更频发的急性加重、肺炎及咯血症状
气管镜下减容支架	2011[74]	EASE 试验	● 严重肺过度充气病人给予气管镜下支架植入治疗的随机对照研究 ● 主要结果为合并 FVC 和呼吸困难改善度 ● 支架植入组并无显著获益
高流量氧气	2010[75]	BMJ	● 高流量氧气对比滴定流量氧气治疗的死亡率,随机对照研究 ● 滴定流量氧气治疗基于血氧饱和度 88%~92%

续表

			● 对比高流量通气治疗,滴定流量氧气治疗可显著减少58%所有病人死亡率,78%COPD死亡率
噻托溴铵 vs 沙美特罗	2011[76]	POET-COPD	● 噻托溴铵和沙美特罗治疗COPD急性加重的随机对照研究 ● 对比沙美特罗,噻托溴铵组可延长中重度COPD病人距首次急性加重的时间
β受体阻滞剂	2011[77]	TARDIS数据	● 平均随访时间4.35年 ● β受体阻滞剂可减少22%总死亡率 ● COPD阶梯性吸入治疗时加用β受体阻滞剂,可降低死亡率和COPD急性加重发病率,并独立于心血管疾病和心脏药物使用
抗炎或抗生素治疗对非复杂性急性支气管炎和变色痰疾病的作用	2013[78]	BMJ	● 布洛芬对比阿莫西林-克拉维酸治疗10天的随机对照研究 ● 咳痰的天数无差异
阿奇霉素治疗支气管扩张	2012[79]	EMBRACE试验	● 阿奇霉素预防非囊肿性纤维化性支气管扩张急性加重 ● 阿奇霉素500mg,每周3次,使用6个月 ● 阿奇霉素可显著降低急性加重发病率
阿奇霉素治疗支气管扩张	2013[80]	BAT试验	● 阿奇霉素250mg口服,每日1次,共12个月 ● 阿奇霉素组显著降低第12个月的急性加重发病率

续表

红霉素治疗支气管扩张	2013[81]	BLESS试验	● 红霉素 400mg,每日两次,共 48 周 ● 红霉素组可适度降低急性加重发病率
COPD 急性加重给予 5 或 14 天激素治疗	2013[82]	REDUCE试验	● 6 个月随访观察认为,5 天激素疗程治疗效果并不差于 14 天疗程
噻托溴铵雾化吸入器	2013[83]	TIOSPIR试验	● 噻托溴铵安全性和有效性评估 ● 平均随访 2.3 年 ● 雾化吸入装置并不劣于碟吸入器
吸入激素撤出	2014[84]	WISDOM试验	● 慢性重症 COPD ● 三联 LAMA+LABA+ 激素治疗和激素撤出随机对照研究 ● 两组中重度急性发作风险类似

COPD 病人预后评估:更新的 BODE 指数和 ADO 指数（Lancet 2009[85]）

● 瑞士和西班牙队列研究,评估更新 BODE 指数和 ADO 指数的有效性

● 3 年死亡率

● BODE 指数和死亡率相关性较弱

● 更新的 BODE 指数和 ADO 指数是较好的预测因子

● 文献原文表 3 和表 4 为 BODE 指数,文献原文表 6 和表 7 为 ADO 指数

COPD 严重度复合指标的由来和验证（Am J Respir Crit Care Med 2009[86]）

● DOSE 积分

- DOSE 积分(≥4)和高住院率(OR 8.3)或呼吸衰竭(OR 7.9)相关,见表 5-11-3
- 该指标可预测来年急性加重次数

表 5-11-3　DOSE 积分系统

	DOSE 积分			
	0	1	2	3
MRC 呼吸困难积分	0~1	2	3	4
阻塞性 FEV1 预测值 %	>50	30~49	<30	
吸烟状态	否	是		
每年急性加重次数	0~1	2~3	>3	

DOSE 积分为相关的四个变量积分总和。如:病人 MRC 呼吸困难积分为 2(记 1 分),FEV1%61(记 0 分),吸烟(记 1 分),去年有两次急性加重(记 1 分),总 DOSE 积分为 1+0+1+1=3

COPD 病人日常体力活动客观测量的预后价值(Chest 2012[87])

- 随访 5~8 年
- 以计步器测定的 COPD 病人,日常体力活动指标是评估病人死亡率和住院率预后的独立影响因子

下呼吸道感染克拉霉素治疗后的心血管事件(BMJ 2013[88])

- COPD 急性加重或社区获得性肺炎使用克拉霉素治疗会增加心血管事件

COPD 病人联合吸入激素和长效 β 受体激动剂治疗后肺炎或肺炎相关死亡率(BMJ 2013[89])

- PATHOS 观察配对队列研究
- 氟替卡松/沙美特罗组的住院率和肺炎发生率高于布地奈德/福莫特罗组
- 氟替卡松/沙美特罗组的肺炎相关死亡率高于布地奈德/福莫特罗组

COPD 吸入性长效气管扩张剂治疗的心血管安全性

（JAMA Intern Med 2013[90]）

- 巢式病例对照研究
- 对比未用药物治疗，长效吸入 β 受体激动剂和抗胆碱药物治疗的心血管事件的风险升高

COPD 急性加重住院病人的短期和长期预后（Chest 2014[91]）

- CODEX 指数
- CODEX 是 COPD 急性加重出院后 3 个月和 1 年生存率和再入院率的有效预测指数，见表 5-11-4

表 5-11-4　评估 CODEX 指数的变量和阈值

CODEX	领域	变量	指数			
			0	1	2	3
C	并发症	Charlson 指数[a]	0~4	5~7	≥8	
O	阻塞	FEV1%	≥65	50~64	36~49	≤35
D	呼吸困难	mMRC 积分	0~1	2	3	4
EX	急性加重	急性加重[b]	0	1~2	≥3	

CODEX= 并发症，阻塞，呼吸困难和前期急性加重；mMRC= 改良医学研究委员会；

[a]Charlson 指数：50 岁以上，每 10 年增加 1 分；

[b] 前一年（住院或急诊医生会诊）COPD 重症急性加重次数

参 考 文 献

1. ☺ Robertson, R. and W. Geiger (2006). Carcinoid tumors. AFP, 74: 429-434.

2. Prasad, M., et al. (2006). Sum of the parts. N Engl J Med, 355: 2468-2473.

4. ☺ Hansel, T., et al. (2013). Microbes and mucosal immune responses in asthma. Lancet, 381: 861-873.

5. ☺ Al-Alawi, M., et al. (2014). Advances in the diagnosis and management of asthma in older adults. Am J Med, 127: 370-378.

6. ☺ ☺ Tilles, S. (2006). Differential diagnosis of adult asthma. Med Clin N Am, 90: 61-76.

7. ☺ ☺ ☺ Thorsteinsdottir, B., et al. (2008). The ABCs of asthma control. Mayo Clin Proc, 83: 814-820.

8. O'Byrne, P. and K. Parameswaran (2006). Pharmacological management of mild or moderate persistent asthma. Lancet, 368: 794-803.

9. ☺ ☺ ☺ Agrawal, A. and N. Hanania (2004). Managing asthma when it doesn't get better. Adv StudMed, 4: 235-242.

10. Guilbert, T., et al. (2006). Long-term inhaled corticosteroids in preschool children at high risk for asthma. N Engl J Med, 354: 1985-1997.

11. Currie, G., et al. (2009). Difficult to treat asthma in adults. BMJ, 338: 593-597.

12. Schatz, M. and M. Dombrowski (2009). Asthma in pregnancy. N Engl J Med, 360: 1862-1869.

13. ☺ Gibson, P., et al. (2010). Asthma in older adults. Lancet, 376: 803-813.

14. Johnston, S., et al. (2006). The effect of Telithromycin in acute exacerbations of asthma. N Engl J Med, 354: 1589-1600.

15. Strunk, R. and G. Bloomberg. Omalizumab for asthma. N Engl J Med, 2689-2695.

16. Kerstjens, H., et al. (2012). Tiotropium in asthma poorly controlled with standard combination therapy. N Engl J Med, 367: 1198-1207.

17. Corren, J., et al. (2011). Lebrikizumab treatment in adults with asthma. N Engl J Med, 365: 1088-1098.

18. Pavord, I., et al. (2012). Mepolizumab for severe eosinophilic asthma (DREAM): a multicenter, double-blin, placebo-controlled trial. Lancet, 380: 651-659.

19. Ortega, H., et al. (2014). Mepolizumab treatment in patients with

severe eosinophilic asthma. N Engl J Med,371:1198-1207.

20. Bel,E.,et al. Oral glucocorticoid-sparing effect of Mepolizumab in eosinophil asthma. N Engl J Med,1189-1197.

21. The American Lung Association Asthma Clinical Research Centers (2009). Efficacy of esomeprazole for treatment of poorly controlled asthma. N Engl J Med,360:1487-1499.

22. Galvan,C. and J. Guarderas(2012). Practical considerations for dysphonia caused by inhaled corticosteroids. Mayo Clin Proc,87(9):901-904.

23. Loymans,R.,et al. (2014). Comparative effectiveness of long term drug treatment strategies to prevent asthma exacerbations:network meta-analysis. BMJ,348:g3009.

24. Radin,A. and C. Cote(2008). Primary care of the patient with chronic obstructive pulmonary disease-Part 1:Frontline prevention and early diagnosis. Am J Med,121:S3-S12.

25. Rennard,S. and M. Drummond(2015). Chronic obstructive pulmonary disease 1. Early chronic obstructive pulmonary disease:definition, assessment,and prevention. Lancet,385:1778-1788.

26. MacNee,W. (2006). ABC of chronic obstructive pulmonary disease. BMJ,332:1202-1204.

27. Niewoehner,D. and K. Rice(2005). Prevention of exacerbations of chronic obstructive pulmonary disease with Tiotropium,a once-daily inhaled anticholinergic bronchodilator. Ann Intern Med,143:317-326.

28. Ong,K. and A. Earnest(2005). A multidimensional grading system (BODE Index)as predictor of hospitalization for COPD. Chest,128:3810-3816.

29. Tillie-Leblond,I.,et al. (2006). Pulmonary embolism in patients with unexplained exacerbation of chronic obstructive pulmonary disease:prevalence and risk factors. Ann Intern Med,144:390-396.

30. ☺ ☺ Wedzicha,J. and T. Seemungal(2007). COPD exacerbations:defining their cause and prevention. Lancet,370:786-796.

31. ☺ ☺ Cooper,C. and M. Dransfield(2008). Primary care of the patient

with chronic obstructive pulmonary disease-Part 4: Understanding the clinical manifestations of a progressive disease. Am J Med, 121: S33-S45.

32. ☺ ☺ Sethi, S. and T. Murphy (2008) Infection in the pathogenesis and course of chronic obstructive pulmonary disease. N Engl J Med, 359: 2355-2365.

33. ☺ Cosio, M., et al. (2009). Immunologic aspects of chronic obstructive pulmonary disease. N Engl J Med, 360: 2445-2454.

34. ☺ Brusselle, G., et al. (2011). Chronic obstructive pulmonary disease 1. New insights into the immunology of chronic obstructive pulmonary disease. Lancet, 378: 1015-1026.

35. Sethi, S., et al. (2012). Inflammation in COPD: Implications for management. Am J Med, 125: 1162-1170.

36. ☺ Dickson, R., et al. (2014). Infections in chronic lung diseases 1. The role of the microbiome in exacerbation of chronic lung diseases. Lancet, 384: 691-702.

37. ☺ ☺ Vestbo, J., et al. (2013). Global strategy for the diagnosis, management, and prevention of chronic obstructive pulmonary disease. Am J Respir Crit Care Med, 187: 347-365.

38. Grossman, R. and J. Rotschafer (2005). Antimicrobial treatment of lower respiratory tract infections in the hospital setting. Am J Med, 118 (7A): 29S-38S.

39. ☺ ☺ Sethi, S. and T. Murphy (2008). Infection in the pathogenesis and course of chronic obstructive pulmonary disease. N Engl J Med, 359: 2355-2365.

40. Hurst, J., et al. (2010). Susceptibility to exacerbation in chronic obstructive pulmonary disease. N Engl J Med, 363: 1128-1138.

41. ☺ ☺ ☺ Wise, R. and D. Tashkin (2007). Preventing chronic obstructive pulmonary disease: What is known and what needs to be done to make a difference to the patient? Am J Med, 120 (8A): S14-S22.

42. ☺ ☺ ☺ Wise, R. and D. Tashkin (2007). Optimizing treatment of chronic obstructive pulmonary disease: an assessment of current

therapies. Am J Med, 120(8A): S4-S13.

43. Gross, N. and D. Levin(2008). Primary care of the patient with chronic obstructive pulmonary disease-Part 2: Pharmacologic treatment across all stage of disease. Am J Med, 121: S13-S24.

44. ☺ ☺ ten Hacken, N., et al. (2007). Treatment of bronchiectasis in adults. BMJ, 335: 1089-1093.

45. Thabut, G., et al. (2008). Survival after bilateral versus single lung transplantation for patients with chronic obstructive pulmonary disease: a retrospective analysis of registry data. Lancet, 371: 744-751.

46. ☺ ZuWallack, R. and H. Hedges(2008). Primary care of the patient with chronic obstructive pulmonary disease-Part 3: Pulmonary rehabilitation and comprehensive care for the patient with chronic obstructive pulmonary disease. Am J Med, 121: S25-S32.

47. Gross, N. (2008). Chronic obstructive pulmonary disease: an evidence-based approach to treatment with a focus on anticholinergic bronchodilation. Mayo Clin Proc, 83: 1241-1250.

48. ☺ Rabe, K. and J. Wedzicha(2011). Chronic obstructive pulmonary disease 3. Controversies in treatment of chronic obstructive pulmonary disease. Lancet, 378: 1038-1047.

49. ☺ Lee, H., et al. (2013). Treatment of stable chronic obstructive pulmonary disease: The GOLD guidelines. AFP, 88(10): 655-663.

50. Abernethy, A., et al. (2003). Randomised, double blind, placebo controlled crossover trial of sustained release morphine for the management of refractory dyspnoea. BMJ, 327: 523-528.

51. Salpeter, S., et al. (2006). Meta-analysis: anticholinergics, but not beta-agonists, reduce severe exacerbations and respiratory mortality in COPD. J Gen Intern Med, 21: 1011-1019.

52. Lee, T., et al. (2008). Risk for death associated with medications for recently diagnosed chronic obstructive pulmonary disease. Ann Intern Med, 149: 380-390.

53. ☺ Singh, S., et al. (2008). Inhaled anticholinergics and risk of major adverse cardiovascular events in patients with chronic obstructive

pulmonary disease:A systematic review and meta-analysis. JAMA, 300(12):1439-1450.

54. ☺ Stephenson,A.,et al.(2011). Inhaled anticholinergic drug therapy and the risk of acute urinary retention in chronic obstructive pulmonary disease. Arch Intern Med,171(10):914-920.

55. Maltais,F.,et al.(2008). Effects of home-based pulmonary rehabilitation in patients with chronic obstructive pulmonary disease. Ann Intern Med,149:869-878.

56. Greening,N.,et al.(2014)An early rehabililtation intervention to enhance recovery during hospital admission for an exacerbation of chronic respiratroy disease:randomised controlled trial. BMJ,349

57. Niewoehner,D. and K. Rice(2005). Prevention of exacerbations of chronic obstructive pulmonary disease with Tiotropium,a once-daily inhaled anticholinergic bronchodilator. Ann Intern Med,143:317-326.

58. Calverley,P.,et al.(2007). Salmeterol and fluticasone propionate and survival in chronic obstructive pulmonary disease. N Engl J Med,356: 775-789.

59. Singh,S.,et al.(2009). Long-term use of inhaled corticosteroids and the risk of pneumonia in chronic obstructive pulmonary disease. Arch Intern Med,169:219-229.

60. Gershon,A.,et al.(2011). Comparison of inhaled long-active beta-agonist and anticholinergic effectiveness in older patients with chronic obstructive pulmonary disease. Ann Intern Med,154:583-592.

61. Lapperre,T.,et al.(2009). Effect of fluticasone with and without salmeterol on pulmonary outcomes in chronic obstructive pulmonary disease. Ann Intern Med,151:517-527.

62. Lindenauer,P.,et al.(2010). Association of corticosteroid dose and route of administration with risk of treatment failure in acute exacerbation of chronic obstructive pulmonary disease. JAMA,303 (23):2359-2367.

63. Tashkin,D.,et al.(2007). Comparing COPD treatment:Nebulizer, metered dose inhaler,and concomitant therapy. Am J Med,120:435-

441.

64. Aaron, S., et al. (2007). Tiotropium in combination with placebo, salmeterol, or fluticasone-salmeterolfor treatment of chronic obstructive pulmonary disease. A radomized trial. Ann Intern Med, 146: 545-555.

65. Gershon, A., et al. (2014). Combination long-acting beta-agoists and inhaled corticosteroids compared with long-acting beta-agonists alone in older adults with chronic obstructive pulmonary disease. JAMA, 312 (11): 1114-1121.

66. Tashkin, D., et al. (2008). A 4-year trial of Tiotropium in chronic obstructive pulmonary disease. N Engl J Med, 359: 1543-1554.

67. Decramer, M., et al. (2009). Effect of tiotropium on outcomes in patients with moderate chronic obstructive pulmonary disease (UPLIFT): a prespecified subgroup analysis of a randomisedcontrolledtrial. Lancet, 374: 1171-1178.

68. Singh, S., et al. (2011) Mortality associated with tiotropium mist inhaler in patients with chronic obstructive pulmonary disease: systematic review and meta-analysis of randomised controlled trials. BMJ, 342

69. Calverley, P., et al. (2009). Roflumilast in symptomatic chronic obstructive pulmonary disease: two randomised clinical trials. Lancet, 374: 685-694.

70. Martinez, F., et al. (2015) Effect of roflumilast on exacerbations in patients with severe chronic obstructive pulmonary disease uncontrolled by combination therapy (REACT): a multicentre randomizedcontrolled trial. Lancet, DOI: 10.1016/S0140-6736(14)62410-7

71. Zheng, J., et al. (2008). Effect of carbocisteine on acute exacerbation of chronic obstructive pulmonary disease (PEACE study): a randomised placebo-controlled study. Lancet, 371: 2013-2018.

72. Fabbri, L., et al. (2009). Roflumilast in moderate-to-severe chronic obstructive pulmonary diseasetreatedwtihlongacting bronchodilators: two randomised clinical trials. Lancet, 374: 695-703.

73. Sciurba, F., et al. (2010). A randomized study of endobronchial valves

for advanced emphysema. N Engl J Med,363:1233-1244.

74. Shah,P.,et al. (2011). Bronchoscopic lung-volume reduction with exhale airway stents for emphysema(EASE trial):randomised,sham-controlled,multicentre trial. Lancet,378:997-1005.

75. Austin,M.,et al. (2010)Effect of high flow oxygen on mortality in chronic obstructive pulmonary disease patients in prehospital setting: randomised controlled trial. BMJ,341,c5462 DOI:doi:10. 1136/bmj. c5462

76. Vogelmeier,C.,et al. (2011). Tiotropium versus salmeterol for the prevention of exacerbation of COPD. N Engl J Med,364:1093-1103.

77. Short,P.,et al. (2011)Effect of beta blockers in treatment of chronic obstructive pulmonary disease:a retrospective cohort study. BMJ,342, d2549 DOI:doi:10. 1136/bmj. d2549

78. Llor,C.,et al. (2013). Efficacy of anti-inflammatory or antibiotic treatment in patients with noncomplicated acute bronchitis and discoloured sputum:randomised placebo controlled trial. BMJ,347: f5762.

79. Wong,C.,et al. (2012). Azithromycin for prevention of exacerbations in non-cystic fibrosis bronchiectasis(EMBRACE):a randomised, double-blind,placebo-controlled trial. Lancet,380:660-667.

80. Altenburg,J.,et al. (2013). Effect of azithromycin maintenance treatment on infectious exacerbations among patients with non-cystic fibrosis bronchiectasis. The BAT randomized controlled trial. JAMA, 309(12):1251-1259.

81. Serisier,D.,et al. Effect of long-ter,low-dose erythromycin on pulmonary exacerbations among patients with non-cystic fibrosis bronchiectasis. The BLESS randomised controlled trial. JAMA,1260-1267.

82. Leuppi,J.,et al. Short-term vs conventional glucocorticoid therapy in acute exacerbations of chronic obstructive pulmonary disease. JAMA, (21):2223-2231.

83. Wise,R.,et al. (2013). Tiotropium respimat inhaler and the risk of death in COPD. N Engl J Med,369:1491-1501.

84. Magnussen, H., et al. (2014). Withdrawal of inhaled glucocorticoids and exacerbations of COPD." N Engl J Med, 371:1285-1294.

85. ☺ Puhan, M., et al. (2009). Expansion of the prognostic assessment of patients with chronic obstructive pulmonary disease: the updated BODE index and the ADO index. Lancet, 374:704-711

86. Jones, R., et al. (2009). Derivation and validation of a composite index of severity in chronic obstructive pulmonary disease. The DOSE index. Am J Respir Crit Care Med, 180:1189-1195.

87. Garcia-Rio, F., et al. (2012). Prognostic value of the objective measurement of daily physical activity in patients with COPD. Chest, 142(2):338-346.

88. Schembri, S., et al. (2013). Cardiovascular events after clarithromycin use in lower respiratory tract infections: analysis of two prospective cohort studies. BMJ, 346:f1235.

89. Janson, C., et al. Pneumonia and pneumonia related mortality in patients with COPD treated withfixed combinations of inhaled corticosteroid and long acting beta2 agonist: observational matched cohortstudy(PATHOS). BMJ, f3306.

90. Gershon, A., et al. (2013). Cardiovascular safety of inhaled long-acting bronchodilators in individuals with chronic obstructive pulmonary disease. JAMA Intern Med, 173(13):1175-1184.

91. Almagro, P., et al. (2014). Short-and medium-term prognosis in patients hospitalized for COPD exacerbation. The CODEX index. Chest, 145(5):972-980.

第十二节　2型糖尿病

流行病学
病理生理学
治疗
糖尿病与怀孕
高血糖高渗状态

流 行 病 学

"冠心病等危症"（Diabetes Care 2005[1]）

● 18 年跟踪随访

● 芬兰人口调查

● 既往无心肌梗死的糖尿病病人，与无糖尿病的既往心梗病人发生冠心病的风险类似

● 然而在女性病人，既往无心肌梗死的糖尿病病人，发生冠心病的风险高于既往无糖尿病的心梗病人

青年发病的成人型糖尿病（MODY）的诊断和治疗（BMJ 2011[2]）

● 编码葡萄糖激酶以及核转录因子，肝细胞核因子 1α 和肝细胞核因子 4α 的基因突变是 MODY 的常见原因

● 糖尿病家族史，20~50 岁起病，非胰岛素依赖（强化控制血糖时可能需要使用胰岛素），无胰岛素抵抗表现，无 β 细胞自身免疫反应

● MODY 病人可能不会出现糖尿病相关性微血管并发症

● 有证据显示 MODY 病人在诊断显性 1 型糖尿病 3~5 年之前可有持续性内源性胰岛素的分泌

白米饭的摄入和 2 型糖尿病的风险（BMJ 2012[3]）

● Meta 分析和系统性回顾

● 白米饭的摄入增加与发生 2 型糖尿病风险显著升高有关，尤其在亚洲人群

病理生理学

血糖为中心的观点到血脂为中心的观点
重新认识 2 型糖尿病（JAMA 2008[4]）

● 脂质代谢角度分析，高血糖及潜在的胰岛素抵抗和 β 细胞减少，继发于异位脂质沉积或脂毒性的代谢损伤

● 通过清除脂质过剩及能量过剩，可纠正高血糖

● 脂毒性的潜在病因在于能量过剩

● 能量过剩引起高胰岛素血症，继而增加导致胰岛素抵

抗的脂肪生成以及 β 细胞脂毒性,最终导致高血糖

● 在已存在的内生性高胰岛素基础上加上外源性高胰岛素,通过持续性能量过剩提供更多的脂肪生成的底物,使得脂质过载恶化

破坏瘦体质的武器(Endocrinology 2003[5])

● 瘦素缺陷和对瘦素无反应将导致脂肪的异位沉积

● 瘦组织中脂肪介导的功能障碍为脂毒性,脂质诱导细胞程序性死亡,又称脂质凋亡

● 脂肪细胞可保护瘦组织免受发生于脂质萎缩阶段的脂毒性损害,这种保护作用通过脂肪细胞激素调节,如瘦素或脂联素

● 瘦素抵抗很可能是脂肪调节障碍和代谢综合征的最常见的因素

● 这些脂毒性导致 2 型糖尿病和脂毒性心肌病

脂质过载和溢出:代谢损伤和代谢综合征(Trends Endocrinol Metab 2003[6])

● 3 条经典的概念被提出:①胰岛素抵抗并非肥胖导致的原发性事件,而是继发于完全由于胰岛素诱导的脂质生成所致的脂质积聚;②胰岛素抵抗可能是降低器官脂毒性的保护性机制;③脂质导致的胰岛素抵抗和代谢综合征继发于瘦素抵抗

2 型糖尿病的心血管疾病风险:机制研究的探讨(Lancet 2008[7])

● 糖尿病病人动脉粥样硬化的加速进展和心血管病的发生很可能是多因性的

● 文章从 3 个因素分析研究心血管疾病的病理生理学:高血糖、高血脂和炎症

● 高血糖可通过许多机制引起血管的并发症

● 糖尿病血脂异常和动脉粥样硬化密切相关

● 糖尿病和肥胖病人内脏脂肪释放的炎症因子浓度增加,可直接作用于肝脏,导致循环中的前炎症因子的浓度增高

2 型糖尿病的"脂毒性"(JAMA 2007[8])

● 内脏脂肪对胰岛素的抗脂肪分解作用存在抵抗,因而产生更多的游离脂肪酸,损害由胰岛素调节的肌肉中的血糖代谢,进一步损伤胰岛素的分泌

糖化血红蛋白,是否影响冠心病?(Am J Med 2005[9])

● 根据 DCCT 研究,根据糖化血红蛋白评价的平均血糖水平,并非反应微血管病进展情况的最佳因素

● 血糖变化幅度的增加可产生更多的活性氧自由基(Reactive oxygen species,ROS),而 ROS 在血糖介导的血管损伤中起着重要的作用

自我血糖监测和糖化血红蛋白监控血糖(Mayo Clin Proc 2007[10])

● 糖化血红蛋白正常的病人亦可能存在餐后血糖异常

● DCCT 研究显示糖尿病并发症的发生可能是由于餐后血糖的波动

● 导致红细胞寿命缩短的情况,如急性失血、溶血性贫血可能导致糖化血红蛋白较实际水平偏低

● 缺铁性贫血、高胆红素血症、尿毒症可能导致糖化血红蛋白较实际水平偏高

餐后血糖是冠心病死亡的独立危险因素(Diabetologia 1996[11])

● DIS 研究

● 非胰岛素依赖性糖尿病的 11 年随访研究

● 餐后血糖,而不是空腹血糖,是心肌梗死和死亡的独立危险因素

2 型糖尿病脂联素和肾功能异常(Diabetes Care 2007[12])

● HPFS 研究病人

● 脂联素是一种抗炎蛋白

● 血清脂联素的浓度和炎症因子呈负相关

● 在 2 型糖尿病男性病人,血清脂联素水平升高和中度肾功能异常(GFR<60mL/min)的风险降低有关

脂联素水平和发生 2 型糖尿病的风险(JAMA 2009[13])

● Meta 分析

● 肥胖与 2 型糖尿病发生的关系,可能部分是通过改变脂肪组织分泌脂肪因子达到的

● 肥胖可下调脂联素的分泌,这是一种具有抗炎作用以及保护胰岛素敏感性的因子

● 每升高 1log μg/mL 脂联素,发生 2 型糖尿病的风险降至原水平的 72%

● 这种负相关性见于白种人,东亚,亚洲印度人种,非洲美国人及本土的美国人

● 在不同人种中,高脂联素水平和 2 型糖尿病低风险相关,并且有剂量依赖关系

治 疗

糖尿病治疗的相关研究见表 5-12-1

表 5-12-1 糖尿病治疗的相关研究

干预	时间	研究	结果
多因素干预			
多因素干预	2003[14]	NEJM	● 8 年跟踪随访发现强化方案可降低心血管疾病风险 55% ● BP<130/80mmHg,HbA1c<6.5%,T-Chol<175mg/dl,TG<150mg/dl,加用阿司匹林
	2008[15]	STENO-2	● 跟踪随访 13.3 年 ● 强化治疗可降低任何原因的死亡率,心血管疾病死亡率和心血管事件的风险 ● 2 型糖尿病合并微量蛋白尿病人,强化治疗和传统治疗方案治者相比,任何原因的死亡风险总体降低达 20%

续表

干预	时间	研究	结果
生活方式改变	2012[16]	Look AHEAD 研究	● 超重或肥胖的 2 型糖尿病的 RCT 研究 ● 强化生活方式干预和教育 ● 终点事件为第 4 年自我评定存在活动能力的限制 ● 第 4 年，生活方式干预组病人活动能力丧失的风险相对降低 48%
	2013[17]	Look AHEAD 研究	● 研究的远期结果 ● 最长随访时间为 13.5 年，中位随访时间为 9.6 年 ● 专注于减重的强化生活方式干预并不能降低心血管疾病的风险 ● 干预组平均体重减轻约 6%
强化血糖控制	2008[18]	ACCORD 研究	● 入组 2 型糖尿病病人平均 HbA1c 8.1%，分为强化治疗（HbA1c<6%），或标准治疗（HbA1c 7.0%~7.9%） ● 初步终点事件包括非致死性心肌梗死，非致死性脑卒中或心血管疾病引起的死亡 ● 因发现强化治疗组死亡率更高，强化治疗组在 3.5 年后停止干预
	2008[19]	UKPDS 试验的后续研究	● 组间糖化血红蛋白的区别在第 1 年后消失 ● 在磺脲类 - 胰岛素组，糖尿病相关终点事件和微

续表

干预	时间	研究	结果
			血管病变,心肌梗死和任何原因的死亡的风险相对降低的状态持续 10 年 ● 在二甲双胍治疗组,任何糖尿病相关终点事件,心肌梗死和任何原因的死亡的风险持续明显减低
	2009[20]	VADT 研究	● 和标准治疗相比,严格控制组的糖化血红蛋白水平低 1.5% ● 中位随访时间 5.6 年 ● 在终点事件上组间无显著差异
	2011[21]	Meta 分析	● 强化血糖控制并不能降低 2 型糖尿病病人的全因死亡率 ● 强化血糖控制可能可以降低非致死性心肌梗死和视网膜病变的风险
二甲双胍	2009[22]	HOME 研究	● 850mg 二甲双胍或安慰剂(每天 1~3 次)联合胰岛素治疗 ● 初级终点事件包括大血管和微血管病变 ● 次级终点事件包括大血管和微血管相关终点事件 ● 二甲双胍不能改善初级终点事件 ● 但是 4.3 年随访显示二甲双胍可降低大血管疾病的风险

续表

干预	时间	研究	结果
二甲双胍＋胰岛素 vs 单独用胰岛素	2012[23]	BMJ	● Meta 分析 ● 两组间全因死亡率及心血管疾病死亡率无显著差异
二甲双胍＋胰岛素 vs 二甲双胍＋磺脲类	2014[24]	JAMA	● VHA 人群 ● 合用胰岛素组发生非致死性心血管疾病的风险更高，全因死亡率更高
噻唑烷二酮类			
罗格列酮	2006[25]	DREAM 研究	● 8mg 罗格列酮治疗 IGT、IFG 人群 3 年的 RCT 研究 ● 罗格列酮可很大程度地降低 IGT 和 IFG 进展为 2 型糖尿病的风险
罗格列酮，二甲双胍和格列苯脲治疗病人血糖控制时间	2006[26]	ADOPT 研究	● 新诊断的用上述 3 种药物单药治疗 2 型糖尿病病人的 RCT 研究 ● 医学随访 4 年 ● 单药治疗维持时间最长是罗格列酮（最低单药治疗失败率）(15% 单药治疗失败)，二甲双胍 (21% 单药治疗失败)，格列苯脲 (34% 单药治疗失败) ● 格列苯脲和罗格列酮相比，其发生心血管事件（包括慢性心功能衰竭）的风险显著减低
罗格列酮的心血管事件	2007[27]	RECORD 研究	● 二甲双胍＋磺酰脲类治疗的病人随机分配是否加用罗格列酮

续表

干预	时间	研究	结果
			● 组间发生心肌梗死和心血管时间死亡风险无显著差异 ● 罗格列酮组发生心力衰竭的概率明显升高
老年糖尿病病人的噻唑烷二酮类治疗的心血管结果	2007[28]	JAMA	● 病人年龄 >66 岁 ● 中位随访时间 3.8 年 ● 噻唑烷二酮类，主要是罗格列酮，和慢性心力衰竭，急性心肌梗死和死亡率的升高相关
非肥胖病人胰岛素 + 二甲双胍 vs 胰岛素促泌剂	2009[29]	BMJ	● 2 型糖尿病的非肥胖病人（BMI≤27kg/m²） ● 两组治疗基本等价
二甲双胍 vs 二甲双胍 + 罗格列酮	2012[30]	TODAY 研究	● 年轻病人 2 型糖尿病（10~17y/o） ● 二甲双胍 vs 二甲双胍 + 罗格列酮 vs 二甲双胍 + 生活方式干预的 RCT 研究 ● 初级终点事件为 6 个月血糖控制不良 ● 平均随访时间为 3.86 年 ● 二甲双胍单药治疗在一半病人中可维持血糖控制 ● 二甲双胍 + 噻唑烷二酮类比单用二甲双胍好 ● 二甲双胍 + 生活方式调整并不比二甲双胍单用好
吡格列酮和膀胱癌的风险	2012[31]		● 巢式病例对照研究 ● 吡格列酮和膀胱癌风险增高相关（RR1.83）

续表

干预	时间	研究	结果
胰岛素			
在口服药治疗基础上加上双相、餐后或基础胰岛素	2007[32]	4-T研究	● 3种不同胰岛素搭配二甲双胍和（或）吡格列酮的RCT研究 ● 初级终点事件为1年糖化血红蛋白 ● 双相及餐后胰岛素组的糖化血红蛋白水平相似，而基础胰岛素组则较高
德谷胰岛素 vs 甘精胰岛素	2012[33]	2型糖尿病基础-临时胰岛素初始治疗	● 成人2型糖尿病 ● 德谷胰岛素 vs 甘精胰岛素的RCT研究 ● 在糖化血红蛋白的控制上，德谷胰岛素并不比甘精胰岛素差
胰岛素泵 vs 每日多次注射	2014[34]	OpT2mise研究	● 成人2型糖尿病 ● 胰岛素泵 vs 多次注射 ● 糖化血红蛋白的改变 ● 胰岛素泵组更优
血糖异常病人基础胰岛素和心血管疾病以及其他事件的关系	2012[35]	ORIGIN试验	● 基础胰岛素治疗IFG、IGT或2型糖尿病病人的心血管事件 ● 中位随访时间为6.2年 ● 甘精胰岛素对于心血管事件及癌症的影响不明确
肠促胰岛素类似物			
艾塞那肽（Exendin-4）在2型糖尿病病人中血糖控制	2005[36]	糖尿病照护	● 比较二甲双胍和磺脲类基础上加用艾塞那肽，随访30周 ● 加用艾塞那肽的病人达到糖化血红蛋白<7%更多 ● 最常见副反应为恶心

续表

干预	时间	研究	结果
	2005[37]	糖尿病照护	● 比较二甲双胍加上艾塞那肽组,随访 30 周 ● 和上述研究结果类似 ● 无论基础 BMI 情况体重均显著下降
噻唑烷二酮类加用艾塞那肽	2007[38]	Ann Intern Med	● 针对控制欠佳的 2 型糖尿病病人在噻唑烷二酮类基础上加用艾塞那肽或安慰剂(糖化血红蛋白在 7.1%~10% 之间) ● 血糖控制情况根据 16 周糖化血红蛋白评估 ● 艾塞那肽组糖化血红蛋白下降 0.98%,体重下降 1.5kg ● 和安慰剂组相比,艾塞那肽组的胃肠道反应更常见
单药利拉鲁肽 vs 格列苯脲	2009[39]	LEAD-3 Mono 试验	● 早期 2 型糖尿病用 GLP-1 类似物和促泌剂的 RCT 研究 ● 初级终点事件为糖化血红蛋白的改变 ● 利拉鲁肽是 2 型糖尿病安全且有效的初始单药治疗选择
利拉鲁肽 QD vs 艾塞那肽 BID	2009[40]	LEAD-6	● 利拉鲁肽是 GLP-1 类似物,艾塞那肽是 GLP-1 受体激动剂 ● 利拉鲁肽降低平均糖化血红蛋白比艾塞那肽更明显,且更多病人糖化血红蛋白能降至 7% 以下 ● 两种药物降低体重的效果类似

干预	时间	研究	结果
（过氧化酶体增殖物激活受体）PPAR-α/γ 双重激动剂阿格列扎在 2 型糖尿病病人心血管疾病风险	2009[41]	SYNCHRONY	• 阿格列扎 vs 安慰剂的 RCT 研究 • 初级终点事件为糖化血红蛋白的改变 • 阿格列扎能显著降低基础水平的糖化血红蛋白，并呈剂量依赖性
利拉鲁肽 vs 西格列汀	2010[42]	Lancet	• GLP-1 受体激动剂（利拉鲁肽）vsDDP4 拮抗剂（西格列汀） • 初级终点事件为第 26 周糖化血红蛋白的改变 • 在降低糖化血红蛋白上，利拉鲁肽优于西格列汀（文献原文图 2）
甘精胰岛素 vs 西格列汀	2012[43]	EASIE	• 二甲双胍 + 甘精胰岛素或二甲双胍 + 西格列汀的 RCT 研究 • 初级终点事件为糖化血红蛋白的改变 • 甘精胰岛素组降低糖化血红蛋白更佳
每周一次艾塞那肽 vs 甘精胰岛素	2010[44]	DURATION-3	• 艾塞那肽每周一次 vs 甘精胰岛素 QD 的 RCT 研究 • 初级终点事件为糖化血红蛋白的改变 • 26 周艾塞那肽组病人较甘精胰岛素组病人糖化血红蛋白降低更明显 • 糖化血红蛋白的改变见文献原文图 2 • 艾塞那肽组体重明显下降，而甘精胰岛素组则体重升高（文献原文图 3）

续表

干预	时间	研究	结果
每周一次艾塞那肽 vs 西格列汀或吡格列酮联合二甲双胍	2010[45]	DURATION-2	● 初级终点事件为第26周较初始状态的糖化血红蛋白有改变 ● 二甲双胍加上艾塞那肽每周一次组血糖达标优于最大日剂量的西格列汀或吡格列酮组
艾塞那肽 BID+基础胰岛素	2011[46]	Ann Intern Med	● 使用基础胰岛素控制糖化血红蛋白 7.1%~10.5% 的病人加用艾塞那肽 BID 注射 ● 加用艾塞那肽注射 BID 可改善血糖的控制,且不增加低血糖风险,不增加体重
每周一次艾塞那肽 vs 利拉鲁肽 QD	2013[47]	Lancet	● DURATION-6 ● 每周一次艾塞那肽 vs 利拉鲁肽 QD ● 初级终点事件为糖化血红蛋白的改变 ● 利拉鲁肽降低糖化血红蛋白更明显
葡萄糖转运蛋白-2抑制剂 (Sodium-glucose cotransporter, SGLT-2)			
达格列净 vs 单用二甲双胍	2010[48]	Lancet	● SGLT-2 抑制剂降低肾脏对葡萄糖的重吸收,并呈胰岛素非依赖性 ● 达格列净或安慰剂 RCT 研究 ● 初级终点事件为24周糖化血红蛋白的改变

续表

干预	时间	研究	结果
			● 达格列净联合二甲双胍治疗为二甲双胍单药可控制的 2 型糖尿病提供新的治疗选择方案
达格列净	2012[49]	Ann Intern Med	● 达格列净的 RCT 研究 ● 糖化血红蛋白的变化 ● 达格列净促进血糖控制,稳定胰岛素剂量,并控制体重
	2013[50]	Ann Intern Med	● Meta 分析 ● SGLT-2 抑制剂可能改善短期预后,但对于长期预后的影响并不明确
坎格列净 vs 格列苯脲	2013[51]	Lancet	● CANTATA-SU 试验 ● 坎格列净是一种 SGLT-2 抑制剂 ● 坎格列净比格列苯脲对于糖化血红蛋白的改善更明显,在使用二甲双胍的 2 型糖尿病病人身上耐受性好
利格列汀 + 二甲双胍 vs 格列苯脲 + 二甲双胍	2012[52]	Lancet	● DPP-4 抑制剂 vs 磺脲类 ● 初级终点事件为 104 周糖化血红蛋白的变化 ● 两组间糖化血红蛋白的降低程度类似 ● 利格列汀组心血管事件发生较少
加用维达列汀	2013[53]	Lancet	● INTERVAL 研究 ● 加用维达列汀(DPP4)或安慰剂 ● 个体化治疗 ● 维达列汀组血糖控制效果更佳

续表

干预	时间	研究	结果
沙格列汀和心血管疾病	2013[54]	NEJM	● SAVOR-TIMI 53 研究 ● DPP-4 抑制剂的心血管疾病风险 ● 沙格列汀不增加或降低缺血事件的发生率 ● 但因心力衰竭住院的概率降低
沙格列汀和心血管疾病	2015[55]	NEJM	● TECOS 研究 ● 中位随访时间为 3 年 ● 沙格列汀的初发复合心血管疾病的发生并不低于安慰剂
急性冠脉综合征后使用阿格列汀	2013[56]	NEJM	● EXAMINE 研究 ● 2 型糖尿病病人急性冠脉综合征后使用 DPP-4 抑制剂 ● 大的心血管事件发生并无增加
老年病人使用利格列汀	2013[57]	Lancet	● 年龄大于 70 岁 ● 终点事件为 24 周糖化血红蛋白的变化 ● 利格列汀有效且安全
甲基巴多索	2013[58]	NEJM	● BEACON 研究 ● 作为一种合成的 Nrf2 激动剂的类似物,用于治疗 4 期的慢性肾脏病 ● 研究因心血管疾病发生率高而中止,它并不能降低终末期肾病或心血管疾病死亡率
度拉鲁肽每周一次 vs 利拉鲁肽每天一次	2014[59]	Lancet	● AWARD-6 ● 24 周糖化血红蛋白的控制

续表

干预	时间	研究	结果
			● 每周一次度拉鲁肽效果并不比每天一次的利拉鲁肽差
度拉鲁肽联合赖脯胰岛素 vs 甘精胰岛素联合赖脯胰岛素	2015[60]	Lancet	● AWARD-4 ● 26 周糖化血红蛋白的控制 ● 度拉鲁肽联合赖脯胰岛素比甘精胰岛素效果更佳
2 型糖尿病病人使用阿格列汀用 vs 安慰剂的心力衰竭和死亡率	2015[61]	Lancet	● EXAMINE 试验 ● 阿格列汀(DPP-4 抑制剂)并不增加心力衰竭的风险
外科手术			
改良胃捆绑术和 2 型糖尿病的传统治疗	2008[62]	JAMA	● 近期诊断 2 型糖尿病(2 年内)的 60 个肥胖病人(30<BMI<40) ● 腹腔镜下改良胃捆绑术(LAGB) ● 2 年随访 ● 手术组 2 年平均体重减轻约 20%,传统治疗对照组平均体重减轻约 1.4% ● 通过减重,73% 的手术组病人根除了糖尿病,而传统治疗组为 13%
R-Y 吻合 + 药物 vs 药物	2012[63]	NEJM	● STAMPEDE 研究 ● 肥胖的 2 型糖尿病病人 ● 药物 VS 药物 +R-Y 吻合术 ● 12 个月 HbA1c<6.0% ● 手术组病人达标率明显增高

续表

干预	时间	研究	结果
R-Y 吻合或胆胰分流 vs 药物	2012[64]	NEJM	● BMI 大于 35 ● 手术 vs 药物 ● 2 年内糖尿病控制(糖化血红蛋白小于 6.5) ● 手术远比药物治疗有效
Roux-en-Y 吻合和药物	2013[65]	JAMA	● 糖尿病手术治疗研究 ● BMI 30~39.9 ● 在药物治疗基础上加胃旁道手术使得糖化血红蛋白和高血压达标率增高
FFAR1	2012[66]	Lancet	● 游离脂肪酸受体 1 激动剂 TAK-875 ● 显著提高血糖控制效果
减肥手术 vs 药物	2014[67]	NEJM	● STAMPEDE 3 年随访研究 ● 手术组的血糖控制情况明显优于药物组
非严重肥胖的 2 型糖尿病病人手术 vs 药物治疗	2015[68]	Ann Surg	● 系统性回顾研究 ● BMI 低于 35 ● 12~36 个月随访 ● 手术效果优于药物

2 型糖尿病高血糖的治疗(Diabetes Care 2009[69])

● 目标值为糖化血红蛋白控制小于 7%

● 尚无研究证实强化降糖治疗对于早期心血管疾病带来益处

● 平均体重减轻大于 20kg,糖尿病最终能消除

● GLP-1(胰高血糖素样肽 -1)增强血糖刺激引起的胰岛素分泌,每天皮下注射 2 次

● 胰淀素受体激动剂(普兰林肽)是一种 β 细胞合成的激素的类似物,餐前皮下注射可减慢胃排空,抑制胰高血糖素产生

● 当胰岛素治疗开始时,胰岛素促泌剂应停用,因为两者无协同作用

强化血糖控制治疗和心血管事件的预防:ACCORD、ADVANCE 和 VA 糖尿病试验(Diabetes Care 2009[70])

● 糖化血红蛋白每降低 1 个点,心血管事件风险有 18% 的显著降低,但无血糖的阈值

● 对于心血管疾病的高危病人,严重低血糖可增加心血管死亡风险

● 越来越多的证据显示,目标值定在小于 7% 是可行的

噻唑烷二酮和二甲双胍,作用在哪里?(NEJM 1998[71])

● 二甲双胍 - 肝脏

● 噻唑烷二酮 - 肌肉

胰岛素类似物和预混胰岛素类似物和人胰岛素相比,药代动力学和药效学优势(Am J Med 2008[72])

● 体重增加是胰岛素治疗常见的反应,尤其是 2 型糖尿病病人

● 甘精胰岛素和中效胰岛素在体重增加上相似。在 2 型糖尿病病人,和中效胰岛素相比,地特胰岛素增加体重的副作用明显低

新诊断的 2 型糖尿病病人中,强化胰岛素治疗在 β 细胞功能和血糖控制上的作用(Lancet 2008[73])

● 连续强化胰岛素治疗和口服降糖药治疗,在 β 细胞功能和糖尿病治疗上的比较的 RCT 研究

● 初级终点事件为高血糖控制时间和在短期强化胰岛素治疗后 1 年内高血糖控制率

● 和口服药物组相比,胰岛素治疗组中有更多病人达到预期血糖目标,且所需时间更短

● 1 年后糖尿病缓解率在胰岛素组较口服降糖药组明显高

● 在新确诊的 2 型糖尿病病人,早期强化胰岛素治疗在修复和维系 β 细胞功能上效果更佳

系统性回顾:2 型糖尿病病人使用预混胰岛素有效性和安全性的比较(Ann Intern Med 2008[74])

- 预混胰岛素和其他制剂的疗效比较研究

- 和长效胰岛素相比，预混胰岛素在降低餐后血糖水平和糖化血红蛋白水平上有优势

- 但降低空腹血糖上较差，且存在更高的低血糖风险

2 型糖尿病口服药未达标病人，加用中性鱼精蛋白赖脯胰岛素或甘精胰岛素（Ann Intern Med 2008[75]）

- 糖化血红蛋白控制在 7.5%~10% 的病人，加用 10U 中效胰岛素或甘精胰岛素皮下注射，每晚，比较 36 周糖化血红蛋白的变化

- 两组间糖化血红蛋白的改善一致

2 型糖尿病的胰岛素治疗（JAMA 2014[76]）

- 胰岛素起始剂量的算法在文献原文图 3

- 只有二甲双胍，SGLT-2 抑制剂，DPP-4 抑制剂或者 GLP 1 兴奋剂可与胰岛素联合使用

- 吡格列酮和胰岛素同用比单药使用更容易导致水肿，因此应该停用

了解肠促胰岛素（Intensive Care Med 2014[77]）

- 肠促胰岛素的效果源于两种激素，胰高血糖素样肽 -1（GLP-1）和血糖依赖性促胰岛素多肽（GIP）

- GLP-1 很快地被二肽激酶 4（DPP-4）代谢

胰高血糖素样肽 -1（GLP-1）和肠促胰岛素类似物（PractDiab Int 2005[78]）

- 肠促胰岛素的作用在于使得经口摄入葡萄糖和经静脉注射葡萄糖相比，可促进产生更多的胰岛素

- 在 2 型糖尿病的病人，肠促胰岛素的作用消失

- GLP-1 以一种血糖依赖的方式刺激胰岛素的分泌，但是 GLP-1 的临床价值因其在体外的不稳定性而变得局限

- GLP-1 受体的抗体作为肠促胰岛素类似物被开发，并有望成为下一代的糖尿病药物

2 型糖尿病目前的评估，监测和治疗策略 T2DM（Am J Med 2008[79]）

- 2 型糖尿病病人 GLP-1 不足，无法降低进食后胰高血

糖素的分泌或阻止餐后血糖的升高

● 艾塞那肽是一种合成的肠促胰岛素

● GLP-1 可被小肠酶 DPP-4 迅速降解,DPP-4 抑制剂模拟了 GLP-1 类似物的许多作用

● DPP-4 抑制剂市场上的商品有西格列汀(捷诺维),欧洲市场有维格列汀

● 胰淀素是和胰岛素一起由胰岛 β 细胞分泌的,针对血糖的变化,一旦释放,胰淀素降低胰高血糖素的分泌,抑制胃排空,减少食物摄入

● 1 型糖尿病是胰淀素和胰岛素缺乏疾病,而在 IGT 和早期 2 型糖尿病病人,胰淀素和胰岛素水平往往升高

● 胰淀素(普林兰肽)和 GLP-1 激素的使用可以改善血糖的波动,降低糖化血红蛋白和餐后血糖波动,强化饱腹感,促进体重下降

● 和艾塞那肽不同的是,普兰林肽的作用并不是血糖依赖的。病人使用普兰林肽和外源性胰岛素更容易导致餐后低血糖

● 餐后血糖波动的新标记物可帮助减少血糖的变异性。有一种标记物为 1,5-anhydroglucitol(1,5-AG)

● 在血糖正常情况下,1,5-AG 由肾脏滤过并完全重吸收。如若血糖水平 >180mg/dl,血清 1,5-AG 水平降低,和糖尿病严重程度有直接关系

白介素 -1 受体拮抗剂(NEJM 2007[80])

● 2 型糖尿病病人胰腺胰岛上 IL-1 受体拮抗剂的表达减少

● IL-1 受体拮抗剂皮下注射,每天一次共 13 周,RCT 研究

● 初级终点事件是糖化血红蛋白的改变,次级结果为 β 细胞功能改变及胰岛素敏感性改变

● 13 周后,糖化血红蛋白和 CRP,IL-6,在 IL-1 拮抗剂组均降低

● 两组间胰岛素抵抗和 BMI 相似

DPP-4 抑制剂治疗 2 型糖尿病(BMJ 2012[81])

● Meta 分析

● DPP-4 抑制剂可通过类似磺脲类或吡格列酮的途径降低糖化血红蛋白,对体重影响不明显

2 型糖尿病的联合治疗的选择(Am J Med 2013[82])

● GLP-1 受体激动剂优于 DPP-4 抑制剂

● AACE/ACE 和 ADA/EASD 的区别见文献原文表格

2 型糖尿病病人的肠促胰岛素和胰腺炎的风险(BMJ 2014[83])

● 系统回顾和 Meta 分析

● 没有严重胰腺炎的发生

2 型糖尿病使用肠促胰岛素和其他药物的发生急性胰腺炎的风险(BMJ 2014[84])

● 队列研究

● 肠促胰岛素的使用并不增加发生急性胰腺炎的风险

诊断 2 型糖尿病病人使用胰高血糖素样肽 -1 受体激动剂和基础胰岛素联合治疗(Lancet 2014[85])

● 系统回顾和 Meta 分析

● GLP-1 激动剂联合胰岛素的治疗方案一举三得:强力降糖的同时不增加低血糖的风险,且无体重增加

手　术

各种 2 型糖尿病肥胖的外科手术治疗在胰岛素作用和 β 细胞功能上的作用(Diabetes Care 2009[86])

● Meta 分析显示 77% 的肥胖治疗的外科手术能完全解决 2 型糖尿病(平均 BMI 为 47Kg/m^2).

● 在极度肥胖的 2 型糖尿病病人,减肥手术治疗非常有效

● 然而,最常见的 2 型糖尿病,例如中等程度的肥胖病人在 40 多岁时表现出高血糖,是一种进展性且难以治愈的疾病

● 选择性外科手术去除皮下脂肪,并不能改善胰岛素抵抗

● 无论是否达到肥胖,异位脂肪聚集在腹部内脏器官,肌肉,和肝脏,和胰岛素抵抗的存在密切相关

● 糖尿病病人和非糖尿病肥胖病人相比,前者行胃的改道手术后体重减轻较少

● 减肥手术在减重以外是否还存在其他的机制治疗糖尿病尚未得到证实

2 型糖尿病的减重手术 (JAMA 2008[87])

● 减肥手术除外减重外还能促进血糖控制

2 型糖尿病合并肥胖面临的挑战 (BMJ 2011[88])

● 2 型糖尿病合并肥胖称为 diabesity

● >90% 的糖尿病为 2 型糖尿病

● 降低体重 5%~10% 可降低糖化血红蛋白 0.5%~1%，且增加预期寿命 2~4 年

● 肾小球的滤过被位于起始部近端小管的盐-糖转运蛋白 2 (SGLT-2) 重吸收

● 达格列净是第一种 SGLT2 抑制剂

● 胃的激素的作用见文献原文表 2

● 文献原文图 1：合并肥胖的 2 型糖尿病的病理机制

● 文献原文图 2：主要靶器官

2 型糖尿病的药物的效果和安全性的比较 (Ann Intern Med 2011[89])

● 系统性回顾

● 二甲双胍比 DPP-4 抑制剂更有效，和 TZDs 或磺脲类相比，体重减轻约 2.5kg

● 二甲双胍作为 2 型糖尿病一线用药的证据

GLP-1 受体类似物在减轻体重上的作用 (BMJ 2012[90])

● Meta 分析

● GLP-1R 类似物可使得超重或肥胖的 2 型糖尿病病人减重

糖尿病和怀孕

一位患糖尿病的 40 岁孕妇行胃改道手术后 (JAMA 2008[91])

● 在第 2 和第 3 孕期，ACEI 和致死性肾脏畸形和功能障碍相关

● 甲基多巴和 β 受体阻滞剂是孕期慢性高血压的一线用药

● ADA 推荐非二氢吡啶类钙通道阻断剂,例如地尔硫䓬治疗高血压妊娠合并糖尿病,具有潜在的减少蛋白尿的作用

● 在孕期,2 型糖尿病的胰岛素抵抗存在增加趋势

● 没有任何一种胰岛素被证实较其他胰岛素存在优势

● 和根据餐前水平调整相比,根据餐后高血糖或空腹血糖调整胰岛素剂量,预防巨大儿和其他孕期并发症更有效

● 哺乳期间服用二甲双胍的母亲应该确认乳汁二甲双胍浓度不超过最低限度

● 妊娠被认为增加 80% 的进展为肾病的风险

老年 2 型糖尿病病人低血糖发作和痴呆的风险(JAMA 2009[92])

● Kaiser Permanente Northern California 血糖数据库

● 和无低血糖发作的病人相比,单次或多次发作低血糖的病人有更高的发生痴呆的风险;1 次 HR1.26,2 次 HR1.80,3 次或更多 HR1.94

● 和无低血糖病史的病人相比,有低血糖病史的病人痴呆发作风险每年增加 2.39%

● 老年性 2 型糖尿病病人(平均年龄 65 岁),严重低血糖发作病史和痴呆发生风险增高相关

高血糖高渗状态

糖尿病的高血糖危象(Endocrinol Metab Clin N Am 2006[93])

● 酮症酸中毒和高渗性昏迷区别在于胰岛素的绝对或相对减少

● 临床上,两者仅仅以脱水,酮症和代谢性酸中毒的程度来区别

● DKA 和 HHS 的病因:①由于胰岛素分泌减少或胰岛素功能减退导致的循环中胰岛素作用下降;②负反馈调节激素水平升高,如胰高血糖素、儿茶酚胺、皮质醇和生长激素;③导致血糖难以进入胰岛素敏感的组织

● DKA 和 HHS 不同于 HHS:①有足够的胰岛素预防

脂肪分解;②更严重的脱水;③负反馈调节的激素水平升高可能略低

- 腹痛和 DKA 的酸中毒程度有关
- 白细胞升高在 DKA 和 HHS 中常见,但是 WBC 大于 25 000/μL 则提示感染
- DKA 和 HHS 病人需要能量完全降低酮体。因此,DKA 病人血糖 <200mg/dl,HHS 病人血糖 <300mg/dl 时,液体应换成 5%GS,直到酸中毒和酮症控制,同时注意避免低血糖
- 除非 K>3.3mmol/L,不应给予胰岛素治疗
- 代谢目标:碳酸氢盐 ≥18mmol/L,pH>7.30 及 AG<14
- 过度用低渗盐水与颅脑水肿有关
- 儿童 DKA 病人不应该使用餐前胰岛素

预后因素 'I'(请填写)

1)

2)

3)

DKA 需处理的事情(请填写)(AFP 2005[94])

1)

2)

3)

在高渗状态下需要处理的事情(请填写)

1)

2)

3)

4)

高血糖危象的指导共识(Diabetes Care 2006[95])

- 开始皮下注射胰岛素 1~2 小时内需继续使用静脉胰岛素,为确保足够的血清胰岛素水平
- 原有糖尿病的病人在 DKA 或 HHS 发生前可能已经使用胰岛素
- 胰岛素缺乏病人,加倍剂量胰岛素应从 0.5~0.8U(kg·d)开始,并合用速效或常规胰岛素作为基础

● 如果 pH>7.0,不用碳酸氢盐

● pH>7.0,注射胰岛素抑制脂肪分解,可不需加用碳酸氢盐就改善酮症酸中毒

● 糖尿病酮症患者的治疗策略见图 5-12-1

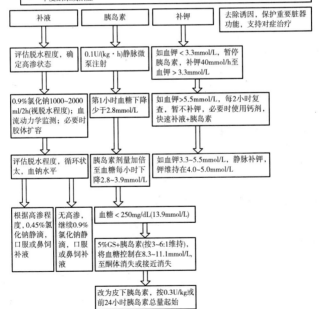

图 5-12-1 糖尿病酮症患者的治疗策略

参 考 文 献

1. ☺☺☺ Juutilainen, A., et al. (2005). "Type 2 diabetes as a 'coronary heart disease equivalent'." Diabetes Care, 28:2901-2907.

2. Thanabalasingham, G. and K. Owen (2011). "Diagnosis and management of maturity onset diabetes of the young (MODY)." BMJ, 343:837-842.

3. Hu, E., et al. (2012). "White rice consumption and risk of type 2 diabetes: meta-analysis and systematic review." Ibid, 344:e1454.

4. ☺☺ Unger, R. (2008). "Reinventing type 2 diabetes. Pathogenesis, treatment, and prevention." JAMA, 299:1185-1187.

5. ☺ Unger, R. (2003). "Minireview: Weapons of lean body mass destruction: The role of ectopic lipids in the metabolic syndrome." Endocrinology, 144:5159-5165.

6. ☺☺ Unger, R. (2003). "Lipid overload and overflow: metabolic trauma and the metabolic syndrome." Trends Endocrinol Metab, 14(9):398-403.

7. ☺☺ Mazzone, T., et al. (2008). "Cardiovascular disease risk in type 2 diabetes mellitus: insights from mechanistic studies." Lancet, 371:1800-1809.

8. ☺ Abrahamson, M. (2007). "A 74-year-old woman with diabetes." JAMA, 297:196-204.

9. Hirsch, I, (2005). "Intensifying insulin therapy in patients with type 2 diabetes mellitus." Am J Med, 118(5A):21S-26S.

10. ☺ Dailey, G. (2007). "Assessing glycemic control with self-monitoring of blood glucose and hemoglobin A1c measurements." Mayo Clin Proc, 82:229-236.

11. Hanefeld, M., et al. (1996). "Risk factors for myocardial infarction and death in newly detected NIDDM: the diabetes intervention study, 11-year follow-up." Diabetologia, 39:1577-1583.

12. Lin, J., et al. (2007). "Serum adiponectin and renal dysfuction in men with type 2 diabetes." Diabetes Care, 30:239-244.

13. ☺ ☺ Li, S., et al. (2009). "Adiponectin levels and risk of type 2 diabetes. A systemic review and meta-analysis." JAMA, 302:179-188.

14. ☺ ☺ ☺ Gaede, P. and P. Vedel (2003). "multifactorial intervention and cardiovascular disease in patients with type 2 diabetes." N Engl J Med, 348:383-393.

15. ☺ Gaede, P., et al. (2008). "Effect of a multifactorial intervention on mortality in type 2 diabetes." Ibid, 358:580-591.

16. Rejeski, W., et al. (2012). "Lifestyle change and morbidity in obese adults with type 2 diabetes." Ibid, 366:1209-1217.

17. The Look AHEAD Research Group (2013). "Cardiovascular effects of intensive lifestyle intervention in type 2 diabetes." Ibid, 369:145-154.

18. ☺ ☺ The Action to Control Cardiovascular Risk in Diabetes Study Group (2008). "Effects of intensive glucose lowering in type 2 diabetes." Ibid, 358:2545-2559.

19. Holman, R., et al. "10-year follow-up of intensive glucose control in type 2 diabetes." Ibid, 359:1577-1589.

20. ☺ ☺ Duckworth, W., et al. (2009). "Glucose control and vascular complications in veterans with type 2 diabetes." Ibid, 360:129-139.

21. Hemmingsen, B., et al. (2011). "Intensive glycemic control for patients with type 2 diabetes: systematic review with meta-analysis and trial sequential analysis of randomised clinical trials." BMJ, 343: d6898.

22. Kooy, A., et al. (2009). "Long-term effects of metformin on metabolism and microvascular and macrovascular disease in patients with type 2 diabetes mellitus." Arch Intern Med, 169:616-625.

23. Hemmingsen, B., et al. (2012). "Comparison of metformin and insulin versus insulin alone for type 2 diabetes: systematic review of randomised clinical trials with meta-analyses and trial sequential analyses." BMJ, 344:e1771.

24. Roumie, C., et al. (2014). "Assoication between intensification of metformin treatment with insulin vssulfonylurea and cardiovascular events and all-cause mortality among patients with diabetes." JAMA,

311(22):2288-2296.

25. The DREAM trial investigators (2006). "Effect of rosiglitazone on the frequency of diabetes in patients with impaired glucose tolerance or impaired fasting glucose:a randomised controlled tial." Lancet,368: 1096-1105.

26. Kahn,S.,et al. (2006). "Glycemic durability of Rosiglitazone, Metformin,or Glyburide menotherapy." N Engl J Med,355:2427-2443.

27. Home,P.,et al. (2007). "Rosiglitazone evaluated for cardiovascular outcomes-an interim analysis." Ibid,357:28-38.

28. Lipscombe,L.,et al. (2007). "Thiazolidinediones and cardiovascular outcomes in older patients with diabetes." JAMA,298:2634-2643.

29. Lund,S.,et al. (2009) Combining insulin with metformin or an insulin secretagogue in non-obese patients with type 2 diabetes:12 month, randomised,double blind study. BMJ,339,b4324 DOI:doi:10. 1136/bmj. b4324

30. TODAY study group (2012). "A clinical trial to maintain glycemic control in youth with type 2 diabetes." N Engl J Med,366:2247-2256.

31. Azoulay,L.,et al. (2012). "The use of pioglitazone and the risk of bladder cancer in people with type 2 diabetes:nested case-control study." BMJ,344:e3645.

32. Holman,R.,et al. (2007). "Addition of biphasic,prandial,or basal insulin to oral therapy in type 2 diabetes." N Engl J Med,357:1716-1730.

33. Garber,A.,et al. (2012). "Insulin degludec,an ultra-longacting basal insulin,versus insulin glargine in basal-bolus treatment with mealtime insulin aspart in type 2 diabetes (BEGIN Basal-Bolus Type 2):a phase 3,randomised,open-label,treat-to-target non-inferiority trial." Lancet, 379:1498-1507.

34. Reznik,Y.,et al. (2014). "Insulin pump treatment compared with multiple daily injectives for treatment of type 2 diabetes (OpT2mise): a randomised opne-label controlled trial." Ibid,384:1265-1272.

35. The ORIGIN trial investigators(2012). "Basal insulin and cardiovascular and other outcomes in dysglycemia." N Engl J Med,367:319-328.

36. Kendall,D. and M. Riddle(2005). "Effects of exenatide on glycemic control over 30 weeks in patients with type 2 diabetes treated with metformin and a sulfonylurea." Diabetes Care,28:1083-1091.

37. DeFronzo,R. and R. Ratner. "Effects of exenatide on glycemic control and weight over 30 weeks in metformin-treated patients with type 2 diabetes." Ibid,1092-1100.

38. Zinman,B.,et al.(2007). "The effect of adding exenatide to a thiazolidinedione in suboptimally controlled type 2 diabetes. A radomized trial." Ann Intern Med,146:477-485.

39. Garber,A.,et al.(2009). "Liraglutide versus glimepride monotherapy for type 2 diabetes(LEAD-3Mono):a randomized,52-week,phase III, double-blind,parallel-treatment trial." Lancet,373:473-481.

40. Buse,J.,et al. "Liraglutide once a day versus exanatide twice a day for type 2 diabetes:a 26-week randomised,parallel-group,multinationa, open-lable trial(LEAD-6)." Ibid,374:39-47.

41. Henry,R.,et al. "Effect of the dural peroxisome proliferatro-activated receptor-alpha/gamma agonist aleglitazar on risk of cardiovascular disease in patients with type 2 diabetes(SYNCHRONY):aphase II, randomised,dose-ranging study." Ibid,126-135.

42. Pratley,R.,et al.(2010). "Liraglutide versus sitagliptin for patients with type 2 diabetes who did not have adequate glycemic control with metformin:a 26-week,randomised,parallel-group,open-label trial." Ibid,375:1447-1456.

43. Aschner,P.,et al.(2012). "Insulin glargine versus sitagliptin in insulin-naive patients with type 2 diabetes mellitus uncontrolled on metformin(EASIE):a multicentre,randomised opne-label trial." Ibid.

44. Diamant,M.,et al.(2010). "Once weekly exenatide compared with insulin glargine titrated to target in patients with type 2 diabetes (DURATION-3):an open-lable randomised trial." Ibid,375:2234-2243.

45. Bergenstal, R., et al. "Efficacy and safety of exenatide once weekly versus sitagliptin or pioglitazone as an adjunct to metformin for treatment of type 2 diabetes (DURATION-2): a randomized trial." Ibid, 376:431-439.

46. Buse, J., et al. (2011). "Use of twice-daily exenatide in basal insulin-treated patients with type 2 diabetes." Ann Intern Med, 154:103-112.

47. Buse, J., et al. (2013). "Exenatide once weekly versus liraglutide once daily in patients with type 2 diabetes (DURATION-6): a randomised, open-label study." Lancet, 381:117-124.

48. Bailey, C., et al. (2010). "Effect of dapagliflozin in patients with type 2 diabetes who have inadequate glycemic control with metformin: a randomised, double-blind, placebo-controlled trial." Ibid, 375:2223-2233.

49. Wilding, J., et al. (2012). "Long-term efficacy of dapagliflozin in patients with type 2 diabetes mellitus receiving high doses of insulin." Ann Intern Med, 156:405-415.

50. Vasilakou, D., et al. (2013). "Sodium-glucose cotransporter 2 inhibitors for type 2 diabetes." Ibid, 159:262-274.

51. Cefalu, W., et al. (2013). "Efficacy and safety of canagliflozin versus glimepiride in patients with type 2 diabetes inadequately controlled with metformin (CANTATA-SU): 52 week results from a randomised, double-blind, phase 3 non-inferiority trial." Lancet, 382:941-950.

52. Gallwitz, B., et al. (2012). "2-year efficacy and safety of linagliptin compared with glimepiride in patients with type 2 diabetes inadequately controlled on metformin: a randomised, double-blind, noninferiority trial." Ibid, 380:475-483.

53. Strain, W., et al. (2013). "Individualized treatment targets for elderly patients with type 2 diabetes using vildagliptin add-on or lone therapy (INTERVAL): a 24 week, randomised, double-blind, placebo-controlled study." Ibid, 382:409-416.

54. Scirica, B., et al. (2013). "Saxagliptin and cardiovascular outcomes in patients with type 2 diabetes mellitus." N Engl J Med, 369:1317-

1326.

55. Green,J.,et al.(2015). "Effect of sitagliptin on cardiovascular outcomes in type 2 diabetes." Ibid,373:232-242.

56. White,W.,et al.(2013). "Alogliptin after acute coronary syndrome in patients with type 2 diabetes." Ibid,369:1327-1335.

57. Barnett,A.,et al.(2013). "Linagliptin for patients aged 70 years or older with type 2 diabetes inadequately controlled with common antidiabetes treatments:a randomised,double-blind,placebo-controlled trial." Lancet,382:1413-1423.

58. de Zeeuw,D.,et al.(2013). "Bardoxolone methyl in type 2 diabetes and stage 4 chronic kidney disease." N Engl J Med,369:2492-2503

59. Dungan,K.,et al.(2014). "Once-weekely dulaglutide versus once-daily liraglutide in metformin-treated patients with type 2 diabetes (AWARD-6):a randomised,open-label,phase 3,non-inferiority trial." Lancet,384:1349-1357.

60. Blonde,L.,et al.(2015). "Once-weekly dulaglutide versus bedtime insulin glargine,both in combination with prandial insulin lispro,in patients with type 2 diabetes(AWARD-4):a randomised,opne-label, phase 3,non-inferiority study." Ibid,385:2057-2066.

61. Zannad,F.,et al. "Heart failure and mortality outcomes in patient with type 2 diabetes taking alogliptin versus placebo in EXAMINE:a multicenter,randomised,double-blind trial." Ibid,2067-2076.

62. Dixon,J.,et al.(2008). "Adjustable gastric banding and conventional therapy for type 2 diabetes. A randomized controlled trial." JAMA, 299:316-323.

63. Schauer,P.,et al.(2012). "Bariatric surgery versus intensive medical therapy in obese patients with diabetes." N Engl J Med,366:1567-1576.

64. Mingrone,G.,et al. "Bariatric surgery versus conventional medical therapy for type 2 diabetes." Ibid,1577-1585.

65. Ikramuddin,S.,et al.(2013). "Roux-en-Y gastric bypass vs intensive medical management for the control of type 2 diabetes,hypertension,

and hyperlipidemia." JAMA, 309 (21): 2240-2249.

66. Burant, C., et al. (2012). "TAK-875 versus placebo or glimepiride in type 2 diabetes mellitus: a phase 2, randomised, double-blind, placebo-controlled trial." Lancet, 379: 1403-1411.

67. Schauer, P., et al. (2014). "Bariatric surgery versus intensive medical therapy for diabetes-3-year outcomes." N Engl J Med, 370: 2002-2013.

68. Muller-Stich, B., et al. (2015). "Surgical versus medical treatment of type 2 diabetes mellitus in non-severely obese patients." Ann Surg, 261: 421-429.

69. ☺☺ Nathan, D., et al. (2009). "Medical management of hyperglycemia in type 2 diabetes: a consensus algorithm for the initiation and adjustment of therapy." Diabetes Care, 32: 193-203.

70. Skyler, J., et al. "Intensive glycemic control and the prevention of cardiovascular events: implications of the ACCORD, ADVANCE, and VA Diabetes Trials." Ibid, 187-192.

71. ☺ Inzucchi, S., et al. (1998). "Efficacy and metabolic effects of metformin and troglitazone in type II diabetes mellitus." N Engl J Med, 338: 867-872.

72. Rolla, A. (2008). "Pharmacokinetic and pharmacodynamic advantages of insulin analogues and premixed insulin analogues over human insulins: Impact on efficacy and safety." Am J Med, 121: S9-S19.

73. Weng, J., et al. (2008). "Effect of intensive insulin therapy on beta-cell function and glycemic control in patients wtih newly diagnosed type 2 diabetes: a multicenter randomised parallel-group trial." Lancet, 371: 1753-1760.

74. Qayyum, R., et al. (2008). "Systematic review: comparative effectiveness and safety of premixed insulin analogues in type 2 diabetes." Ann Intern Med, 149: 549-559.

75. Esposito, K., et al. "Addition of neutral protamine lispro insulin or insulin glargine to oral type 2 diabetes regimens for patients with suboptimal glycemic control." Ibid, 531-539.

76. J J Wallia, A. and M. Molitch (2014). "Insulin therapy for type 2

diabetes mellitus." JAMA, 311 (22):2315-2325.

77. Deane, A. and P. Jeppesen (2014). "Understanding incretins." Intensive Care Med, 40:1751-1754.

78. Nauck, M. (2005). "Glucagon-like peptide 1 (GLP-1) and incretin mimetics for the treatment of diabetes." Pact Diab Int, 22:171-179.

79. ☺☺ Unger, J. (2008). "Current strategies for evaluating, monitoring, and treating type 2 diabetes mellitus." Am J Med, 121:S3-S8.

80. Larsen, C., et al. (2007). "Interleukin-1-receptor antagonist in type 2 diabetes mellitus." N Engl J Med, 356:1517-1526.

81. Karagiannis, T., et al. (2012). "Dipeptidyl peptidase-4 inhibitors for treatment of type 2 diabetes mellitus in the clinical setting: systematic review and meta-analysis." BMJ, 344:e1369.

82. Bailey, T. (2013). "Options for combination therapy in type 2 diabetes: Comparison of the ADA/EASD position statement and AACE/ACE algorithm." Am J Med, 126:S10-S20.

83. Li, L., et al. (2014). "Incretin treatment and risk of pancreatitis in patients with type 2 diabetes mellitus: systematic review and meta-analysis of randomised and non-randomised studies." BMJ, 348: g2366.

84. Faillie, J., et al. "Incretin based drugs and risk of acute pancreatitis in patients with type 2 diabetes: cohort study." Ibid, g2780.

85. Eng, C., et al. (2014). "Glucagon-like peptide-1 receptor agonist and basal insulin combination treatment for the management of type 2 diabetes: a systematic review and meta-analysis." Lancet, 384:2228-2234.

86. ☺ Ferrannini, E. and G. Mingrone (2009). "Impact of different bariatric surgical procedures on insulin action and beta-cell function in type 2 diabetes." Diabetes Care, 32:514-520.

87. Dixon, J., et al. (2008). "Adjustable gastric banding and conventional therapy for type 2 diabetes. A randomized controlled trial." JAMA, 299:316-323.

88. ☺☺ Bailey, C. (2011) The challenge of managing coexistent type 2

diabetes and obesity. BMJ,342,d1996 DOI:DOI:10.1136/bmj. d1996

89. ☺ Bennett,W.,et al.(2011). "Comparative effectiveness and safety of medications for type 2 diabetes:an update including new drugs and 2-drug combinations." Ann Intern Med,154:602-613.

90. Vilsboll,T.,et al.(2012). "Effects of glucagon-like peptide-1 receptor agonists on weight loss:systematic review and meta-analyses of randomised controlled trials." BMJ,344:d7771.

91. Coustan,D.(2008). "A 40-year-old woman with diabetes contemplating pregnancy after gastric bypass surgery." JAMA,299:2550-2557.

92. Whitmer,R.,et al.(2009). "Hypoglycemic episodes and risk of dementical in older patients with type 2 diabetes mellitus." Ibid,301:1565-1572.

93. ☺ ☺ ☺ Kitabchi,A. and E. Nyenwe(2006). "Hyperglycemic crises in diabetes mellitus:diabetic ketoacidosis and hyperglycemic hyperosmolar state." Endocrinol Metab Clin N Am,35:725-751.

94. ☺ ☺ ☺ Trachtenbarg,D.(2005). "Diabetic ketoacidosis." AFP,71:1705-1714.

95. ☺ ☺ Kitabchi,A.,et al.(2006). "Hyperglycemic crises in adult patients with diabetes. A consensus statement from the American Diabetes Association." Diabetes Care,29:2739-274.

第十三节　糖尿病并发症

糖尿病和心血管疾病

糖尿病心血管自主神经病

糖尿病与高血压

糖尿病心肌病

糖尿病神经病变

糖尿病肠道病变

糖尿病肾脏病变

糖尿病视网膜病变

糖尿病和心血管疾病

2 型糖尿病中 CVD 风险因素（Am J Cardiol 2007[1]）

- 蛋白尿是弥漫性内皮功能紊乱的标志
- 血清胱抑素 C 在很大程度上仅受小球滤过率的影响，和肌酐相比，很少受肌肉和性别影响
- 脂蛋白相关磷脂酶 A2 是由巨噬细胞分泌的前炎症酶
- ARIC 研究表明脂蛋白相关磷脂酶 A2 和脑卒中关系密切
- 脂联素水平和 CVD 风险呈负相关

血糖控制和 1 型、2 型糖尿病的微血管病（Am Heart J 2006[2]）

- 1 型和 2 型糖尿病研究的 Meta 分析
- 在 1 型糖尿病，血糖控制对于降低大血管疾病至关重要，而在 2 型糖尿病，控制血糖的的作用有限
- 血糖控制带来的好处在年轻病人及病史较短的病人更为明显

1 型糖尿病胰岛素强化治疗方案（NEJM 2005[3]）

- 6.5 年的 DCCT 研究，队列进行强化胰岛素治疗，随访 17 年
- 强化治疗组 CAD 风险降低 42%
- 非致死性心肌梗死，脑卒中和 CAD 死亡在强化治疗组低 57%

1 型糖尿病和 CAD（Diabetes Care 2006[4]）

- 高血糖和冠心病的关系很弱
- 高血糖预示周围血管疾病、截肢和脑卒中，但和冠脉事件关系不强
- 糖尿病的急性冠脉事件更倾向于因为斑块侵蚀，而非糖尿病的急性冠脉事件则更可能是斑块破裂
- DCCT/EDIC 研究显示早期强化控制的好处，但是血糖控制到何种程度能达到效果尚不清楚

1 型糖尿病,高血糖和心脏 (Lancet 2008[5])

- 1 型糖尿病,心脏受多种病理损害影响,包括血管粥样硬化进展,心脏自律性改变,直接心肌损伤
- DCCT/EDIC 在 1 型糖尿病表明高血糖是 CVD 风险的重要因素,强化糖尿病治疗可降低 CVD 风险
- 1 型糖尿病影响 CVD 的风险,1 型糖尿病年龄调整后 CVD 的 RR 远超过 2 型糖尿病
- 哪怕没有肾脏疾病,1 型糖尿病病人中 CAD 的风险显著升高
- 尽管最初的 DCCT 研究随访时间较短,后续较长时间为 EDC 研究部分,早期强化血糖控制治疗可降低 CAD 的风险,这可能是代谢印迹(又称代谢记忆)

2 型糖尿病中血糖控制和 CAD (Ann Intern Med 2009[6])

- 系统性回顾
- 强化血糖控制治疗降低 CVD 风险,但不能降低 CVD 死亡或全因死亡风险

长期强化血糖控制对 CVD 预后的影响 (NEJM 2011[7])

- ACCORD 随访研究
- 5 年研究成果
- 和标准治疗方案相比,强化治疗组病人 5 年非致死性心梗发生降低,但 5 年死亡率增高

20985 病人中 1 型糖尿病血糖控制和心衰的发生 (Lancet 2011[8])

- DCCT 研究
- 糖化血红蛋白≥10.5% 的病人和糖化血红蛋白 <6.5% 相比,发生心衰的风险比是 3.98
- 心衰风险的增高与年龄和糖尿病病程相关

1 型糖尿病的血糖控制和高出正常水平的死亡率 (NEJM 2014[9])

- 瑞典国家糖尿病统计数据
- 糖化血红蛋白大于 6.9% 的 1 型糖尿病病人的全因死亡率及心血管疾病死亡率是普通人群的 2 倍

缺血性心脏病病人强化血糖控制的作用(Lancet 2014[10])
- ACCORD 研究的数据
- 强化血糖控制(糖化血红蛋白低于 6.0%)和 5 年内缺血性心脏病,任何心肌梗死,非致死性心肌梗死及冠脉血管重建,和不稳定心绞痛的发生率降低相关

2 型糖尿病病人的心血管疾病预后:心脏和肾脏的亚临床损伤(Am Heart J 2015[11])
- SUGDIAGENE 研究
- 心电提示左心室肥大和亚临床肾脏损伤(尿蛋白/肌酐比值)是 2 型糖尿病主要心脏事件的独立预测因子

2 型糖尿病血糖控制和心血管疾病的随访(NEJM 2015[12])
- VADT 研究
- 近 10 年随访后,严格血糖控制组心血管疾病发生率降低,但存活率无改善

糖尿病和心血管自主神经病

心血管自主神经病(CAN)(Circulation 2007[13])
- 发病率随着年龄、糖尿病病程增加和血糖控制差等情况增加
- 糖尿病 CAN 是一种严重并发症,1/4 的 1 型糖尿病、1/3 的 2 型糖尿病病人发生 CAN
- 静息状态下的心动过速,体位性低血压,运动耐力下降,术中心血管耐受性,静息型心肌梗死和增高的死亡率
- 异常的心率变异率是 CAN 的早期表现,静息状态下的心动过速和固定心率是糖尿病病人迷走神经损害的晚期表现
- CAN 患者的静默 MI 的发生率较无 CAN 患者显著增加
- CAN 的严重程度和舒张期充盈率峰值降低之间有重要关系
- 诊断 CAN 基于自主电生理测试,包括 R-R 间期,24 小时心率变异度,压力敏感性和心脏放射核素检测
- β 阻滞剂改善心衰病人的心率变异率
- 在轻度自主神经病的病人,ACEI 能改善心率变异率

糖尿病合并心衰病人中，降糖药物的优点和缺点（BMJ 2007[14]）

- 系统性回顾研究
- 噻唑烷二酮类和全因死亡率相关
- 噻唑烷二酮类和因心衰住院的风险增加相关
- 二甲双胍和全因死亡率明显降低相关，在糖尿病合并心衰病人中无明显害处

心率和胰岛素抵抗相关吗？（Am J Med 2004[15]）

- 心率和空腹胰岛素以及胰岛素敏感性有很大关系
- 因此，心率、高胰岛素血症、交感神经活性三者相关

培哚普利和吲达帕胺的复合物对 2 型糖尿病病人大血管和微血管病变的影响（Lancet 2007[16]）

- ADVANCE 研究
- 培哚普利和吲达帕胺的复合物和安慰剂比较，无论初始状态血压水平，是否使用其他影响血压药物
- 中位随访时间为 4.3 年
- 初期终点事件为主要大血管和微血管事件
- 主要大血管和微血管事件相对风险降低 9%
- CVD 相关的死亡相对风险降低 18%，全因死亡风险降低 14%

比较吡格列酮和格列苯脲对在 2 型糖尿病病人颈动脉内膜厚度的影响（JAMA 2006[17]）

- CHICAGO 研究
- 72 周的治疗
- 颈动脉内膜厚度 CIMT 是冠状动脉粥样硬化的标志物，和 CVD 的独立风险因素
- 和格列苯脲相比，吡格列酮减缓了 CIMT 的进展

糖尿病 CAN 神经病变的治疗（Am J Kidney Dis 2010[18]）

- CAN 的临床处理策略在文献原文表 1
- 静息状态下心动过速和固定心率是糖尿病迷走神经病变的晚期表现
- 然而，除非心率大于 100/ 分钟，心率难以为 CAN 的诊

断提供可靠的依据

糖尿病病人低血糖相关自主功能障碍的机制（NEJM 2013[19]）

● 糖尿病病人,针对低血糖的自主神经功能反射,被称为糖尿病低血糖相关的自主神经反射障碍 HAAF（文献原文图2）

2 型糖尿病病人血压下降及血糖控制的随访研究（NEJM 2014[20]）

● ADVANCE-ON 研究

● 试验后 6 年随访

● 发现分配至降压治疗组的病人死亡率下降

● 严格血糖控制组的死亡率无改善

糖尿病和高血压

降低糖尿病病人血压和低密度脂蛋白 LDL 的目标对于动脉粥样硬化的作用（JAMA 2008[21]）

● SANDS 研究

● 3 年的 RCT 研究,舒张压和 LDL 的控制对动脉粥样硬化的作用,颈动脉内膜中层的厚度

● 降低 LDL 和收缩压的目标值可逆转颈动脉 IMT,降低 2 型糖尿病病人左心室厚度

● 组间临床事件的发生无显著差异

2 型糖尿病严格血压控制的长期随访（NEJM 2008[22]）

● UKPDS 的随访研究

● 实验后随访 4 年

● 研究结束 2 年内,组间血压差异几乎消失

● 研究中相对风险的显著降低,但随访期间未能持续

2 型糖尿病中严格血压控制的影响（NEJM 2010[23]）

● ACCORD 血压研究

● 研究正常血压 SBP(<120mmHg) 和标准治疗下 <140mmHg 相比,是否降低主要 CVD 事件

● 结论是组间无显著差异

2 型糖尿病的联合血脂治疗的效果（NEJM 2010[24]）

- ACCORD 血脂研究
- 他汀类 + 贝特类 vs 他汀类单用的 CAD 结果的 RCT 研究
- 中位随访时间 4.7 年
- 组间无显著差异

糖尿病和高血压：不是好伙伴（Lancet 2012[25]）

- 2 型糖尿病病人中有 2/3 存在高血压
- RAS 系统阻滞剂联合噻嗪类利尿剂可能是抗高血压初始治疗最佳选择

糖尿病心肌病

糖尿病心肌病（Circulation 2007[26]）

- 证据显示糖尿病可在无血压变化和 CAD 情况下影响心脏结构和功能，称为糖尿病心肌病
- 糖尿病心肌病的病因为多方面的，但主要的 5 个机制包括：①钙平衡失调；②RAAS 上调；③氧化应激；④代谢基质改变；⑤线粒体功能障碍

糖尿病心肌病：病因、诊断和治疗选择的研究（Am J Med 2008[27]）

- 糖尿病心肌病需排除冠状动脉疾病，严重瓣膜疾病和高血压外的心肌功能障碍
- 高血糖似乎是糖尿病心肌病的主要病因，诱发一系列异常的因素导致心肌纤维化和胶原沉积
- 多种流行病学研究发现，糖尿病心肌病和心脏肥大及心肌硬化的存在相关，而和高血压无关
- 虽然影像学无法诊断糖尿病心肌病，但可提示一项或两项特征：①心脏彩超或心脏 MRI 提供心脏肥大的证据；②心室舒张功能减低的证据，临床上二尖瓣多普勒和组织多普勒，或左心房增大的证据，或亚临床，通过传统影像学技术或激发试验
- 需要声明的是心衰并非糖尿病心肌病的进展阶段，

而是多种病理生理学过程的结果,糖尿病心肌病是其中重要因素

● 特异性治疗仍在研究阶段,目前严格血糖控制似乎是一种方向

急性心肌梗死后高血糖和糖尿病对死亡率的影响（Am J Cardiol 2007[28]）

● 急性心肌梗死,PCI 术后的病人,合并高血糖（≥200mg/dl）或糖尿病对短期及长期死亡率的影响

● 合并高血糖是 30 天内死亡率的独立危险因素,而糖尿病不是

● 糖尿病是 30 天~3 年内死亡率的独立危险因素,而高血糖不是

心血管疾病患者合并糖尿病对死亡率影响的相关研究见表 5-13-2

表 5-13-2　血管疾病患者合并糖尿病对死亡率影响的相关研究

替米沙坦,雷米普利或合用	2008[29]	ONTARGET 研究	● 合并 CAD 的高风险糖尿病病人,外周血管疾病或 CVD,除外慢性肾衰竭 ● 医学随访时间为 56 个月 ● ACEI、ARB 或合用,对 CVD、心肌梗死、脑卒中所致死亡或者因心衰住院的影响 ● 替米沙坦和雷米普利相似。两者合用有更多副作用但是并无益处
吡格列酮和格列苯脲的比较	2008[30]	PERISCOPE 研究	● 研究吡格列酮和格列苯脲在 2 型糖尿病病人合并冠脉粥样硬化的作用 ● 18 个月动脉粥样硬化面积的变化 ● 和格列苯脲相比,吡格列酮治疗能显著降低冠脉粥样硬化的进程

续表

强化血糖控制	2008[31]	ADVANCE 研究	• RCT 研究比较格列齐特联合其他药物进行的 2 型糖尿病标准化治疗和强化血糖控制治疗 • 目标值糖化血红蛋白<6.5% • 初始终点事件为主要大血管事件和主要微血管事件 • 中位随访时间为 5 年 • 强化血糖控制治疗降低大血管和微血管混合事件以及微血管事件的发生 • 影响主要降低的是肾病,对视网膜病变无影响 • 在降低主要大血管事件上,如 CVD 死亡及全因死亡率上,无明显作用
	2009[32]	BARI2D 研究	• 同时患有 2 型糖尿病和心脏疾病的病人进行血管再生治疗联合强化药物治疗或单用强化药物治疗,进行胰岛素增敏治疗或胰岛素补充治疗 • 5 年研究,在血管再生组和药物治疗组之间,在胰岛素增敏治疗组和胰岛素补充治疗组之间,生存率无明显差异

2 型糖尿病病人优化血糖控制和心血管预后的策略 (Mayo Clin Proc 2011[33])

• 在 UKPDS,糖化血红蛋白平均每降低 1%,心肌梗死的风险降低 14%

• 餐后高血糖和 CVD 风险的增高相关

• 降低 CVD 的三点:①降低血糖同时避免低血糖的发生;②有效地降低餐后血糖;③降低胰岛素抵抗

2 型糖尿病病人严格控制血糖对微血管病变的作用 (Lancet 2010[34])

- ACCORD 研究
- 强化治疗并不能降低进展期微血管病变的发生率,但能延缓蛋白尿和眼部并发症和神经病变的发生

糖尿病神经病变

2 型糖尿病中糖尿病神经变的患病率和严重程度 (Diabetes Care 2006[35])

- 疼痛的糖尿病周围神经病的患病率
- 患病率为 26%
- 80% 的上述病人起病时疼痛程度为中度至重度

糖尿病神经病(JAMA 2009[36])

- 在 EURODIAB 研究显示,多神经病的患病率为 28%
- 诊断前需排除多发性神经根病(腰骶管狭窄)
- 糖尿病多神经病是由于活性氧的形成造成微血管损伤

糖尿病病人是否有大纤维周围神经病(JAMA 2010[37])

- Meta 分析
- 糖尿病大神经纤维周围神经病患病率 23%~79%
- 意大利糖尿病学会的症状问卷,评分 >4 分者,LFPN 患病风险增加 2.9~5.6 倍(Box)

2 型糖尿病病人非诺贝特对于截肢事件的影响(Lancet 2009[38])

- FIELD 研究
- 非诺贝特 vs 安慰剂的 5 年的 RCT 研究
- 非诺贝特治疗可降低截肢风险

糖尿病神经病变:定义的更新、诊断标准、严重程度的评估以及治疗(Diabetes Care 2010[39])

- 典型的糖尿病周围神经病是一种慢性、对称性、长度依赖的感觉神经多神经病
- 心血管反射试验是临床自主神经功能的金标准

有疼痛症状的糖尿病神经病变的药物干预（Ann Intern Med 2014[40]）

- 五羟色胺再摄取抑制剂,局部使用辣椒素,三环类抗抑郁药和抗惊厥药物均可显著降低疼痛

糖尿病肠道病变

糖尿病胃轻瘫（NEJM 2007[41]）

- 1/3 胃轻瘫是由于糖尿病
- 其他原因包括既往手术、神经紊乱、风湿免疫学疾病
- 高血糖病人和血糖正常者相比,胃排空时间延长约 15 分钟
- 空腹晨起呕吐提示其他诊断
- 典型症状为反刍发生于餐间,反流物质并不酸或者苦
- 主要治疗为促动力和止吐（文献原文表 2）

糖尿病的胃肠道并发症（AFP 2008[42]）

- 胃肠道并发症包括胃轻瘫,肠下垂（可能导致腹泻、便秘和大便失禁）和非酒精性脂肪肝
- 小肠蠕动功能减退可能导致淤滞,引起腹泻
- 细菌过度繁殖被推测是腹泻原因之一,奥格门汀（10 天）在某一研究中曾被使用

糖尿病肾病

持续血透病人的生存率和糖化血红蛋白（Diabetes Care 2007[43]）

- Da Vita 资料的回顾研究
- 校正后的全因死亡和 CVD 死亡随着糖化血红蛋白的增高以 5%~6% 的比例升高
- 然而,在血红蛋白 <11g/dl 的病人,这个关系并不明显
- 有一个"反向流行病学现象",在血透病人中,糖化血红蛋白更高的病人生存率更高,可能是由于贫血和营养不良

幼年发病的 1 型糖尿病的队列研究,微量蛋白尿进展为大量蛋白尿的风险:前瞻性研究（BMJ 2008[44]）

- 随访 9.8 年
- 从微量蛋白尿进展为大量蛋白尿的流行病学统计数据为 13.9%,平均时间为 18.5 年
- 糖化血红蛋白高和持续性或间歇性微量蛋白尿是预测因子
- 在超过一半人群中,微量蛋白尿并非呈持续存在
- 31%~58% 的微量蛋白尿成人病人能恢复至尿蛋白正常,一般在出现微量蛋白尿 6~8 年后

在 2 型糖尿病蛋白尿和肾病的病人发生终末期肾病和 CVD 死亡率(Am J Kidney Dis 2012[45])

- DIAMETRIC 数据
- 2 型糖尿病合并肾病病人,肾功能下降,蛋白尿,在 3 年随访后发现和死于 CVD 相比更有可能进展为终末期肾病而死亡

2 型糖尿病病人强化血糖控制对肾脏终点事件的影响(Arch Intern Med 2012[46])

- Meta 分析
- 强化血糖控制降低微量蛋白尿进展为大量蛋白尿的风险,但是不能逆转血清肌酐,终末期肾病及降低肾脏疾病死亡

低血糖、慢性肾脏病和糖尿病(Mayo Clin Proc 2014[47])

- 慢性肾脏病不仅是低血糖的独立危险因素,也增加了已诊断的糖尿病病人的低血糖风险

Barnett AH.(2004)in NEJM[48] 在 DETAIL 研究发现,随访 5 年,ACEI 和 ARB 对血清肌酐清除率疗效相当。但是该研究的纳入标准为轻度肾功能不全,平均肌酐水平为 1.02~0.99mg/dL。同时,研究主体多为男性(超过 8%),平均年龄为 60 岁。

微量蛋白尿为内皮损伤的表现(Am J Cardiol 2004[49])

BENEDICT 研究[50] 提示对于预防微量蛋白尿的发生,ACEI 联合维拉帕米和 ACEI 单药同样有效。

他汀类在预防 2 型糖尿病行血透的病人心血管死亡和卒中上并无明显效果(NEJM 2005[51])

糖尿病合并高血压的处理（Am J Med 2006[52]）

- DETAIL 研究
- 替米沙坦和伊纳普利均有长效肾脏保护作用

有或无糖尿病病人微量蛋白尿和 CAD 的关系（Am J Cardiol 2006[53]）

- 冠脉造影证实的 CAD 分为 4 组，DM+MA+，DM-MA+，DM+MA-，DM-MA-
- 有微量蛋白尿的病人和无微量蛋白尿病人相比，冠脉造影提示更严重的心血管疾病

阿利吉伦联合氯沙坦治疗 2 型糖尿病合并肾病（NEJM 2008[54]）

- AVOID 研究
- 加入阿利吉伦，一种口服的肾素抑制剂和 ARB，研究 RAAS 系统双重阻滞剂的肾脏保护作用
- 初级终点事件为 6 个月白蛋白和肌酐的比值的降低
- 阿利吉伦或安慰剂联合氯沙坦的 RCT 研究
- 用 300mg/ 天的阿利吉伦和安慰剂相比，能降低尿中白蛋白 / 肌酐比值约 20%
- 除外降压作用，阿利吉伦可能存在肾脏保护作用

亚洲人群的 2 型糖尿病病人中，严格血糖控制来预防糖尿病肾病（Arch Intern Med 2010[55]）

- 4 年的前瞻性研究
- 通过严格控制在 ADA 推荐的目标值（A1c<7%，SBP<130mmHg，女性 HDL>50mg/dl f，男性 HDL>40mg/dl），可延缓糖尿病肾病发生

选择性维生素 D 受体激动剂帕立骨化醇降低 2 型糖尿病病人的蛋白尿（Lancet 2010[56]）

- VITAL 研究
- ACEI 或 ARB 治疗的 2 型糖尿病蛋白尿病人
- 初级终点事件为治疗期间尿白蛋白 / 肌酐比值的变化，联合治疗组 vs 安慰剂组
- RAAS 抑制剂联合 2μg/ 天的帕立骨化醇降低糖尿病

肾病病人的剩余蛋白尿

1 型糖尿病病人远期的肾脏损伤（Arch Intern Med 2011[57]）

● DCCT/EDIC 队列研究

● 中位随访时间为 13 年

● 远期事件为持续性微量蛋白尿

● 10 年累计进展为大量蛋白尿为 28%，GFR 异常 15%，终末期肾病 4%，尿蛋白正常 40%

2 型糖尿病不同阶段肾病的认识，病因和治疗（Mayo Clin Proc 2011[58]）

● 尿蛋白情况由随机样本的尿白蛋白 / 肌酐比值评价

● 在 3~6 个月期间至少取 2~3 次尿液样本，作为蛋白尿程度的分类标准

● 取血清肌酐用 CKD-EPI 计算方法比 MDRD 计算公式对于判断 GFR 更为精确

● 由肾脏疾病：改善全球预后（KDIGO）推荐的一种新的 CKD 分类系统

● 严重肾脏损伤（肌酐清除率 <30mL/min）或终末期肾病的病人，艾塞那肽并不推荐

● 糖尿病合并早期肾病病人，在无高血压情况下亦使用 ACEI 或 ARB

● 改进慢性肾脏疾病使用 GFR 和蛋白尿分级的定义见表 5-13-3

表 5-13-3　肾脏病：改进慢性肾脏疾病使用 GFR 和蛋白尿分级的定义

GFR 分级	描述	范围（mL/(min · 1.73m^2)）
1	升高或正常	>90
2	轻度	60~89
3a	轻到中度	45~59
3b	中到重度	30~44
4	严重	15~29
5	肾衰竭	<15

续表

GFR 分级	描述	范围（mL/(min·1.73m²))
蛋白尿分级	描述	范围（mg/g)
1	正常或正常上限	<30
2	高	30~299
3	很高	>300
GFR= 肾小球滤过率		

1 型糖尿病病人严格血糖治疗和 GFR（Lancet 2011[59]）

● DCCT/EDIC 队列研究

● 中位随访时间为 22 年

● 早期强化糖尿病治疗病人远期 GFR 损害风险降低 50%

糖尿病视网膜病变

糖尿病视网膜病变的处理（JAMA 2007[60]）

● 文献系统回顾分析

● 严格血糖和血压控制降低糖尿病视网膜病变的发生

● 视网膜激光光凝术可以使严重非增殖性和增殖性视网膜病变患者的中重度视力丧失风险下降 50%

需要激光治疗的糖尿病视网膜病变，非诺贝特的作用（Lancet 2007[61]）

● FIELD 研究

● 50~75 岁 2 型糖尿病病人

● RCT 研究

● 非诺贝特治疗组和安慰剂组相比，需要首次激光治疗的病人明显少

糖尿病病人空腹血糖和视网膜病变的关系：三个人群，交叉选择研究（Lancet 2008[62]）

● 研究空腹血糖和视网膜病变的关系

● 3组交叉选择成人病人的回顾研究：蓝山眼研究（BMES）、

AusDiab 研究和 MESA 研究

● BMES 研究中视网膜病变的比例为 11.5%,AusDiab 研究为 9.6%,MESA 为 15.8%

● 广泛使用的糖尿病空腹血糖标准(7.0mmol/l)或更高,发现视网膜病变的敏感性低于 40%,特异性介于 80.8%~95.8%

● 研究发现少量证据,提示视网膜病变的血糖阈值在人群中的一致性

● 目前和以往的糖尿病诊断阈值,区分个体有或无视网膜病变的效果较差

● 研究发现在不同人群中对于视网膜病变并无一致的血糖界限,而且目前并无很好的空腹血糖界限区别有或无视网膜病变,大部分是由于和既往研究结果所报道相比,视网膜病变的病人血糖水平较低者较为普遍

坎地沙坦在 1 型糖尿病视网膜病变的预防(DIRECT-Prevent 1)和促进(DIRECT-Protect 1)作用:随机,安慰剂对照研究(Lancet 2008[63])

● DIRECT 研究在于评价坎地沙坦对于降低 1 型糖尿病视网膜病变的发生和进展上的作用

● 无高血压,无蛋白尿,无视网膜病的 1 型糖尿病

● 发生视网膜病变的风险比为 0.82(*p*=0.0508),视网膜病变进展的风险比为 1,02(*p*=0.85)

● 坎地沙坦能减少视网膜病变的发生,但无法阻止其进展

在 2 型糖尿病病人坎地沙坦对于视网膜病变的进展和逆转的影响(DIRECT-Protect 2)(Lancet 2008[64])

● DIRECT Protect-2 研究

● 参与者均为 2 型糖尿病病人,尿蛋白正常,血压正常,或降压治疗,合并轻中度视网膜病变

● 和安慰剂相比,坎地沙坦组病人进展为视网膜病变风险的降低并不明显(13%)

● 治疗组逆转率增加 34%(*p*=0.009)

● 坎地沙坦治疗可能改善 2 型糖尿病合并轻中度视网膜病病人视网膜病变

依那普利和氯沙坦治疗 1 型糖尿病对于肾脏和视网膜的影响（NEJM 2009[65]）

● RASS 研究

● 氯沙坦 100mg/ 天或依那普利 20mg/ 天或安慰剂,治疗 5 年

● 初级终点事件为肾活检标本上肾小球膜占据的部分肾小球体积的变化,和视网膜严重病变进展 2 个或更多级别

● 氯沙坦组和安慰剂组相比,5 年累计发生微量蛋白尿比例更高

● 3 组间初级肾脏终点事件相仿

● 氯沙坦及依那普利明显降低了视网膜病变进展

糖尿病视网膜病变治疗的进展（Diabetes Care 2009[66]）

● 在发达国家,增殖性糖尿病视网膜病（PDR）仍是工作年龄病人最主要的致盲因素

● 眼球内注射抗血管内皮生长因子药物作为新的治疗方案

● 非诺贝特降低激光治疗黄斑水肿的频率 31%,增殖性视网膜病变 30%

● 坎地沙坦而不是 ACEI 可能对于糖尿病视网膜病有效

非诺贝特,坎地沙坦,和 VEGF 抗体

糖尿病视网膜病:治疗的更新（Am J Med 2010[67]）

● 糖尿病视网膜病的二级预防包括盘视网膜光凝术,焦激光光凝术和玻璃体切除术

● 焦激光光凝术适合合并显著的黄斑水肿的糖尿病病人

● Fundoscopic 研究见表

2 型糖尿病视网膜病变的药物治疗效果（NEJM 2010[68]）

● 强化或标准血糖治疗,及血脂异常(辛伐他汀 vs 辛伐他汀 + 非诺贝特)或舒张压控制的 RCT 研究

● 第 4 年,视网膜病变进展的比例在强化血糖控制组和

非诺贝特治疗组更好

● 强化血糖控制和联合强化血脂控制,能降低糖尿病视网膜病变进展的比例,而强化血压控制则不能

糖尿病视网膜病(Lancet 2010[69])

● 血糖、血压的理想控制和合适的血脂水平仍是降低视网膜病变风险的基础

● 在美国,估计 40% 的 2 型糖尿病和 86% 的 1 型糖尿病有视网膜病变

● 非诺贝特能保护视网膜病变的进展

● 抗 VEGF 治疗是有前途的方法

糖尿病视网膜病变的处理(BMJ 2010[70])

● 分为非增殖性和增殖性的两种

● 糖尿病的病程是主要的风险因素

● 主要症状为视力下降,但仅见于病情严重进展,可能导致失明

参与 the Diabetic Retinopathy Screening Service for Wales 研究的 2 型糖尿病糖尿病视网膜病变发病率(BMJ 2012[71])

● 任何形式的视网膜病变第一年的年发病率为 12.5%,每年下降,第 4 年为 6.7%

● 统计的发病率为 36%

糖尿病视网膜病变(NEJM 2012[72])

● 控制血糖,血压和血脂水平很关键

● 高 BMI、缺乏运动、胰岛素抵抗,影响程度较轻

● 血糖和血压的控制降低糖尿病视网膜病变的发生,但是这些途径并不能改善损坏的视力,而且可能存在副作用

噻唑烷二酮治疗和 2 型糖尿病病人黄斑水肿风险的关系(Arch Intern Med 2012[73])

● 健康促进网络(THIN)的数据

● TZDs 治疗和糖尿病黄斑水肿风险增加相关,在第 1 年,及 10 年的随访研究显示

阿柏西普、贝伐单抗，或者雷珠单抗治疗糖尿病性黄斑水肿（NEJM 2015[74]）

- 糖尿病性黄斑变性是糖尿病视网膜病变的表现
- 血管内皮生长因子（VEGF）是糖尿病性黄斑变性的异常血管渗透性的一种重要的媒介
- 这些药物均为 VEGF 的抑制剂
- 静脉使用 VEGF 抑制剂对预防视敏度受损有显著效果

1 型糖尿病严格血糖控制和眼部手术（NEJM 2015[75]）

- DCCT/EDIC 队列
- 严密血糖控制治疗和眼部手术的远期风险的显著下降有相关性（下降48%）

参 考 文 献

1. ☺ Clair, L. and C. Ballantyne (2007). "Biological surrogates for enhancing cardiovascular risk prediction in type 2 diabetes mellitus." Am J Cardiol, 99 (Suppl): 80B-88B.

2. ☺ ☺ Stettler, C., et al. (2006). "Glycemic control and macrovascular disease in types 1 and 2 diabetes mellitus: meta-analysis of randomized trials." Am Heart J, 152: 27-38.

3. DCCT/EDIC (2005). "Intensive diabetes treatment and cardiovascular disease in patients with type 1 diabetes." N Engl J Med, 353: 2643-2653.

4. ☺ Orchard, T., et al. (2006). "Type 1 diabetes and coronary artery disease." Diabetes Care, 29: 2528-2538.

5. ☺ ☺ Retnakaran, R. and B. Zinman (2008). "Type 1 diabetes, hyperglycemia, and the heart." Lancet, 371: 1790-1799.

6. Kelly, T., et al. (2009). "Systematic review: Glucose control and cardiovascular disease in type 2 diabetes." Ann Intern Med, 151: 394-403.

7. The ACCORD Study Group (2011). "Long-term effects of intensive glucose lowering on cardiovascular outcomes." N Engl J Med, 364: 818-828.

8. Lind, M., et al. (2011). "Glycemic control and incidence of heart failure in 20 985 patients with type 1 diabetes: an observational study." Lancet, 378: 140-146.

9. Lind, M., et al. (2014). "Glycemic control and excess mortality in type 1 diabetes." N Engl J Med, 371: 1972-1982.

10. Gerstein, H., et al. (2014). "Effects of intensive glycemic control on ischaemic heart disease: analysis of data from the randomised, controlled ACCORD trial." Lancet, 384: 1936-1941.

11. Sosner, P., et al. (2015). "Cardiovascular prognosis in patients with type 2 diabetes: Contribution of heart and kidney subclinical damage." Am Heart J, 169: 108-114. e107.

12. Hayward, R., et al. (2015). "Follow-up of glycemic control and cardiovascular outocomes in type 2 diabetes." N Engl J Med, 372: 2197-2206.

13. ☺ ☺ Vinik, A. and D. Ziegler (2007). "Diabetic cardiovascular autonomic neuropathy." Circulation, 115: 387-397.

14. Eurich, D., et al. (2007) Benefits and harms of antidiabetic agents in patients with diabetes and heart failure: systematic review. BMJ, DOI: doi: 10. 1136/bmj. 39314. 620174. 80

15. Fonarow, G. (2004). "Managing the patients with diabetes mellitus and heart failure: issues and considerations." Am J Med, 116 (5A): 76S-88S.

16. ☺ ADVANCE collaborative group (2007). "Effects of a fixed combination of perindopril and indapamide on macrovascular and microvascular outcomes in patients with type 2 diabetes mellitus (the ADVANCE trial): a randomised controlled trial." Lancet, 370: 829-840.

17. Mazzone, T., et al. (2006). "Effect of pioglitazone compared with glimepiride on carotid intima-media thickness in type 2 diabetes. A radomized trial." JAMA, 296: 2572-2581.

18. ☺ Pop-Busui, R., et al. (2010). "The management of diabetic neuropathy in CKD." Am J Kidney Dis, 55: 365-385.

19. Cryer, P. (2013). "Mechanisms of hypoglycemia-associated autonomic failure in diabetes." N Engl J Med, 369:362-372.

20. Zoungas, S., et al. (2014). "Follow-up of blood-pressure lowering and glucose control in type 2 diabetes." Ibid, 371:1392-1406.

21. Howard, B., et al. (2008). "Effect of lower targets for blood pressure and LDL cholesterol on atherosclerosis in diabetes: The SANDS randomized trial." JAMA, 299:1678-1689.

22. Holman, R., et al. (2008). "Long-term follow-up after tight control of blood pressure in type 2 diabetes." N Engl J Med, 359:1565-1576.

23. The ACCORD Study Group (2010). "Effects of intensive blood-pressure control in type 2 diabetes mellitus." Ibid, 362:1575-1585.

24. The ACCORD Study Group (2010). "Effects of combination lipid therapy in type 2 diabetes mellitus." N Engl J Med, 362:1563-1574.

25. Ferrannini, E. and W. Cushman (2012). "Hypertension 2. Diabetes and hypertension: the bad companions." Lancet, 380:601-610.

26. Boudina, S. and E. Abel (2007). "Diabetic cardiomyopathy revisited." Circulation, 115:3213-3223.

27. ☺☺ Aneja, A., et al. (2008). "Diabetic cardiomyopathy: insights into pathogenesis, diagnostic challenges, and therapeutic options." Am J Med, 121:748-757.

28. Ishihara, M., et al. (2007). "Impact of admission hyperglycemia and diabetes mellitus on short-and long-term mortality after acute myocardial infarction in the coronary intervention era." Am J Cardiol, 99:1674-1679.

29. The ONTARGET Investigators (2008). "Telmisartan, ramipril, or both in patients at high risk for vascular events." N Engl J Med, 358:1547-1559.

30. Nissen, S., et al. (2008). "Comparison of pioglitazone vs glimepiride on progression of coronary atherosclerosis in patients with type 2 diabetes: The PERISCOPE randomized controlled trial." JAMA, 299:1561-1573.

31. ☺ The ADVANCE collaborative group (2008). "Intensive blood

glucose control and vascular outcomes in patients with type 2 diabetes." N Engl J Med, 358: 2560-2572.

32. The BARI 2D study group (2009). "A randomized trial of therapies for type 2 diabetes and coronary artery disease." Ibid, 360: 2503-2515.

33. O'Keefe, J., et al. (2011). "Strategies for optimizing glycemic control and cardiovascular prognosis in patients with type 2 diabetes mellitus." Mayo Clin Proc, 86 (2): 128-138.

34. Ismail-Beigi, F., et al. (2010). "Effect of intensive treatment of hyperglycemia on microvascular outcomes in type 2 diabetes: an analysis of the ACCORD radnomised trial." Lancet, 376: 419-430.

35. Davies, M., et al. (2006). "The prevalence, severity, and impact of painful diabetic peripheral neuropathy in type 2 diabetes." Diabetes Care, 29: 1518-1522.

36. Rutkove, S. (2009). "A 52-year-old woman with disabling peripheral neuropathy. Review of diabetic polyneuropathy." JAMA, 302 (13): 1451-1458.

37. ☺ Kanji, J., et al. (2010). "Does this patient with diabetes have large-fiber peripheral neuropathy?" Ibid, 303 (15): 1526-1532.

38. ☺ Rajamani, K., et al. (2009). "Effect of fenofibrate on amputation events in people with type 2 diabetes mellitus (FIELD study): a prespecified analysis of a randomised controlled trial." Lancet, 373: 1780-1788.

39. Tesfaye, S., et al. (2010). "Diabetic neuropathies: update on definitions, diagnostic criteria, estimation of severity, and treatments." Diabetes Care, 33: 2285-2293.

40. Griebeler, M., et al. (2014). "Pharmacologic interventions for painful diabetic neuropathy." Ann Intern Med, 161: 639-649.

41. Camilleri, M. (2007). "Diabetic gastroparesis." N Engl J Med, 356: 820-829.

42. ☺ ☺ ☺ Shakil, A., et al. (2008). "Gastrointestinal complications of diabetes." AFP, 77: 1697-1702.

43. Kalantar-Zadeh, K., et al. (2007). "A1c and survival in maintenance

hemodialysis patients." Diabetes Care, 30: 1049-1055.

44. Amin, R., et al. (2008). "Risk of microalbuminuria and progression to macroalbuminuria in a cohort with childhood onset type 1 diabetes: prospective observational study." BMJ, 336: 697-701.

45. Packham, D., et al. (2012). "Relative incidence of ESRD versus cardiovascular mortality in proteinuric type 2 diabetes and nephropathy: results from the DIAMETRIC (Diabetes Mellitus Treatment for Renal Insufficiency Consortium) database." Am J Kidney Dis, 59 (1): 75-83.

46. Coca, S., et al. (2012). "Role of intensive glucose control in development of renal end points in type 2 diabetes mellitus." Arch Intern Med, 172 (10): 761-769.

47. Alsahli, M. and J. Gerich (2014) Hypoglycemia, chronic kidney disease, and diabetes mellitus. Mayo Clin Proc, DOI: 10.1016/j. mayocp. 2014. 07. 013

48. Barnett, A., et al. (2004). "Angiotensin-receptor blockade versus converting-enzyme inhibition in type 2 diabetes and nephropathy." N Engl J Med, 351: 1952-1961.

49. Papaioannou, G. and R. Seip (2004). "Brachial artery reactivity in asymptomatic patients with type 2 diabetes mellitus and microalbuminuria (from the Detection of Ischemia in Asymptomatic Diabetics-Brachial Artery Reactivity Study)." Am J Cardiol, 94: 294-299.

50. Ruggenenti, P., et al. (2004). "Preventing microalbuminuria in type 2 diabetes." N Engl J Med, 351: 1941-1951.

51. Wanner, C. and V. Krane (2005). "Atrovastatin in patients with type 2 diabetes mellitus undergoing hemodialysis." Ibid, 353: 238-248.

52. Barnett, A. (2006). "Prevention of loss of renal function over time in patients with diabetic nephropathy." Am J Med, 119 (5A): 40S-47S.

53. Sukhija, R., et al. (2006). "Relation of microalbuminuria and coronary artery disease in patients with and without diabetes mellitus." Am J Cardiol, 98: 279-281.

54. Parving, H., et al. (2008). "Aliskiren combined with losartan in type 2

diabetes and nephropathy." N Engl J Med,358:2433-2446.

55. Tu,S.,et al.(2010). "Prevention of diabetic nephropathy by tight target control in an Asian population with type 2 diabetes mellitus. A 4-year prospective analysis." Arch Intern Med,170:155-161.

56. de Zeeuw,D.,et al.(2010). "Selective vitamin D receptor activation with paricalcitol for reduction of albuminuria in patients with type 2 diabetes(VITAL study):a randomised controlled trial." Lancet,376: 1543-1551.

57. de Boer,I.,et al.(2011). "Long-term renal outcomes of patients with type 1 diabetes mellitus and microalbuminuria. An analysis of the DCCT/EDIC." Arch Intern Med,171(5):412-420.

58. ☺ Bakris,G.(2011). "Recognition,pathogenesis,and treatment of different stages of nephropathy in patients with type 2 diabetes mellitus." Mayo Clin Proc,86(5):444-456.

59. The DCCT/EDIC Study Research Group(2011). "Intensive diabetes therapy and glomerular filtration rate in type 1 diabetes." N Engl J Med,365:2366-2376.

60. ☺☺ Mohamed,Q.,et al.(2007). "Management of diabetic retinopathy. A systematic review." JAMA,298:902-916.

61. Keech,A.,et al.(2007). "Effect of fenofibrate on the need for laser treatment for diabetic retinopathy(FIELD study):a randomised controlled trial." Lancet,370:1687-1697.

62. Wong,T.,et al.(2008). "Relation between fasting glucose and retinopathy for diagnosis of diabetes:three population-based cross-sectional studies." Ibid,371:736-743.

63. Chaturvedi,N.,et al. "Effect of candesartan on prevention(DIRECT-Prevent 1)and progressio(DIRECT-protect 1)of retinopathy in type 1 diabetes:randomised,placebo-controlled trials." Ibid,372:1391402.

64. Sjolie,A.,et al. "Effect of candesartan on progression and regression of retinopathy in type 2 diabetes(DIRECT-Protect 2):a randomised placebo-controlled trial." Ibid,1385-1393.

65. ☺ Mauer,M.,et al.(2009). "Renal and retinal effects of enalapril and

Losartan in type 1 diabetes." N Engl J Med, 361:40-51.

66. Simo, R. and C. Hernandez (2009). "Advances in the medical treatment of diabetic retinopathy." Diabetes Care, 32:1556-1562.

67. Fante, R., et al. (2010). "Diabetic retinopathy: An update on treatment." Am J Med, 123:213-216.

68. The ACCORD Study Group and ACCORD Eye Study Group (2010). "Effects of medical therapies on retinopathy progression in type 2 diabetes." N Engl J Med, 363:233-244.

69. Cheung, n., et al. (2010). "Diabetic retinopathy." Lancet, 376:124-136.

70. Ockrim, Z. and D. Yorston (2010). "Managing diabetic retinopathy." BMJ, 341:930-935.

71. Thomas, R., et al. (2012). "Incidence of diabetic retinopathy in people with type 2 diabetes mellitus attending the diabetic retinopathy screening service for Wales: retrospective analysis." Ibid, 344:e874.

72. Antonetti, D., et al. (2012). "Diabetic retinopathy." N Engl J Med, 366:1227-1239.

73. Idris, I., et al. (2012). "Association between thiazolidinedione treatment and risk of macular edema among patients with type 2 diabetes." Arch Intern Med, 172(13):1005-1011.

74. The Diabetic Retinopathy Clinical Research Network (2015). "Aflibercept, bevacizumab, or ranibizumab for diabetic macular edema." N Engl J Med, 372:1193-1203.

75. The DCCT/EDIC Research Group. "Intensive diabetes therapy and ocular surgery in type 1 diabetes." Ibid, 1722-1733.

第十四节　甲状腺疾病

定义
甲状腺结节
亚临床甲状腺疾病
甲减和甲亢

甲状腺眼病

定　义

各种甲状腺疾病定义见图 5-14-1

H/L 原发性甲减	H/N 亚临床甲减	H/H 分泌 TSH 的垂体瘤 甲状腺激素抵抗	TSH 下降
N/L 继发性甲减 正常甲状腺功能病态综合征	N/N 正常甲状腺功能	N/H 正常甲状腺功能病态综合征 甲状腺激素抵抗	
L/L 继发性甲减 正常甲状腺功能病态综合征 甲亢恢复期	L/N 亚临床甲亢 T3 毒症	L/N 甲亢 正常甲状腺功能病态综合征	
FTI 增加　　　　　　　　　　　　　　　　　　　　　　　→			

图 5-14-1　甲状腺功能的解读,用 TSH/FTI 表达

注:TSH:促甲状腺素;FTI:游离甲状腺素指数;T3:三碘甲状腺 < 原氨酸;H:高;N:正常;L:低

甲状腺结节

甲状腺结节的路径图,文献原文图 1(AFP 2013[1])

甲状腺结节的路径图,文献原文图(Consultant 2007[2])

- 甲状腺结节路径,先做 TSH 检查
- 如果 TSH 低,行甲状腺扫描
- 如果 TSH 正常或高,行诊断性甲状腺 B 超检查

甲状腺结节的调研(BMJ 2009[3])

- 在美国,甲状腺结节确诊恶性的比例约 5%
- 有如下情况需要紧急转诊:结节短期内(如几周)迅速增大,有喘鸣、声音嘶哑或颈部淋巴结肿大
- 孤立性结节和多发结节的恶性几率相似

甲状腺超声（World J Surg 2010[4]）

● 甲状腺结节对甲状腺癌有较高的诊断正确率，除了滤泡状癌

● 文献原文表 1 是超声分类

● 文献原文表 5 是甲状腺淋巴瘤分类

甲状腺癌 1 低风险的甲状腺乳头状癌的治疗存在争议（Lancet 2013[5]）

● 甲状腺乳头状癌的发生率比其他恶性肿瘤增长迅速

● 推荐行全甲状腺切除术，复发率低

● 结合肿瘤进展风险和 TSH 抑制的风险制订 TSH 目标值（文献原文图 3）

良性甲状腺结节的自然史（JAMA 2015[6]）

● 甲状腺结节在 5 年的随访中大部分表现为没有显著的增大，且甲状腺癌很少见

亚临床甲状腺疾病

亚临床甲状腺功能减退（Mayo Clin Proc 2009[7]）

● 建议妊娠时使用不同的 TSH 正常参考范围

● 妊娠最初三个月血清 TSH 的参考范围是 0.03~2.3mIU/L；孕中、晚期的 TSH 的正常值上限是 3.5mIU/L

● 亚临床甲减的病人转变成临床甲减的几率较高，甲状腺过氧化物酶阴性为每年 2.6%，阳性为每年 4.3%

● TSH 水平 >10mIU/L 预示疾病进展的可能大，TSH 水平 <6mIU/L 预示疾病进展的可能小

● 没有证据表明心衰和血清 TSH 水平 <10.0mIU/L 有关

● 病人若持续 TSH 水平 >8mIU/L 需要考虑治疗，因为这样的 TSH 水平有 70% 的可能性在 4 年内进展为 TSH 水平 >10mIU/L

● 通常左甲状腺素的起始剂量为 50~75μg，8 周后复查血清 TSH

● 年轻的人群，血清 TSH 的合理的目标值为 0.3~3.0mIU/L

● 当病人的 TSH>10mIU/L 时建议左甲状腺素的替代治

疗,即使甲状腺素的浓度在正常的实验室参考值范围

● 尽管如此,当病人的 TSH 水平在 5~10mIU/L 时的治疗还是有争议的

亚临床甲状腺疾病的管理建议(Lancet 2012[8])

● 成人亚临床甲状腺功能减退的发病率约 4%~20%

● 血清 TSH>10mIU/L,女性,过氧化物酶抗体阳性,与进展为临床甲状腺功能减退的风险增加有关

● 亚临床甲亢诊治路径详见文献原文图 4

● 亚临床甲减诊治路径见文献原文图 5

甲亢和甲减

甲状腺毒症(BMJ 2006[9])

● 由于 Graves 病引起的甲状腺毒症最常发生于 20 多岁和 40 多岁的人群

● 毒性甲状腺结节的患病率随着年龄增长而增加

● Graves 病是一种自身免疫性疾病,甲状腺刺激性免疫球蛋白和 TSH 受体结合

● 低 TSH 治疗路径见文献原文图示

Graves 病(NEJM 2008[10])

● Graves 病是甲亢的 50%~80% 的潜在病因

● 这是循环中 IgG 抗体结合并激活 G 蛋白偶联的促甲状腺激素受体的结果

● Graves 病的甲状腺功能测试提示 TSH 被抑制和 T3、T4 升高

● 以下病人建议行放射性碘摄取检查:考虑无痛性甲状腺炎的病人,不规则甲状腺或结节性甲状腺肿的病人

● 孕期推荐使用 PTU 行抗甲状腺治疗

● 大多数 Graves 病的妇女能够在孕期用药物治疗,目标 T4 水平在正常范围或略高于高限,以保证胎儿的甲状腺激素水平正常

甲亢的放射性碘治疗(NEJM 2011[11])

● 未经治疗的甲亢可能导致心血管疾病,包括心房颤

动、心肌病和心力衰竭

● 严重的甲状腺毒症与 20%~50% 的死亡率有关

● 放射性碘能有效的消除有功能的甲状腺组织，疗程 6~18 周或更多

● 甲亢有三种治疗方法可选：手术、放射性碘、抗甲状腺药物

● 一般严重眼病是放射性碘治疗的禁忌证，因放射性碘可能加重病情

● 大多数的内分泌专家会在给予放射性碘前先用抗甲状腺药物治疗高风险病人数周，希望尽可能快的达到正常或接近正常的甲状腺功能

● 如果给予了足够剂量的放射性碘剂，80%~90% 的 Graves 病病人会发生甲减

● 放射性甲状腺炎，是一种伴疼痛的甲状腺炎症，在 1% 的病人中会发生，并持续约数周

● 约 5% 的有毒性甲状腺结节的病人，放射性碘治疗后 Graves 病进展了

● 文献原文表 1 是治疗选择

● 文献原文表 2 门诊放射性碘治疗病人的指导

甲状腺毒症（Lancet 2012[12]）

● 最常见的病因是 Graves 病和毒性结节性甲状腺肿

● 卡比马唑或甲巯咪唑的起始剂量是 10~20mg/d

● 短疗程治疗与高复发率有关，推荐抗甲状腺药物使用 12~18 个月

● 总体来说，Graves 病甲亢抗甲状腺药物治疗后的复发率小于 50%

● Graves 眼病是放射性碘治疗的相对禁忌证

● 放射性碘可能与眼病的进展或加重有关

甲状腺毒症的药物和治疗（BMJ201413）

● Graves 病是甲状腺毒症的最常见病因，占到 75%

● 甲状腺毒症诊断路径（详见文献原文图 1）

根据患者有无甲状腺毒症的症状，检测血甲状腺功能；根

据结果,若为原发性甲亢,进一步检查 TSH 受体抗体,阳性考虑 Grave 病,阴性进一步放射性核素摄取扫描。

● 甲状腺毒症的病因(详见文献原文表 1)

Graves 病是甲状腺毒症最常见的病因,其他还有自主性高功能性甲状腺结节或腺瘤、碘甲亢、甲状腺癌所致的甲亢等。

● 在甲状腺功能正常之后的两种治疗方法是:阻断 - 替代疗法和滴定疗法,文献原文表 2 是这两种疗法的比较

成人甲减的处理(BMJ 2008[14])

● TSH 水平在白天大约有 30% 的波动,低谷在下午 2 点左右,夜晚时水平上升

● 如果病人没有症状,且激素水平保持稳定,甲状腺过氧化物酶抗体阳性,进展为显性甲减的几率小于每年 5%,因此每年监测 TSH 的策略是满意的。如果甲状腺过氧化物酶抗体阴性,目前的推荐是每 3 年监测 TSH

● 左甲状腺素的半衰期是 7 天

● 在年龄大于 60 岁且伴有缺血性心脏疾病的病人建议缓慢的调整左甲状腺素的剂量

● 应避免完全的抑制 TSH

● 在年轻的病人中如服用小剂量的左甲状腺素仍觉不适,低水平的 TSH(0.1~0.4mU/L)也是可以接受的

● 如果仅在抽血化验的当日服用左甲状腺素,会导致长期的 TSH 水平升高,但游离甲状腺素的水平正常或升高

左甲状腺素的剂量和老年病人的骨折风险(BMJ 2011[15])

● 平均 3.8 年的随访期

● 年龄≥70 岁的成人

● 目前的用药和骨折的风险增加显著相关(OR 1.88)

● 高或中等的摄入量(>0.093mg/d 和 0.044~0.093mg/d)与骨折风险的显著增加有关(OR 分别为 3.45 和 2.62),低摄入量的风险较低

甲减:更新(AFP 2012[16])

● 治疗详见原文的图

● 文献原文表 3 为治疗剂量

- 常规剂量 1.6mcg/kg/d
- 妊娠病人 9 个常规剂量 / 周

妊娠甲状腺疾病（AFP 2014[17]）

- 文献原文表 1 是妊娠时的甲状腺功能的自然史
- 文献原文表 5 是治疗
- 明显的甲状腺亢进，建议孕早期使用丙基硫氧嘧啶，孕中晚期使用甲巯咪唑

甲状腺和心脏（AmJMed2014[18]）

- 甲状腺和心血管功能是紧密地联系在一起的
- 甲状腺激素导致许多血流动力学改变，因此与流动法则直接或间接相关（文献原文图 1）
- 文献原文图 2 是 T3 介导的心脏反应

甲状腺炎（AFP2014[19]）

- Hashimoto 是最常见的
- 甲状腺过氧化物酶抗体水平升高
- 路径见文献原文图 1

甲状腺眼病

甲状腺眼病（BMJ 2009[20]）

- 甲状腺和眼眶存在一种或多种共同的自身抗体，这可能于解释为何眼眶后的组织受累
- 眼眶的成纤维细胞分泌过多的氨基葡萄糖，可能是重要的促进因素
- 吸烟使发展成为甲状腺眼病的风险增加 7~8 倍
- 甲状腺眼病的自然病史可用 Rundle 曲线来描述：最初的阶段持续数月，该阶段眼病进行性加重；然后疾病到达了一个高峰，此后自发性好转；这些多变的阶段持续 1~2 年，直到慢性或 "burnt-out" 阶段，此后更进一步的改变的可能性很小

- 文献原文图 3：Rundle 曲线描绘了疾病的典型变化过程，实线表示疾病随着时间的严重程度，虚线表示疾病随着时间的活动程度

● 主要的药物治疗是激素。静脉甲强龙的脉冲式治疗,比口服激素更有效,而且副作用更少

● 复原性重建手术对那些认为疾病使他们毁容的病人来说,有极大的价值,但仅仅在疾病稳定之后才合适

● NOSPECS 分级作为病人的评估已过时,但仍是一个帮助记忆临床特征的工具

Graves 眼病(NEJM 2009[21])

● Graves 眼病通常是双侧的,但也可以是不对称的或单侧的

● 眼眶影像学提示眼外肌增大(肌腱缺乏),眼眶纤维脂肪组织增加,或两者都存在

● 以下情况需要紧急转诊,怀疑非甲状腺相关的视神经病变,视力变差,彩色视觉的敏锐度和质量下降,眼底镜检查发现视乳头水肿,眼球半脱位,眼角膜不透明,兔眼症(眼睑不能完全闭合,可看见角膜)

● Graves 病的放射性碘治疗可导致约 15% 的病人眼病进展,抗甲状腺药物不能够改变 Graves 眼病的自然进程

● 眼窝的放疗可作为一个有效的辅助治疗手段,尤其是眼球运动受损的病人

Graves 眼病(NEJM 2010[22])

● 双侧眼球的症状和甲亢最常见同时发生或在 18 个月内先后发生

● 临床症状有:上眼睑退缩、水肿、眶周组织和结膜的红斑

● Graves 眼病和甲亢,都存在对促甲状腺素受体的反应性

● 吸烟是 Graves 眼病的最强的可改变的危险因素,风险与每天吸烟的数量成正比

一种不常用的解决方案(NEJM 2011[23])

● 急性的 Wolff-Chaicoff 作用,是在 24~48 小时内的一过性的甲状腺激素合成下降,使甲状腺内的碘浓度升高(文献原文图 1)

● 甲状腺 I-123 摄取是最有效地用于鉴别甲状腺毒症的方法,但妊娠期不适用(文献原文表 1)

参 考 文 献

1. Knox, M. (2013). "Thyroid nodules." AFP, 88 (3): 193-196.

2. M. Stan, V. Fatourechi (2007). "Thyroid nodules and goiters." Consultant January, 49-56.

3. H. M. Mehanna, et al. (2009). "Investigating the thyroid nodule." BMJ, 338: 705-709.

4. Ito, Y., et al. (2010). "Thyroid ultrasonography." World J Surg, 34: 1171-1180.

5. McLeod, D., et al. (2013). "Thyroid cancer1. Controversies in primary treatmen to flow-risk papillary thyroid cancer." Lancet, 381: 1046-1057.

6. Durante, C., et al. (2015). "The natural history of benign thyroid nodules." JAMA, 313 (9): 926-935.

7. Fatourechi, V. (2009). "Subclinical hypothyroidism: an update for primary care physicians." Mayo Clin Proc, 84: 65-71.

8. Cooper, D. and B. Biondi (2012). "Subclinical thyroid disease." Lancet, 379: 1142-1154.

9. Pearce, E. (2006). "Diagnosis and management of thyrotoxicosis." BMJ, 332: 1369-1373.

10. Brent, G. (2008). "Graves' disease." N Engl J Med, 358: 2594-2605.

11. Ross, D. (2011). "Radioiodine therapy for hyperthyroidism." Ibid, 364: 542-550.

12. Franklyn, J. and K. Boelaert (2012). "Thyrotoxicosis." Lancet, 379: 1155-1166.

13. Vaidya, B. and S. Pearce (2014) Diagnosis and management of thyrotoxicosis. BMJ, 349, g5128 DOI: 10.1136/bmj. g5128

14. Vaidya, B. and S. Pearce (2008) Management of hypothyroidism in adults. BMJ, 337, a801 DOI: doi: 10: 1136/bmj. a801

15. Turner, M., et al. (2011) Levothyroxine dose and risk of fractures in older adults: nested case-control study. Ibid, 342, d2238 DOI: doi: 10.

1136/bmj. d2238

16. Gaitonde, D., et al. (2012). "Hypothyroidism: an update." Ibid, 86(3): 244-251.

17. Carney, L., et al. (2014). "Thyroid disease in pregnancy." Ibid, 89(4): 273-278.

18. Grais, I. and J. Sowers (2014). "Thyroid and the heart." Am J Med, 127:691-698.

19. Sweeney, L., et al. (2014). "Thyroiditis: an integrated approach." AFP, 90(6):389-396.

20. Perros, P., et al. (2009). "Thyroid eye disease." BMJ, 338:645-650.

21. Bartalena, L. and M. Tanda (2009). "Graves' ophthalmopathy." N Engl J Med, 360:994-1001.

22. Bahn, R. (2010). Ibid, 362:726-738.

23. Pramyothin, P., et al. "A hidden solution." Ibid, 365:2123-2327.

第十五节 胰 腺 炎

急性胰腺炎
CT 评分
　　Atlanta, BALI, HAPS
慢性胰腺炎

急性胰腺炎

CT 下的分类[1,2]

Balthazar CT 分级

A 级　胰腺正常

B 级　胰腺局部或弥漫性肿大,但胰周正常

C 级　胰腺局部或弥漫性肿大,胰周脂肪结缔组织炎症性改变

D 级　胰腺局部或弥漫性肿大,胰周脂肪结缔组织炎症性改变,胰腺实质内或胰周单发性积液

E 级　广泛的胰腺内、外积液,包括胰腺和脂肪坏死,胰

腺脓肿

改良的 CT 严重指数评分(MCTSI)标准

胰腺炎症反应	积分
正常胰腺	0
胰腺和(或)胰周炎性改变	2
单发或多个积液区或胰周脂肪坏死	4

胰腺坏死	积分
无胰腺坏死	0
坏死范围≤30%	2
坏死范围>30%	4

胰外并发症,包括胸腔积液、腹水、血管或胃肠道受累等 2

注:MCTSI 评分为炎性反应与坏死评分之和

CT 严重指数 0 或者 1,死亡率 0%,并发症发生率 0%

CT 严重指数 2,死亡率 0%,并发症发生率 4%

CT 严重指数 7-10,死亡率 17%,并发症发生率 92%

急性胰腺炎的综述(NEJM 2006[3])

● 胰腺坏死大于 30% 的病人需要应用抗生素。小面积的坏死几乎不会发生感染

● 非嗜酒的病人 ALT、AST 水平上升是最好的单项实验室指标,提示胆源性胰腺炎。上升水平 > 正常上限 3 倍有阳性预测值 95% 的可能性是胆道结石性胰腺炎

● 胆道结石性胰腺炎的发生率最高的是 5mm 的小胆道结石,或小结石病(泥沙样结石)

急性胰腺炎(Lancet 2008[4])

● 急性胰腺炎是由于胰腺腺泡内的胰蛋白酶激活失调

● 主要的诱因是过度刺激、胆道结石和酒精滥用

● 细胞内有避免胰蛋白酶被活化或降低胰蛋白酶活性的保护机制。当该机制受打击时,会发生急性胰腺炎

● 40%~70% 胰腺坏死的病人在第 2~3 周发生感染

应用奥卡姆剃刀定律(Ockham's razor)进行胰腺炎预测(Ann Surg 2006[5])

- 变量预测模型与 Ranson, Glasgow 和 APACHEII 一样好
- BALI 评分基于尿素氮 ≥25mg/dl, 年龄 ≥65 岁, 乳酸脱氢酶 ≥300IU/L, IL-6 ≥300pg/mL

益生菌预防在重症胰腺炎中的作用: 一项随机、双盲、安慰剂对照的临床研究 (Lancet 2008[6])

- PROPATRIA 研究
- 观察肠道给予益生菌能否预防急性胰腺炎的感染并发症
- 急性胰腺炎 APACHEII 评分 ≥8 分的病人, 发病 72 小时内随机分组, 一组给予益生菌, 一组给予安慰剂, 均一天两次, 持续 28 天
- 终点为住院期间或 90 天的随访期内发生感染相关并发症, 例如: 感染性胰腺坏死、菌血症、肺炎、尿脓毒症、感染性脓肿
- 益生菌预防不能降低感染相关并发症的风险, 而且与死亡风险增加有关

用尿素氮进行急性胰腺炎的早期评估 (Arch Intern Med 2011[7])

- 基于 3 个前瞻性队列研究
- 尿素氮 ≥20mg/dl 相关的死亡相关的 OR 风险是 4.6
- 24 小时内尿素氮上升与死亡相关的 OR 风险是 4.3

吲哚美辛直肠给药预防 ERCP 后胰腺炎的随机对照研究 (NEJM 2012[8])

- USCORE 研究
- 吲哚美辛直肠给药能显著降低 ERCP 后胰腺炎的发生率

胆源性胰腺炎的 ERCP (NEJM 2014[9])

- 如果没有胆管炎和胆道梗阻, 早期 ERCP (住院后 24~72 小时之内) 并不能降低死亡率或减少局部或全身并发症

急性胰腺炎 (BMJ 2014[10])

- 住院后 24 小时内需行腹部 B 超检查以寻找胆囊结石

● 文献原文表 1 中复习亚特兰大 Atlanta 分级

急性胰腺炎的亚特兰大 Atlanta 分级,严重程度定义:

❖ 轻度:无器官衰竭;无局部或系统并发症

❖ 中重度:器官衰竭在 48 小时内恢复(短暂的器官衰竭);
　　　　　局部或系统并发症(无菌或感染),无持续性器
　　　　　官衰竭。

　　　　　中重度的患者可能有一个或以上两个这些特征

❖ 重度:持续器官衰竭(>48 小时):单器官或多器官衰竭。

注:器官衰竭的定义,器官衰竭的阈值:

呼吸:动脉氧分压 / 吸入氧分数 ≥300

循环:收缩压 <90mmHg 和对液体复苏无反应

肾脏:血肌酐浓度 ≥170μmol/L

急性胰腺炎(AFP 2014[11])

● 文献原文表 5 中是 BALI 评分

● 脂肪酶与淀粉酶比值 >4~5 强烈支持酒精导致的胰腺炎

● CT 严重指数见文献原文表 8

急性胰腺炎(Lancet 2015[12])

● 涵盖新的风险因素,2 型糖尿病是另一危险因素

● 文献原文表 2 复习亚特兰大 Atlanta 分级

HAPS(轻症急性胰腺炎评分)(Clin Gastroentrol Hepatol 2009[13])

● 无以下三个临床特征:无反跳痛、肌酐 <2mg/dl(176.8μmol/L)、正常的红细胞压积预示低风险

慢性胰腺炎

慢性胰腺炎中内镜下与手术的胰管引流比较(NEJM 2007[14])

● 结果为两年随访的疼痛评分

● 39 名病人被随机分成两组,一组内镜,一组手术行胰空肠手术

● 手术引流显著优于内镜引流

- 两组并发症发生率、住院天数相似
- 内镜组比手术组需要更多的步骤

慢性胰腺炎（NEJM 2007[15]）

- 约 50% 的慢性胰腺炎病人需要手术
- 大胰管病变病人需要减压治疗
- 胰腺肿块或小胰管病变需要切除治疗

一名 21 岁的慢性胰腺炎男性病人（JAMA 2008[16]）

- 30% 的慢性胰腺炎病人没有明确的原因，这些病人其中 3%~27% 经历反复发作的过程
- 早期发病者，定义为年龄 <35 岁，以 15~20 年的胰腺功能不全和糖尿病为特征，而迟发病的病人较少有胰腺外分泌、内分泌功能不全
- 40% 的病人进行全胰腺切除术后，仍有一样的疼痛
- 大胰管的慢性胰腺炎病人，主胰管扩张（>7mm），引流方法可采用如 Puestow 手术（胰尾切除胰腺空肠吻合术），或后期的胰空肠手术
- 引流治疗的主要问题是 1 年后症状反复
- 对于小胰管病变需要切除手术
- 胰腺切除的指征和方法是有部分争议的

慢性胰腺炎（Lancet 2011[17]）

- 慢性胰腺炎可表现为胰管增粗钙化型，小胰管变异型
- 文献原文图 7 是慢性胰腺炎的诊断流程
- 如果怀疑小胰管疾病，行促胰液素试验或促胰液素试验后磁共振胆管胰腺成像
- 文献原文图 8 是慢性胰腺炎的处理

自身免疫性胰腺炎（NEJM 2006[18]）

- 是一种慢性胰腺炎，特征是自身免疫性炎症过程，明显的淋巴细胞浸润和胰腺的纤维化
- 在慢性胰腺炎中占 5%~6%
- 病因不明，强烈提示自身免疫性因素
- 通常相伴的疾病有类风湿关节炎、Sjogren 综合征、炎症性肠病，尤其溃疡性结肠炎

- 在影像学 CT、ERCP 等上有特征性表现
- 主要的治疗手段是皮质类固醇激素,通常疗效是显著的

参 考 文 献

1. Swaroop, V., etal. (2004). "Severe actue pancreatitis." Ibid, 291:2865-2868.

2. Balthazar, E. (2002). "Acute pancreatitis:assessment of severity with clinical and CT evaluation." Radiology, 223:603-613.

3. ☺ ☺ ☺ Whitcomb, D. (2006). "Acute pancreatitis." N Engl J Med, 354:2142-2150.

4. ☺ ☺ ☺ Frossard, J, etal. (2008). "Acute pancreatitis." Lancet, 371:143-152.

5. ☺ ☺ Finkelberg, D., etal. (2006). "Autoimmune pancreatitis." N Engl J Med, 355:2670-2676.

6. Spitzer, A., etal. (2006). "Applying Ockham's razor to pancreatitis prognostication. Afour-variablepredictivemodel." Ann Surg, 243:380-388.

7. Besselink, M., etal. (2008). "Probiotic prophylaxis in predicted severe acute pancreatitis:a randomised, double-blind, placebo-controlledtrial." Lancet, 371:651-659.

8. Wu, B., etal. (2011). "Blood urea nitrogen in the early assessmen t of acute pancreatitis." Arch Intern Med, 171(7):669-676.

9. Elmunzer, B., etal. (2012). "A randomized trial of rectal indomethacin to prevent post-ERCP pancreatitis." N Engl J Med, 366:1414-1422.

10. Fogel, E. and S. Sherman (2014). "ERCP for gallstone pancreatitis." Ibid, 370:150-157.

11. Johnson, C., etal. (2014) Acute pancreatitis. BMJ, 349, g4859DOI: 10.1136/bmj. g4859

12. Quinlan, J. (2014). "Acute pancreatitis." AFP, 90(9):632-639.

13. Lankisch, P., et al. (2015) Acute pancreatitis. Lancet, DOI:10.1016/S0140-6736(14)60649-8

14. Lankisch, P., etal. (2009). "The harmless acute pancreatitis score: a clinicalal gorithm for rapid initial stratification of nonsevere disease." Clin Gastroenterol Hepatol, 7: 702-705.

15. Cahen, D., etal. (2007). "Endoscopic versus surgical drainage of the pancreatic ductin chronic pancreatitis." N Engl J Med, 356: 676-684.

16. ☺ ☺ Nair, R., etal. (2007). "Chronic pancreatitis." AFP, 76: 1679-1688.

17. Callery, M. andS. Freedman (2008). "A21-year-old man with chronic pancreatitis." JAMA, 299: 1588-1594.

18. ☺ Braganza, J., etal. (2011). "Chronic pancreatitis." Lancet, 377: 1184-1197.

第十六节　消化道出血

隐性消化道出血
急性上消化道出血的风险评估
　　Blatchford 评分
　　Rockall 评分
消化道出血的其他病因

隐性消化道出血

隐性消化道出血（NEJM 1999[1]）
- 胃内出现 150~200mL 的血会导致黑便
- 愈创木脂大便隐血试验是利用血红蛋白的假性过氧化物酶活性的原理
- 阳性程度基本与大便出血量成正比
- 受多种饮食因素的影响
- 口服铁剂不会导致愈创木脂反应阳性
- 亚铁血红素卟啉试验在饮食因素方面更精确，但仍会对动物血红蛋白起反应
- 免疫化学试验对球蛋白起反应，血红蛋白被胃和胰腺相关酶，分解为亚铁血红素和球蛋白。该试验不对上消化道

出血起反应

- 大便隐血试验结果解释详见文献原文表 1

急性上消化道出血的风险评估

消化道溃疡活动性出血的处理（NEJM 2008[2]）

- 急性消化道出血的定义为屈氏韧带以上的消化道出血
- 消化性溃疡的出血主要见于年长的病人，68% 的病人年龄大于 60 岁，27% 的病人年龄大于 80 岁
- 消化性溃疡出血相关的死亡率仍然高达 5%~10%
- 没有血性或咖啡色样物质，并不一定能排除正在发生或复发的出血，因大约有 15% 的病人在鼻胃管引流物中无血性或咖啡色样物质，但内镜下却发现高风险的病灶
- 静推红霉素能促进胃动力，因此在初次胃镜中能改善胃黏膜的可见性
- 可用 Blatchford 评分或者 Rockall 评分来进行风险分层，Blatchford 评分详见文献原文表 Rockall 评分见表 5-16-1

表 5-16-1　Rockall 评分

		变量	评分
完整的 Rockall 评分	临床 Rockall 评分	年龄	
		<60 岁	0
		60~79 岁	1
		≥80 岁	2
		休克	
		心率 >100 次 / 分钟	1
		收缩压 <100mmHg	2
		并存疾病	
		缺血性心脏病，充血性心力衰竭，其他主要的疾病	2
		肾衰竭，肝功能衰竭，转移性肿瘤	3

续表

完整的 Rockall 评分	内镜诊断		
	没有发现病灶,Mallory-Weiss 综合征 (食管贲门黏膜裂伤出血)	0	
	消化性溃疡,糜烂性疾病,食管炎	1	
	上消化道恶性肿瘤	2	
	内镜下近期出血的痕迹		
	基底干净的溃疡,平坦的暗点	0	
	上消化道可见积血,活动性出血,裸 露血管,血凝块	2	

- 完整 Rockall 评分≤2 分或临床 Rock 评分为 0,再出血风险低
- 如果怀疑急性出血,在内镜止血后,应使用负荷量 PPI 80mg,然后 8mg/ 小时,维持 72 小时
- 一项回顾性分析显示,栓塞和手术在再出血的发生率、追加手术、或死亡率方面都没有明显差异

预测上消化道出血需要治疗的风险评分(Lancet 2000[3])

- Blatchford 评分,基于因上消化道出血收住入院的 1748 名病人
- 评分用于评估预测病人治疗的需要
- 研究证实尿素氮是上消化道大出血的一个重要标志物
- 还没有一个为临床提供重要性的实际截断值

急性上消化道出血后的风险评估(Gut 1996[4])

- 一项前瞻性、多中心、人群为基础的研究,用于消化道出血和死亡率的临床风险评分
- 风险评分目的是预测消化道出血的死亡风险
- 随着风险评分的增加,死亡的风险也呈阶梯式的上升。随着风险评分的增加,再出血的风险也增加(见文献原文图示)
- 评分≤2 分的病例,再出血的风险 <5%。评分为 0 时,

不管是否再发生出血,死亡率都为 0

- 评分为 3 分或 4 分的脑卒中风险组,再出血死亡率的影响最大,大约增加 5 倍的死亡率
- 评分 5~7 分的组,再出血时大约增加 3 倍的死亡率;8 分的组增加 2 倍的死亡率
- 只有大约 50% 的死亡病人发生过再出血,而且其中只有 40% 病人因再出血死亡,这可能解释为什么那些减少再出血的临床试验并不减少死亡率

低风险的上消化道出血门诊病人的处理:多中心验证和前瞻性评价(Lancet 2009[5])

- 在苏格兰和英格兰的 4 家综合性医院评估 Glasgow-Blatchford(GBS 评分)的价值
- GBS 比完整 Rockall 评分对干预或死亡的预测更好
- GBS 能够识别低风险病人,这些病人能够安全地在门诊处理
- 低风险组 GBS 评分为 0 的病人,没有发现需要干预或死亡的
- 与别的风险评分不同,年龄并不是 GBS 的组分

消化道出血的其他病因

预测抗凝药物使用的上消化道和颅内出血风险(BMJ 2014[6])

- Q 出血评分
- 年龄 21~99 岁
- www.qbleed.org 网站上可找到计算器

憩室出血(AFP 2009[7])

- 大约有 80% 憩室出血的病人能自行好转
- 憩室出血在下消化道出血病人中占 17%~40%
- 解大量鲜红色到褐色便的病人要进行生理盐水灌胃,因为 10%~15% 这样的出血是上消化道来源的
- 尿素氮/肌酐比率≤33 对下消化道有帮助,敏感性 96%,特异性 17%(PLR=1.2,NLR=0.2)

● 标记的细胞能循环 48 小时,可提供给反复出血或之前结果阴性病人多次扫描

● 如果出血持续的话,很少量的出血也能发现(0.1mL/分钟或 144mL/d)

● 现在并不推荐憩室病人为了避免并发症而不进食坚果、玉米和爆米花

一个并不很隐匿的消化道出血原因(NEJM2015[8])

● 在植入脉冲式或非脉冲式左心室辅助装置(LVAD)的病人中血管扩张被越来越多地认识到

● 主动脉狭窄或 LVAD 的病人,脉压小可导致小肠组织缺氧,继发血管扩张和血管扩张形成

● LVAD 可产生高剪切力,消耗大分子量的血管性血友病因子(von Willebrand 因子)多聚体和获得性血管性血友病因子缺乏,导致出血倾向

低剂量阿司匹林使用和免疫化学粪隐血试验检查(JAMA 2010[9])

● BLITZ 研究

● 使用低剂量阿司匹林的病人与不适用阿司匹林的病人比较,发现进展期结直肠腺瘤的敏感性明显增高,但特异性略低

● 低剂量的阿司匹林不影响免疫化学法的粪便隐血检测

急性上消化道出血的输血策略(NEJM 2013[10])

● 一项随机对照研究,严格组(Hb<7)和扩大组(Hb<9)比较

● 若生存期 6 周的话,严格组出血加重和不良事件的状况均显著好于扩大组

隐性胃肠道出血的评估(AFP 2013[11])

● 35% 初次内镜检查阴性的病人,重复胃肠镜检查可能会找到病灶

● 病人年龄 <40 岁时,小肠肿瘤是隐性胃肠道出血的最常见原因

● 病人年龄 >40 岁时,血管扩张和 NSAID 溃疡是最常见,乳糜泻也是可能的原因

● 文献原文图 7 是缺铁性贫血的工作流程,无论有无粪隐血阳性

急性消化性溃疡出血处理的挑战(Lancet 2013[12])

● 出血的死亡率仍高居在 10% 左右

● 改良的 Forrest 分型预测没有内镜治疗下的再出血风险,见表 5-16-2

表 5-16-2 改良的 Forrest 分型

分级	再出血的风险
Ⅰ:活动性出血	81%
Ⅱa:显露血管 Ⅱb:附着血凝块 Ⅱc:溃疡底部有着色的血痂	39%
Ⅲ:有干净基底的溃疡	22%

● 8%~15% 的病人内镜下不能控制出血

● 在初次内镜治疗后,8%~10% 病例发生再次出血

● 亚洲的随机对照试验倾向于使用高剂量的 PPI(负荷剂量 80mg,8mg/h 静脉维持)

NSAIDS、PPI 和胃肠道损伤(Mayo Clin Proc 2014[13])

● 说明 PPI 和 NSAIDs 联合使用对小肠的不良反应

● 文献原文图 1 是机制

● 简化的表格呈现药物相关的、由潜在小肠损伤所致的长期健康风险,主要与肠道微生物菌群改变和代谢性内毒素血症有关

参 考 文 献

1. Rockey, D. (1999). "Occult gastro infestinal bleeding." N Engl J Med, 341:38-46.

2. Gralnek, I., et al. (2008). "Management of acute bleeding from a peptic

ulcer." Ibid, 359:928-937.

3. Blatchford, O., et al. (2000). "A risk score to predict need for treatment for upper-gastrointestinal haemorrhage." Lancet, 356:1318-1321.

4. Rockall, T., et al. (1996). "Risk assessment after acute upper gastrointestinal haemorrhage." Gut, 38:316-321.

5. Stanley, A., et al. (2009). "Outpatient management of patients with low-risk upper-gastrointestinal haemorrhage:multicentre validation and prospective evaluation." Lancet, 373:42-47.

6. Hippisley-Cox, J. and C. Coupland (2014) Predicting risk of upper gastrointestinal bleed and intracranial bleed with anticoagulants:cohort study to derive and validate the QBleed scores. Ibid, 349, g4606 DOI:10.1136/bmj. g4606

7. Wilkins, T., et al. (2009). "Diverticular bleeding." AFP, 80(9):977-983.

8. JJBrock, A., et al. (2015). "A not-so-obscure cause of gastrointestinal bleeding." N Engl J Med, 372:556-561.

9. Brenner, H., et al. (2010). "Low-dose aspirin use and performance of immunochemical fecal occult blood tests." JAMA, 304(22):2513-2520.

10. Villanueva, C., et al. (2013). "Transfusion strategies for acute upper gastrointestinal bleeding." N Engl J Med, 368:11-21.

11. Bull-Henry, K. and F. Al-Kawas (2013). "Evaluation of occult gastrointestinal bleeding." AFP, 87(6):430-436.

12. Lau, J., et al. (2013). "Challenges in the management of acute peptic ulcer bleeding." Lancet, 381:2033-2043.

13. Marlicz, W., et al. (2014). "Nonsteroidal anti-inflammatory drugs, proton pump inhibitors, and gastrointestinal injury:contrasting interactions in the stomach and small intestine." Mayo Clin Proc, 89(12):1699-1709.

第十七节 肝 硬 化

酒精性肝炎

肝硬化

门脉高压 - 腹水

门脉高压 - 静脉曲张

肝性脑病

肝肺综合征

肝肾综合征

肝移植

妊娠相关肝脏疾病

肝细胞肝癌

肝硬化病人的处理是具有挑战性的。肝硬化可导致多发脏器功能衰竭,有些特别称为肾、肺相关的综合征

糖尿病是目前美国肝病的首要病因。糖尿病合并肝病的处理在本书的并发症章节里讨论

肝硬化和腹水病人的评估依赖以下 3 个评估工具:

1. 感染:腹水分析
2. 水肿状态:肾性 / 循环功能
3. 营养和蛋白合成能力:肝脏功能

酒精性肝炎

酒精性肝炎(NEJM 2009[1])
- 慢性酒精使用可导致数种类型的肝脏损伤
- Maddrey 判别函数具有使用最长时间的优点
- 酒精性肝炎预后评分见文献原文表 1,治疗选择见文献原文表 4

肝 硬 化

肝硬化(Lancet 2014[2])
- 肝硬化本质上不是一个单独的疾病,而是一个动态过程
- 肝硬化导致肝脏微血管改变、肝内分流的形成和肝内皮功能障碍

- 文献原文图 1 门脉高压的形成
- 文献原文图 3 门脉高压机制
- 文献原文图 4 是腹水形成机制
- 文献原文图 5 是肝硬化的治疗路径

肝脏纤维化评分（ELF）检测能够准确测定慢性丙肝病人的肝纤维化（J Viral Hep 2011[3]）

- ELF 在丙肝病人中检测纤维化具有很好的准确性

ELF 能预测慢性肝病病人的临床结局（Gut 2010[4]）

- ELF 检测能预测慢性肝病病人的临床结局

肝纤维化和肝硬度的非侵入性检测能预测慢性丙肝病人的 5 年结局（Gastroenterology 2011[5]）

- FibroTest 能预测慢性丙肝病人的 5 年生存率

肝硬化（Lancet 2008[6]）

- 肝硬化是肝纤维化的进展阶段，伴随肝脏脉管系统的扭曲
- 肝硬化肝窦毛细血管增生：Disse 间隙被瘢痕组织填满，内皮孔消失
- 肝硬化的最主要临床结局是肝细胞功能受损、肝内阻力增加和肝细胞肝癌形成
- 硬化衰退可能是可逆的
- MELD 能很好地预测肝硬化病人的 3 个月生存率，无论什么病因
- 15%~20% 的肝硬化病人发生肝肺综合征
- 门脉性肺动脉高压罕见，但在反复腹水的病人中可高达 15%~20%
- 肝硬化的瘢痕组织，是由不同的细胞外基质分子组成的复合体
- 有效的纤维化逆转需要联合使用抗纤维化药物

肝硬化病人的酸碱平衡调节（Ann Surg 2007[7]）

- 肝硬化的病人发展成代谢性酸中毒，与肝脏疾病的严重程度增加、出血、脓毒血症和休克有关
- 切除术后的碳酸氢盐水平在预测术后肝功能衰竭具

有很好的准确性

- 碳酸氢盐水平高于 22mmol/L 可平稳地度过术后时期

慢性肝脏疾病的凝血功能障碍（NEJM 2011[8]）

- 传统的实验室检查与终末期肝硬化病人消化道出血发生率、出血事件类型很少有关联
- 终末期肝硬化病人出血倾向的机制不仅仅是凝血功能降低（表2）
- 慢性肝脏疾病相关的促凝血机制失衡，可通过测量在血栓调节蛋白有无存在情况下，血浆中凝血酶生成来检测
- 促凝血机制失衡，可能能帮助解释为什么这些病人会发生一些临床事件，如周围静脉栓塞，动脉粥样硬化，肝脏纤维化的进展
- 在终末期肝硬化病人中大多数促凝血因子减少，但值得注意的是第 VIII 因子和 von Willebrand 因子上升了
- 文献原文表 1 是促止血和抗止血的驱动因素

肝硬化：诊断、处理和预防（AFP 2011[9]）

- 文献原文图 1 是处理路径，MELD>15 需要肝移植
- 文献原文表 2 是 MELD 和死亡率

门脉高压 - 腹水

腹水的病理生理和处理（NEJM 2004[10]）

- 内脏血管扩张（文献原文图 1）
- 中等量腹水：螺内酯
- 大量腹水：腹腔穿刺放腹水或者大剂量利尿剂
- 顽固性腹水：对大剂量利尿剂缺乏反应（400mg 的螺内酯 +160mg 的呋塞米）：反复腹穿放腹水或 TIPS（经颈静脉肝内门体分流术）
- TIPS 在顽固性腹水病人的获益并没有被证实

预防肝硬化和腹水患者并发症的有效干预方法

- 胃食管静脉曲张导致胃肠道出血：普萘洛尔或纳多洛尔（逐步增加剂量直至心率下降 25% 或到 55~60 次 / 分）目的为降低静脉曲张出血，改善预后

● 自发性腹膜炎：急性静脉曲张出血的病人给予口服诺氟沙星（400mg Bid×7 天），静脉氧氟沙星（400mg qd×7 天），或静脉环丙沙星（200mg qd）加上口服阿莫西林克拉维酸（1g 和 200mg 分别，tid）×7 天。目的为降低自发性腹膜炎风险，改善预后。腹水蛋白浓度 <15g/L 的病人给予口服诺氟沙星（400mg，疗程不确定）；口服环丙沙星（750mg 每周，疗程不确定）；口服甲氧苄啶 - 复方新诺明（160mg 和 800mg，分别，每周 5 天，疗程不确定）。目的为降低初次自发性腹膜炎的风险；抗生素的使用是有争议的，因为增加生存率的获益并没有阐明，而且耐药菌感染的风险增加。肝肾综合征的自发性腹膜炎病人给予静脉白蛋白 1.5g/ 公斤体重，按诊断时的体重，2 天后改为 1g/ 公斤体重。目的为降低肝肾综合征的风险，改善预后

腹水的鉴别诊断（AFP 2006[11]）

● 病因分类路径图，基于 WBC 计数、中性粒细胞计数和血清 - 腹水白蛋白梯度（g/dl）（文献原文图 1）

细菌性腹膜炎还是门脉高压？如何行腹腔穿刺术并分析结果？（JAMA 2008[12]）

● 自发性腹膜炎的腹水中性粒细胞 >250 个 /ul，6.4，白细胞 >1000 个 /ul，9.1，pH<7.35，9.0，血 - 腹水液体 pH 梯度 ≥ 0.10，11.3

● 血清 - 腹水白蛋白梯度 <1.1g/dl 的诊断准确性，降低了门脉性肺动脉高压的可能性

● 若进行诊断性腹腔穿刺，一根 22 号，1.5 英寸针连接 20~50mL 的注射器

● 若进行治疗性的腹腔穿刺，应使用一根 15 号，3.25 英寸的 Caldwell 针或导管

门脉高压 - 静脉曲张

静脉曲张出血的病理生理（Mayo Clin Proc 1996[13]）

● 肝硬化病人食管静脉曲张的发生率为 25%~70%

● 在肝硬化病人，每年有 10%~15% 的病人发生静脉曲张

● 25%~50% 的病人在首次出血时死亡

● 在首次出血的最初 6 周里,再出血的风险增加,但最高的风险是最初几天

β 受体阻滞剂预防肝硬化的病人静脉曲张?(NEJM 2005)

● 噻吗洛尔滴定至 80mg,与安慰剂对照

● 中位随访时间是 55 个月

● 没有显著降低静脉曲张的形成

内镜联合药物治疗预防硬化病人的静脉曲张出血(Ann Intern Med 2008[14])

● 荟萃分析

● 与单独内镜治疗或 β 受体阻滞剂治疗比较,联合治疗降低了总体的再出血

● 联合治疗降低静脉曲张再出血和静脉曲张复发

● 联合治疗的死亡率下降,但与内镜或药物治疗并没有统计学上的差异

肝硬化的静脉曲张和静脉曲张出血的处理(NEJM 2010[15])

● 有 3 个主要的处理:一级预防静脉曲张首次出血的发生,治疗急性出血和二级预防

● 50% 的病人在诊断肝硬化时已有胃食管静脉曲张

● 胃食管静脉曲张的发展速度每年有 7%

● 发生第 1 次静脉曲张出血的年比率约 12%

● 静脉曲张出血复发的年比率约 60%

● 每次静脉曲张出血的 6 周死亡率大约是 15%~20%

● 肝脏静脉压力梯度(HPVG)是静脉曲张出血风险分层的最好方法

● 进展性肝脏疾病门静脉栓塞的发生率大约是每年 16%

● 药物治疗见文献原文表 2 和表 3,病理生理改变见文献原文图 1 内脏血管收缩剂,如血管加压素、生长抑素等,限于急诊时静脉给药使用

急性出血处理:输血,12 小时内血管活性药物静脉注射和内镜套扎,广谱抗生素使用 5 天,考虑 TIPS

诺氟沙星和头孢曲松在预防进展性肝硬化和出血病人感染的比较(Gastroenterology 2006[16])

- 喹诺酮耐药的细菌比较普遍
- 比较口服诺氟沙星和静脉头孢曲松
- 静脉头孢曲松比口服诺氟沙星,对控制 SBP 的发生率更有效

TIPS 在肝硬化和静脉曲张出血病人的早期应用(NEJM 2010[17])

- 早期 TIPS 研究
- 随机的静脉曲张出血的内镜治疗后早期 TIPS,与血管活性药物治疗比较
- 中位随访时间是 16 个月
- 早期 TIPS 的应用可以显著降低治疗失败率和死亡率

肝 性 脑 病

非吸收性双糖在肝性脑病中的应用(BMJ 2004[18])

- 22 个临床试验的荟萃分析
- 非吸收性双糖与抗生素比较,在降低血氨水平上较差
- 但非吸收性双糖与抗生素比较,死亡率方面没有明显差异

ICU 中的高血氨症(Chest 2007[19])

- 血氨的代谢涉及 5 个脏器:肠道、肾脏、脑、肝脏和肌肉
- 当肝脏不能代谢血氨时,依赖肾脏、肌肉和大脑进行清除
- 氨产生增加发生在:全胃肠道外营养病人蛋白质增加血氨水平、消化道出血、激素使用、外伤、感染、疱疹感染、尿流改道、多发性骨髓瘤。血氨清除减少见于:暴发性肝功能衰竭、门体循环分流、药物使用、先天性代谢疾病

肝性脑病中应用利福昔明治疗(NEJM 2010[20])

- 检验利福昔明有效性,一种肠道最小吸收的抗生素,用于预防肝性脑病
- 一项随机对照研究,安慰剂,或利福昔明 550mg Bid,共 6 个月
- 初始起效的终点是,发生第一次肝性脑病的时间

- 利福昔明显著降低了肝性脑病的风险和住院时间

乳果糖和聚乙二醇 3350- 电解质溶液治疗显性肝性脑病（JAMA Intern Med 2014[21]）

- HELP 研究
- 聚乙二醇比标准剂量的乳果糖能更快地缓解肝性脑病

改良的氨假说：一项生理驱动的治疗肝性脑病的方法（Mayo Clin Proc 2015[22]）

- 氨稳态是一个多器官的过程
- 文献原文图 2 是高氨血症的来源
- 文献原文图 3 是目标导向的治疗

医院内肝性脑病的处理（Mayo Clin Proc 2014[23]）

- 肝硬化病人中高达 50% 的病人有肝性脑病
- 治疗包括两方面：诱导和维持缓解
- A 型肝性脑病：急性肝功能衰竭；B 型：没有肝脏疾病的肠源性高血氨；C 型：慢性肝脏疾病
- 分级见表 5-17-1

表 5-17-1　肝性脑病分级

分级	受损		SONIC 标准
	智力	神经肌肉	
0	正常	正常	正常
轻度肝性脑病（MHE）	检查结果正常；工作或驾驶的轻微改变	视觉或心理测量学或数学测试的轻度异常	隐性
1	性格改变，注意力不足，抑郁状态	震颤和不合作	隐性
2	睡眠觉醒周期改变，嗜睡，心情和行为改变，认知障碍	扑翼样震颤，共济失调步态	显性

续表

	受损		
分级	智力	神经肌肉	SONIC 标准
3	意识改变(嗜睡),混乱,定向力障碍,遗忘	肌肉强直,眼球震颤,阵挛,巴宾斯基征,反射减退	显性
4	神志不清,昏迷	眼脑反射,对有害刺激物无反应	显性

MHE(minimal hepatic encephalopathy):轻微肝性脑病;SONIC(spectrum neurocognitive impairment in cirrhosis):肝硬化病人神经认知损伤范围

● 乳果糖和乳糖醇降低血氨水平的原理是通过结肠酸化使氨转化为铵,把肠道菌群从产尿素酶的转换为不产尿素酶的

● 分子吸附再循环系统(MARS)建立在白蛋白透析基础上:去除蛋白质、白蛋白绑定的毒素

● 文献原文图 1 是初发肝性脑病的处理

● 文献原文图 2 是复发性肝性脑病处理

● 文献原文图 3 是严重肝性脑病的治疗

肝肺综合征

PPHTN(门脉性肺动脉高压)(Chest 2003[24])

肝肺综合征(Lancet 2004[25])

● 异常的肺内血管扩张和不匹配的过度灌注通气

● 典型发现是低氧血症:动脉低氧卧位时改善

● 一线治疗是吸氧

肝肺综合征:一种肝脏导致的肺血管紊乱(NEJM 2008[26])

肝肺综合征包括 3 个临床组分:肝脏疾病、肺血管扩张、氧合不足

- 通过生理盐水对比增强的经胸腔心脏彩超,是最实用的方法来探测肺血管扩张(微泡不能穿过正常的毛细血管)
- 肝病数年后表现的主要症状是劳累性呼吸困难,或静息时呼吸困难,或者两者都有
- 蜘蛛痣、杵状指、发绀和严重的低氧血症($PaO_2 < 60mmHg$),强烈提示肝肺综合征
- 直立位低氧血症存在,当病人由仰卧位变成直立位时 PaO_2 下降 >5% 或 >4mmHg
- 肝肺综合征诊断标准详见文献原文表 1
- 该综合征诊断并不一定要有门脉高压的表现
- 该综合征的严重程度和 Child 或 MELD 评分评估的肝病严重程度没有相关性
- 没有有效的治疗该综合征的方法,肝移植是唯一的治疗方法
- 有肝肺综合征的病人,移植后 5 年生存率是 76%
- 最强的死亡预测因子是 $PaO_2 < 50mmHg$,肺灌注扫描大脑摄取异常 >20%
- 慢性肝脏疾病的病人若主诉呼吸困难或者需要行肝脏移植的,建议行动脉血气检查
- 与肝脏异常相关的肺血管疾病的诊断和治疗见文献原文表 2

肝肾综合征

肝肾综合征(Hepatology 1996[27])

- 1 型和 2 型的区别在哪里?
- 特征是肾循环严重的血管收缩
- 尽管如此,使用血管收缩药物和白蛋白是有效的(NEJM 2004[10])
- 自发性腹膜炎是最主要的诱因

肝肾综合征(Crit Care Clin 2002[28])

- 有肝硬化和腹水的病人,1 年内发生肝肾综合征的几率是 18%,5 年为 30%

- Ⅰ型的特征是,肾脏功能的急性受损,血清肌酐水平 > 2.5mg/dl,或 2 周之内 CCR 下降 50% 至 20mL/min
- Ⅱ型的特征是肾功能的缓慢下降
- 肝肾综合征的特点是:①尿比血清高渗;②尿 / 血清肌酐比值高,典型的 >303)非常低的尿钠水平(<10mEq/L),即使在利尿剂使用下,尿钠只排出一小部分
- 有效动脉血容量的降低是肝肾综合征的一个重要特征
- 3 个主要的血管收缩机制被激发:① RAAS 系统;②中枢神经系统;③血管加压素的非渗透性释放
- 不管 TIPS 或者 LeVeen 分流都不被推荐用于肝肾综合征的治疗,因为患病率和死亡率有增加趋势
- 杂交生物人工肝是一项新型的肝脏辅助策略
- 原位肝移植(OLT)仍然是肝肾综合征的终极治疗

肝硬化的肾衰竭(NEJM 2009[29])

- 心脏输出的增加适度代偿系统性血管阻力的减少,但进展期,系统性血管阻力明显减少,额外增加的心脏输出不能代偿,导致动脉循环的低灌注
- 肝肾综合征诊断是基于血肌酐超过 1.5mg/dl(133μmol/L),不能通过输注白蛋白(1g/kg 体重)和 2 天小剂量利尿剂治疗得到改善(到 <1.5mg/dl),同时没有目前或近期的使用可能的肾毒性药物、没有休克、没有证据表明可能的肾实质疾病(肾清除率 >500mg 蛋白 / 天,>50 个红细胞 / 高倍镜下,超声肾脏异常表现)。该综合征被分为两种类型:1 型的特点是血清肌酐的水平在 2 周之内加倍,至少超过 2.5mg/dl(221μmol/L)。2 型的特点是稳定的非快速进展类型。
- 低血容量导致的肾衰竭:低血容量通常与出血有关(在大多数的胃肠道出血病例),或者液体丢失—多度的利尿治疗导致的肾性丢失、服用过多乳果糖腹泻导致的胃肠道液体丢失或胃肠道感染。肾衰竭在低血容量之后很快发生了。
- 肾实质疾病:当蛋白尿(>500mg 蛋白 / 天),血尿(>50 红细胞 / 高倍镜),或者两者都存在时,需要考虑肾实质疾病为肾衰竭的原因,如果没有禁忌证的话,最理想的是通过肾活

检确诊。急性肾小管坏死和肝肾综合征的鉴别诊断还是困难的。尿沉渣中管状上皮细胞的存在倾向于急性肾小管坏死的诊断。

- 药物导致的肾衰竭:目前或近期的使用非甾体类抗炎药物或氨基糖苷类药物提示药物导致的肾衰竭
- 没有腹水的肝硬化病人很少发生肾衰竭,在进展性肝硬化伴腹水和水肿的病人经常发生
- Cockcroft-Gault 和 MDRD 公式过高估计 GFR
- 肝肾综合征病人可选择给予血管收缩药物
- 肝硬化病人肝肾综合征的特殊治疗见文献原文表 3
- 大多数研究肝肾综合征的血管收缩剂治疗,在 type1 病人中实施
- 总的生存率大约 1 个月为 50%,6 个月 20%
- 有腹水的病人蛋白 <15g/L,并有的肝脏和肾脏功能受损的(胆红素 >3mg/dl(51.3μmol/L)),Child-Pugh 评分 >10,Na<130mmol/L, 或 肌 酐 >1.2mg/dl(106μmol/L)),长 期 口 服(400mg/d)减少肝肾综合征的风险,改善生存率

泼尼松龙联合或不联合己酮可可碱治疗严重酒精性肝炎病人的生存率比较(JAMA 2013[30])

- 嗜酒者伴有肝活检证实的酒精性肝炎,Maddrey 评分 > 32 分
- 泼尼松龙联合或不联合己酮可可碱 4 周疗程治疗的 6 个月生存率没有显著差异

肝 移 植

肝移植(JAMA 2003[31])

- 丙肝是成人肝移植的最常见的适应证,大约占所有移植的 40%
- MELD 评分预测肝移植前的死亡率。它是基于肌酐、胆红素和 INR
- Child-Pugh 评分评估 TIPS 后的肝脏恢复和生存

更安全的手术和部分肝移植策略（NEJM 2007[32]）

● 肝脏分为 8 段（文献原文图 1）

● 人体对部分肝切除术的反应，不是切除肝段的再生，而是导致剩余肝脏部分肥大

● 如果肝脏太小，不能够维持代谢、合成和解毒功能，手术后 3~5 天就表现为肝功能衰竭，这样的表现定义为"小肝综合征"

● 选择性的门脉分支阻断，导致了同侧的肝叶萎缩，和对侧肝叶肥大。这项技术被应用于多发肝脏肿瘤的分步切除。大多数外科医生认为门静脉阻断后 2~4 周行切除手术

● 除了 Child-Pugh 评分，其他试验，如吲哚菁绿清除试验被用于评估肝脏功能（文献原文图 3 是路径）

等待肝移植病人的低钠血症死亡率（NEJM2008[33]）

● 从器官捐献和移植网上获得的数据

● 建立多变量的生存模型，预测注册 90 天后的死亡率

● MELD 评分和血清钠浓度都与死亡率显著相关

● 在 MELD 评分低的病人中，血钠浓度的作用更大

成人肝移植：非专家需要知道的事项（BMJ 2009[34]）

● 伦敦国王学院标准，来源于英国的一份超紧急移植名单

● HIV 感染不再是禁忌证，只要病毒滴度在控制范围之内

● 文献原文表 2 是重要的药物相互作用，对于在使用他克莫司、环孢素和西罗莫司的病人

● 肝移植病人 5 年生存率最低的是原发性胆汁性肝硬化

● 移植后 5 年，10%~20% 的病人可能发展为慢性肾衰竭，通常与钙调磷酸酶抑制剂毒性有关

● 60% 移植后病人有高血压，35% 有糖尿病

● 肥胖和高血压一样普遍

严重酒精性肝炎的早期肝移植（NEJM2011[35]）

● 大多数严重酒精性肝炎的死亡发生在 2 周之内

● 对治疗无反应的病人被挑选行肝移植，中位时间是

13 天

● 初发的严重酒精性肝炎对治疗无反应时,早期肝移植能够改善病人的生存率

长期的肝移植药物治疗:初级医疗内科医生需要知道的事项(Mayo Clin Proc 2012[36])

● 原位肝移植后 60%~70% 的病人发展为高血压

● 二氢吡啶类钙离子拮抗剂是一线治疗药物

● ACEI/ARB 具有肾功能保护作用

● 原位肝移植后 2 型糖尿病的患病率是 30%~40%。大约 80% 的新发糖尿病发生在移植后的第一个月,12% 在随访的第一年

● 45%~69% 的原位肝移植病人有血脂紊乱

● 肝移植被认为是冠心病的等危症

● 他汀类是一线治疗药物

● 肝移植患者风险分层和高脂血症的处理见文献原文图 2

● 建议肝移植后等待 1 年再怀孕

● 可能增加 CNIs(钙调磷酸酶抑制剂)或 mTOR(哺乳动物西罗莫司靶蛋白)抑制剂的药物

❖ 抗生素:大环内酯类(阿奇霉素,红霉素,克拉霉素)

❖ 抗真菌药物:卡泊芬净,唑类(氟康唑,伊曲康唑,伏立康唑)

❖ 钙通道抑制剂:二氢吡啶类(地尔硫草、维拉帕米)

❖ 他汀类:辛伐他汀,阿托伐他汀

❖ 甲氧氯普胺,别嘌呤醇,秋水仙碱,溴隐亭,葡萄汁

❖ 可能降低 CNIs 或 mTOR 抑制剂水平的药物:

❖ 抗生素:利福平,利福布汀,萘夫西林

❖ 抗惊厥药物:卡马西平,苯妥英钠,苯巴比妥

❖ 其他:金丝桃草,奥利司他,噻氯匹啶,奥曲肽

● 如果肝酶上升了 1.5 倍或正常上限的更多倍数,有依据进行进一步的评估

● 肝移植物功能障碍的常见原因见文献原文表 6

妊娠相关肝脏疾病

妊娠的肝脏疾病（Lancet 2010[37]）

● 大约有 3% 的妊娠伴随了肝功能异常

● 肝内胆汁淤积被定义为瘙痒，血清胆汁酸升高，孕中期发生，产后好转

● 最关键的症状是瘙痒，尤其是手掌和脚掌，紧接着全身症状，孕 25 周开始

● 黄疸是不常见的

● 空腹血清胆汁酸浓度 >10μmol/L

● 文献原文表 1 是怀孕时肝脏疾病的分类

● 文献原文表 2 是 HELLP 综合征的分类

● 妊娠妇女更易于被戊肝病毒感染，其次是甲肝、乙肝、丙肝

● 戊肝仍然是妊娠时急性肝功能衰竭的最常见病毒原因

肝细胞肝癌

非肝病专科的肝细胞肝癌（BMJ 2009[38]）

● 文献原文表 2 是推荐的风险组监测：每 6 个月

● 如果 AFP>200μg/l，当肿块放射学的表现提示肝细胞肝癌时，肝脏穿刺活检就不需要

● 移植的米兰标准，单发肿瘤≤5cm，或者 2 个或 3 个肿瘤≤3cm

● 巴塞罗那临床肝癌分期在文献原文图 3 中

肝细胞肝癌（NEJM 2011[39]）

● 发病高峰期是在 70 岁左右

● 肝硬化病人 5 年累计发展成为肝细胞肝癌的风险，大约 5%~30%

● 全世界范围，慢性乙型病毒性肝炎占大约 50% 的病例

● 肝脏肿块 >2cm 能够被确定的诊断，经过 4 相 CT 或动态增强 MRI 上典型的影像学特征

● 文献原文图 3 是工作流程

● 巴塞罗那临床肝癌（BCLC）分期,成为评估肝细胞肝癌病人预后的标准手段

● 对于合适的肝细胞肝癌和肝硬化病人,原位肝移植是一种可选择的治疗手段

● 射频消融治疗现已成为局部消融治疗的最常使用方法

● TACE（经导管动脉化学栓塞和放射栓塞）显示能改善生存率,在肝功能尚存的病人,尤其是 Child-Pugh A 级的没有肝外转移的病人

● TACE 也被作为新辅助治疗或病人肝移植前的降阶治疗

肝细胞肝癌（Lancet 2012[40]）

● 文献原文图 1 是诊断路径

● 如果肿块大小 <1cm,每 3 个月在超声上监测肿块大小,如果肿块大小 >1cm,四相得 MDCT 或动态 MR

● 治疗指征基于文献原文图 2 的巴塞罗那临床肝癌（BCLC）策略

● BCLC 分级 B（中期）,被定义为没有任何不好的预测因子,进展期（BCLC C）的病人有临床症状,血管侵犯,肝外的播散或者都有,见文献原文图 2

参 考 文 献

1. J Lucey,M.,et al.（2009）. "Alcoholic hepatitis." N Engl J Med,360: 2758-2769.

2. Tsochatzis,E.,et al.（2014）. "Liver cirrhosis." Lancet,383:1749-1761.

3. Parkes,J.,et al.（2011）. "Enhanced liver fibrosis（ELF）test accurately identifies liver fibrosis in patients with chronic hepatitis C." J Viral Hep,18:23-31.

4. Parkes,J.,etal.（2010）. "Enhanced liver fibrosis test can predict clinical outcomes in patients with chroic liver disease." Gut,59:1245-1251.

5. Vergniol J, etal. (2011). "Noninvasive tests for fibrosis and liver stiffness predict 5-year outcomes of patients with chronic hepatitisC." Gastroentelogy, 140 (7): 1970-1979.

6. Schuppan. D, N. Afdhal (2008). "Liver cirrhosis." Lancet, 371: 838-851.

7. Cucchetti. A, etal. (2007). "Modification of acid-base balance in cirrhotic patients undergoing liver resection for hepatocellular carcinoma." Ann Surg, 245: 902-908.

8. Tripodi, A. and P. Mannucci (2011). "The coagulopathy of chronic liver disease." N Engl J Med, 365: 147-156.

9. Starr, S. and D. Raines (2011). "Cirrhosis: Diagnosis, management, and prevention." AFP, 84 (12): 1353-1359.

10. Gines, P. andA. Cardenas (2004). "Management of cirrhosis and ascites." N Engl J Med, 350: 1646-1654.

11. Heiderbaugh, J. andM. Sherbondy (2006). "Cirrhosis and chronic liver failure: PartII. Complications and treatment." AFP, 74: 767-776.

12. Wong, C., etal. (2008). "Does this patient have bacterial peritonitis or protal hypertension? How do I perform a paracentesis and analyze the results?" JAMA, 299: 1166-1178.

13. Roberts, L. and P. Kamath (1996). "Pathophysiology and treatment of variceal hemorrhage." Mayo Clin Proc, 71: 973-983.

14. Gonzalez, R., etal. (2008). "Meta-analysis: combination endoscopic and drug therapy to prevent variceal rebleeding in cirrhosis." Ann Intern Med, 149: 109-122.

15. Garcia-Tsao, G. andJ. Bosch (2010). "Management of varices and variceal hemorrhage in cirrhosis." N Engl J Med, 362: 823-832.

16. Fernandez, J., etal. (2006). "Norfloxacin vs cefriaxone in the prophylaxis of infections in patients with advanced cirrhosis and hemorrhage." Gastrotenterology, 131: 1049-1056.

17. Garcia-Pagan, J., etal. (2010). "Early use of TIPS inpatients with cirrhosis and variceal bleeding." N Engl J Med, 362: 2370-2379.

18. Als-Nielsen, B. and L. Gluud (2004). "Non-absorbable disaccharides

for hepatic encephalopathy:systemic review of randomised trials." BMJ,328:1046-1050.

19. Clay,A. and B. Hainline(2007). "Hyperammonemia in the ICU." Chest,132:1368-1378.

20. Bass,N.,etal. (2010). "Rifaximin treatment in hepatic encephalopathy." N Engl J Med,362:1071-1081.

21. Rahimi,R.,etal.(2014). "Lactulose vs polyethylene glycol 3350—electrolyte solution for treatment of overt hepatic encephalopathy:the HELP randomized clinical trial" JAMA Intern Med,174(11):1727-1733.

22. J J Tapper,E.,etal. (2015). "Refining the ammonia hypothesis: aphysiology-driven approach to the treatment of hepatic encephalopathy." Mayo Clin Proc,90(5):646-658.

23. Leise,M.,etal.(2014). "Managemen to hepatic encephalopathy in the hospital." Ibid,89(2):241-253.

24. Budhiraja,R. and P. Hassoun(2003). "Portopulmonary hypertension. A tale of two circulations." Chest,123:562-576.

25. Hoeper,M.,etal. (2004). "Portopulmonary hypertension and hepatopulmonary syndrome." Lancet,363:1461-1468.

26. Rodriguez-Roisin,R. andM. Krowka(2008). "Hepatopulmonary syndrome-a liver-induced lung vascular disorder." N Engl J Med,358:2378-2387.

27. Arroyo,V. and P. Gines(1996). "Definition and diagnostic criteria of refractory ascites and hepatorenal syndrome in cirrhosis." Hepatology,23:164-176.

28. Briglia,A. andF. Anania(2002). "Hepatorenal syndrome. Definition, pathophysiology,and intervention." Crit Care Clin,18:345-373.

29. Gines,P. and R. Schrier(2009). "Renal failure in cirrhosis." N Engl J Med,361:1279-1290.

30. Mathurin,P.,etal.(2013). "Prednisolone with vs without pentoxifylline ands urvival of patients with severe alcoholic hepatitis." JAMA,310(10):1033-1041.

31. Hanto, D. (2003). "A 50-year-old man with hepatitis C and cirrhosis needing liver transplantation." JAMA, 290: 3238-3246.

32. Clavien, P., et al. (2007). "Strategies for safer liver surgery and partial live rtransplantation." N Engl J Med, 356: 1545-1559.

33. Kim, W., et al. (2008). "Hyponatremia and mortality among patients on the liver-transplant waiting list." Ibid, 359: 1018-1026.

34. Hirschfield, G., et al. (2009). "Adult liver transplantation: what non-specialists need to know." BMJ, 338: 1321-1327

35. Mathurin, P., et al. (2011). "Early liver transplantation for severe alcoholic hepatitis." N Engl J Med, 365: 1790-1800.

36. Singh, S. and K. Watt (2012). "Long-term medical management of the liver transplant recipient: What the primary care physician needs to know." Mayo Clin Proc, 87 (8): 779-790.

37. Joshi, D., et al. (2010). "Liver disease in pregnancy." Lancet, 375: 594-605.

38. Kumagi, T., et al. (2009). "Hepatocellular carcinoma for the non-specialist." BMJ, 339: 1366-1370.

39. El-Serag, H. (2011). "Hepatocellular carcinoma." N Engl J Med, 365: 1118-1127.

40. Forner, A., et al. (2012). "Hepatocellular carcinoma." Lancet, 379: 1245-1255.

第十八节　胆　管　疾　病

自身免疫性肝病:原发性胆汁性肝硬化(PBC)
　　　　　　　　原发性硬化性胆管炎(PSC)

急性胆囊炎
　　预防性胆囊切除术的指征
　　肝胆亚胺基二乙酸同位素扫描(HIDA)阳性,没有胆囊结石《东京指南》

肝胆疾病的生物学标记请填写表 5-18-1

表 5-18-1　肝病的生物学标志

	胆汁淤积疾病	肝细胞疾病
AST		
ALT		
ALP		
GGT		

急性胆囊炎

预防性胆囊切除术的三个指征（Lancet 2006[1]）

- 任何癌症风险增加的病人
- 大结石（>3cm）
- 瓷样胆囊
- 胆囊结石的本土美国病人癌症的风险是 3%~5%

胆结石（BMJ 2007[2]）

- Bouveret 综合征：胆结石影响十二指肠并导致十二指肠梗阻
- 开展经自然孔道手术

胆结石（BMJ 2014[3]）

- 快速体重下降是一危险因素
- 急性重症胰腺炎和妊娠这两种情况不适合行早期胆囊切除术

急性结石性胆囊炎（NEJM 2008[4]）

- 大约 60% 的急性胆囊炎病人是女性
- 超过 90% 的急性胆囊炎病人有胆结石
- Frank 黄疸不常见。如果存在，需要怀疑胆总管结石、Mirizzi 综合征或其他并发症如胆囊穿孔
- 诊断急性胆囊炎：胆囊壁增厚 >5mm、胆囊周围积液或者超声检查 Murphy 征阳性
- 肝胆管的闪烁显像检查：当胆囊管显露时，正常情况下胆囊显示 <30 分钟
- 怀疑急性胆囊炎，闪烁显像具有显著的高特异性和准

确性

- 诊断标准和手术的指征是基于东京指南。早期治疗的定义为初次发作或诊断后的 24 小时到 7 天
- 延迟的治疗定义为首次发作好转后的 2~3 个月
- 急性胆囊炎严重程度分级东京指南见文献原文表 2
- 急性胆囊炎腹腔镜手术转为开腹胆囊切除术的几率高于没有伴胆石症的,需准确选择急性期手术还是延迟手术
- 转为开腹手术的几率从 5%~30%
- 转为开腹的预测因子,包括 WBC>18×10^9/L,症状持续时间 >72~96 小时,年龄 >60 岁
- 抗生素需要覆盖肠杆菌科,如果白细胞 >12.5×10^9/L,体温 >38.5℃,就要开始使用

对于轻度急性胆囊炎,建议行早期腹腔镜胆囊切除术。对中等程度病人,可选择早期或延迟的手术,但早期腹腔镜手术必需是非常有经验的外科医生才能施行,而且如果手术时解剖结构识别困难,需要及时转为开腹手术

- 严重的病例,推荐一开始进行抗生素保守治疗

有症状但没有胆囊结石的病人且 HIDA 扫描阳性,胆囊切除术的荟萃分析(Arch Surg 2009[5])

- 荟萃分析
- 病人通常因胆道运动障碍或瓷样胆囊病转诊
- 随访时间从 3~64 个月不等
- 病人没有胆囊结石,但有右上腹疼痛和 HIDA 扫描阳性,胆囊切除术后症状缓解优于药物治疗
- 胆囊切除术指征为,没有胆囊结石但有症状,且 HIDA 扫描低排出分数(少于 35%~40%)

早期和延迟的胆囊切除术(AnnSurg2013[6])

- ACDC 研究
- 住院后 24 小时内手术比保守治疗在发病率和费用上更有优势

结石的手术和非手术治疗(AFP2014[7])

- B 超是最好的初始影像学检查

● 文献原文表 5 是无症状性胆囊结石病人期待治疗的例外

急性胆囊炎:何时手术和如何安全手术(J Trauma Acute-Care Surg 2015[8])

● 胆囊切除术应急性胆囊炎住院期间进行,手术时机分析见文献原文表 2

● 腹腔镜胆囊切除术应在住院当天或 1 天内进行

急性胆囊炎严重程度分级东京指南(2013)(TG13)见文献原文表 3 和图 1

自身免疫性肝病

表 5-18-2　原发性胆汁性肝硬化和原发性硬化性胆管炎

	原发性胆汁性肝硬化	原发性硬化性胆管炎
肝内胆管破坏	+	+
肝外胆管破坏	−	+
女性:男性	女性	男性
其他特征	硬皮病 Sjogren 综合征 类风湿关节炎	炎症性肠病

原发性胆汁性肝硬化(NEJM 2005[9])

● 文献原文表 1 为瘙痒的治疗

● 文献原文表 2 为 PBC 的治疗

熊去氧胆酸治疗 PBC(NEJM 2007[10])

● 存在乏力和瘙痒的症状

● 最常见的 PBC 死因是肝功能衰竭

● 至少 95% 的病人抗线粒体抗体(AMA)阳性

● 使用熊去氧胆酸治疗能够显著改善肝脏的生化学指标

● 全量的初始治疗可能致瘙痒、大便松散,但是如果在 1~2 周内逐步加量,可以减少这些问题

- 最常见的副反应是体重增加

原发性硬化性胆管炎（AFP 1996[11]）

- 与 IBD 相关

原发性胆汁性肝硬化（Lancet 2011[12]）

- PBC 的特征是肝内胆管的破坏，胆汁淤积和硬化
- 抗线粒体抗体（AMAs）仍然是诊断的标志
- 常见表现有瘙痒或疲劳
- 高 ALP
- 治疗可选择熊去氧胆酸[13~15mg/（kg·d）]
- 骨密度减少在 PBC 的病人中很常见
- 文献原文表 2 是治疗指南

原发性硬化性胆管炎（Lancet2013[13]）

- 原发性硬化性胆管炎病人肝胆管癌和结肠癌风险增加。
- 文献原文图 3 是病理改变
- 诊断路径（详见文献原文图 4）

1）淤胆肝生物化学：充分的排除其他肝脏疾病和继发性硬化性胆管炎，包括 IgG4 相关的硬化性胆管炎，肝功能正常并不能排除诊断。

2）影像：诊断用磁共振胆道成像，内镜的胆道造影逐渐保留为介入治疗使用。

3）肝脏活检：如果胆管造影正常（小胆管原发性硬化性胆管炎），如果同时考虑自身免疫性肝病（重叠）

4）结肠镜：如果没有已知的炎症性肠病，推荐全结肠镜检查同时活检；如果已有炎症性肠病，通常每年筛查不典型增生。

参 考 文 献

1. Portincasa, P., et al. (2006). "Cholesterol gallstone disease." Lancet, 368:230-239.

2. Sanders, G. and A. Kingsnorth (2007). "Gallstones." BMJ, 335:295-299.

3. Gurusamy, K. and B. Davidson (2014). Ibid, 348:g2669.

4. Strasberg, S. (2008). "Acute calculous cholecystitis." N Engl J Med, 358:2804-2811.

5. Mahid, S., et al. (2009). "Meta-analysis of cholecystectomy in symptomatic patients with positive hepatobiliary iminodiacetic acid scan results without gallstones." Arch Surg, 144:180-187.

6. Gutt, C., etal. (2013). "Early versus delayed acholecystectomy, a multi center randomized trial (ACDCstudy, NCT00447304)." Ann Surg, 258:385-393.

7. Abraham, S., etal. (2014). "Surgical and nonsurgical managemen to gallstones." AFP, 89(10):795-802.

8. Peitzman, A., etal. (2015). "Acute cholecystitis：when to operate and how to do it safely." J Trauma Acute Care Surg, 78(1):1-12.

9. Kaplan, M. and M. Gershwin (2005). "primary biliary cirrhosis." N Engl J Med, 353:1261-1273.

10. Lindor, K. (2007). "Ursodeoxycholic acid for the treatment of primary biliary cirrhosis." Ibid, 357:1524-1529.

11. Buckley, S. and J. Dipalma (1996). "Recognizing primary biliary cirrhosis and primary sclerosing cholangitis." AFP, 53:195-200.

12. Selmi, C., et al. (2011). "Primary biliary cirrhosis." Lancet, 377: 1600-1609.

13. Hirschfield, G., et al. (2013). "Primary sclerosing cholangitis." Lancet, 382:1587-1599.

第十九节　腹　　泻

腹泻的病理生理学

感染性腹泻和并发症

非感染性腹泻的检查

餐后腹泻

大便失禁

儿童的血性腹泻

腹泻的病理生理学

小肠有"隐窝 - 绒毛轴[1]"

> 隐窝细胞—分泌过程
> 绒毛细胞—吸收过程

腹泻的基本病理生理是"从肠腔不完全吸收水分"（Consultant 2005[2]）

- 水样,渗透性和分泌性
- 脂肪性
- 炎症性

水样腹泻

- 分泌性—净吸收水分减少,FOG 低

神经内分泌肿瘤可以是分泌性腹泻的病因（NEJM 2009[3]）

- 渗透性——由于不被吸收物质的存在,肠腔内渗透性水潴留,FOG 高

FOG:大便渗透间隙[2]

> FOG=290-2（Na+K）
> 高:FOG>50mOsm/kg——渗透性腹泻
> 低:FOG<50mOsm/kg——分泌性腹泻

脂肪性腹泻

- 脂肪泻,通过苏丹染色诊断,脂肪定量分析

炎症性腹泻

- 与血、脓相关
- 粪白细胞计数上升

现实中,有时很难鉴别渗透性还是分泌性腹泻,因一些病例可能由于疾病的严重程度两种病理因素都有

腹 泻 评 估

评估腹泻病人:基于病例的方法（Mayo Clin Proc 2012[4]）

五步方法:

1. 患者真的有腹泻吗？警惕大便失禁和嵌塞
2. 排除药源性腹泻（药物导致的腹泻）
3. 区别急性和慢性腹泻
4. 把腹泻分类为炎性腹泻、脂肪泻、或水泻
5. 人为的腹泻

- 急性腹泻病程 <2 周,慢性腹泻病程 >4 周
- 炎症性腹泻通常是频繁、少量、血性大便
- 脂肪便表现为体重下降、难以冲掉的油腻大便
- 不充分的黏膜转运 = 黏膜疾病,通常是乳糜泻,导致吸收不良
- 消化不良可因胰腺外分泌功能不足相关的甘油三酯分解障碍或十二指肠胆汁酸浓度不够引起
- 碳水化合物吸收不良导致大便 pH<6
- 炎症性:行结肠评估
- 脂肪性:若考虑黏膜性的,行上消化道内镜和小肠活检;若考虑腔内的,胰腺功能不全行 CT 或超声内镜,若小肠细菌过度生长,行呼气试验
- 水样腹泻:分泌性还是渗透性,考虑小肠和结肠的评估

细菌性腹泻和并发症

如果你怀疑急性感染性腹泻（NEJM 2004[5]）

- 社区获得性或旅行者腹泻:沙门氏菌,志贺氏菌,弯曲菌,大肠埃希菌 O157
- 院内的腹泻（住院 3 天后发病）:艰难梭状芽孢杆菌
- 持续腹泻（>7 天）:考虑原虫感染
- 免疫损害患者:小孢子虫、鸟型分枝杆菌、巨细胞病毒

细菌性腹泻（NEJM 2009[6]）

- 美国血性腹泻的 4 个主要病因,以发作频率由低到高依次为志贺氏菌、弯曲菌、非伤寒沙门菌、产志贺毒素的大肠埃希菌
- 热带地区和进食海鲜者主要的是单胞菌和邻单胞菌
- 两种细菌需要特别关注:第一种是非伤寒沙门菌所致

的急性腹泻。约 8% 的正常健康人群有菌血症伴发的肠道感染

● 肠道沙门菌感染和腹主动脉瘤或人工心脏瓣膜置入的病人需要给予抗生素来预防局部沙门菌的感染

● 第二种是产志贺毒素的大肠埃希菌

● 一些抗生素,包括氟喹诺酮和复方新诺明,可能会促使抗生素介导的志贺毒素产生的增加,因此理论上可能增加溶血 - 尿毒症综合征的发生风险

● 其他药物,包括磷霉素、阿奇霉素、利福昔明,均未发现增加志贺毒素的毒性

● 细菌性腹泻抗生素治疗详见文献原文表 3

● 细菌性肠道感染并发症详见文献原文表 4

免疫正常病人的急性感染性腹泻(NEJM 2014[7])

● 美国 2012 年发病率降序排列:沙门菌、弯曲菌、产志贺毒素的大肠埃希菌、弧菌、耶尔森菌

● 文献原文图 1 是评估路径

● 文献原文表 1 是特殊治疗

免疫功能受损病人的诺如病毒胃肠炎(NEJM 2012[8])

● 成人中急性胃肠炎的最常见的病因

● 在儿童和婴儿中第二常见,仅次于轮状病毒

● 难诊断

● 洗手是最关键的策略

诺如病毒和美国儿童中需药物干预的胃肠炎(NEJM 2013[9])

● 自从有了轮状病毒疫苗,诺如病毒成了小于 5 岁的美国儿童需要药物治疗的急性胃肠炎的首要病因

非感染性腹泻的检查

非感染性慢性腹泻检查组合:

1. 粪电解质分析(大便 Na,K,Mg)
2. PH

3. 大便隐血试验

4. 大便白细胞监测

5. 大便脂肪的定性或定量分析

6. TSH

慢性腹泻的评估（AFP 2011[10]）

- 水样、脂肪和炎症性腹泻
- pH<5.5 提示乳糖不耐受
- 需要包括贾第鞭毛虫和隐孢子虫粪便抗原试验
- 文献原文图 1 是路径
- 内分泌原因导致的分泌性腹泻包括 Addison 病、类癌、血管活性肠肽（VIP）瘤、胃泌素瘤和肥大细胞增多症

餐 后 腹 泻

餐后腹泻综合征的处理（Am J Med 2012[11]）

- 许多病人被诊断为腹泻型肠易激综合征（IBS）
- 胰腺外分泌不足、葡萄糖苷酶抑制、胆汁酸吸收障碍是常见原因，可进行特殊治疗
- 原文中图是路径，建议进行胰酶补充（PES）如胰脂肪酶，见文献原文图示
- 持续存在的餐后腹泻，考虑筛查乳糜泻（IgA-TTG）

诺如病毒感染暴发后的胃肠道功能障碍（Clin Inf Dis 2012[12]）

- 来自部队诊所的研究
- 诺如病毒暴发时有急性胃肠炎的病人中，发生消化不良、便秘、胃食管反流病的风险更高

人类肠道微生物群（JAMA Surg 2013[13]）

- 微生物群在健康和疾病方面，通过多种途径与宿主相互作用，包括：①调节宿主对肠道的炎症反应；②合成被宿主摄取的小分子和蛋白；③改变饮食中的可利用能量

使用益生菌乳酸菌预防抗生素相关性腹泻（BMJ2007[14]）

- 一项随机对照研究，在抗生素使用后，益生菌饮料与

安慰剂对照

● 主要观察终点是抗生素相关性腹泻的发生率。次要观察终点为艰难梭状芽孢杆菌腹泻（CD）

● 益生菌组腹泻的病人人数明显少

● 同样益生菌组的艰难梭状芽孢杆菌腹泻病人人数也显著少

大 便 失 禁

大便失禁

● 对于腹泻，非常重要的是要与大便失禁鉴别

● 肛门直肠括约肌功能障碍是最主要的原因之一，尤其是产后女性

● 粪便阻塞引起的充盈性失禁，是由肛直肠感觉下降和括约肌压力降低共同引起的 [15]

● 肛直肠生理测试包括测压，直肠内超声 [16]

成人的大便失禁（NEJM 2007[17]）

● 直肠指检能显示，肛管张力，外括约肌收缩功能、耻骨直肠肌收缩

● 4 岁后的大便失禁被认为是不正常的

● 大便失禁原因详见文献原文表 1

● 大便失禁治疗建议详见文献原文表 3

大便失禁的处理（BMJ2007[18]）

● 假设只有一种原因引起的是不合适的

● 首先检查 6 种特殊情况

1）大便堆积（用缓泻剂、灌肠剂治疗）

2）腹泻的可治疗的原因

3）结肠癌的报警症状

4）直肠脱垂或Ⅲ度痔疮

5）肛门括约肌的急性损伤

6）马尾综合征或急性椎间盘突出

- 对易发生大便失禁或便秘的特殊群体需给予特别的关注

有大便堆积或便秘的人群

住院病人

神经或脊髓疾病

活动受限

终末期疾病

脑损伤,认知或行为障碍

儿童的血性腹泻

在初级医疗中儿童血便的处理(BMJ 2008[19])

- 每个年龄段,小肠细菌感染都是重要的病因
- IBD可发生在任何年龄,但在大一些的孩子更容易发生(>1岁)
- 婴儿中非特异性的(可能是过敏性)结肠炎是最可能的
- 在英国,弯曲菌、沙门菌、耶尔森菌是常见的病因
- 抗生素通常是不推荐或禁止的
- 严重的血便(每天>5次)通常需要紧急转诊至儿科胃肠专业医生
- 儿童便血处理流程详见文献原文图示

儿童轮状病毒性胃肠炎的药物、治疗和预防(BMJ2013[20])

- 感染几乎所有的3~5岁的儿童
- 发病高峰年龄4~23个月
- 脱水评分,改良Gorelick评分:整体状态;无泪;黏膜干燥,毛细血管充盈>2秒,以上每一项积1分。≤1分:保持水合(<5%脱水);2分:需要口服补液(5%~10%脱水);3~4分:生命体征正常:需要静脉补液(>10%脱水);生命体征异常(心率增快,血压下降,意识水平下降,毛细血管再灌注时间增加):需要复苏。

参 考 文 献

1. Binder,J.(2006). "Causes of chronic diarrhea." Ibid,355:236-239.

2. Carollo,A. and L. Schiller(2005). "Chronic diarrhea:differential diagnosis and initial management." Consultant(December),1604-1614.

3. Kapoor,R.,et al.(2009). "Needle in a haystack." N Engl J Med,360:616-621.

4. Sweetser,S.(2012). "Evaluating the patients with diarrhea:a case-based approach." Mayo Clin Proc,87(6):596-602.

5. Thielman,N. and R. Guerrant(2004). "Acute infectious diarrhea." N Engl J Med,350:38-47.

6. DuPont,H.(2009). "Bacterial diarrhea." Ibid,361:1560-1569.

7. J DuPont,H.(2014). "A cute infectious diarrhea in immunocompetent adults." N Engl J Med,370:1532-1540.

8. Bok,K. and K. Green(2012). "Norovirus gastrotenteritis in immuno-compromised patients." Ibid,367:2126-2132.

9. Payne,D.,et al.(2013). "Norovirus and medically attended gastroenteritis in US children." Ibid,(368):1121-1130.

10. Juckett,G. and R. Trivedi(2011). "Evaluation of chronic diarrhea." AFP,84(10):1119-1126.

11. Money,M. and M. Camilleri(2012). "Review:Management of postprandial diarrhea syndrome." Am J Med,125:538-544.

12. Porter,C.,etal.(2012). "Post infectious gastrointestinal disorders following norovirus outbreaks." Clin Inf Dis,55(7):915-922.

13. Sweeney,T. and J. Morton(2013). "The human gut microbiome." JAMA Surg,148(6):563-569.

14. Hickson,M.,etal.(2007) Use of probiotic Lactobacillus preparation to prevent diarrhoea associated with antibiotics:randomised double blind placebo controlled trial. BMJ,DOI:doi:10. 1136/bmj. 39231. 599815. 55

15. Madoff,R.(2004). "Faecal incontinence in adults." Lancet,364:621-632.

16. Rudolph, W. and S. Galandiuk (2002). "A practical guide to the diagnosis and management of fecal incontinence." Mayo Clin Proc, 77: 271-275.

17. Wald, A. (2007). "Fecal incontinence in adults." N Engl J Med, 356: 1648-1655.

18. Norton, C., et al. (2007). "Management of faecal incontinence in adults: summary of NICE guidance." BMJ, 334: 1370-1371.

19. Murphy, M. (2008). "Managemen to bloody diarrhoea in children in primary care." Ibid, 336: 1010-1015.

20. Parashar, U., et al. (2013). "Diagnosis, management, and prevention of rotavirus gastroenteritis in children." Ibid, 347: f7204.

第二十节　结　肠　炎

艰难梭状芽孢杆菌感染（clostridium difficile infection, CDI）
CDI 首发和复发及治疗
炎症性肠病（irritable bowle disease, IBD）

艰难梭状芽孢杆菌感染
（*clostridium difficile* infection, CDI）

全基因组测序确定各种原因的艰难梭状芽孢杆菌感染（NEJM 2013[1]）

- 花费超过 3 年的时间，在 Oxfordshire 将之前的病例中 45% 的艰难梭状芽孢杆菌被感染基因分离出来
- 大约超过 1/3 的病人是从有症状的病人传染而来

万古霉素和甲硝唑治疗艰难梭状芽孢杆菌的比较（CID 2007[2]）

- 艰难梭状芽孢杆菌感染性肠炎的随机对照研究
- 任一种药物使用 10 天
- 总治愈率 90%，甲硝唑组 84%，万古霉素组 97%
- 甲硝唑组复发率 14%，万古霉素组复发率 7%
- 在严重的病例中，万古霉素具有高临床治愈率（76%

比 97%）

CDI 的治疗（CID 2008[3]）

- 在美国,已经发现治疗其他疾病的两种抗生素:硝唑尼特和利福昔明,能成功地治疗艰难梭状芽孢杆菌感染,但目前还没得到 FDA 的批准

- 万古霉素需要口服或保留灌肠,而不是静脉滴注。甲硝唑更适合口服

- 大多数 CDI 的复发在治疗完成后 7~14 天发生,这提示复发而不是重新感染

- CDI 复发的病人中,曾有一次感染史的占 15%~35%,有≥2 次占 33%~65%

- 注射丙种球蛋白可能让部分反复发作的 CDI 腹泻病人获益

- 有严重临床表现的 CDI 病人,需要采用其他办法以保证感染部位有效的抗生素浓度。比如在给予静脉甲硝唑时,还需给予口服的万古霉素

- CDI 的初治流程、第三次治疗及复发治疗流程详见文献原文图示

艰难梭状芽孢杆菌感染的临床识别和相关的药物（CID 2008[3]）

- 在所有的抗生素相关性腹泻中,15%~20% 是由于 CDI

- 在接受抗生素治疗的住院病人,入院 72 小时后发生的腹泻,CDI 比其他病原感染的可能性更大

- 极少见的情况下伴有麻痹性肠梗阻的严重 CDI 病人,没有腹泻的表现

- “3 天原则”认为许多社区获得的病原体能够引起入院 3 天内的腹泻,但 3 天后艰难梭状芽孢杆菌仍是最常见的肠道病原体

抗生素相关的艰难梭状芽孢杆菌感染的风险（CID 2008[5]）

- 克林霉素、三代头孢菌素和青霉素,传统上被认为能够避免最大的风险

● 氟喹诺酮是高风险因素,最可能归因于在流行性菌株中氟喹诺酮耐药的增加

● 多种抗生素的联合应用与 CDI 的风险增加有关

> 在严重艰难梭状芽孢杆菌感染中,目前的一线药物是万古霉素

艰难梭状芽孢杆菌——比以往都要艰难(NEJM 2008[6])

● 目前提示有 3 种细菌性因素与艰难梭状芽孢杆菌感染的暴发密切相关:毒素 A 和毒素 B 的产生增加、氟喹诺酮耐药和双重毒素的产生

● 在严重感染病例,万古霉素的反应率显著高于甲硝唑组

● 严重感染被定义为:内镜下表现为假膜性肠炎、被收住入 ICU、或有以下两项表现:

年龄 >60 岁

体温 >38.3℃

血清白蛋白 <2.5g/dl

白细胞 >15 000

● 甲硝唑或万古霉素治疗后的复发率近似(分别为 20.2% 和 18.4%)。通常发生在治疗完成后的 4 周内

● 艰难梭状芽孢杆菌感染的病人对万古霉素耐药尚未有人报道过,对甲硝唑耐药的也罕见

● 复发可能是不同菌属的艰难梭状芽孢杆菌感染,或初次感染菌株的持续感染

● 宿主对艰难梭状芽孢杆菌毒素的免疫反应,似乎与艰难梭状芽孢杆菌感染的复发有关,只有半数的住院病人因抗生素使用后被产毒的艰难梭状芽孢杆菌定植,而其他的是无症状携带者。无症状的携带者表现为针对毒素 A 的血 IgG 抗体的早期增加,而定植后的 CDI 病人没有抗体增高现象(文献原文图 4A)

> 已有一次复发的病人再次艰难梭状芽孢杆菌感染的风险明显增加,初次发作后是 20%,第一次复发后是 40%,二次或多次复发后则大于 60%

CDI 首发和复发及治疗

初次发作

● 轻到中度感染

甲硝唑 500mg tid × 10~14 天,严重感染或治疗反应差或不耐受甲硝唑,给予万古霉素 125mg qid × 10~14 天。

首次复发

轻到中度感染

甲硝唑 500mg tid × 10~14 天,严重感染或治疗反应差或不耐受甲硝唑,给予万古霉素 125mg qid × 10~14 天。

再次复发

逐渐减量或脉冲的万古霉素

125mg qid × 14 天

125mg Bid × 7 天

125mg qd × 7 天

125mg 每隔 1 天 × 8 天(4 个剂量)

125mg 每隔 2 天 × 15 天(5 个剂量)

第三次复发

万古霉素 125mg qid × 14 天,序贯利福昔明 400mg bid × 14 天

复发感染的其他选择

静脉免疫球蛋白 400mg/kg 每 3 周 1 次,共 2~3 个剂量

其他微生物治疗,包括"粪便移植"

艰难梭状芽孢杆菌感染治疗中的抑制动力药物(CID 20097)

● 文献回顾

● 经历并发症或死亡的所有病人,最初仅给予了抑制动力药物,而没有适当的抗生素

● 接受甲硝唑或万古霉素,并同时联合抑制动力药物治疗的 23 名病人,没有发生并发症

一位 76 岁的男性,反复艰难梭状芽孢杆菌感染相关腹泻(JAMA 2009[8])

- 为对付 CDI,正常的结肠菌群给予对抗"定植抗力"
- 在成年人,这种对 CDI 的定植抗力的缺失常见的原因是抗生素使用
- 也有社区获得性的艰难梭状芽孢杆菌感染的病例,没有应用过任何抗生素
- 没有任何抗生素治疗史的轻症 CDI,约 25% 的病人在 48 小时内腹泻能缓解
- 暴发性或复发性的 CDI,口服万古霉素 500mg q6h 是推荐的一线治疗
- 有肠梗阻或巨结肠的病人,需要加甲硝唑 500mg q6h iv
- 甲硝唑或者万古霉素治疗后的复发率相似,大约 20%
- 已有一次复发的病人再次艰难梭状芽孢杆菌感染的风险增加,第一次复发后为 40%,二次或多次复发后 60%
- 处理第一次 CDI 复发和初次发作是一样的
- 多次复发的 CDI 病人的最佳治疗方案目前还不清楚
- 最有效的方法是万古霉素的缓慢减量或脉冲治疗,复发率分别是 31% 和 14%
- 治疗多次复发的艰难梭状芽孢杆菌感染的病人,万古霉素治疗结束后,予利福昔明 400~800mg qd × 14 天,7/8 病人没有再复发

针对艰难梭状芽孢杆菌毒素的单克隆抗体治疗(NEJM 2010[9])

- 随机对照研究,抗艰难梭状芽孢杆菌的毒素 A 和 B 的两种中和人单克隆抗体单次注射
- 初级指标观察治疗后 84 天时实验室检测有感染复发
- 用单克隆抗体治疗的病人复发率较低
- 使用抗生素加上抗艰难梭状芽孢杆菌毒素的单克隆抗体,能显著降低 CDI 的复发

CDI 的手术治疗(BMJ 2009[10])

- 结肠切除术在以下病人生存获益最大,年龄 >65 岁的病人、有免疫力的、白细胞 >20 000 或乳酸浓度在 2.2~4.9mmol/L

艰难梭状芽孢杆菌感染的预防和药物治疗（BMJ 2010[11]）

- 在所有的氟喹诺酮类中加替沙星诱发艰难梭状芽孢杆菌感染的风险最高
- 在减少艰难梭状芽孢杆菌孢子的污染方面,含酒精的手消毒液比用肥皂和水清洗的效果要差
- 原文中图是治疗建议
- 治疗失败定义为治疗 1 周无效,虽然大多数病人在 48~72 小时有好转的迹象
- 因为疾病反复可能代表重新感染,而不是复发,由于缺乏甲硝唑或万古霉素相关耐药的临床证据,初次治疗的抗生素可用于第一次复发
- 在第二次复发或以后的复发,万古霉素仍然是被推荐的

在治疗期间和成功治疗后的病人中,粪便的毒素测定仍然可以呈现阳性,所以应该避免应用粪便毒素测定作为治愈的随访指标（Mayo Clin Proc 2010[12]）

对艰难梭状芽孢杆菌非达霉素和万古霉素的比较（NEJM 2011[13]）

- OPT-80-003 研究
- 一项随机对照研究,非达霉素 300mg Bid 和万古霉素 125mg QID,10 天
- 非达霉素是大环内酯类抗生素
- 非达霉素的临床治愈率并不优于万古霉素
- 非达霉素的复发率显著低

对反复 CDI 的肠道粪菌移植的系统性回顾（Clin Inf Dis 2011[14]）

- 肠道粪菌移植（IMT）是非常有效的,约有 92% 病人的病情得以缓解
- 大多数的病人通过灌肠形式或胃镜或鼻空肠营养管接受 IMT

CDI 和定植的宿主与病原学因素（NEJM 2011[15]）

- CDI 中 NAP1 菌株是主要的,而无症状的病人更有可

能是其他菌株的定植

- 年龄较大、抗生素和 PPI 的使用与 CDI 显著相关
- 之前的住院经历、化疗、PPI 或 H_2 受体阻滞剂和抗毒素 B 抗体的应用均与定植相关

CDI 治疗中应用粪菌移植(Am J Med 2014[16])

- 移植对复发性 CDI 有 >90% 的有效性

成人 CDI 的药物和治疗(JAMA 2015[17])

- 系统性回顾
- 文献原文图 2 是药物
- 文献原文表 3 是疾病严重程度
- 文献原文图 3 是治疗策略

美国 CDI 的负担(NEJM 2015[18])

- 2011 年,大约有 50 万人感染 CDI,其中有 29 000 例死亡

CDI(NEJM 2015[19])

- 文献原文表 1 是与抗生素的相关性:最常见的抗生素是氯林可霉素、氨比西林、羟氨苄青霉素、头孢菌素类、氟喹诺酮类;较常见的抗生素是:其他青霉素类、磺胺类、复方新诺明、大环内酯类;不常见的抗生素是氨基糖苷类、枯草菌肽、替考拉宁、利福平、氯霉素、四环素类、达托霉素、替加环素。
- 文献原文表 2 是治疗:无症状带菌者,无需治疗。轻症患者停用上述抗生素,水化,监测临床症状,并口服甲硝唑(500mg tid),或不口服抗生素结束门诊观察。中等程度的患者停用上述抗生素并收住入院,水化,监测临床症状,或者口服甲硝唑(500mg tid)或使用万古霉素(125mg qid × 14 天)一线治疗。重症患者,收住入院,口服或鼻饲万古霉素(500mg qid),可同时静脉使用甲硝唑(500mg tid),或口服非达霉素(200mg Bid*10 天),而不是万古霉素,因其复发风险高。

CDI(Mayo Clin Proc 2012[20])

- 院内腹泻的最主要的感染因素
- CDI 额外风险因子是共患疾病:IBD、免疫缺陷、低白蛋白血症、恶性肿瘤、实质器官移植、化疗和 PPIs 的使用

- 复发性 CDI 的风险因素见文献原文表 3
- 复发性 CDI 的治疗方案见文献原文表 4
- 复发定义为 <56 天的症状和阳性检查结果
- >56 天的发作更可能是再次感染
- 为了鉴别复发还是再次感染,需要基因型分析

用狗的超级灵敏嗅觉来鉴别病人粪便中的艰难梭状芽孢杆菌(BMJ 2012[21])

- 病例对照研究
- 受过训练的狗分辨艰难梭状芽孢杆菌的敏感性和特异性都是 100%

复发 CDI 病人十二指肠灌注供者的粪水(NEJM 2013[22])

- 灌注供者的粪水疗法来治疗复发 CDI 比万古霉素有效得多

年老病人中应用乳酸杆菌、双歧杆菌预防抗生素相关腹泻和 CDI(Lancet 2013[23])

- PLACIDE 临床试验
- 没有证据表明乳酸杆菌、双歧杆菌的多菌株制剂对预防抗生素相关性腹泻或 CDI 有效

炎症性肠病(irritable bowel disease,IBD)

IBD 病人接受硫嘌呤类药物治疗的淋巴增生性疾病(Lancet 2009[24])

- 法国的队列研究
- 克罗恩病,溃疡性结肠炎和未分类的炎症性肠病
- 硫嘌呤类药物治疗的淋巴增生性疾病得多变量调整的 HR 是 5.28

溃疡性结肠炎(NEJM 2011[25])

- UC 是世界范围内 IBD 的最常见表型
- UC 是黏膜病变,不易发生并发症,能够通过结肠切除术治愈
- 30 年累积结肠癌的风险可达到 20%~30%
- 并发症见文献原文表 1

- 柳氮磺吡啶、5-氨基水杨酸一线治疗药物的代表

- 结肠储袋炎是一种非特异性炎症，是全结肠切除术后行回肠贮袋肛管吻合术（ileal pouch-anal anastomosis，IPAA）的最常见和重要的远期并发症

- 未来的治疗见文献原文图 2

克罗恩病的诊断和治疗（AFP 2011[26]）

- 大肠埃希菌外膜和酵母属的抗体存在提示克罗恩病

- 粪钙蛋白水平的上升提示克罗恩病的复发

- 对轻度疾病，建议用柳氮磺吡啶和抗生素

- 对中度疾病，建议使用激素和硫唑嘌呤

- 维持期治疗，当低剂量传统激素或 5-ASA 效果不好时，建议使用硫唑嘌呤和甲氨蝶呤

克罗恩病（Lancet2012[27]）

- 易复发的系统性炎症性疾病

- 一旦克罗恩病的药物被确定了，需根据 Montreal 分型确定表型

- 回肠末端是最常见的累及部位

- 腹部超声总体的敏感性和特异性，与 MRI 和 CT 相似

- 克罗恩病的病人需要戒烟

- 如果超过 1/3 的结肠受累，病人需要被纳入一个从初发症状开始计算的 8 年监测计划

- 克罗恩病蒙特利尔 L-分类见文献原文图 3

溃疡性结肠炎（Lancet2012[28]）

- 结肠黏膜的慢性炎症性疾病，从直肠开始，向近端以连续的方式延伸

- 伴有血便的腹泻是特征性表现

- 溃疡性结肠炎比克罗恩病更常见

- IBD 的家族史是最重要的独立风险因子

- 吸烟和阑尾切除术是 UC 的保护性因素

- 不同程度溃疡性结肠炎的治疗路径见文献原文图 3

- 美沙拉嗪是 UC 的基础治疗和维持缓解用药

- 病程长的 UC 病人，结肠癌风险增加

溃疡性结肠炎（BMJ 2013[29]）

- 弥漫性，连续性和表浅的类型
- 直肠是不可避免受累的
- 少于 10% 的病人需要在诊断后最初 10 年内行结肠切除术
- 轻度到中度的发作通常用口服加局部 5- 氨基水杨酸或糖皮质激素来治疗
- 英国胃肠学会对溃疡性结肠炎的结肠癌的监控建议见文献原文图 6

溃疡性结肠炎：流行病学，药物和治疗（Mayo Clin Proc 2014[30]）

- 直肠开始的持续的黏膜炎症，并向近端延伸
- 大约 15% 的病人仍需要直肠结肠切除术

IBD 的肿瘤坏死因子抑制剂（NEJM 2013[31]）

- 前炎症细胞因子 TNF-α 被确认在 IBD 的肠道慢性炎症的链式反应中扮演重要的角色
- 对于对糖皮质激素无反应的病人，或在使用免疫调节剂仍复发的病人，TNF 抑制剂是一个适合的治疗选择

肿瘤使 IBD 复杂化（NEJM 2015[32]）

- IBD 病人还因感染、心血管疾病和肿瘤而死亡
- 文献原文图 2 是 IBD 病人结直肠肿瘤的随访监测

参 考 文 献

1. Eyre, D., et al. (2013). "Diverse sources of C. difficile infection identified on whole-genome sequencing." N Engl J Med, 369: 1195-1205.

2. Zar, F., et al. (2007). "A comparison of vancomycin and metronidazole for the treatment of Clostridium difficile-associated diarrhea, stratified by disease severity." Clinical Infectious Diseases, 45: 302-307.

3. Gerding, D., et al. (2008). "Treatment of Clostridium difficile infection." Clin Infect Dis, 46 (Suppl 1): S32-S42.

4. Bartlett, J. and D. Gerding (2008). "Clinical recognition and diagnosis

of Clostridium difficile infection."Clinical Infectious Diseases,46(Suppl 1):S12-S18.

5. Owens,R.,et al. "Antimicrobial-associated risk factors for Clostridium difficile infection." Ibid,S19-31.

6. Kelly,C. and J. LaMont(2008). "Clostridium difficile-more difficult than ever." N Engl J Med,359:1932-1940.

7. Koo,H.,et al. (2009). "Antimotility agents for the treatment of Clostridium difficile diarrhea and colitis." CID 48:598-605.

8. Kelly,C. (2009). "A 76-year-old man with recurrent clostridium difficile-associated diarrhea. Review of C difficile infection."JAMA, 301(9):954-962.

9. Lowy,I.,et al.(2010). "Treatment with monoclonal antibodies against clostridium difficile toxins." N Engl J Med,362:197-205.

10. Noblett,S.,et al. (2009). "The role of surgery in Clostridium difficile colitis." BMJ,338:1196-1200.

11. Shannon-Lowe,J.,et al.(2010). "Prevention and medical management of Clostridium difficile infection." Ibid,340:641-646.

12. Orenstein,R. and S. Litin(2010). "Clinical pearls in infectious diseases." Mayo Clin Proc,85:172-175.

13. Louie,T.,et al. (2011). "Fidaxomicin versus vancomycin for Clostridium difficile infection." N Engl J Med,364:422-431.

14. Gough,E.,et al. (2011). "Systematic review of intestinal microbiota transplantation(fecal bacteriotherapy)for recurrent Clostridium difficile infection." Clin Infect Dis,53(10):994-1002.

15. Loo,V.,et al. (2011). "Host and pathogen factors for Clostridium difficile infection and colonization." N Engl J Med,365:1693-1703.

16. Austin,M.,et al. (2014). "Fecal microbiota transplantation in the treatment of Clostridium difficile infections." Am J Med,127:479-483.

17. J Bagdasarian,N.,et al. (2015). "Diagnosis and treatment of Clostridium difficile in adults. A systematic review." JAMA,313(4): 398-408.

18. Lessa,F.,et al. (2015). "Burden of Clostridium difficile infection in

the United States." N Engl J Med,372:825-834.

19. J Leffler,D. and J. Lamont."Clostridium difficile infection"Ibid, 1539-1548.

20. Khanna,S. and D. Pardi(2012). "Clostridium difficile infection:new insights into management." Mayo Clin Proc,87(11):1106-1117.

21. Bomers,M.,et al.(2012). "Using a dog's superior olfactory sensitivity to identify Clostridium difficile in stools and patients:proof of principle study." BMJ,345:e7396.

22. van Nood,E.,et al. (2013). "Duodenal infusion of donor feces for recurrent clostridium difficile." N Engl J Med,368:407-415.

23. Allen,S.,et al. (2013). "Lactobacilli and bifidobacteria in the prevention of antibiotic-associated diarrhea and Clostridium difficile diarrhea in older inpatients(PLACIDE):a randomised,double-blind, placebo-controlled,multicenter trial." Lancet,382:1249-1257.

24. Beaugerie,L.,et al. (2009). "Lymphoproliferative disorders in patients receiving thiopurines for inflammatory bowel disease:a prospective observational cohort study." Ibid,374:1617-1625.

25. Danese,S. and C. Fiocchi(2011). "Ulcerative colitis." N Engl J Med, 365:1713-1725.

26. Wilkins,T.,et al. (2011). "Diagnosis and management of Crohn's disease." AFP,84(12):1365-1375.

27. Baumgart,D. and W. Sandborn(2012). "Crohn's disease." Lancet, 380:1590-1605.

28. Ordas,I.,et al.(2012). "Ulcerative colitis." Lancet,380:1606-1619.

29. Ford,A.,et al.(2013). "Ulcerative colitis." BMJ,346:f432.

30. Feuerstein,J. and A. Cheifetz(2014)Ulcerative colitis:epidemiology, diagnosis,and management. Mayo Clin Proc,DOI:10.1016/j. mayocp. 2014;07;002

31. Nielsen,O. and M. Ainsworth(2013). "Tumor necrosis factor inhibitors for inflammatory bowel disease." N Engl J Med,369:754-762.

32. J Beaugerie,L. and S. Itzkowitz(2015). "Cancers complicating

inflammatory bowel disease." Ibid, 372:1441-1452.

第二十一节 头 晕

概述

头晕的原因

Dix-Hallpike, HIT, HINTS; Epley、Semont 和 Gufoni 练习

诊断

概 述

眩晕的分类（请填写）

1.

2.

3.

4.

头晕的原因（表 5-21-1）

表 5-21-1 头晕发作病因

持续时间	病因
几秒钟	良性发作性位置性眩晕（BPPV） 中枢性位置性眩晕 外淋巴瘘 上半规管裂 体位性低血压
几分钟	短暂性脑缺血发作（TIA） 偏头痛 焦虑
几小时到几天	梅尼埃病和积水

眩晕的三大特点（J Neurol Neurosurg Psychiatry 2000[1]）

1. 是一种旋转的错觉，它总是起因于左右前庭神经核的神经活动不对称

2. 多为暂时性

3. 多因头部活动而症状加重

● Tullio 现象提示周围性眩晕

● 垂直性眼球震颤提示中枢病变的敏感性是 80%

周围与中枢性眩晕的特点（Med Clin N Am 2006[2]），见表 5-21-2

表 5-21-2　周围与中枢性眩晕的特点

特点	周围性	中枢性
严重程度	严重	温和
发病	突然	渐进
持续时间	几秒钟至几分钟	几周至几月
位置性	是	否
疲劳性	是	否
伴随症状	听觉症状	神经系统和视觉症状
眼球震颤	水平	垂直

前庭神经炎（NEJM 2003[3]）

● 这篇关于前庭神经炎的文章包含 head-thrust 试验的说明

甲基泼尼松龙治疗前庭神经炎（NEJM 2004[4]）

● 随机对照试验分组：甲基泼尼松龙、伐昔洛韦、两者均用、安慰剂

● 随访前庭功能 12 个月

● 甲基泼尼松龙明显改善前庭神经炎的预后，而伐昔洛韦无效

Dix-Hallpike，HIT，HINTS；Epley、Semont 和 Drandt-Daroff 练习

良性发作性位置性眩晕（BPPV）如何进行 Dix-Hallpike[5]？ BPPV 的 Semont 手法和 Epley 手法（Neurology 2004[6]）

● BPPV 随机对照试验分组：自我操作的 Semont 手法和 Epley 手法

● 评估 1 周时前庭功能

● Epley 手法明显优于 Semont 手法

● 仍然有超过 50% 的病例通过 Semont 方法得到改善

临床要点（Mayo Clin Proc 2012[7]）

● 另一项诊断方法：头部冲击试验（HIT）

● 下表显示 HIT 是鉴别前庭神经炎和脑干梗死的有效方法，见表 5-21-3

表 5-21-3　HIT 鉴别前庭神经炎和脑干梗死方法

	前庭神经炎	小脑 / 脑干梗死
眼球震颤的方向	单向向对侧	方向变化或垂直
反向偏斜	无	可能有
头部冲击试验	同侧异常	正常
不平衡和躯干共济失调	轻到中度	重度
其他神经系统体征	无	可能有

● Dix-Hallpike 试验检测表明 85%BPPV 来自后半规管

● 但是大约 10%BPPV 影响水平半规管（hc-BPPV）

● 应进行脊柱滚动试验，烧烤样滚转动作有助于诊断

实际操作：治疗良性发作性位置性眩晕（BPPV）（Neurology 2008[8]）

● 耳石复位法治疗后半规管 BPPV 安全有效

● Lempert 脊柱滚动法对水平半规管 BPPV 适度有效（文献原文图 5）

BPPV（NEJM 2014[9]）

● 可能与维生素 D 缺乏有关

● Dix-Hallpike 用于后半规管

● Head-roll（原木滚动）用于水平半规管

● Epley 和 Semont 法用于后半规管

- Gufoni 法用于水平管

偏头痛性眩晕（Neurology 2001[10]）

- 偏头痛和眩晕之间有一定的重叠

- 眩晕门诊和偏头痛门诊的病人中偏头痛性眩晕的患病率约为 7%~9%

梅尼埃病（Meniere's disease）（Lancet 2008[11]）

- 它的特点是间歇性发作眩晕,持续数分钟到数小时,波动性听力下降,耳鸣和耳闷

- 与年轻人相比,疾病更常见于四五十岁的成年人

- 梅尼埃病病人通常有家族史

- 疾病的标志是它的波动性、时好时坏的症状

- 梅尼埃病仍然是一个临床诊断:详细的病史和完整的体格检查是诊断的必须

- 检查包括血常规(排除贫血、白血病),血沉以检查隐匿的炎症,TSH,血脂,空腹血糖,糖化血红蛋白 A1c,梅毒 RPR 检查

- 使用利尿剂和梅尼埃病之间没有关系,但是利尿剂曾经被用作控制疾病的药物,最常用的是氢氯噻嗪和氨苯蝶啶的组合

- 类固醇疗法曾用于治疗急性和慢性症状

- 急性发作时,肌注或静脉注射甲基泼尼松龙可以用来控制严重听力下降和眩晕,接着口服泼尼松 1mg/kg,连用 10~14 天,再缓慢减量,可以在接下来的 2 周内生效

- 也可以用鼓室内注射地塞米松

- 庆大霉素鼓室内灌注也被使用,它对神经上皮和迷路的黑暗细胞造成直接的损害,从而影响前庭功能和耳蜗功能

梅尼埃病（BMJ 2014[12]）

- 低频感音神经性耳聋、耳闷和耳鸣

诊　　断

头晕:诊断方法（AFP 2010[13]）

- 对头晕病人的初步评估法

1. 头晕患者首先询问病史：药物、咖啡因、尼古丁、酒精摄入量、头部外伤或扭伤史

2. 根据患者描述的感觉分为：

1）有运动或旋转的错觉→眩晕：如有偏头痛则考虑偏头痛性眩晕，如有听力下降的发作性眩晕考虑美尼尔病，有听力下降的非发作性眩晕考虑迷路炎，无听力下降的行 Dix-Hallpike 试验阳性考虑良性发作性位置性眩晕，无听力下降的非发作性眩晕考虑前庭神经炎

2）有失去平衡或不稳感→平衡失调→考虑潜在的情况，如周围神经病变、帕金森病，核查用药，尤其对老年患者检查步态和视力，检查闭目难立征，筛查神经病变

3）感觉要失去意识或黑蒙→晕厥前期→询问是否有心律失常和心肌梗死病史，核查用药，尤其是老年患者测量立卧位血压

4）视物模糊，感觉与环境脱节→头昏→询问是否有焦虑或抑郁的病史，行过度通气激发试验

● 表 5-21-4 和头晕有关的常见药物

表 5-21-4　通常与体位性低血压性头晕相关的药物

心脏药物

α 受体阻滞剂（例如多沙唑嗪）

α/β 阻滞剂（例如卡维地洛、拉贝洛尔）

血管紧张素转换酶抑制剂

β 阻滞剂

可乐定

双嘧达莫（潘生丁）

利尿剂（例如呋塞米）

肼屈嗪

甲基多巴

硝酸盐（例如硝酸甘油贴、舌下含服的硝酸甘油片）

利舍平

中枢神经系统药物

抗精神病药物（例如氯丙嗪，氯氮平，硫利达嗪）

阿片类药物

帕金森病药物(例如溴隐亭、左旋多巴／卡比多巴)

骨骼肌松弛药(例如巴氯芬、环苯扎林、美索巴莫、替扎尼定)

三环类抗抑郁药(例如阿米替林、多塞平、曲唑酮)

泌尿系统药物

5型磷酸二酯酶抑制剂(例如西地那非(伟哥))

尿抗胆碱能药物(例如奥昔布宁)

在急性持续性眩晕和头晕中筛查卒中HINTS优于ABCD2(Acad Emerg Med 2013[14])

● 结合头部冲击试验、眼球震颤和偏斜试验的阳性似然比要优于MRI

● 卒中发现:"INFARCT":冲击试验正常(双侧正常),快相交替(方向改变),和覆盖试验重新固定(反向偏斜)

> 后循环卒中:HINTS检查
> 头部冲击试验
> 眼球震颤的类型
> 偏斜试验

我的头晕病人有卒中吗? 急性前庭综合征床旁诊断的系统综述(CMAJ 2011[15])

● 原文附2是神经检查视频的网站来源

参 考 文 献

1. Halmagyi, G. and P. Cremer (2000). "Assessment and treatment of dizziness." J Neurol Neurosurg Psychiatry, 68:129-136.

2. ☺☺☺ Chawla, N. and J. Olshaker (2006). "Diagnosis and management of dizziness and vertigo." Med Clin N Am, 90:291-304.

3. ☺☺☺ Baloh, R. (2003). "Vestibular neuritis." Ibid, 348:1027-1032.

4. Strupp, M., et al. (2004). "Methylprednisolone, Valacyclovir, or the combination for vestibular neuritis." Ibid, 351:354-361.

5. Furman,J. and S. Cass(1999). "Benign paroxysmal positional vertigo." Ibid,341:1590-1596.

6. Radtke,A.,et al. (2004). "Self-treatment of benign paroxysmal positional vertigo. Semont maneuver vs Epley procedure." Neurology, 63:150-152.

7. Eggers,S.,et al. (2012). "Clinical pearls in neurology." Mayo Clin Proc,87(3):280-285.

8. Fife,T.,et al. (2008). "Practice parameter:therapies for benign paroxysmal positional vertigo(an evidence-based review)." Neurology, 70:2067-2074.

9. ☺☺Righini,M.,et al.(2014). "Age-adjusted D-dimer cutoff levels to rule out pulmonary embolism. The ADJUST-PE study."JAMA,311(11): 1117-1124.

10. Neuhauser,H.,et al.(2001). "The interrelations of migraine,vertigo, and migrainous vertigo." Neurology,56:436-441.

11. Sajjadi,H. and M. Paparella(2008). "Meniere's disease." Lancet, 372:406-414.

12. ☺Harcourt,J.,et al. (2014)Meniere's disease. BMJ,349,g6544 DOI:10.1136/bmj. g6544

13. ☺Post,R. and L. Dickerson(2010). "Dizziness:A diagnostic approach." AFP,82(4):361-368.

14. ☺☺Newman-Toker,D.,et al. (2013). "HINTS outperforms ABCD2 to screen for stroke in acute continuous vertigo and dizziness." Acad Emerg Med,20:987-996.

15. ☺☺Tarnutzer,A.,et al. (2011). "Does my dizzy patient have a stroke? A systematic review of bedside diagnosis in acute vestibular syndrome." CMAJ,183(9):E571-E592.

第二十二节 晕　　厥

危险因素

病因

体位性低血压

体位性心动过速综合征（POTS）

诊断，玫瑰（ROSE）法则

治疗

预后

危 险 因 素

基于社区的弗拉明翰研究（Am J Cardiol，2000[1]）

从社区样本中确定了以下风险因素：

- 脑卒中、短暂性脑缺血发作病史
- 心脏药物
- 高血压

以下是弱相关危险因素

- 糖尿病／血糖升高
- 乙醇摄入量增加
- 低体重指数

病 因

主要分两类

1. 心脏

2. 非心脏

心脏的三种原因（请填写）：

1.

2.

3.

中枢神经系统的三种原因（请填写）：

1.

2.

3.

神经源性的三个原因（请填写）：

1.

2.

3.

神经心源性晕厥的病因尚不明确,推测 Bezold-Jarich 反射[2,3] 或心脏 C 纤维[4] 为起因

体位性低血压

神经源性体位性低血压(NEJM 2008[5])

- 体位性低血压定义为:站立后或倾斜床上直立 3 分钟内收缩压下降 >20mmHg 或舒张压下降 >10mmHg

- 体位性低血压的患病率随年龄增加

- 仰卧位高血压在体位性低血压病人中非常普遍,影响 >50% 的病人

- 神经源性体位性低血压的原因包括中枢性和周围性

- 原发性自主神经退行性疾病常被称为突触核蛋白病,因为存在 α- 突触核蛋白——一种小分子蛋白,主要沉积在路易体病的神经元胞浆和多系统萎缩的胶质细胞中(文献原文表 1)

- 周围性自主神经功能紊乱还可伴有小纤维周围神经病变,类似于糖尿病、淀粉样变性、免疫介导的神经病变和炎性神经病中的表现

- 盐酸米多君为外周选择性 α-1 肾上腺素受体激动剂,是唯一被 FDA 批准用于治疗体位性低血压的药物

神经源性体位性低血压(Circulation 2009[6])

- 体位性低血压(OH)定义为站立后 3 分钟内收缩压下降 ≥20mmHg,或舒张压下降 ≥10mmHg

- OH 与中年人死亡率增加有关,在老年人中尤为常见

- OH 病人经常出现直立耐受不能而反复跌倒,是髋部骨折和头部外伤的一个重要危险因素

- OH 经常发生仰卧位高血压,可较严重

- OH 可分为 4 类:原发神经性、继发非神经源性、继发神经源性和药物性,见表 5-22-1

- 大约 30% 持续性 OH 病人没有明确原因

表 5-22-1　体位性低血压的分类

原发性神经源性	交感去甲肾上腺素能神经功能不全 　帕金森病（PD） 　纯自主神经障碍（PAF） 　路易体痴呆（LwBD） 交感去甲肾上腺素能神经功能完整 　多系统萎缩（MSA） 　自身免疫性自主神经节病（AAG）
继发性神经源性	周围神经病 　糖尿病（DM） 酒精性（EtOH） HIV/AIDS 　Guillain-Barre 综合征 　维生素 B_{12} 缺乏 脊髓病
继发非神经源性	低血容量 心力衰竭 静脉回流障碍
药物性	血管扩张剂 利尿剂 麻醉药 三环类抗抑郁药 吩噻嗪类 单胺氧化酶抑制剂

● 特发性 OH 是神经源性的,因为它与交感去甲肾上腺素能系统反射调节异常相关

● 没有 OH 可排除交感神经衰竭

● 在 PAF、MSA 和 PD,神经性直立性低血压与血浆去甲肾上腺素水平在直立时增加不足有关

● 仰卧位高血压病人睡前服用的药物可能包括硝酸盐或钙通道阻滞剂,如硝苯地平,这些药物应谨慎使用,因为在药物的作用时间内对病人可能有较大的降压反应

● 中枢神经变性疾病与周围去甲肾上腺素去神经支配

关系见表 5-22-2

表 5-22-2　中枢神经变性疾病与周围去甲肾上腺素去神经支配关系

中枢神经变性	周围去甲肾上腺素去神经支配	
	+	−
+	PD+NOH, LBD	MSA
−	PAF	AAG

体位性心动过速综合征（POTS）

体位性心动过速综合征（POTS）的血流动力学和神经体液表现（Neurology 2007[7]）

● 与健康对照组相比，POTS 病人的仰卧位和站立位的心率和血浆中去甲肾上腺素、肾上腺素和多巴胺的浓度均较高

● POTS 病人的仰卧位和站立位的血浆醛固酮水平和醛固酮/肾素比值降低

● POTS 是一般人群中慢性直立位耐受不能最常见形式中的一种

● 标志性特点是明显直立性心动过速，而无明显血压下降

● POTS 交感神经活性增加的机制尚不清楚

● POTS 病人中常见有低血容量，这有助于刺激血浆肾素活性和增加醛固酮分泌。低血容量性 POTS 病人这一预期代偿性刺激 RAAS 系统的缺失，被称为"肾素-醛固酮矛盾"

体位性心动过速综合征：一种异质性的多因素疾病（Mayo Clin Proc 2012[8]）

● POTS 的定义是：在站立位 10 分钟内心率增加 >30 次/分钟，而无直立性低血压；通常站立位心率 >120 次/分钟

● POTS 常见于女性，且大多数情况下发生在 15~25 岁的年轻人

● 文献原文表 1 是 POTS 的病理生理学

- 文献原文表 4 是 POTS 的药物治疗

体位性心动过速综合征（POTS）（Circulation 2013[9]）

- 绝大多数 POTS 的病人是女性
- 大约 50% 的 POTS 病人有手足发绀
- 治疗见文献原文表 2

诊断，玫瑰（ROSE）法则

入院标准：San Francisco 晕厥量表（Ann Emerg Med 2004[10]）

在一个独立的急诊人群中 San Francisco 晕厥标准的失败（Ann Emerg Med 2008[11]）

- 前瞻性观察队列研究
- 首次急诊后随访 7 天
- 26% 例预后不佳的病人并未被此标准识别
- San Francisco 晕厥标准远远低于报道的敏感性 74%，特异性 57%，阳性似然比 1.7 和阴性似然比 0.5

成年人晕厥的管理（Mayo Clin Proc，2008[12]）

- 晕厥病人的危险分层
- OESIL 风险评分和 San Francisco 晕厥标准
- OESIL 风险评分有 4 个独立的预测因子来评估 12 月的死亡率：①年龄 >65 岁；②冠心病史；③无先兆晕厥；④心电图异常
- 年龄 65 岁或以上的病人心源性晕厥和神经性晕厥的临床特征非常相似
- 将 0 分作为截点预测癫痫发作，其总体准确性为 86%，敏感性为 96%，特异性为 84%
- 鉴别晕厥和癫痫的评分系统见表 5-22-3
- 血管迷走神经症状评分 ≥2 诊断为血管迷走性晕厥的总体准确度为 90%，敏感性为 89%，特异性为 91%，见表 5-22-4
- 神经源性晕厥即将发生时，下述几个腿或手臂等长收缩的抗阻力动作能升高血压文献原文图 4、图 5

表 5-22-3　鉴别晕厥和癫痫的评分系统

问题	得分（如果是的话）
发作后醒来时有出现舌头打结吗？	2
发作时有一种似曾相识的感觉吗？	1
意识丧失时伴有情绪应激吗？	1
有没有人注意到你发作的时候头转向哪一侧？	1
有没有人说你发作时反应迟钝、有不寻常的姿势，或有肢体抽搐，或发作后不能回忆？（任何一项有就是回答是的得分）	1
有没有人说你发作后有意识混沌期？	1
曾有头昏发作吗？	−2
发作前会出汗吗？	−2
长时间地坐或站立和你的发作有关吗？	−2

表 5-22-4　血管迷走神经性晕厥的评分系统

问题	得分（如果是）
至少有以下一项的病史：	
双束支传导阻滞、心脏停搏、室上性心动过速、或糖尿病	−5
旁观者注意到你发作时有发绀？	−4
你开始发作晕厥的年龄是 ≥35 岁吗？	−3
你能记起失去意识时的任何情况吗？	−2
你有久坐或久站后头昏发作或晕倒的情况吗？	1
你晕倒前有出汗或感觉热吗？	2
你有疼痛时或医疗环境下头昏发作或晕倒的情况吗？	3

评估老年病人晕厥发作的诊断性检查的效能（Arch Intern Med 2009[13]）

● 评估老年病人晕厥检查的频率、效能和费用

● 在≥65 岁病人,心肌酶谱、CT 扫描、超声心动图、颈动脉超声和脑电图影响 <5% 病人的诊断和治疗,有助于明确 <2% 晕厥病人的病因

成人晕厥的评估与治疗方法(BMJ 2010[14])

● 在所有年龄组晕厥最常见的原因是神经源性的

● 弗拉明翰队列研究(随访 8.6 年)发现,心源性晕厥病人矫正年龄和性别后的死亡风险中位数为 2.4,血管迷走性晕厥(包括体位性低血压)为 1.17

● 文献原文表 2 是治疗方法

玫瑰(ROSE)法则,见表 5-22-5

ROSE 研究(J Am Coll Cardiol 2010[15])

● 急诊科的晕厥危险分层

● 1 个月内的全因死亡率

● BRACES 有助于记忆,提示需住院

表 5-22-5　ROSE 标准

符合下列任何一条需收住院:	
B	BNP≥300pg/mL
	在急诊或入院前有心动过缓(Bradycardia)≤50
R	直肠指检(Rectal examination)提示有隐匿性出血(如怀疑胃肠道出血)
A	贫血(Anemia)≤90g/l
C	晕厥伴胸痛(Chest pain)
E	ECG 有 Q 波(Ⅲ导联除外)
S	不吸氧状态下氧饱和度(Saturation)≤94%

● ROSE 标准的敏感性是 87.2%,特异性是 65.5%,净现值是 98.5%

治　疗

β 受体阻滞剂(nice review article on trials in BMJ[16])

晕厥(Circulation 2013[17])

● 最常见的是血管迷走性

● 第二常见的是心源性

● POST 试验表明 β 受体阻滞剂减少 >42 岁病人 48% 的复发,对年龄 <42 岁病人则增加 58% 的风险

● 装置无明显疗效

SSRI

● 血管收缩剂:盐酸米多君[18]

预　后

血管迷走性晕厥病人的长期预后(Am Heart J 2004[19])

随访 30 个月这些病人的预后非常良好

晕厥一年内的生活质量(Am J Cardiol 2007[20])

● FAST 研究

● 随着时间的推移晕厥病人的生活质量显著改善

● 老龄、反复发作、有神经或精神疾病、共病病人相对生活质量较差

晕厥后死亡(Ann Emerg Med 2008[21])

● 前瞻性队列研究

● 所有病人在最初晕厥发作后随访 1.5 年

● 30 天的全因死亡率为 1.4%,6 个月为 4.3%,1 年为 7.6%

● 与晕厥可能相关的死亡,死亡率 6 个月为 2.3%,1 年为 3.8%

老年晕厥病人 30 天严重事件的预测因素(Ann Emerg Med 2009[22])

● 回顾年龄≥60 岁的老年病人医疗记录

● 高风险的预测因子包括:年龄 >90 岁,男性,心律失常病史,收缩压 160mmHg 开始治疗,心电图异常,肌钙蛋白 I 水平异常

● 文献原文图 1、2 和文献原文表 4 是评分系统和结果

参　考　文　献

1. Chen, L., et al. (2000). "Risk factors for syncope in a community-based

sample(The Framingham Heart Study)." Am J Cardiol, 85: 1189-1193.

2. Campagna, J. and C. Carter(2003). "Clinical relevance of the Bezold-Jarisch Reflex." Anesthesiology, 98: 1250-1260.

3. Goldschlager, N. (2003). "Approach to the patient with syncope: History and physical examination are key." Advanced Studies in Medicine, 3: 265-276.

4. Chen-Scarabelli, C. and T. Scarabelli(2004). "Neurocardiogenic syncope." BMJ, 329: 336-341.

5. ☺ ☺ Freeman, R. (2008). "Neurogenic orthostatic hypotension." N Engl J Med, 358: 615-624.

6. ☺ ☺ Goldstein, D. and Y. Sharabi(2009). "Neurogenic orthostatic hypotension: a pathophysiological approach." Circulation, 119: 139-146.

7. Garland, E., et al. (2007). "The hemodynamic and neurohumoral phenotype of postural tachycardia syndrome." Neurology, 69: 790-798.

8. Benarroch, E. (2012). "Postural tachycardia syndrome: a heterogenous and multifactorial disorder." Mayo Clin Proc, 87(12): 1214-1225.

9. Raj, S. (2013). "Postural tachycardia syndrome(POTS)." Circulation, 127: 2336-2342.

10. Quinn, J. and I. Stiel(2004). "Derivation of the San Francisco Syncope Rule to predict patients with short-term serious outcomes." Ann Emerg Med, 43: 224-232.

11. Birnbaum, A., et al. (2008). "Failure to validate the San Francisco Syncope Rule in an independent emergency department population." Ibid, 52: 151-159.

12. ☺ ☺ ☺ Chen, L., et al. (2008). "Management of syncope in adults: an update." Mayo Clin Proc, 83: 1280-1293.

13. Mendu, M., et al. (2009). "Yield of diagnostic tests in evaluating syncopal episodes in older patients." Arch Intern Med, 169: 1299-1305.

14. ☺ Parry, S. and M. Tan(2010). "An approach to the evaluation and management of syncope in adults." BMJ, 340: 468-473.

15. Reed, M., et al. (2010). "The ROSE (Risk Stratification of Syncope in the Emergency Department) study." J Am Coll Cardiol, 55:713-721.

16. Chen-Scarabelli, C. and T. Scarabelli (2004). "Neurocardiogenic syncope." BMJ, 329:336-341.

17. Saklani, P., et al. (2013). "Syncope." Circulation, 127:1330-1339.

18. Grubb, B. (2005). "Neurocardiogenic syncope." N Engl J Med, 352:1004-1010.

19. Baron-Esquivias, G., et al. (2004). "Long-term outcome of patients with vasovagal syncope." Am Heart J, 147:883-889.

20. van Dijk, N., et al. (2007). "Quality of life within one year following presentation after transient loss of consciousness." Am J Cardiol, 100:672-676.

21. Quinn, J., et al. (2008). "Death after emergency department visits for syncope: How common and can it be predicted?" Ann Emerg Med, 51:585-590.

22. Sun, B., et al. (2009). "Predictors of 30-day serious events in older patients with syncope." Ibid, 54:769-778.

第二十三节　短暂性脑缺血发作/脑卒中

短暂性脑缺血发作

脑卒中

脑出血

短暂性脑缺血发作

初级保健医生对新诊断 TIA 的处理（Arch Intern Med 2000[1]）

- 79% 首次 TIA 在当天进行评估,脑卒中的该比例是 88%

- 只有 23% 的 TIA 病人在同一天行脑影像学检查

"Johnston 研究"（JAMA 2000[2]）

- TIA 急诊处理后 90 天预后

● 10.5% 在 90 天内因脑卒中至急诊,其中 5% 是在 TIA 后 48 小时内发生的卒中

● 高风险组

◇ >60 岁

◇ 糖尿病

◇ 持续时间 >10 分钟

◇ 肌无力

◇ 言语障碍

牛津血管研究 (BMJ 2004[3])

● TIA 后卒中复发的风险

● 7 天的卒中复发风险是 8%

● 1 个月是 11.5%

● 3 个月是 17.3%

● TIA 或小卒中后卒中风险:7 天是 10%,1 个月是 11%~15%

Dutch TIA 试验 (Lancet 2005[4])

● 随访 TIA 或小卒中 10 年或以上

● 10 年血管事件的风险是 44.1%

● 病人的平均年龄为 65 岁

基于牛津血管研究的 ABCD 评分[5]

● 年龄、血压、临床表现和持续时间

● 评分为 6 在 7 天内卒中的可能性为 31%

TIA 的 $ABCD^2$ 评分 (Lancet 2007[6])

● 新的评分系统在加利福尼亚急诊和牛津人口中进行测试

● 五个因素:年龄 >60 岁;BP>140/90mmHg;单侧无力 (2 分)或语言障碍但没有无力;持续时间 >60 分钟(2 分)或 10~59 分钟(1 分);糖尿病

● 大多数评分 <4 分的病人无需住院观察,评分 >4 分的需要密切观察

● 评分 0~3 分 2 天内的脑卒中风险是 1.0%,4~5 天是 4.1%,6~7 天是 8.1%

● TIA 后 2 天内的卒中风险见图 5-23-1

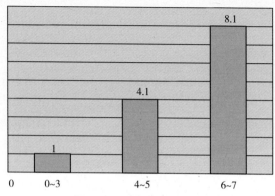

图 5-23-1　2 天内的卒中风险

急性脑卒中 MRI 与 CT 的比较（Lancet 2007[7]）

● MRI 较 CT 更易于发现缺血性卒中和慢性出血

● MRI 和 CT 在诊断急性脑出血时价值类似

● MRI 的假阴性率是 17%，假阴性出现在脑干病灶和 NIHSS<4 分的病人

短暂性神经系统缺血（TNA）的发病率和预后（JAMA 2007[8]）

● Rotterdam 研究

● 近 10 年的随访

● TNA 定义为：突发的神经系统症状但在 24 小时内完全好转，而没有偏头痛、癫痫、梅尼埃病、过度换气、心源性晕厥、低血糖、直立性低血压的证据。如果出现局灶性神经系统症状就诊断为局灶性 TNA

● 局灶性症状为偏瘫、偏身麻木、语言障碍、构音障碍、一过性黑蒙、偏盲、偏身共济失调、复视、眩晕

● 非局灶性症状是意识水平下降、昏迷、意识模糊、健忘、不稳感、无旋转的头晕、阳性的视觉症状、感觉异常、双侧肢体无力、不适的感觉

● 局灶性 TNA 具有较高的卒中和缺血性卒中的风险，TNA 后 90 天内的卒中风险是 3.5%

● 混合性 TNA 病人的卒中、缺血性卒中和缺血性心脏病的风险进一步增大

● 非局灶性 TNA 病人缺血性卒中和痴呆的风险增高

急性期 TIA 和缺血性卒中的诊断和治疗（BMJ 2011[9]）

● 四种卒中亚型是：TACS、PACS、LACS 和 POCS

● **牛津卒中分型见表** 5-23-1

表 5-23-1　牛津卒中分型

完全前循环脑梗死（TACS）

全部三项：

● 对侧运动或感觉缺失

● 同向偏盲

● 高级皮层功能受损

部分前循环脑梗死（PACS）

其中两项：

● 对侧运动或感觉缺失

● 同向偏盲

● 高级皮层功能受损

后循环脑梗死（POCS）

其中任何一项：

● 孤立的同向偏盲

● 脑干体征

● 小脑共济失调

腔隙性脑梗死（LACS）

其中任何一项：

● 纯运动障碍

● 纯感觉障碍

● 感觉运动障碍

注：高级皮层功能受损包括失语、失认、视空间紊乱

● 目前 MRI 是一种诊断方式

● 对前循环梗死病人要求行颅外段颈动脉成像

帮助识别和诊断脑血管事件的工具见表 5-23-2

表 5-23-2　帮助识别和诊断脑血管事件的工具

急诊室识别脑卒中的评分
- 意识丧失或晕厥？　　　是：-1 分
- 癫痫发作？　　　是：-1 分
- 新的急性发作

  不对称性面部瘫痪？　　　是：+1 分

  不对称性上肢瘫痪？　　　是：+1 分

  不对称性下肢瘫痪？　　　是：+1 分

  语言障碍？　　　是：+1 分

  视野缺损？　　　是：+1 分
- 总分 -2~+5
- 无低血糖情况下评分 >0 分为可能脑卒中
- 诊断卒中的敏感性是 82%
- 诊断卒中的特异性是 42%

快速上肢语言试验（FAST）评分
- 面部不对称？　　　是：+1 分
- 上肢或下肢无力？　　　是：+1 分
- 语言障碍？　　　是：+1 分
- 总分 0~3 分
- >0 分可疑脑卒中
- 诊断卒中的敏感性是 82%
- 诊断卒中的特异性是 37%

比较而言，临床医生的第一印象诊断脑卒中的敏感性是 77%，特异性是 58%

- TIA 后 7 天内的脑卒中的总体风险是 5.2%

脑卒中风险的 ABCD^2 评分见表 5-23-3

TIA 的第 I（AFP 2012[10]）和第 II（AFP 2012[11]）部分

- ABCD 评分 0~3 分无需行 MRI 和 MRA 直接回家
- 评分 4~5 分急诊行 MRI
- 评分 >5 分收住入院
- 表 4 是 ABCD 评分表

表 5-23-3　脑卒中风险的 ABCD^2 评分

		2 天	7 天
特征			
年龄≥60 岁	1 分	—	—
血压≥140/90mmHg	1 分	—	—
临床表现			
局部无力	2 分	—	—
语言障碍而无力	1 分	—	—
持续时间			
≥60 分钟	2 分	—	—
1~59 分钟	1 分	—	—
糖尿病	1 分	—	—
ABCD 评分的总分			
低风险	<4 分	1%	1.2%
中风险	4~5 分	4.1%	5.9%
高风险	>5 分	8.1%	11.7%

脑 卒 中

脑卒中的症状（JAMA 2005[12]）

● 急性面瘫、上肢无力或言语异常增加脑卒中的可能性（LR≥1 结果是 5.5）

● 无上述三种表现可能性降低（LR 为 0 结果 =0.39）

急性脑卒中的影像（Am J Med 2013[13]）

● 早期脑梗死征象包括：岛带征、基底节征、灰白质分界不清、脑沟变浅、大脑中动脉或基底动脉高信号

● 卒中区域在 DWI 上是亮的，ADC 上是暗的

急性缺血性卒中的治疗（Lancet 2007[14]）

● 发作 <3 小时建议使用 tPA

● 使用 tPA 前唯一需要做的检查是血糖和血小板

● 脉搏血氧饱和度（Pox）>95%

- 体温下降 1℃ 功能恢复良好的机会增加 1 倍
- 降压治疗不推荐,除非收缩压 >220mmHg 或舒张压 > 120mmHg(使用 rPA 病人收缩压 >185mmHg 或舒张压 > 110mmHg 需要治疗)
- 可选择拉贝洛尔、尼卡地平、可乐定
- 出血转化是 rPA 潜在的并发症(文献原文图 2)
- 急性脑水肿高峰期在卒中后的 3~5 天
- 过度通气是有效的,但疗效只能持续数小时
- PCO_2 下降 5~10mmHg 颅内压下降 25%~30%

收缩压 150mmHg 以下时,每下降 10mmHg 死亡率会增加 18%

脑卒中病人的急性高血压反应(Circulation 2008[15])

- 急性高血压反应是脑卒中发病 24 小时内血压高于正常值和发病前的值
- 这种现象据报道发生在 >60% 的脑卒中病人
- 也有在发病 10 天内无特殊降压处理下血压自发降低的情况
- 由于缺少来自随机对照研究的可靠证据,急性缺血性脑卒中的高血压管理是非常有争议的
- 缺血性脑卒中病人急性期降压治疗的获益尚不清楚
- 早期使用 ARB 可能会降低心血管事件,但是获益是否与血压下降有关尚不确切
- 目前的指南不推荐常规降压,除非急性期反复收缩压 >(200~220)mmHg 或舒张压大于 120mmHg
- 在接受溶栓治疗前,血压升高与脑出血风险增加相关。在一项试验中,使用链激酶的急性缺血性卒中病人,基线收缩压 >165mmHg 颅内出血风险增加 25%
- 1/3 脑出血的病人在发病后的数小时证明有血肿扩大
- 脑出血病人初始收缩压 ≥200mmHg 与血肿扩大和死亡率增加有关
- 一项研究报告,24 小时内脑出血病人用拉贝洛尔、肼屈嗪和(或)硝普钠静脉注射维持血压 <160/90mmHg 可以降

低神经功能恶化和血肿扩大率

● 症状开始 24~48 小时可以开始口服降压药,因为像缺血半暗带和血肿扩大等急性过程在 24 小时后罕见

● JNC7 推荐维持血压在 160/100mmHg 左右,直到神经症状稳定

● 一周后或当神经症状稳定后,可启动更积极的用于卒中二级预防的降压治疗

急性缺血性卒中的试验性治疗(Lancet 2007[16])

● tPA 传统的 3 小时溶栓时间窗将被基于 MRI 灌注和弥散加权不匹配的半暗带所修改

● 桥接治疗:联合静脉溶栓和局部动脉内溶栓可能更有效,并延长治疗时间窗

● 各种神经保护方案正在研究中,包括他汀类药物、白蛋白、亚低温(轻 ~ 中度从 32~34℃)

● 创新性的血管内机械装置、超声溶栓、栓子清除术正在研究中

急性缺血性脑卒中(NEJM 2007[17])

● 急性期检查包括:血糖、血常规、PT、INR、心电图

● 尚无随机对照试验研究双嘧达莫或氯吡格雷在缺血性卒中急性期的应用

● 对显著脑水肿的病人手术是一个选择,但是对失语、大于 50 岁、发病第 2 天的病人不太有效

● 二级预防:动脉原因用阿司匹林 + 双嘧达莫,心源性栓塞用华法林,控制血压,他汀类药物治疗,糖尿病控制血糖,颈动脉内膜切除术治疗颈动脉狭窄

● 文献原文表 1 是静脉溶栓禁忌证

选择静脉溶栓或动脉溶栓需评估

脑卒中(Lancet 2008[18])

● 脑卒中起病 <3 小时的 tPA 静脉溶栓或 <48 小时应用阿司匹林和严重的幕上脑梗死的减压手术被证实有效

● 脑卒中死亡占全球死亡的 9%

- 脑血管病发生率高于缺血性心脏病或周围血管病
- 大约 80% 的卒中是缺血性卒中
- 大约 1/4 卒中病人死于 1 月内,大约 1/3 病人死于 6 月内,1/2 死于 1 年内
- 脑出血和蛛网膜下腔出血的预后更差,1 个月的死亡率接近 50%
- 3 个月卒中后恢复的最佳预测指标是基线神经功能缺损程度和年龄
- 对 TIA 或小卒中病人,阿司匹林加缓释双嘧达莫可作为标准治疗方案,如果有阿司匹林过敏或症状性冠心病可用氯吡格雷

脑卒中相关临床研究见表 5-23-4

表 5-23-4　脑卒中相关临床研究

安洛克酶	2006[19]	ESTAT 研究	<ul><li>主要转归是 3 个月疗效</li><li>蛇毒抗栓酶与安慰剂的随机对照研究</li><li>3 个月时无差异</li></ul>
阿替普酶	2007[20]	SITS-MOST 研究	<ul><li>阿替普酶用于急性缺血性卒中发病 3 小时内</li><li>主要转归为 24 小时内和 3 个月症状性脑出血和死亡率</li><li>阿替普酶,重组组织型纤溶酶原激活剂是一种安全有效的治疗急性缺血性卒中的溶栓剂</li></ul>
脑卒中 3~4.5 小时	2008	ECASS 研究	<ul><li>超过 3 小时脑卒中阿替普酶的疗效和安全性尚未建立</li><li>脑卒中 3~4.5 小时阿替普酶与安慰剂的随机对照研究</li><li>主要终点是 90 天的残疾,分为有效和无效两种结果</li><li>阿替普酶组较安慰剂组的良好结局比例更高</li><li>阿替普酶组的脑出血发生率较安慰剂组高</li></ul>

续表

阿替普酶的治疗时间	2010[21]	对 ECASS、ATLANTIS、MINDS 和 EPITHET 试验的汇总分析	● 3 个月的结局、死亡率和脑实质出血 ● 阿替普酶静注治疗缺血性卒中有效可长至 4.5 小时 ● 超过 4.5 小时，风险可能会超过收益
NXY-059	2007[22]	SAINT II 研究	● NXY-059 是自由基捕获剂，已在动物模型中进行广泛研究 ● 卒中病人起病 6 小时应用 NXY-059 的随机对照研究 ● 主要转归为 90 天伤残评分 ● 两组无显著性差异
老年人溶栓治疗	2010[23]	SITS-ISTR 和 VISTA 研究	● 年龄>80 岁 ● 溶栓治疗的急性缺血性卒中病人的结局显著优于未溶栓病人 ● 年龄增加与预后较差相关，但老年病人溶栓和预后改善之间的关联仍然保持
ARB,坎地沙坦在急性卒中的作用	2011[24]	SCAST 研究	● 急性卒中病人 ARB 和安慰剂的随机对照研究 ● ARB 坎地沙坦治疗没有改善脑血管病的结局
支架 vs 药物治疗	2011[25]	SAMMPRIS 研究	● 经皮腔内血管成形术和支架植入术(PTAS)与药物治疗的随机对照研究 ● 狭窄≥70% 的 TIA 或卒中 ● 主要终点为 30 天内的卒中或死亡 ● 积极的药物治疗优于 PTAS
颅内外搭桥手术(EC-IC 手术)	2011[26]	COSS 试验	● 症状性动脉粥样硬化性颈内动脉闭塞(AICAO) ● EC-IC 手术与药物治疗的随机对照研究

续表

			● EC-IC 手术加药物治疗与单纯药物治疗相比,没有减少2年同侧缺血性卒中复发的风险
卵圆孔未闭导致卒中的闭合术 vs 药物治疗	2012[27]	CLOSURE I	● 闭合术与药物治疗的随机对照研究 ● 2年的卒中和TIA的复合终点 ● 闭合术无益处
急性缺血性卒中的替奈普酶 vs 阿替普酶治疗	2012[28]		● <6小时卒中的随机对照研究 ● 替奈普酶在再灌注和临床结局方面明显优于阿替普酶
6小时内的tPA治疗	2012[29]	IST-3	● 6小时内溶栓改善功能预后
镁对蛛网膜下腔出血	2012[30]	MASH-2	● 硫酸镁的神经保护作用 ● 静注镁未能改善结局
缺血性卒中的胞磷胆碱治疗	2012[31]	ICTUS 试验	● 胞磷胆碱可能有神经血管的保护和修复作用 ● 胞磷胆碱的随机对照研究 ● 两组间无显著性差异
阿替普酶溶栓后早期使用阿司匹林	2012[32]	ARTIS 研究	● 缺血性卒中阿替普酶溶栓后使用阿司匹林与安慰剂的对照 ● 由于症状性脑出血过多而导致试验提前终止,没有证据表明早期应用阿司匹林有益
Solitaire 血流恢复装置与 Merci 取栓器	2012[33]	SWIFT 研究	● Solitaire 与 Merci 的随机对照研究 ● TIMI 量表2或3血流恢复 ● Solitaire 血流恢复装置获得更好的结局

续表

Trevo 与 Merci 取栓器	2012[34]	TREVO 2 研究	● Trevo 与 Merci 的随机对照研究 ● Trevo 取栓器优于 Merci
静脉 tPA 桥接血管内治疗 vs 单纯静脉 tPA 治疗	2013[35]	IMS III 研究	● 考察静注 tPA 后血管内 tPA 给药的额外受益 ● 没有显著的额外受益,研究被提前停止
血管内介入治疗与静脉 tPA	2013[36]	SYNTHESIS	● 起病 <4.5 小时,血管内治疗并不优于静脉 tPA
机械取栓术与标准治疗	2013[37]	MR RESCUE 试验	● 发病 <8 小时 ● 机械取栓与标准治疗 ● 半暗带影像未能检出血管内治疗获益的病人 ● 血栓清除术病人预后无显著性差异
脑出血的快速降压	2013[38]	INTEACT2 研究	● 强效降压(1 小时内 <140mmHg)与指南推荐的治疗(<180mmHg) ● 主要终点是 90 天的死亡或重大残疾 ● 强效降压组预后无显著性差异
早期手术与保守治疗	2013[39]	STICH II	● 脑叶表面的出血 ● <12 小时的血肿清除术与药物治疗 ● 手术并不增加死亡或残疾率
系统化的训练与常规治疗	2013[40]	TRACS	● 关于训练的随机对照研究 ● 在任何结局评价中,各组之间无差异。 ● 卒中后马上开始系统化照护训练并不是一个理想的时机

续表

血管内治疗	2015[41]	MR CLEAN 研究	● 近端颅内动脉闭塞血管内治疗的随机对照研究 ● 卒中发病 <6 小时行血管内治疗是有效和安全的
院前使用硫酸镁的神经保护作用	2015[42]	FAST-MAG 研究	● 院前使用硫酸镁 ● 它是安全的治疗,但没有改善 90 天的预后
一氧化氮联或不联用降压药物	2015[43]	ENOS 研究	● 一氧化氮联或不联用降压药物 ● 用不用一氧化氮无差别
破裂的蛛网膜下腔出血动脉瘤夹闭与弹簧圈	2015[44]	ISAT 研究	● 随访 18 年的英国人队列研究 ● 10 年生存率弹簧圈要明显优于夹闭
用支架的血管内取栓术与单独使用阿替普酶	2015[45]	EXTEND-IA	● 支架改善灌注、早期神经功能恢复和功能
早期血管内治疗	2015[46]	ESCAPE 试验	● 快速血管内治疗改善功能结局并降低死亡率
高血压卒中病人叶酸的初级预防	2015[47]	CSPPT	● 用依那普利 + 叶酸与依那普利单独进行一级预防 ● 联合使用明显减少卒中风险
卒中的抗生素预防治疗	2015[48]	PASS	● 预防性使用头孢曲松并不改善急性卒中 3 个月的功能预后
静脉 t-PA 后支架取栓与单独 t-PA	2015[49]	SWIFT PRIME	● 出现症状 <6 小时取栓 +t-PA 与单独 t-PA ● 90 天的总体残疾 ● 取栓组有更好的预后

续表

缺血性卒中起病 <8 小时的取栓	2015[50]	REVASCAT	● 症状出现 <8 小时的取栓 ● 90 天的总体残疾 ● 取栓术降低残疾程度
脑卒中后早期康复	2015[51]	AVERT	● 卒中发生 <24 小时的早期康复 ● 高强度、极早期康复在卒中后 3 个月取得良好预后的可能性较小

缺血性卒中或 TIA 后的二级预防（NEJM 2012[52]）

● 建议卒中或 TIA 急性期短期联合使用阿司匹林和氯吡格雷

● 文献原文表 2 是有争议的治疗

重组 tPA 治疗急性缺血性脑卒中（Lancet 2012[53]）

● Meta 分析

● 有些病人卒中后 6 小时仍可能受益

急性脑卒中的诊断（AFP 2015[54]）

● 后循环卒中具有挑战性

● 三组床旁眼球运动检查诊断后循环卒中的敏感性高于早期 MRI

在临床实践中脑卒中使用重组 tPA 的时间与预后的关系（BMJ 2014[55]）

● Meta 分析

● rtPA 治疗是时间依赖性的

● 早期治疗（<4.5 小时）与良好预后有关

急性缺血性脑卒中的处理更新（Crit Care Clin 2014[56]）

● 缺血脑卒中后 24 小时内血压下降不超过 15%

● 第一个 24 小时，如果不符合溶栓条件，保持血压 <220/120mmHg，如果适合溶栓血压 <180/105mmHg

● 急性期 CT 征象：①灰白质模糊（岛带征）；②脑回肿胀导致脑沟消失；③大脑中动脉高密度征象；④大脑中动脉高密度"点"征和脑出血

脑　出　血

重组活化因子Ⅶ对急性脑出血的疗效及安全性（NEJM 2008[57]）

- FAST 试验
- 重组激活因子Ⅶ第 3 期试验，用于检查是否减少血肿扩大、改善生存和功能结果
- 随机对照试验：卒中发生 4 小时后 rFⅦa 两种不同剂量组和安慰剂组
- 80μg/kgrFⅦa 治疗组血肿扩大显著减少
- 三组病人的生存期或功能结局无显著性差异

脑出血（Lancet 2009[58]）

- 脑出血占卒中的 10%~15%
- 大部分高血压相关的脑出血位于或靠近起源于基底动脉或 ACA、MCA、PCA 的小穿动脉的分叉处
- 活化的重组凝血因子Ⅶ促进快速止血
- 大约 30% 的脑出血病人有胃出血，H2 受体阻滞剂或质子泵抑制剂的应用非常重要
- 在最初的 2 周，40% 的病人可以检测到深静脉血栓

自发性脑出血（BMJ 2009[59]）

- 脑出血年复发率：不明原因的深部脑出血约为 2%，脑叶出血约为 10%
- 文献原文表 2 是风险评分
- 平均收缩压每下降 12mmHg，再出血的风险下降可达 76%

这名病人是否有出血性卒中？（JAMA 2010[60]）

- 系统回顾
- 审查临床症状以诊断出血性脑卒中
- 出现昏迷、颈项强直、伴有神经系统功能缺失的癫痫发作、DBP>110mmHg、呕吐、意识丧失、头痛显著增加出血性脑卒中的概率
- 颈部杂音、TIA 病史、外周血管病、心房颤动降低出血性脑卒中的概率

● Siriraj 评分 >1 分增加脑出血的概率,评分 <-1 分降低脑出血的概率

● 文献原文表 1 和表 2

卒中治疗 1.TIA 和缺血性脑卒中的急性期治疗和长期二级预防(Lancet 2011[61])

● 全球接近 10% 的死亡与脑卒中有关

● 大约 30% 的卒中发生在之前有 TIA 或卒中病史的人身上

● 超过 50% 发生在之前有任何形式血管事件的人身上

● TIA 发生最初的几个小时卒中发生的风险分别是:6 小时 1.2%,12 小时 2.1%,24 小时 5.1%

● 较好预后与紧急强化治疗相关

● TIA 和小脑卒中后降低脑灌注可能无需关注,因此降压治疗应该立即开始

● 最近研究表明,血压波动和短阵高血压是脑卒中的强大危险因素

● 钙通道阻滞剂和利尿剂能降低收缩压变异度,而 β- 受体阻滞剂增大变异度

● 因此,β- 受体阻滞剂不应作为 TIA 或脑卒中的一线治疗药物,钙通道阻滞剂或氢氯噻嗪较 ACEI 或 ARBs 更适合用于一线治疗

卒中治疗　卒中康复(Lancet 2011[62])

● 脑卒中康复的神经生理学基础往往知之甚少

● 结合心肺和力量的反馈训练已被证实对提高中度卒中病人的身体运动功能和灵活性有效

急性缺血性脑卒中 24 小时内导致经功能恶化的原因和预测因子(J Neurol Neurosurg Psychiatry 2015[63])

● 预测因子:高血糖,之前未使用阿司匹林,之前有 TIA,近端动脉闭塞和早期 CT 改变

参 考 文 献

1. Goldstein, L., et al. (2000). "New transient ischemic attack and

stroke." Arch Intern Med, 160:2941-2946.

2. ☺ ☺ Johnston, S. and D. Gress (2000). "Short-term prognosis after emergency department diagnosis of TIA." JAMA, 284:2901-2906.

3. Coull, A. and J. Lovett (2004). "Population based study of early risk of stroke after transient ischaemic attach or minor stroke: implications for public education and organisation of services." BMJ.

4. ☺ Wijk, I., et al. (2005). "Long-term survival and vascular event risk after transient ischaemic attack or minor ischaemic stroke: a cohort study." Lancet, 365:2098-2104.

5. ☺ ☺ Rothwell, P., et al. "A simple score (ABCD) to identify individuals at high early risk of stroke after transient ischaemic attack." Ibid, 366:29-36.

6. ☺ ☺ ☺ Johnston, S., et al. (2007). "Validation and refinement of scores to predict very early stroke risk after transient ischaemic attack." Ibid, 369:283-292.

7. Chalela, J., et al. (2007). "Magnetic resonance imaging and computed tomography in emergency assessment of patients with suspected acute stroke: a prospective comparison." Lancet, 369:293-298.

8. ☺ ☺ Bos, M., et al. (2007). "Incidence and prognosis of transient neurological attacks." JAMA, 298:2877-2885.

9. ☺ McArthur, K., et al. (2011) Diagnosis and management of transient ischemic attack and ischaemic stroke in the acute phase. BMJ, 342, d1938 DOI: doi: 10. 1136/bmjd1938

10. Simmons, B., et al. (2012). "Transient ischemic attack: Part I. Diagnosis and evaluation." AFP, 86(6): 521-526.

11. Simmons, B., et al. "Transient ischemic attack: Part II. Risk factor modification and treatment." Ibid, 527-532.

12. ☺ ☺ ☺ Goldstein, L. and D. Simel (2005). "Is this patient having a stroke?" JAMA, 293:2391-2402.

13. ☺ Khan, R., et al. (2013). "Acute stroke imaging: what clinicians need to know." Am J Med, 126:379-386.

14. ☺ ☺ ☺ Khaja, A. and J. Grotta (2007). "Established treatments for acute ischaemic stroke." Lancet, 369:319-330.

15. ☺☺☺ Qureshi,A.(2008). "Acute hypertensive response in patients with stroke:Pathophysiology and management."Circulation,118:176-187.

16. ☺ Sacco,R.,et al.(2007). "Experimental treatments for acute ischaemic stroke." Lancet,369:331-341.

17. ☺☺☺ van der Worp,H. and J. van Gijn(2007). "Acute ischemic stroke." N Engl J Med,357:572-579.

18. ☺☺ Donnan,G.,et al.(2008). "Stroke." Lancet,371:1612-1623.

19. Hennerici,M.,et al.(2006). "Intravenous ancrod for acute ischaemic stroke in the European Stroke Treatment with Ancrod Trial:a randomised controlled trial." Ibid,368:1871-1878.

20. Wahlgren,N.,et al.(2007). "Thombolysis with alteplase for acute ischaemic stroke in the safe implementation of thrombolysis in stroke-monitoring study(SITS-MOST):an observational study." Ibid,369:275-282.

21. Lees,K.,et al.(2010). "Time to treatment with intravenous alteplase and outcome in stroke:an updated pooled analysis of ECASS, ATLANTIS,MINDS,and EPITHET trials." Ibid,375:1695-1703.

22. Shuaib,A.,et al.(2007). "NXY-059 for the treatment of acute ischemic stroke." N Engl J Med,357:562-571.

23. Mishra,N.,et al.(2010)Thrombolysis in very elderly people: controlled comparison of SITS International Stroke Thrombolysis Registry and Virtual International Stroke Trials Archive. BMJ,341, c6046 DOI:doi:10. 1136/bmj. c6046.

24. Sandset,E.,et al.(2011). "The angiotensin-receptor blocker candesartan for treatment of acute stroke(SCAST):a randomised, placebo-controlled,double-blind trial." Lancet,377:741-750.

25. Chimowitz,M.,et al.(2011). "Stenting versus aggressive medical therapy for intracranial arterial stenosis." N Engl J Med,365:993-1003.

26. Powers,W.,et al.(2011). "Extracranial-intracranial bypass surgery for stroke prevention in hemodynamic cerebral ischemia. The Carotid Occlusion Surgery Study Randomised Trial."JAMA,306(18):1983-1992.

27. Furlan,A.,et al.(2012). "Closure or medical therapy for cryptogenic

stroke with patent foramenovale." N Engl J Med,366:991-999.

28. Parsons,M.,et al. "A randomized trial of tenecteplase versus alteplase for acute ischemci stroke." Ibid,1099-1107.

29. The IST-3 collaborative group(2012). "The benefits and harms of intravenous thrombolysis with recombinant tissue plasminogen activator within 6 h of acute ischaemic stroke(the third international stroke trial(IST-3)):a randomised controlled trial." Lancet.

30. Mees,S.,et al. "magnesium for aneurysmal subarchnoid haemorrhage (MASH-2):a randomized placebo-controlled trial." Ibid,380:44-49.

31. Davalos,A.,et al. "Citicoline in the treatment of acute ischemic stroke:an international,randomised,multicenter,placebo-controlled study(ICTUS trial)." Ibid,349-357.

32. Zinkstok,S. and Y. Roos. "Early administration of aspirin in patients treated with alteplase for acute ischaemic stroke:a randomised controlled trial." Ibid,731-737.

33. Saver,J.,et al. "Soliaire flow restoration device versus the Merci retriever in patients with acute ischaemic stroke(SWIFT):a randomised,parallel-group,non-inferiority trial." Ibid,1241-1249.

34. Nogueira,R.,et al. "Trevo versus Merci retrievers for thrombectomy revascularisation of large vessel occlusions in acute ischaemic stroke (TREVO 2):a randomised trial." Ibid,1231-1240.

35. Broderick,J.,et al. (2013). "Endovascular therapy after intravenous t-PA versus t-PA alone for stroke." N Engl J Med,368:893-903.

36. Ciccone,A.,et al. "Endovascular treatment for acute ischemic stroke." Ibid,904-913.

37. Kidwell,C.,et al. "A trial of imaging selection and endovascular treatment for ischemic stroke." Ibid,914-923.

38. Anderson,C.,et al. "Rapid blood-pressure lowering in patients with acute intracranial hemorrhage." Ibid,2355-2365.

39. Mendelow,A.,et al. (2013). "Early surgery versus initial conservative treatment in patients with spontaneous supratentorial lobar intracerebral haematomas(STICH II):a randomised trial." Lancet,382:397-408.

40. Forster, A., et al. "A structured training program for caregivers of inpatients after stroke (TRACS): a cluster randomised controlled trial and cost-effectiveness analysis." Ibid, 2069-2076.

41. Berkhemer, O., et al. (2015). "A randomized trial of intraarterial treatment for acute ischemic stroke." N Engl J Med, 372: 11-20.

42. Saver, J., et al. "Prehospital use of magnesium sulfate as neuroprotection in acute stroke." Ibid, 528-536.

43. The ENOS Trial Investigators (2014) Efficacy of nitric oxide, with or without continuing antihypertensive treatment, for management of high blood pressure in acute stroke (ENOS): a partialfactorialrandomised controlled trial. Lancet, DOI: 10.1016/S0140-6736(14)61121-1

44. Molyneux, A., et al. (2015). "The durability of endovascular coiling versus neurosurgical clipping of ruptured cerebral aneurysms: 18 year follow-up of the UK cohort of the International Subarchnoid Aneurysm Trial (ISAT)." Ibid, 385: 691-697.

45. Campbell, B., et al. (2015). "Endovascular therapy for ischemic stroke with perfusion-imaging selection." N Engl J Med, 372: 1009-1018.

46. Goyal, M., et al. "Randomized assessment of rapid endovascular treatment of ischemic stroke." Ibid, 1019-1030.

47. Huo, Y., et al. (2015). "Efficacy of folic acid therapy in primary prevention of stroke among adults with hypertension in China." JAMA, 313(13): 1325-1335.

48. Westendorp, W., et al. (2015). "The preventive antibiotics in stroke study (PASS): a pragmatic randomized open-label masked endpoint clinical trial." Lancet, 385: 1519-1526.

49. Saver, J., et al. (2015). "Stent-retriever thrombectomy after intravenous t-PA vs. t-PA alone in stroke." N Engl J Med, 372: 2285-2295.

50. Jovin, T., et al. "Thrombectomy within 8 hours after symptom onset in ischemic stroke." Ibid, 2296-2306.

51. The AVERT Trial Collaboration Group(2015) Efficacy and safety of very early mobilisation within 24h of stroke onset (AVERT): a randomised controlled trial. Lancet, DOI: 10.1016/S0140-6736(15)60690-052

52. Davis, S. and G. Donna (2012). "Secondary prevention after ischemic stroke or transient ischemic attack." N Engl J Med, 366:1914-1922.

53. Wardlaw, J., et al. (2012). "Recombinant tissue plasminogen activator for acute ischaemic stroke: an updated systematic review and meta-analysis." Lancet.

54. ☺ Yew, K. and E. Cheng (2015). "Diagnosis of acute stroke." AFP, 91(8):528-536.

55. Gumbinger, C., et al. (2014) Time to treatment with recombinant tissue plasminogen activator and outcome of stroke in clinical practice: retrospective analysis of hospital quality assurance data with comparison with results from randomized clincal trials. BMJ, g3429 DOI: 10.1136/bmj. g3429

56. Maldonado, N., et al. (2014). "Update in the management of acute ischemic stroke." Crit Care Clin, 30:673-697.

57. Mayer, S., et al. (2008). "Efficacy and safety of recombinant activated factor VII for acute intracranial hemorrhage." N Engl J Med, 358: 2127-2137.

58. Qureshi, A., et al. (2009). "Intracerebral haemorrhage." Lancet, 373: 1632-1644.

59. ☺ Salman, R., et al. (2009). "Spontaneous intracerebral haemorrhage." BMJ, 339:284-289.

60. ☺ ☺ Runchey, S. and S. McGee (2010). "Does this patient have a hemorrhagic stroke? Clinical findings distinguishing hemorrhagic stroke from ischemic stroke." JAMA, 303(22):2280-2286.

61. ☺ Rothwell, P., et al. (2011). "Stroke care 1. Medical treatment in acute and long-term secondary prevention after transient ischaemic attack and ischaemic stroke." Lancet, 377:1681-1692.

62. Langhorne, P., et al. "Stroke care 2. Stroke rehabiliation." Ibid, 1693-1702.

63. Seners, P., et al. (2015). "Incidence, causes and predictors of neurological deterioration occuring within 24 h following acute ischaemic stroke: a systemic review with pathophysiological implications."

J Neurol Nurosurg Psychiatry, 86: 87-94.

第二十四节 癫 痫

概述

成人首次癫痫发作

癫痫持续状态

癫痫的管理与治疗

新进展

概 述

痫性发作:大脑皮层或深部边缘系统的神经元过度激活导致神经功能异常

癫痫:反复痫性发作

一生中有 8%~10% 的风险发生一次痫性发作,3% 的可能发生癫痫。(BMJ 2006[1])

● 第一次无原因痫性发作后 2 年内再发的风险为 42%

● 约 60%~70% 在第一次发作的 6 个月内再次发作

儿童和青年外伤性脑损伤后发生癫痫的长期风险:一项基于人群的队列研究(Lancet 2009[2])

● 考察创伤性脑损伤 10 年内癫痫的风险

● 10 年后风险仍增加:轻度脑损伤(RR 1.51),重度脑损伤(RR 4.29)

● 女性比男性的风险略高

评估第一次无发热的痫性发作(AFP 2012[3])

● 脑电图(EEG)检查应该在第一次发作后 24~48 小时进行

● 成人、儿童、不到 1 周岁、有认知或运动发育迟缓的推荐神经影像学检查

● 分类见文献原文表 1:非癫痫性发作(心因性或晕厥),癫痫可分为两种:诱发性和非诱发性

● 诱发性指有基础疾病

● 非诱发性可分为两种:远隔症状性癫痫(远隔致病性脑损伤)或进行性神经系统疾病

癫痫病人一生中发现的神经行为并发症(Lancet 2012[4])

● 癫痫病人心境障碍、焦虑障碍、多动症和其他精神障碍的患病率增加

● 癫痫病人表现为明显的高失业率、低收入和低教育程度

● 癫痫病人一生中的神经行为并发症是有充实证据支持的

● 认知障碍是癫痫病人残疾的主要原因,但治疗方法有限

癫痫的早期死亡率和精神并发症的作用:一项总人口研究(Lancet 2013[5])

● 精神病并发症在癫痫病人的早期死亡率中起着重要的作用,尤其是抑郁症和药物滥用

检查

● 尿液毒素检查

● 如果蛛网膜下腔出血或怀疑感染行腰穿检查

● 常规生化检查

● 如果可能在 24 小时内行脑电图检查,否则 1 周内行睡眠剥夺脑电图

● 成人行磁共振成像

脑损伤后癫痫发作(Lancet 2006[6])

● 3%~10% 发生在损伤后 24 小时内

● 预后良好,与迟发性癫痫发作无关,根本不需要治疗

● 第一周内的全面发作和最初的全面强直 - 阵挛发作与此后的发作密切相关

● 迟发性癫痫发作可能复发,应给予治疗

成人首次癫痫发作

第一次发作的评估(AFP 2007[7])

● 1/6 有单一痫性发作的病人中将有一个有可识别的病因

● 高达 20% 诊断为癫痫的病人是假性发作

● 发作的整个过程眼睛闭合在真正癫痫中是罕见的,常

见于假性发作

- 10~20 分钟内的血清催乳素检查对于区分癫痫和假性发作有用
- 有良好表现无危险因素的孩子,从急诊室出院无需急诊影像学检查
- 成人第一次痫性发作无相关治疗指南

成人首次痫性发作(BMJ 2014[8])

- 痫性发作是假定或证实的脑内异常放电所致的临床表现
- 癫痫被定义为一个以上的痫性发作
- 一生中单次痫性发作和反复癫痫发作的累计发生率约为 5%~10%
- 睡眠肌阵挛是肌阵挛最常见的形式
- 到 60 岁年龄高达 35% 的人会经历至少一次晕厥发作
- 非癫痫的痫性发作的特征是:意识丧失期间面色正常或苍白,时不时肢体活动,非同步运动,骨盆震动,左右转动身体,哭喊,抵制睁眼,发作后迅速好转和恢复记忆
- 首次痫性发作后,6%~82% 病人可能再次发作
- 应检查血糖、心电图、电解质、肝功能、血钙、甲状腺功能、白细胞和嗜酸性粒细胞

第一次痫性发作药物治疗应该持续多久?

孩子:直到 1~2 年没有发作

成人:不确定

癫痫的管理与治疗

癫痫的初始管理(NEJM 2008[9])

- 约 70% 的成人新发癫痫为部分性(局灶性)癫痫
- 大多数(62%)病例病因未知
- 短暂意识改变、行为异常或不自主动作提示癫痫诊断
- 代谢、中毒和感染性疾病时常有痫性发作
- 首次发作约 50% 有脑电图异常,其中大约只有 50% 有痫样波

- 如果需排除非癫痫事件，视频脑电图监测是必要的
- 在没有预测高复发因素（例如脑电图有癫痫波或已知的原因，如早期重大头部外伤）情况下，只有约 25% 的病人在 2 年内复发
- 第一次或第二次发作后开始治疗或重复发作后再开始治疗在 3~5 年内无癫痫发作的可能性类似
- 抗癫痫药物分为广谱和窄谱药物，针对不同的癫痫发作类型
- 无论发作类型初始选择广谱抗癫痫药物是合理的：这些药物包括丙戊酸钠、拉莫三嗪、托吡酯、左乙拉西坦
- 窄谱药物应该用于局灶性癫痫导致的部分性发作和继发全身性发作。这些药物包括卡马西平、苯妥英钠、加巴喷丁、噻加宾、奥卡西平和普瑞巴林
- 肝酶诱导药物，如苯妥英钠、卡马西平、苯巴比妥、托吡酯、奥卡西平加快口服避孕药的清除
- 肾结石史是托吡酯和唑尼沙胺的相对禁忌证，两种药物可诱发结石形成
- 卡马西平和奥卡西平可导致低钠血症
- 卡马西平和加巴喷丁与轻度的体重增加有关
- 丙戊酸钠和普瑞巴林与更大幅度的体重增加有关
- 血清水平和副作用在文献原文表 2

第一次发作后复发的风险及对驾驶的影响（BMJ 2010[10]）

- MESS 研究
- 在发作 6 个月后开始抗癫痫药物病人在接下来的 12 个月内的复发的风险显著低于 20%

癫痫的突发性猝死（Lancet 2011[11]）

- 癫痫猝死（SUDEP）指的是一个看似健康的癫痫病人突然死亡
- 它通常发生在强直性发作期间或刚发作之后
- 它与癫痫发作频率和癫痫持续时间呈正相关

慢性癫痫的管理（BMJ 2012[12]）

- 表 5-24-1 是指南

表 5-24-1　抗癫痫药物的 NICE 指南

癫痫发作类型	一线治疗	辅助治疗	转至三级医疗的其他药物	不考虑（可能加重发作）
全面强直-阵挛发作	卡马西平, 拉莫三嗪, 奥卡西平, 丙戊酸钠	氯巴占, 拉莫三嗪, 左乙拉西坦, 丙戊酸钠, 托吡酯	—	（如果是失神发作, 肌阵挛发作, 或怀疑青少年肌阵挛性癫痫）卡马西平, 加巴喷丁, 奥卡西平, 苯妥英, 普瑞巴林, 噻加宾, 氨己烯酸
强直或失张力发作	丙戊酸钠	拉莫三嗪	卢非酰胺, 托吡酯	卡马西平, 加巴喷丁, 奥卡西平, 普瑞巴林, 噻加宾, 氨己烯酸
失神发作	乙琥胺, 拉莫三嗪, 丙戊酸钠	乙琥胺, 拉莫三嗪, 丙戊酸钠	氯巴占, 氯硝西泮, 左乙拉西坦, 托吡酯, 唑尼沙胺	卡马西平, 加巴喷丁, 奥卡西平, 苯妥英, 普瑞巴林, 噻加宾, 氨己烯酸
肌阵挛发作	左乙拉西坦, 丙戊酸钠, 托吡酯	左乙拉西坦, 丙戊酸钠, 托吡酯	氯巴占, 氯硝西泮, 吡拉西坦, 唑尼沙胺	卡马西平, 加巴喷丁, 奥卡西平, 普瑞巴林, 噻加宾, 氨己烯酸
部分性发作	卡马西平, 拉莫三嗪, 左乙拉西坦, 奥卡西平, 丙戊酸钠	卡马西平, 氯巴占, 加巴喷丁, 拉莫三嗪, 左乙拉西坦, 奥卡西平, 丙戊酸钠, 托吡酯	醋酸艾司利卡西平, 拉科酰胺, 苯巴比妥, 苯妥英, 普瑞巴林, 噻加宾, 氨己烯酸, 唑尼沙胺	—

- 双药治疗控制癫痫的可能是 10%~15%
- 加入二线药物癫痫发作减少 50% 的机会是 20%~50%，病人无癫痫发作的几率小于 10%

癫痫持续状态

神经重症监护，癫痫持续状态回顾（Crit Care Clin 2014[13]）

- 癫痫持续状态（SE）是一种危及生命的紧急情况，抽搐持续时间 >5 分钟或间隔 5 分钟抽搐反复发作，而没有回到抽搐前神经功能基线水平
- 检查 CT、葡萄糖、钙、镁、动态脑电图
- 癫痫持续状态的处理：劳拉西泮 0.05mg/kg，静推，大于 2 分钟

院前癫痫持续状态肌内注射和静脉注射的比较（NEJM 2012[14]）

- RAMPART 试验
- 比较院前肌内注射咪达唑仑和静脉注射劳拉西泮
- 这两组之间无显著性差异

耐药的局灶性癫痫的外科切除手术治疗（JAMA 2015[15]）

- 回顾性研究
- 随机对照研究显示手术较持续的药物治疗减少癫痫发作

新 进 展

癫痫新进展（Lancet 2014[16]）

- 隐源性或特发性癫痫病人的预期寿命减少 2 年
- 癫痫猝死（SUDEP）最常见于高收入国家，并且机制不明
- 总体而言，约有 70% 病人应用适当药物后能控制癫痫发作

参 考 文 献

1. Pohlmann-Eden, B. (2006). "The first seizure and its management in adults and children." BMJ, 332: 339-342.

2. Christensen, J., et al. (2009). "Long-term risk of epilepsy after traumatic brain injury in children and young adults: a population-based cohort study." Lancet, 373: 1105-1110.

3. ☺ ☺ Wilden, J. and A. Cohen-Gadol (2012). "Evaluation of first non febrile seizures." AFP, 86 (4): 334-340.

4. Lin, J., et al. (2012). "Epilepsy 1. Uncovering the ueurobehavioural comorbidities of epilepsy over the lifespan." Lancet, 380: 1180-1192.

5. Fazel, S., et al. (2013). "Premature mortality in epilepsy and the role of psychiatric comorbidity: a total population study." Ibid, 382: 1646-1654.

6. Guerrini, R. (2006). "Epilepsy in children." Ibid, 367: 499-524.

7. ☺ ☺ Adams, S. and P. Knowles (2007). "Evaluation of a first seizure." AFP, 75: 1342-1347.

8. ☺ ☺ Angus-Leppan, H. (2014). "First seizures in adults." BMJ, 348: g2470.

9. ☺ ☺ ☺ French, J. and T. Pedley (2008). "Initial management of epilepsy." N Engl J Med, 359: 166-176.

10. Bonnett, L., et al. (2010) Risk of recurrence after a first seizure and implications for driving: further analysis of the multicentre study of early epilepsy and single seizures. BMJ, 341, c6477 DOI: doi: 10. 1136/bmj. c6477

11. Sharvon, S. and T. Tomson (2011). "Sudden unexpected death in epilepsy." Lancet, 378: 2028-2038.

12. Rugg-Gunn, F. and J. Sander (2012). "Management of chronic epilepsy." BMJ, 345: e4576.

13. ☺ Al-Mufti, F. and J. claassen (2014). "Neurocritical care. Status epilepticus review." Crit Care Clin, 30: 751-764.

14. Silbergleit, R., et al. (2012). "Intramuscular versus intravenous therapy for prehospital status epilepticus." N Engl J Med, 366: 591-600.

15. Jobst, B. and G. Cascino (2015). "Resective epilepsy surgery for drug-resistant focal epilepsy. a Review." JAMA, 313 (3): 285-293.

16. Moshe, S., et al. (2014) Epilepsy: new advances. Lancet, DOI: 10.1016/S0140-6736 (14)60456-6.

第六章　血管医学

静　　脉

静脉曲张（BMJ 2006[1]）

● 爱丁堡静脉研究的症状

● 血栓性静脉炎并非由感染所致

● 浅静脉解剖

"爱丁堡静脉研究"（BMJ 1999[2]）

● 静脉曲张症状的分类排列研究

● 女性更容易出现症状

● 在两性，症状发生率随着年龄的增加而增高

● 在男性，瘙痒和曲张的严重程度显著相关

● 在女性，静脉曲张和沉重感、紧绷感、瘙痒和疼痛显著相关

● 然而，症状和曲张严重程度一致性并不明确

恶性肿瘤所致上腔静脉（SVC）综合征（NEJM 2007[3]）

● SVC综合征包括SVC梗阻导致的一系列症状和体征

● 一般需要数周建立静脉侧支循环充分扩张以容纳SVC的血流

● 大多数SCV综合征仍是恶性肿瘤所致，但非恶性肿瘤和血栓形成约占35%

● 非小细胞肺癌(约 50%),小细胞肺癌(25%),淋巴瘤和转移性病变

● 急性病例,考虑支架置入

髂静脉压迫综合征(IVCS)(NEJM 2007[4])

● IVCS 已经成为一个越来越被关注的问题

● 发生在左髂总静脉的深静脉血栓形成病人,尤其是青年和中年女性,应考虑 IVCS 诊断

侧支损害(NEJM 2008[5])

● 下腔静脉异常是深静脉血栓形成(DVT)发生的一个危险因素

● 一项研究显示,深静脉血栓形成年轻病人中,约 5% 与下腔静脉(IVC)异常有关

● 这些病例,血栓形成的机制可能是,IVC 受阻,通过腹部侧支循环的血流过缓,导致静脉淤滞和血栓形成

● 下腔静脉缺如可仅表现为肉眼血尿,推测这些先天性血管畸形可引起肾血管充血,导致血尿

压迫疗法治疗慢性静脉功能不全性水肿的疗效分析(J ACCWS 2009[6])

● 小腿肌肉是下肢最重要的静脉泵

● 静脉肌肉泵只有在静脉通畅和静脉瓣完整情况下运动才起作用

● 低压装置可用于 ABI 在 0.6~0.8 之间同时有动脉和静脉疾病的病人

● 在伤口加压包扎之前加垫纱布或毛毡垫以增加伤口局部压力是有效的

慢性静脉功能不全和静脉曲张(NEJM 2009[7])

● 大多数慢性深静脉疾病有非血栓形成或血栓形成后的原因

● 血栓后疾病病人存在髂静脉病变(常是隐匿的)是引起症状的病因

● 尽管间歇性踝水肿常见,显著肿胀不是浅静脉疾病的常见特征

- 建议血栓后疾病病人行静脉造影
- 较低压力弹力袜(20~30mmHg)足以控制肿胀,较高压力(30~40mmHg 或 >40mmHg)推荐用于控制静脉性皮炎或溃疡
- 用于预防深静脉血栓形成,弹力袜一般仅需 10~18mmHg 踝处压力
- 隐静脉切除病人 4 年溃疡复发率较单纯压迫病人显著降低
- 大隐静脉常规剥离,已被经皮切除术替代
- 穿支静脉回流矫正目前首选技术是内镜下切除术(SEPS)
- 经皮穿刺支架成形术治疗髂静脉和腔静脉狭窄和慢性完全闭塞日益普遍

浅静脉瓣膜功能不全的处理(BMJ 2011[8])

- 下肢静脉解剖见图 6-0-1
- 主干静脉曲张发病率大于 30%

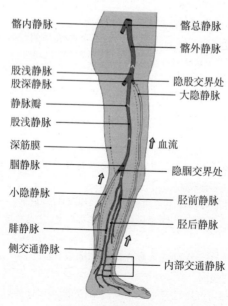

图 6-0-1　下肢静脉解剖

- CEAP 分类（临床、病因、解剖、病理生理学）
- 腔内治疗术后恢复比传统手术更快

肠系膜静脉血栓形成（MVT）（Mayo Clin Proc 2013[9]）

- 增强 CT 可诊断 90% 病例
- 急性 MVT 表现为腹痛，慢性 MVT 可以表现门静脉高压和食管静脉曲张破裂出血
- 抗凝治疗是起始治疗。急性 MVT 处理流程

慢性静脉功能不全（Circulation 2014[10]）

- 深静脉系统的阻塞可能导致静脉性跛行

周围动脉疾病（PAD）

PAD 处理（BMJ 2003[11]）

跛行三个病因（详见文献原文表 1）：间歇性跛行，静脉性跛行，神经根痛

间歇性跛行（NEJM 2007[12]）

- PVD 病人 80% 吸烟或曾经吸烟
- PVD 病人冠心病年发病率为 5%~7%
- 诊断 PVD 的金标准是 DSA（数字减影动脉造影）
- PVD 不禁忌 β- 受体阻滞剂
- 股浅动脉狭窄或闭塞是跛行最常见的病因
- 50 岁以下首选 PTA，因为相比老年病人，他们手术后移植失败的风险更高
- 应依据病变的解剖特征选择 PTA（文献原文表 4）
- 随机对照试验研究显示：运动与 PTA 后行走和生活质量相似，但 PTA 动脉闭塞较少
- 支架成形术并不比 PTA 更好

NOMI（非闭塞性肠系膜缺血）（Ann Surg 2007[13]）

- 多层螺旋 CT 诊断 NOMI
- 早期连续静脉注射 PGE1 可提高生存率
- NOMI 临床诊断标准：①老年病人；②腹部症状后缓慢出现肠梗阻症状；③需要儿茶酚胺治疗；④低血压；⑤肝功能增高

应用尿和血浆脂肪酸结合蛋白早期诊断肠缺血（Ann Surg 2011[14]）

- 脂肪酸结合蛋白是小分子胞浆蛋白,肠上皮细胞膜完整性破坏时释放

- 3型异构体在肠道中表达的:肠脂肪酸结合蛋白(I-FABP),回肠胆汁酸结合蛋白(IBABP)和肝脏脂肪酸结合蛋白(L-FABP)

- I-BABP仅表达在回肠成熟上皮细胞

血、尿 I-FABP 和 L-FABP 水平在怀疑肠缺血时显著增加

下肢血管疾病治疗模式改变（Ann Surg 2007[15]）

- 经皮治疗周围血管疾病死亡率最低,跛行病人2年二次通畅率可以达到近80%

PAD 处理 Inter-society 共识（J VascSurg 2007[16]）

- TASC II

- 图 6-0-2 是 PAD 路径

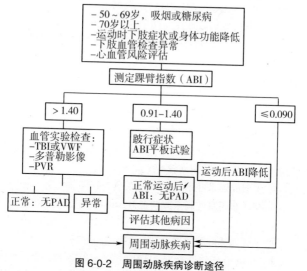

图 6-0-2　周围动脉疾病诊断途径

注:TBI:趾臂指数;VWF:流速波形;PVR:脉搏容积记录(从 Hiatt WR.N Engl J Med 2001;344:1608-1621 获得转载许可)

● 图 6-0-3 是治疗策略

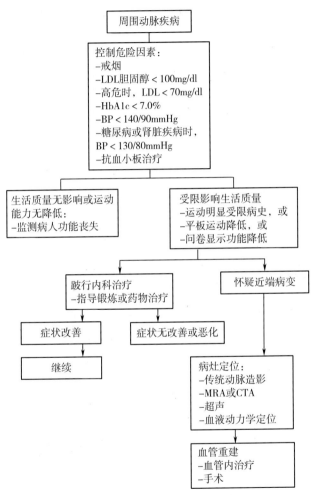

图 6-0-3 周围动脉疾病总治疗策略

注:BP:血压;HbA1c:血红蛋白 A1c;LDL:低密度脂蛋白;MRA:磁共振血管造影;CTA:CT 血管造影(从 Hiatt WR.N Engl J Med 2001;344:1608-1621 获得转载许可)

周围动脉疾病:诊断和管理（Mayo Clin Proc 2008[17]）

- 70 岁以上的人群中,PAD 患病率估计为 14%~29%
- 仅 10% 的病人有 PAD 典型症状间歇性跛行症状
- 约 50% 的 PAD 病人下肢症状不典型,另外 40% 是无症状的
- PAD 危险因素的矫正 OR 值见表 6-0-1

表 6-0-1　PAD 危险因素的矫正 OR 值

危险因素	发生 PAD 的矫正 OR 值
SMK	4.2
非洲裔美国人	2.4
GFR<60mL/min	2.2
DM	2.1
高脂血症	1.7

- 间歇性跛行的特点:①进展(= 随着时间的推移,PAD 累及同一动脉供血区邻近肌群);②功能下降(= 随着疾病的进展,疼痛出现更早和(或)更严重;③解剖相关性(= 特定危险因素与 PAD 特定动脉分段相关,例如吸烟 / 高血压与腹主 - 髂动脉,DM 与孤立腘以下血管和小血管血管炎或终末微血管粥样硬化性栓塞相关);④动脉受累水平(= 通常疼痛区域以上,例如髂主动脉疾病臀髋疼痛,髂股动脉疾病大腿疼痛,腘动脉疾病小腿上 2/3 疼痛,胫骨或腓动脉疾病足跛行)
- 严重肢体缺血引起的疼痛:当腿位于依靠体位时减轻,抬高时加剧
- 静息 ABI<0.4 和经皮血氧测量接近零的强烈支持诊断
- CT 血管造影空间分辨率比 MRA 好
- 强化降脂治疗不仅改善动脉粥样硬化血管疾病病人 CVD 预后,而且,提高间歇性跛行病人无痛行走距离和社区体育活动
- DM 与较小、节段或终末动脉 PAD 进展显著相关

HbA1c 每增加 1%，PAD 风险增加 26%。

- 西洛他唑禁用于 CHF 病人
- 西洛他唑与其他药物相互作用，如唑类抗真菌药物、大环内酯类抗生素、非甾体类抗炎药、奥美拉唑和钙通道阻滞剂
- 下列病人推荐考虑机械血运重建术：①休息时有缺血引起的疼痛；②不愈合缺血性溃疡；③尽管治疗危险因素、抗血小板治疗和恰当的运动锻炼，仍有限制生活的跛行

疾病严重程度和踝臂指数（ABI）见表 6-0-2

表 6-0-2　疾病严重程度和踝臂指数（ABI）

疾病严重程度	ABI	
	休息	活动后
正常	>0.9	>0.9
轻度	0.8~0.9	0.5~0.9
中度	0.5~0.79	0.15~0.49
重度	<0.5	<0.5

胆固醇栓塞综合征（Circulation 2010[18]）

- 从近端大的动脉粥样硬化斑块成分栓塞至小至中等动脉，通过机械堵塞和炎症反应，引起终末器官损害
- 发生胆固醇栓塞综合征需要 6 要素：①近端大口径动脉有斑块；②斑块破裂；③斑块碎片栓塞；④栓子在直径 100~200μm 中小动脉内卡住，导致机械性闭塞；⑤针对胆固醇栓子的异物炎症反应；⑥由于机械堵塞和炎症联合作用导致终末器官损害
- 已有假设抗凝治疗可能导致斑块出血、斑块破裂和随后的胆固醇栓塞综合征
- 没有以胆固醇栓塞综合征为主要终点的抗凝治疗随机对照试验研究

- 胆固醇栓塞综合征病人不推荐抗凝治疗,除非另有指征,如房颤或机械人工瓣膜
- 35% 的病人有皮肤表现;最常见表现有网状青斑(49%)、坏疽(35%)和发绀(28%)
- 几乎在所有病人都有下肢的皮肤受累
- 蓝趾综合征也可见于血管炎、血液高凝状态、高黏滞状态和心内膜炎
- 他汀治疗可以降低胆固醇栓塞综合征的风险

PAD 运动康复(Circulation 2011[19])

- 所有 PAD 病人,无论症状,均建议指导运动计划
- 推荐 3~5 天 / 周,50 分钟 / 天步行锻炼

下肢动脉非动脉粥样硬化性疾病(Circulation 2012[20])

- NAPADs
- 文献原文表 1 显示可疑 NAPADs
- 文献原文图 2 诊断途径
- 文献原文表 2 间歇性跛行的鉴别诊断

PAD 诊断和治疗(BMJ 2012[21])

- 吸烟是最重要的可改变的危险因素
- $A1_c$ 增加 1%,糖尿病病人发展 PAD 风险就会增加 26%
- 7%~15% 的无症状 PAD 病人会在 5 年内出现间歇性跛行

PAD 诊断和治疗(AFP 2013[22])

- ABI<0.9 与心血管疾病和全因死亡率 RR 增加 2~4 倍有关
- 戒烟和他汀类药物能改善跛行症状
- 阿司匹林和氯吡格雷不能改善跛行症状

对反常栓塞的现阶段方法(Circulation 2014[23])

- TEE 是 PFO 最有效的研究
- 到目前为止,在脑卒中的二级预防中,PFO 封堵术没有显示能显著减少复发事件
- 外周血管疾病相关研究见表 6-0-3

表 6-0-3 外周血管疾病相关研究

PVD 的口服抗凝和抗血小板治疗	2007	WAVE研究[24]	● 联合抗血小板和抗凝或单独抗血小板治疗的随机对照研究 ● 中位随访时间 35 个月 ● 主要终点事件是心肌梗死、脑卒中、心血管病死亡 ● 组间无显著性差异,但联合治疗组危及生命的出血风险增加
成纤维细胞生长因子NV1FGF对截肢和死亡的影响:基因治疗在重症肢体缺血中的随机对照试验	2011	TAMARIS研究[25]	● NV1FGF 的随机对照研究 ● 中位年龄 70 岁 ● TAMARIS 研究没有提示 NV1FGF 能减少截肢或死亡
养老院病人下肢血运重建术后功能恢复情况	2015	JAMA Intern Med[26]	● 术后 1 年,13% 可以行走,只有 18% 保持功能改善状态 ● 不能行走病人中 89% 已经死亡或是长期卧床
股腘动脉疾病的紫杉醇涂层球囊治疗	1025	LEVANT 2研究[27]	● 主要疗效终点为 12 个月时靶病变的主要通畅率 ● 紫杉醇涂层球囊经皮腔内血管成形术预后优于标准球囊血管成形术

腹主动脉瘤(AAA)

ACE-I 和 AAA 破裂(Lancet 2006[28])
● 基于人口的病例 - 对照研究
● ACE-I 可以降低 AAA 破裂的风险

大 AAA 破裂率(JAMA 2002[29])
● 退伍军人医疗中心前瞻性队列研究

- 5.5~5.9cm AAA 年破裂发生率为 9.4%
- 6.0~6.9cmAAA 为 10.2%（然而 6.5~6.9cm 达 19.1%）
- 7.0cm 以上 AAA 达 32.5%
- 8cm 以上 AAA6 个月内破裂发生率为 32.5%

AAA 的处理（Mayo Clin Proc 2000[30]）

- 5cm 以上破裂的风险大大增加
- 绝大多数 AAA 缓慢膨胀，速度为 0.2~0.3 厘米 / 年
- 腹主动脉瘤年破裂率见图 6-0-4

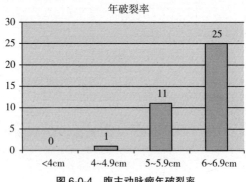

图 6-0-4　腹主动脉瘤年破裂率

监测 AAA 的 U/S 监测程序推荐（AFP 2006[31]）

<3cm 没有进一步检查
3~4cm 每 12 个月
4~4.5cm 每 6 个月
4.5cm 转诊至血管外科医生

未破裂 AAA 修复（Ann Intern Med 2007[32]）

- Meta 分析
- 修复 <5.5cm AAA 不能改善生存
- 血管内修复术比开放修复手术死亡率低，但中期死亡率（2 年）相似，长期获益未知
- 血管内治疗不能改善不适合开放修复手术病人的生存

腹主动脉瘤（AFP 2015[33]）

● 男性 65~75 岁有吸烟病史（总吸烟量 >100 支）应进行一次超声（US）筛查

● 相同年龄有吸烟病史的女性结果不确定

● 文献原文表 2 为增长率

● 文献原文表 3 为破裂的绝对风险

● 文献原文表 4 为监测指南

AAA 血管内修复和开放修复术的对照研究见表 6-0-4

表 6-0-4　AAA 血管内修复和开放修复术的对照研究

血管内修复与开放修复术	2008[34]	医疗保险人群	● 血管内修复较开放修复围术期死亡率（术后 30 天内）显著降低 ● 随着年龄的增长死亡率增加 ● 两组后期生存率相似，即使生存曲线是 3 年后才交汇 ● 4 年时，血管内修复术较开放修复术更易破裂
	2010[35]	EVAR 1 试验	● AAA 血管内修复和开放修复的随机对照研究 ● 中位随访时间 6 年 ● 血管内修复术能减少早期动脉瘤相关性死亡率，但在研究结束时却未显示获益 ● 随访结束时，两组间无显著性差异
	2010[36]	EVAR 2 试验	● 大腹主动脉瘤因身体原因不能行开放修复术病人行血管内修复或不修复的随机对照研究 ● 动脉瘤相关死亡率在血管内修复组较低，但这种优势并没有降低总死亡率 ● 血管内修复组的 30 天手术死亡率为 7.3%

续表

长期预后	2010[37]	DREAM 试验	● AAA 血管内修复和开放修复术的随机对照研究 ● 中位随访时间是 6.4 年 ● 随机分组 6 年后，血管内修复组与开放修复组的生存率相似
	2012[38]	医疗保险受益人	● 中位随访时间 2.5 年 ● 病人年龄≥65 岁 ● 孤立完整 AAA，开放修复病人全因死亡和 AAA 相关死亡风险增加

医疗人群 AAA 血管内与开放修复（NEJM 2008[39]）

● 医保人群

● 血管内修复术较开放修复补术围术期死亡率（术后 30 天内）明显降低

● 死亡率减少随年龄增加而增加

● 两组晚期生存相似，尽管 3 年后生存曲线才交汇

● 4 年时，血管内修复较开放修复更可能发生破裂

内脏动脉瘤（Mayo Clin Proc 2007[40]）

● 内脏动脉瘤比 AAA 更常见

● 高达 25% 动脉瘤可能并发破裂

● 脾脏动脉瘤最常见，约 1/3 病人为多发性动脉瘤

● 腹痛、杂音、伴或不伴出血是典型体征，但绝大多数动脉瘤是无症状的

● 有症状、直径大于 2cm、孕妇或证实动脉瘤扩大的病人都应考虑干预

● "双重破裂现象" 见于脾动脉瘤破入小网膜

AAA 的处理（BMJ 2011[41]）

● 妇女 AAA 较少见

● 最重要可变的危险因素是吸烟

● 股或腘动脉瘤提示进行腹部检查，85%~62% 与 AAA

相关
- AAA>5.5cm 的病人应该进入 U/S 监测程序
- 他汀类药物能减少动脉瘤增大
- ACE-I 有争议
- 高血压和 AAA 形成／扩大相关性较弱
- 没有证据显示 β 受体阻滞剂能降低动脉瘤增大和破裂的风险

AAA 破裂的死亡率：英国和美国的临床比较（Lancet 2014[42]）

- 住院的 AAA 破裂生存病人，英国的干预率和血管内修复的更新低于美国

男性筛查 AAA：随机多中心动脉瘤筛查研究的 10 年病死率和成本效益结果（BMJ 2009[43]）

- MASS 研究
- 65~74 岁男人进行 AAA 筛查，并随访 10 年
- 在 MASS 研究中，AAA 相关死亡数估计 4 年减少 42%，10 年减少 48%

胸主动脉瘤的内科治疗（Circulation 2011[44]）

- 吸烟是胸主动脉瘤和 AAA 的最强危险因素
- β 受体阻滞剂可能有利于降低主动脉扩张速度
- 已显示 ACEI/ARB 能够刺激和抑制 MMPs（基质金属蛋白酶）和主动脉瘤细胞外基质的降解
- 多西环素是一种非特异性的 MMP 抑制剂

男性筛查腹主动脉瘤的远期疗效（BMJ 2012[45]）

- 前瞻性队列研究
- 男性腹主动脉瘤直径 25~29mm 病人，较直径小于 24mm 者死亡率和住院率增加

血管内和开放性修复治疗 AAA 长期疗效比较（NEJM 2012[46]）

- 无症状性 AAA
- 两种治疗长期疗效相似

腹主动脉瘤（NEJM 2014[47]）

- AAA 目前公认是一种累及血管壁全层的退化过程
- 在大多数情况下，动脉瘤不需要预防性修复，除非超过 5.5cm
- 文献原文表 1 是动脉瘤破裂的年风险

主动脉夹层

急性 B 型主动脉夹层的假腔局部血栓形成（NEJM 2007[48]）

- 急性主动脉夹层国际登记研究
- 3 年死亡率存在显著差异：假腔通畅者死亡率为 13.7%，部分血栓形成病人 31.6%，而完全血栓形成病人为 22.6%
- 与假腔完全通畅相比，局部血栓形成是出院后死亡率的独立预测因素

主动脉夹层的诊断和处理（BMJ 2012[49]）

- 急性主动脉综合征：主动脉夹层，壁内血肿，症状性主动脉溃疡
- 欧洲心血管病医师学会急性主动脉综合征分类见表 6-0-5

表 6-0-5　欧洲心血管病医师学会急性主动脉综合征分类

分类	病理
1 型	夹层膜分离的经典真腔和假腔
2 型	夹层内血肿
3 型	分离夹层伴撕裂处凸出，但无血肿
4 型	穿通性主动脉溃疡
5 型	外伤性或医源性夹层

- 二瓣叶主动脉瓣病人夹层的风险增加 5~18 倍
- D- 二聚体在主动脉夹层是升高
- 主动脉夹层分类见图 6-0-5

DeBakey 分类

Ⅰ 起自升主动脉;扩大至少至主动脉弓,常超过弓

Ⅱ 起自并局限在升主动脉

Ⅲ 起自升主动脉,远端向下扩张主动脉,或罕见逆行至主动脉弓和升主动脉

Stanford 分类

A 类无论起源,所有夹层均影响升主动脉

B 类所有夹层不影响升主动脉

图 6-0-5　主动脉夹层分类

主动脉疾病:病因、遗传、鉴别诊断、预后和处理(Am J Med 2013[50])

- 讨论马凡和主动脉瓣综合征
- 主动脉瓣主动脉病提示主动脉夹层的风险增加 9 倍

黑种人急性主动脉夹层(Am J Med 2013[51])

- IRAD 注册表
- 黑种人中 B 型更常见
- 黑种人病人较年轻(平均年龄 55 岁),更可能有可卡因滥用史、高血压和糖尿病

急性主动脉夹层的治疗(Lancet 2015[52])

- 高血压是急性主动脉夹层最常见危险因素,75% 主动脉夹层病人存在高血压
- 首次影像可选非增强成像,以检测出血和血肿
- D- 二聚体阴性可排除急性夹层
- 出现症状的第一个 48 小时内夹层的死亡率最高
- Stanford B 型常接受药物治疗或血管内治疗

肾动脉狭窄

肾动脉狭窄(RAS)(Ann Intern Med 2006[53])

- Meta 分析
- 现有证据不明确支持的一种治疗方法优于其他方法

一位 82 岁恶性高血压女性病人:肾动脉狭窄评估(JAMA 2008[54])

- 总人口中 RAS 发生率在 1%~6%
- 但在特定病人,如接受诊断性冠状动脉造影病人,患病率增加到 20% 以上
- MRA 的主要限制是过高估计中度狭窄为重度
- ACC/AHA 指南指出,治疗 RAS 的指征是:减少不明原因慢性心力衰竭复发或突发不明原因肺水肿的发生率,RAS 可能参与其发生
- 干预的指征:①治疗进行性难治性恶性高血压、高血压伴单侧小肾或高血压药物不耐受;②双侧 RAS 伴慢性肾衰竭,或供应孤立功能肾的肾动脉狭窄;③不稳定型心绞痛可能是由 RAS 所致
- 支架再狭窄率为 11%~26%
- 研究 1 显示 BNP 水平能够预测肾动脉支架血运重建术后血压控制改善情况
- 单侧重度狭窄可以导致高血压,导致肾功能不全。然而,在这种情况下 RAS 不是氮质血症的主要原因,血运重建术不能恢复肾功能
- 相反,"全肾缺血"病人(整个功能性肾脏血流量下降)往往肾脏血运重建后获得戏剧性的效果,尤其是在恢复或保留肾功能方面

血管重建术与药物治疗肾动脉狭窄(NEJM 2009[55])

- ASTRAL 研究
- 主要终点是肾功能
- 两组肾脏事件、主要心血管事件和死亡发生率相似
- 动脉粥样硬化性肾动脉狭窄病人血运重建没有临床获益

肾动脉狭窄(NEJM 2009[56])

- 提示肾动脉狭窄的线索包括:50 岁后发病或无高血压家族史的 2 期高血压,高血压伴随肾功能不全(尤其是 ACE-I 治疗后肾功能恶化),高血压因心衰反复住院,药物抵抗性高

血压

- 药物治疗仍是 RAS 治疗的基石
- 纤维肌性发育不良，球囊血管成形术是首选的治疗
- 球囊血管成形术对动脉粥样硬化性 RAS 疗效比肌纤维发育不良差
- 两个随机对照试验比较支架置入术 + 药物治疗与单纯药物治疗对肾功能的保护作用，支架没有显著获益
- ASTRAL 研究显示两组平均收缩压和肾或心血管事件或死亡率没有差异
- 血运重建术治疗动脉粥样硬化性 RAS 仍有争议

粥样硬化栓塞性肾病（Lancet 2010[57]）

- 主动脉粥样斑块破裂，释放胆固醇结晶栓至肾脏小动脉，导致粥样硬化栓塞性肾病。典型三联征包括突发事件、急性或亚急性肾衰竭和皮肤病损强烈提示本病
- 冠状动脉造影是引起栓塞最常见的操作
- 栓子导致微晶血管炎，表现为内皮细胞炎症反应
- 最常见方式是亚急性表现
- 皮肤病变是最常见的肾脏外表现：蓝趾综合征和网状青斑
- 胃肠系统是第三常见的受累系统（文献原文专题 2 显示临床表现，文献原文表 2 为临床表现的出现频率）
- 嗜酸性粒细胞增多是疾病急性期常见的一项检验异常
- 没有明确的有效治疗
- 他汀类药物有效，即使诊断粥样硬化栓塞性肾病后开始用药也获益

胡桃夹现象和胡桃夹综合征（Mayo Clin Proc 2010[58]）

- 胡桃夹现象（NCP）指的是左肾静脉受压，最常见主动脉和 SMA 之间
- 胡桃夹综合征是胡桃夹现象临床等效征，以症状复杂、变化大为特征
- 主动脉和肠系膜上动脉（SMA）之间左肾静脉称为前胡桃夹

- 较少见情况,在左肾静脉之前,十二指肠第三段经过主动脉和 SMA 间。因此,前胡桃夹类似于 SMA 压迫十二指肠,也可能是两者共存,称为 SMA 综合征(Wilkie 综合征)

- NCP 在 20~30 岁最常见,第二高峰是中年女性

- 血尿是最常见的症状

其次是疼痛。有时描述为生殖静脉疼痛综合征的一部分,以腹部或胁腹部疼痛为特征,偶尔放射至后内侧大腿和臀部

- 精索静脉曲张几乎都出现在左侧,影响 9.5% 男性。50%~100% 的精索静脉曲张病人左肾静脉受压,虽然不是所有的精索静脉曲张病人都有扩张的左肾静脉

- 低 BMI 与 NCP 呈正相关

- NCP 的自然史尚不清楚

动脉粥样硬化性肾动脉狭窄(Mayo Clin Proc 2011[59])

- RAS 的特点是一组异质性的病理生理实体

- 临床线索(表 6-0-6)

表 6-0-6　诊断动脉粥样硬化性肾动脉狭窄临床线索

---

1. 30 岁前开始高血压或 55 岁后重度高血压(Ⅰ类,B 级证据)

2. 恶化、难治性和恶性高血压(Ⅰ类,C 级证据)

3. 应用 ACEI 或 ARB 后发生氮质血症或肾功能恶化(Ⅰ类,B 级证据)

4. 不能解释的肾脏萎缩或两侧肾脏大小相差 >1.5cm(Ⅰ类,B 级证据)

5. 突发原因不明肺水肿(Ⅰ类,B 级证据)

6. 不能解释的肾功能不全,包括病人开始肾替代治疗(Ⅱa 类,B 级证据)

7. 多支冠状动脉疾病或周围动脉疾病(Ⅱa 类,B 级证据)

8. 不能解释的充血性心衰或顽固性心绞痛(Ⅱa 类,C 级证据)

- 晚期肾病病人肾功能不全病人血运重建术获益较少

- 超声是公认的一线影像诊断检查

- 晚期肾病最有预测价值的检查是蛋白尿(>1g/d)、肾脏

长度小于 10cm、RRI>0.8。肾活检确定病理变化与晚期肾病一致

- 血清肌酐预测肾病不可靠
- 经皮血运重建的指征:显著血流动力学障碍的动脉粥样硬化性肾动脉狭窄(ARAS)和复发、不明原因心衰或突发不能解释的肺水肿病人
- 显著肾动脉狭窄如下:①视觉估计狭窄 50%~70%,穿过病灶血压峰值梯度大于 20mmHg 或平均梯度大于 10mmHg;②直径狭窄至少 70%;③血管内超声测量狭窄大于 70%

应用多普勒超声预测 RAS 治疗的结果(NEJM 2001[60])

- 阻力指数(RI):(1−(舒张末期速度 / 收缩期峰值速度))× 100
- RI 小于 80 可提示 RAS 病人血管成形术或手术不能改善肾功能预后

颈动脉狭窄

颈动脉粥样硬化性狭窄诊断和处理(Mayo Clin Proc 2007[61])

- 文献综述
- 颈动脉内膜切除术适用于症状性狭窄 >70%。
- 症状性狭窄,颈动脉内膜剥脱术较支架成形术是首选,但取决于病人的风险和术者的经验

颈动脉杂音作为心血管死亡和心肌梗死预后的指标(Lancet 2008[62])

- Meta 分析
- 随访中位数为 4 年
- 颈动脉杂音病人心肌梗死的发生率是百人年 3.69,无杂音者为 1.86
- 有心脏杂音病人年 CVD 死亡率比无杂音者高(2.85:1.11)

颈动脉狭窄的治疗(Mayo Clin Proc 2009[63])

- 颈动脉内膜剥脱术(CEA)有效预防症状性中度

（50%~75%）至重度狭窄（>70%）同侧缺血性事件

- RCT 研究中 CEA 对无症状性颈动脉狭窄获益是临界的
- 颈动脉狭窄相关研究见表 6-0-7

表 6-0-7　颈动脉狭窄相关研究

	2006[64]	EVA-3S 研究	● 支架置入术与内膜剥脱术治疗症状性 >60% 颈动脉狭窄的随机对照研究 ● 治疗后 30 天卒中和死亡 ● 试验停止，由于支架组脑卒中和死亡率显著增高。30 天任何脑卒中和死亡相对危险度为 2.5
	2008[65]	SAPPHIRE 研究	● 3 年预后 ● 症状性颈内动脉狭窄至少 50% 或无症状性颈内动脉狭窄至少 80% ● 两种干预组间长期预后无显著差异
症状性病人 CEA 与支架置入术	2010[66]	ICSS 中期分析	● 主要预后是 3 年致死或致残性卒中 ● 中期分析，120 天卒中、死亡或程序性心梗预后 ● 所有卒中和全因死亡危险支架置入组高于内膜切除组
	2010[67]	CREST 研究	● 有症状或无症状的颈动脉支架狭窄或动脉内膜剥脱术 ● 主要复合终点为随机化 4 年后卒中，心肌梗死，或全因死亡，或任何卒中 ● 主要终点无差异 ● 支架术后脑卒中的可能性更大，而内膜剥脱术心肌梗死更大

续表

	2010[68]	EVA-3S、SPACE 和 ICSS 研究荟萃分析	● 主要预后为任何脑卒中或死亡 ● 70 岁以上病人,颈动脉支架置入术估计风险是颈动脉内膜剥脱术的两倍 ● 支架置入术危害强烈依赖于年龄
无症状性病人 CEA	2010[69]	ACST-1 试验	● 60% 以上狭窄中位随访 9 年 ● 主要预后为围术期卒中发病率和死亡率,非围术期卒中 ● 无症状 75 岁以下病人,成功 CEA 降低 10 年脑卒中的风险,但净获益取决于非手术颈动脉斑块风险、未来手术风险和预期寿命超过 10 年
颈动脉内中膜厚度(cIMT)进展	2012[70]	PROG-IMT 协助计划	● 平均随访 7 年 ● cIMT 进展和卒中关系未证明
支架置入术与内膜切除术治疗症状性狭窄	2015[71]	ICSS	● 中位随访时间 4.2 年 ● 两组在长期功能、致命风险或致残性卒中的风险相似

颈动脉支架置入术时代的脑卒中二级预防(Arch Surg 2010[72])

● 如果围术期脑卒中或死亡风险 <3% 和预期寿命 >5 年,CEA 可应用于 60%~99% 的无症状狭窄病人

● 3 种方法用来达到远端栓塞保护:①远端球囊闭塞;②远端过滤器置入;③近端闭塞逆流

颈动脉支架置入术与颈动脉内膜剥脱术（Mayo Clin Proc 2010[73]）

- 对于 70 岁以上症状性颈动脉狭窄病人，CEA 仍是最好的选择
- 对于那些高风险的手术，与药物治疗相比，支架置入可能获益
- 同样的考虑也适用于那些轻度（50%~69%）症状性颈动脉狭窄，干预与单纯药物相比获益明显降低

颈动脉粥样硬化诊断与处理（BMJ 2013[74]）

- 新的颈动脉 TIA、非致残缺血性脑卒中、同侧一过性黑矇或视网膜动脉闭塞，推荐 24 小时内行超声检查
- 症状性颈内动脉 50%~99% 狭窄，建议 1 周内行颈动脉内膜剥脱术，最好 48 小时内
- 无症状狭窄 70%~99% 病人在美国考虑 CEA

无症状性颈动脉狭窄处理策略（Ann Intern Med 2013[75]）

- Meta 分析
- 证据尚不足够充分难以适应于目前临床实践确定有效处理成人无症状颈动脉狭窄

慢性肾脏病（CKD）**对颈动脉血运重建术预后的影响**（Arch Surg 2011[76]）

- 中度肾功能不全病人预后相似
- 然而，重度肾功能不全病人颈动脉血运重建术 30 天死亡率显著增高

颈动脉狭窄（NEJM 2013[77]）

- 颈动脉供血区有缺血性脑卒中或 TIA 的病人，如果同侧颈动脉狭窄 >70% 应考虑在 2 周内行颈动脉内膜剥脱术
- 颈动脉夹层通常发生在分叉下面 2cm 处
- 狭窄 50%~69% 或无症状病人的获益减少
- 狭窄 <50% 病人无获益
- 他汀类对卒中的一级和二级预防都是有效地
- 肝素／维生素 K 拮抗剂可用于 3~6 个月急性颅外血管夹层病人的抗凝治疗

- 无症状性狭窄最合适的治疗尚不清楚
- 研究显示,无症状狭窄病人的明显获益是预期寿命延长

参 考 文 献

1. ☺ ☺ Campbell, B. (2006). "Varicose veins and their management." BMJ, 333:287-292.

2. ☺ Bradbury, A., et al. (1999). "What are the symptoms of varicose veins? Edinburgh vein study cross sectional population survey." Ibid, 318:353-356.

3. ☺ ☺ Wilson, L., et al. (2007). "Superior vena cava syndrome with malignant causes." N Engl J Med, 356:1862-1869.

4. ☺ Fazel, R., et al. "A sinister development." Ibid, 357:53-59.

5. Clayburgh, D., et al. (2008). "Collateral damage." Ibid, 359:1048-1054.

6. Hettrick, H. (2009). "The science of compression therapy for chronic venous insufficiency edema." JACCWS, 1:20-24.

7. ☺ Raju, S. and P. Neglen (2009). "Chronic venous insufficiency and varicose veins." N Engl J Med, 360:2319-2327.

8. vadn den Boezem, P., et al. (2011) The management of superficial venous incompetence. BMJ, 343, d4489 DOI:10.1136/bmj. d4489

9. ☺ Singal, A., et al. (2013). "Mesenteric venous thrombosis." Mayo Clin Proc, 88(3):285-294.

10. Eberhardt, R. and J. Raffetto (2014). "Chronic venous insufficiency." Ibid, 130:333-346.

11. ☺ Burns, P., et al. (2003). "Management of peripheral arterial disease in primary care." BMJ, 326:584-588.

12. ☺ ☺ White, C. (2007). "Intermittent claudication." N Engl J Med, 356:1241-1250.

13. Mitsuyoshi, A., et al. (2007). "Survival in nonocclusive mesenteric ischemia. Early diagnosis by multidetector row computed tomography and early treatment with continuous intravenous high-dose

prostaglandin E1." Ann Surg, 246:229-235.

14. Thuijls, G., et al. (2011). "Early diagnosis of intestinal ischemia using urinary and plasma fatty acid binding proteins." Ibid, 253:302-308.

15. DeRubertis, B., et al. (2007). "Shifting paradigms in the treatment of lower extremity vascular disease. A report of 1000 percutaneous interventions." Ibid, 246:415-424.

16. Norgren, L., et al. (2007). "Inter-society consensus for the management of peripheral arterial disease (TASC II)." J Vasc Surg, 45(Suppl S)(1):S5A-S67A.

17. ☺ ☺ ☺ Arain, F. and L. Cooper (2008). "Peripheral arterial disease: diagnosis and management." Mayo Clin Proc, 83:944-950.

18. ☺ ☺ Kronzon, I. and M. Saric (2010). "Cholesterol embolization syndrome." Circulation, 122:631-641.

19. Hamburg, N. and G. Balady (2011). "Exercise rehabilitation in peripheral artery disease. Functional impact and mechanisms of benefits." Ibid, 123:87-97.

20. ☺ Weinberg, I. and M. Jaff (2012). "Nonatherosclerotic arterial disorders of the lower extremities." Circulation, 126:213-222.

21. Peach, G., et al. (2012). "Diagnosis and management of peripheral arterial disease." BMJ, 345:e5208.

22. Hennion, D. and K. Siano (2013). "Diagnosis and treatment of peripheral arterial disease." AFP, 88(5):306-310.

23. Nayor, M. and B. Maron (2014). "Contemporary approach to paradoxical embolism." Circulation, 129:1892-1897.

24. The Warfarin Antiplatelet Vascular Evaluation Trial Investigators (2007). "Oral anticoagulant and antiplatelet therapy and peripheral arterial disease." N Engl J Med, 357:217-227.

25. Belch, J., et al. (2011). "Effect of fibroblast growth factor NV1FGF on amputation and death: a randomised placebo-controlled trial of gene therapy in critical limb ischaemia." Lancet, 377:1929-1937.

26. ☺ Oresanya, L., et al. (2015). "Functional outcomes after lower extremity revascularization in nursing home residents." JAMA Intern

Med,175(6):951-957.

27. Rosenfield,K.,et al.(2015). "Trial of a paclitaxel-coated balloon for femoropopliteal artery disease." N Engl J Med,373:145-153.

28. Hackam,D.,et al.(2006). "Angiotensin-converting enzyme inhibitors and aortic rupture:a population based case-control study." Lancet, 368:659-665.

29. ☺ Lederle,F.,et al.(2002). "Rupture rate of large abdominal aortic aneurysms in patients refusing or unfit for elective repair." JAMA, 287:2968-2972.

30. Hallett,J.(2000). "Management of abdominal aortic aneurysms." Mayo Clin Proc,75:395-399.

31. Upchurch,G. and T. Schaub(2006). "Abdominal aortic aneurysm." AFP,73:1198-1204.

32. Lederle,F.,et al.(2007). "Systematic review:repair of unruptured abdominal aortic aneurysm." Ann Intern Med,146:735-741.

33. ☺ Keisler,B. and C. Carter(2015). "Abdominal aortic aneurysm." AFP,91(8):538-543.

34. Schermerhorn,M.,et al.(2008). "Endovascular vs. open repair of abdominal aortic aneurysm in the medicare population." N Engl J Med,358:464-474.

35. The United Kingdom EVAR Trial Investigators(2010). "Endovascular versus open repair of abdominal aortic aneurysm."Ibid,362:1863-1871.

36. The United Kingdom EVAR Trial Investigators(2010). "Endovascular repair of aortic aneurysm in patients physically ineligible for open repair." N Engl J Med,362:1872-1880.

37. De Bruin,J.,et al. "Long-term outcome of open or endovascular repair of abdominal aortic aneurysm." Ibid,1881-1889.

38. Jackson,R.,et al.(2012). "Comparison of long-term survival after opens endovascular repair of intact abdominal aortic aneurysm among Medicare beneficiaries." JAMA,307(15):1621-1628.

39. Schermerhorn,M.,et al.(2008). "Endovascular vs. open repair of abdominal aortic aneurysm in the medicare population." N Engl J

Med,358:464-474.

40. ☺ Pasha,S.,et al.(2007). "Splanchnic artery aneurysms." Mayo Clin Proc,82:472-479.

41. Metcalfe,D.,et al.(2011)The management of abdominal aortic aneurysms. BMJ,342,d1384 DOI:doi:10. 1136/bmj. d1384

42. Karthikesalingam,A.,et al.(2014). "Mortality from ruptured abdominal aortic aneurysms:Clinical lessons from a comparison of outcomes in England and the USA." Lancet,383:963-969.

43. Thompson,S.,et al.(2009)Screening men for abdominal aortic aneurysm:10 year mortality and cost effectiveness results from the randomised multicenter aneurysm screening study. BMJ,338,b2307 DOI:doi:10. 1136/bmj. b2307

44. Danyi,P.,et al.(2011). "Medical therapy of thoracic aortic aneurysms. Are we there yet?" Circulation,124:1469-1476.

45. Duncan,J.,et al.(2012). "Long term outcomes in men screened for abdominal aortic aneurysm:prospective cohort study." BMJ,344: e2958.

46. Lederle,F.,et al.(2012). "Long-term comparison of endovascular and open repair of abdominal aortic aneurysm." N Engl J Med,367:1988-1997.

47. Kent,K.(2014). "Abdominal aortic aneurysms." Ibid,371:2101-2108.

48. Tsai,T.,et al.(2007). "Partial thrombosis of the false lumen in patients with acute type B aortic dissection." Ibid,357:349-359.

49. Thrumurthy,S.,et al.(2012). "The diagnosis and management of aortic dissection." BMJ,344:d8290.

50. Paterick,T.,et al.(2013). "Aortopathies:etiologies,genetics, differential diagnosis,prognosis and management." Am J Med,126: 670-678.

51. Bossone,E.,et al. "Acute aortic dissection in Blacks:Insights from the International Registry of Acute Aortic Dissection." Ibid,909-915.

52. ☺ Nienaber,C. and R. Clough(2015). "Management of acute aortic

dissection." Lancet, 385:800-811.

53. Balk, E., et al. (2006). "Effectiveness of management strategies for renal artery stenosis: a systematic review." Ann Intern Med, 145:901-912.

54. ☺ Rosenfield, K. and M. Jaff (2008). "An 82-year-old woman with worsening hypertension. Review of renal artery stenosis." JAMA, 300: 2036-2045.

55. The ASTRAL Investigators (2009). "Revascularization versus medical therapy for renal-artery stenosis." N Engl J Med, 361:1953-1962.

56. ☺ Dworkin, L. and C. Cooper ibid. "Renal-artery stenosis." 1972-1978.

57. ☺ ☺ Scolari, F. and P. Ravani (2010). "Athero embolic renal disease." Lancet, 375:1650-1660.

58. Kurklinsky, A. and T. Rooke (2010). "Nutcracker phenomenon and Nutcracker syndrome." Mayo Clin Proc, 85:552-559.

59. ☺ Lao, D., et al. (2011). "Atherosclerotic renal artery stenosis-Diagnosis and treatment." Ibid, 86(7):649-657.

60. Radermacher, J., et al. (2001). "Use of doppler ultrasonography to predict the outcome of therapy for renal-artery stenosis." N Engl J Med, 344:410-417.

61. Meschia, J., et al. (2007). "Diagnosis and invasive management of carotid atherosclerotic stenosis." Mayo Clin Proc, 82:851-858.

62. Pickett, C., et al. (2008). "Carotid bruit as a prognostic indicator of cardiovascular death and myocardial infarction: a meta-analysis." Lancet, 371:1587-1594.

63. Lanzino, G., et al. (2009). "Treatment of carotid artery stenosis: Medical therapy, surgery or stenting?" Mayo Clin Proc, 84(4):362-368.

64. Mas, J., et al. (2006). "Endarterectomy versus stenting in patients with symptomatic severe carotid stenosis." N Engl J Med, 355:1660-1671.

65. Gurm, H., et al. (2008). "Long-term results of carotid stenting versus endarterectomy in high-risk patients." Ibid, 358:1572-1579.

66. International Carotid Stenting Study Investigators (2010). "Carotid

artery stenting compared with endarterectomy in patients with symptomatic carotid stenosis (International Carotid Stenting Study): an interim analysis of a randomised controlled trial." Lancet, 375: 985-997.

67. Brott, T., et al. (2010). "Stenting versus endarterectomy for treatment of carotid-artery stenosis." N Engl J Med, 363: 11-23.

68. Carotid StentingTrialists' Collaboration (2010). "Short-term outcome after stenting versus endarterectomy for symptomatic carotid stenosis: a preplanned meta-analysis of individual patient data." Lancet, 376: 1062-1073.

69. Halliday, A., et al. "10-year stroke prevention after successful carotid endarterectomy fro asymptomatic stenosis (ACST-1): a multicenter randomised trial." Ibid, 1074-1084.

70. Lorenz, M., et al. (2012). "Carotid intima-media thickness progression to predict cardiovascular events in the general population (the PROG-IMT collaborative project): a meta-analysis of individual participant data." Ibid, 379: 2053-2062.

71. Bonati, L., et al. (2015) Long-term outcomes after stenting versus endarterectomy for treatment of symptomatic carotid stenosis: the International Carotid Stenting Study (ICSS) randomised trial. Ibid, DOI: 10.1016/s0140-6736 (14)61184-3

72. Hassoun, H., et al. (2010). "Secondary stroke prevetion in the era of carotid stenting." Arch Surg, 145: 928-935.

73. Perkins, W., et al. (2010). "Carotic stenting vs endarterectomy: new results in perspective." Mayo Clin Proc, 85 (12): 1101-1108.

74. Thapar, A., et al. (2013). "Diagnosis and management of carotid atherosclerosis." BMJ, 346: f1485.

75. Raman, G., et al. (2013). "Management strategies for asymptomatic carotid stenosis." Ann Intern Med, 158: 676-685.

76. Protack, C., et al. (2011). "Influence of chronic renal insufficiency on outcomes following carotid revascularization." Arch Surg, 146 (10): 1135-1141.

77. ☺ Grotta, J. (2013). "Carotid stenosis." N Engl J Med, 369: 1143-1150.

第七章 围术期用药

围术期心肌梗死
ACC/AHA 心脏评估指南
术后呼吸衰竭指数 / 肺炎指数
术前血管再通
围术期 β- 受体阻滞剂的使用
围术期他汀类药物的使用
术后并发症
围术期抗凝 / 抗血小板药物的使用
术前抗生素的使用
围术期卒中
围术期阻塞性睡眠呼吸暂停（OSA）
其他

围术期心肌梗死Ⅰ型及Ⅱ型

围术期心肌梗死（Circulation 2009[1]）

- 心脏并发症是术后并发症和术后死亡的最常见原因
- 两种截然不同的机制可能导致围术期心肌梗死（PMI）：ACS 和在稳定型冠状动脉疾病基础上发生的持续心肌氧供 - 氧需不平衡，并在此基础上将 PMI 分为Ⅰ型和Ⅱ型（文献原文图 1）
- 心动过速是术后氧气供需不平衡的最常见原因
- 围术期心梗的早期死亡率波动于 3.5%~25%，而肌钙蛋白水平明显增高病人的死亡率高于轻度增高的病人
- 治疗参照（文献原文表 5）
- 预防心率过快具有非常重要的临床意义

新近心梗后手术的风险（Ann Surg 2011[2]）

- OSHPD 数据库
- 术后心肌梗死发生率与新近心梗相距时间成反比
- 同样趋势适用于 30 天死亡率
- 最近 30 天内发生过的心梗事件与更高的术后心肌梗死率及更高的 30 天死亡率相关，见表 7-0-1、表 7-0-2

表 7-0-1　术后心梗发生率

30 天内心梗史	31~60 天内心梗史	61~90 天内心梗史	91~180 天内心梗史
32.8%	18.7%	8.4%	5.9%

表 7-0-2　术后 30 天死亡率

<30 天	31~60 天	61~90 天	91~180 天
14.2%	11.5%	10.5%	9.9%

ACC/AHA 心脏评估指南

心脏危险性评估指数（RCRI）（Circulation 1999[3]）

- 依据 6 个危险因素将病人分为 4 组,6 个危险因子:高风险手术(如:经腹、经胸、腹股沟以上部位血管的手术),缺血性心脏病史,心衰史,脑血管意外病史,术前胰岛素治疗病史,术前肌酐 >2mg/dl
- 存在 0,1,2 或 ≥3 个上述危险因素的心脏并发症发生率分别为 0.4%,0.9%,7% 和 11%

修正的心脏风险指数有用但是对于不同的手术进行分类有困难（Boersma 2005[4]）

心脏风险因子和用药和大血管手术住院时间延长有关（Am J Cardiol 2006[5]）

用修正的心脏风险指数预测围术期心脏并发症及死亡率（Ann Intern Med 2010[6]）

- 系统性回顾

● 在接受非心脏手术的病人人群中,RCRI 可以较好的区分心脏事件发生的低危组及高危组

● 它对于非心脏的血管手术以及混合性非心脏手术的全因死亡预测效果较差

非心脏手术的病人的围术期心血管评估(Mayo Clin Proc 2009[7])

● 以 2007 年 ACC/AHA 指南为依据

● 主要依据三个方面:①病人的临床特征,见表 7-0-3;②手术操作可能带来的心脏风险,见表 7-0-4;③病人的功能储备,见表 7-0-5

表 7-0-3　非心脏手术病人需术前评估并治疗的心脏事件类型

不稳定的冠脉症状	比如:不稳定或严重的心绞痛等(CCS Ⅲ 或 Ⅳ级)
失代偿心功能衰竭(纽约分级心功能 Ⅳ级;心衰加重或新近心衰)严重的心律失常	比如:高级别的房室传导阻滞,莫氏 Ⅱ 型房室传导阻滞,三度房室传导阻滞,症状性的室性心律失常,室上性心律失常,包括心房颤动,没有被良好控制的心室率(心室率静息状态下 >100 次),症状性的心动过缓,新发现的室性心动过速
严重的心瓣膜疾病	比如:严重的主动脉狭窄(跨瓣压 >40mmHg,主动脉瓣开口面积 <1cm² 或有症状)症状性的二尖瓣狭窄(进行性呼吸困难,晕厥,心衰)

表 7-0-4　非心脏手术的心脏风险分层

血管手术(通常认为心脏风险 >5%)比如:主动脉手术,或者其他重要的动脉或外周动脉手术
中度风险手术(通常认为 1%< 心脏风险 <5%)比如:腹腔内、胸腔内手术,颈动脉内膜手术,整形手术,前列腺手术,头颈部手术
低风险手术(通常认为心脏风险 <1%)比如:内镜手术,体表手术,白内障手术,门诊手术,乳腺手术

表 7-0-5　同状态下的能量需求评估（基于杜克活动指数）

MET1 可以日常生活自我照顾吗？穿衣、吃饭、上厕所？在房间内走路？在平地上以 3.2~4.8km/h 的速度行走？
<MET4 MET 可以在房屋内做轻体力劳动，比如打扫或洗盘子？爬一段楼梯或步行上山？
≥4 MET 在平地上以 6.4kg/h 的速度行走？短距离的跑步？在房屋内作重体力劳动如擦地板或抬起移动重的家具？参与适度的娱乐活动，如高尔夫、保龄球、跳舞、双打网球或投掷棒球或足球？
超过 10 MET 参与剧烈运动，如游泳、单打网球、足球、篮球或滑雪？

　　MET：代谢当量

● 分为五个步骤：①是急诊手术吗；②任何活动性的心脏事件；③手术风险；④病人的功能储备；⑤病人是否有临床风险

● 病人的临床特征有助于识别是否存在严重的活动性的心脏事件

ACC/AHA 2007 指南用术语心脏风险因子来代表修正的心脏风险指数的 5 个要素

表 7-0-6　预测非心脏手术中的心脏死亡及非致死性心肌梗死的临床风险因子

缺血性心脏病史	既往的心梗病史，典型 Q 波，负荷试验阳性，使用硝酸甘油史，典型的咽痛，既往心脏冠脉支架植入，既往冠脉搭桥史
充血性心衰病史	心衰病史，典型的影像学心衰表现，肺水肿病史，第三心音，双向湿啰音
脑血管意外病史	TIA 史，卒中史
糖尿病	术前应用或没使用胰岛素
肾功能不全	术前肌酐 >2mg/dl

开发和验证一种预测术后心脏风险的计算公式(Circu-lation 2011[8])

- NSQIP 数据组
- 经过鉴定的 5 个预测因子:手术类型、功能状态、异常肌酐值(>1.5mg/dl)、ASA 等级和增长的年龄

择期性非心脏手术的围术期风险管理(BMJ2011[9])

- 大约有 15% 的住院手术病人为并发症高危人群
- 在 65 岁以上的老年人中,择期肠道手术及血管手术后的死亡率是心脏手术的 2~4 倍
- 相比较于非心脏手术,术后危重护理已经是心脏手术的治疗常规手段

主动脉狭窄和非心脏手术(J Hospital Med 2012[10])

- 有症状的主动脉狭窄增加了术后恶性心血管事件的发生率
- 虽然死亡率低于有症状的主动脉狭窄者病人,但严重的,无症状的主动脉狭窄更易诱发术中血流动力学不稳定及严重的围术期并发症
- 文献原文表 3 用于 RCRI 主动脉狭窄

2014 ACC/AHA 关于非心脏手术病人的围术期心血管风险评估和管理指南(Circulation 2014[11])(图 7-0-1)

- 2014 更新
- β- 受体阻滞剂不应在手术当天开始应用
- 平时就在长期使用 β 受体阻滞剂病人应该继续使用
- 文献原文表 3 是关于 RCRI,NSQIP MICA,NSQIP SRC 的比较
- MACE>1% 的操作风险度升高
- 所有来源于 DECREASE 试验的数据被剔除
- RCRI 或者 NSQID 公式可以在 www.riskcalculator.facs.org 这个网站应用
- 或者 www.surgicalriskcalculator.com/miorcardiacarrest

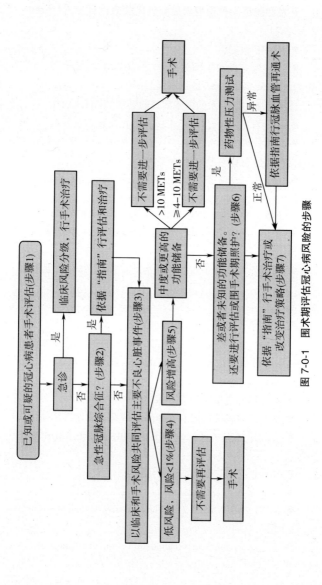

图 7-0-1　围术期评估冠心病风险的步骤

接受紧急的非心脏手术的病人,在接受 BMS 和 DES 后的第一个 4~6 周应该继续双联抗血小板药物治疗,除非出血的相对风险超过获益

术后呼吸衰竭指数 / 肺炎评分

两个术后肺风险指数（Adv Stud Med 2006[12]）

- 呼吸衰竭指数
- 肺炎风险指数
- 术后呼吸衰竭（PRF）指数,见文献原文表

非心脏手术的呼吸衰竭指数（Ann Surg 2000[13]）

- 呼吸衰竭被定义为不能在术后 48 小时内拔管及术后 48 小时内非计划性插管.
- 如果并发术后呼吸衰竭,则 30 天死亡率为 27%,反之,死亡率只有 1%

肺炎风险指数

非心脏手术的术后肺炎预测因子（Ann Intern Med 2001[14]）

- VA NSQIP 数据库
- 肺炎风险指数将术后肺炎发生的可能性分为五个等级

降低术后肺部并发症（JAMA 2007[15]）

- 术后肺部扩张练习（诱发性肺容量测定法,深呼吸练习,持续气道正压）
- 中断吸烟的证据比较有冲突:数个研究显示近期的戒烟者（<2 个月）比吸烟者有更高的术后肺部并发症的风险
- 文献原文表 4 为关于预防术后肺部并发症的其他方法

开发和验证一种预测术后肺炎风险的计算方法（Mayo Clin Proc 2013[16]）

- 美国外科学院"国家外科质量改进计划"
- 复杂的逻辑回归模型

开发和验证风险计算器预测术后呼吸衰竭的计算办法（Chest 2011[17]）

- NSQIP 数据
- 5 种相关因子被确认:手术类型、急诊病例、相关的功

能状态、术前脓毒症和高 ASA 级别

术前血管再通

血管外科术前的血管再通（NEJM 2004[18]）

- CARP 试验
- PCI 或者冠脉搭桥术
- 血管再生的平均时间是 54 天
- 血管再生组及对照组的 2.7 年死亡率无差异
- 30 天术后心梗率无明显差别
- 血管术后的血管再生不能改变远期结局

围术期 β 受体阻滞剂的使用

常见的非心脏手术（NEJM 2005[19]）

- RCRI≤1，一般无效，或者可能有害
- RCRI≥2，有助于降低住院死亡率

关于非心脏手术 β 受体阻滞剂的荟萃分析（BMJ 2005[20]）

- 围术期 β 受体阻滞剂有助于改善心血管死亡率、非致命的心肌梗死和非致命性心脏骤停
- 心动过缓、低血压的风险则显著升高

糖尿病人的非心脏大手术（BMJ 2006[21]）

- DIPOM 试验
- 口服 100mg 美托洛尔，从术前 1 天开始最多到术后第 8 天
- 围术期使用美托洛尔并没有明显影响糖尿病病人的死亡率

延长释放型琥珀酸美托洛尔对于非心脏手术病人的影响（POISE 试验）：一个随机对照试验（Lancet 2008[22]）

- POISE 试验
- 随机对照试验观察非心脏手术和 30 天死亡率
- 主要的观察终点是心血管死亡事件，非致死性心肌梗死，非致死性心脏停搏
- 美托洛尔组只有个别观察对象出现观察终点

- 在美托洛尔组观察到了更多的死亡和脑卒中病例
- 药物剂量是每天美托洛尔 200mg,但是第一天尽可能使剂量达到 400mg

非心脏手术的病人围术期应用 β 受体阻滞剂:荟萃分析 (Lancet 2008[23])

- 荟萃分析
- β 受体阻滞剂未显著降低全死因死亡率、心血管死亡率或心力衰竭的风险,但 β 受体阻滞剂在非致死性卒中增高为代价的同时,可以降低非致死心肌梗死及心肌缺血
- β 受体阻滞剂明显有益的结论很大程度上是从高偏差风险试验得出的,而更可靠的低偏差风险试验得出的结果是全因死亡率和非致命性脑卒中的风险增加
- 除非病人因某些临床指征已经在使用 β 受体阻滞剂,否则不建议在接受非心脏手术的病人中常规使用

2009 ACC/AHA 关注围术期 β 受体阻滞剂使用更新 (Circulation 2009[24])

- 在因 Class I 适应证(文献原文表 3)使用 β 受体阻滞剂病人的围手术期中应持续用药
- 推荐血管手术使用的相关建议被删除

在非心脏大手术的围手术期中使用 β 受体阻滞和死亡率、心血管死亡率的关系 (JAMA 2013[25])

- VASQIP 研究
- 回顾性队列研究
- 在非心脏血管手术中使用 β 受体阻滞剂与 RCRI>2 病人显著降低的 30 天全因死亡率相关

接受非心脏手术的缺血性心脏病病人使用 β 受体阻滞剂与严重心血管事件和死亡事件风险的相关性 (JAMA Intern Med 2014[26])

- 丹麦全国队列研究
- 只有在最近发生的心力衰竭或心肌梗死的病人中,使用 β 受体阻断剂才可以降低 30 天主要心血管事件和死亡率

比索洛尔和氟伐他汀可以减少中度危险病人接受非心脏手术的围术期心脏死亡率和心肌梗死发生率（Ann Surg 2009[27]）

- DECREASE-IV 研究
- 比索洛尔与显著降低的 30 天心脏致死率和非致死性心肌梗死发生率相关

围术期他汀类药物的使用

氟伐他汀和血管手术围术期并发症的关系（NEJM2009[28]）

- DECREASE III 试验
- 在血管手术中使用他汀类药物的随机对照试验
- 在手术前 37 天开始，每天应用氟伐他汀 80mg
- 主要的观察终点是术后 30 天内的发生心梗
- 围术期氟伐他汀的使用可以改善围术期心脏结局

围术期应用氟伐他汀与死亡、心梗、房颤和持续时间的关系（Arch Surg 2012[29]）

- 围术期他汀类药物的使用可以降低心脏手术病人的房颤发生风险
- 在心脏手术或非心脏手术的围术期使用他汀类药物，可以降低房颤发生率但不能减少死亡率

术后并发症

爬楼梯试验出现不适者预测术后心肺并发症（Chest 2001[30]）

- 高风险手术，喉部手术，上腹部手术
- 30 天结果
- 不能完成 1 梯段楼梯试验的病人中，89% 的病人发生了术后心肺并发症
- 能完成 7 梯段楼梯试验的病人，没有人并发术后心肺并发症

深呼吸练习减少冠脉搭桥术后的肺不张（Chest 2005[31]）

- 深呼吸，术后前 4 天内每小时 30 次深慢呼吸
- 术后第四天，CT 扫描及肺功能检查明确是否合并肺功

能及肺不张

- 深呼吸能够显著减少肺不张的体积

活动耐量和围术期并发症的关系（Arch Intern Med 1999[32]）

- 活动耐量差的病人围术期并发症更多
- 病人经历的是非心脏手术
- 如果病人不能步行 4 个街区或不能爬 2 层楼梯即可定义为活动耐量差
- 活动耐量差是术后并发症的独立危险因子
- 围术期并发症的定义是出院前任何非预期不良事件，包括非预期的感染，深静脉血栓，心血管、肺部、或神经系统的并发症

心脏手术中 RRT 的简化预测因子（JAMA 2007[33]）

- 加拿大安大略的两所医院中进行的心脏手术病人回顾性队列研究
- 简单的临床信息即可有效区分低风险和高风险病人
- 应用 Cockcroft-Gault 公式计算肾小球滤过率

外科阿普加评分的应用（Arch Surg 2009[34]）

- 利用 10 分制阿普加评分评估外科主要并发症及 30 天内死亡率
- C 值对于主要并发症或死亡的统计分析效率分别为 0.73 及 0.81
- 外科阿普加评分是在普外科手术及血管手术结束时，评估麻醉记录单中的失血量、最低平均动脉血压、最低心率等项目并相加综合得分

精神病并发症对手术死亡率的影响（Arch Surg 2010[35]）

- VA 数据
- 观察终点是住院期间及 30 天的死亡率
- 现存的精神病并发症与外科手术后死亡率增加有一定的相关性（相对危险度 1.21）
- 伴有抑郁症和（或）焦虑症病人的死亡风险最高

非心脏手术术后，肌钙蛋白水平与 30 天死亡率之间的关系（JAMA 2012[36]）

- VISION 研究
- 测定术后 6~12 小时及术后 1 天、2 天和 3 天病人 TnT 水平
- 对于可能在 30 天内死亡的病人加测 TnT 峰值（文献原文图 2）
- 术后 3 天内 TnT 值与 30 天死亡率显著相关

心脏手术后使用糖皮质激素预防房颤（JAMA 2007[37]）

- 心脏手术后静脉注射氢化可的松的临床随机对照试验
- 所有病人根据心率使用 β 受体阻滞剂
- 主要结局指标为心脏手术后前 84 小时内发生房颤
- 激素组房颤发生率明显下降（需要治疗的人数 NNT= 5.6）
- 激素预防术后房颤的机制尚不清楚
- 可能不是激素本身的效果，而是通过减轻恶心、呕吐改善了包括 β 受体阻滞剂在内的口服药物吸收率

围术期抗凝 / 抗血小板的使用

围术期口服抗凝治疗综述（Arch Intern Med 2003[38]）

- 牙科手术、关节冲洗术、白内障手术和诊断性内镜操作不需要调整
- 其他情况应个体化

对于植入药物洗脱支架的病人，优先考虑在行低风险的非心脏手术时停用抗血小板药物（J Hospital Med 2007[39]）

- 克利夫兰临床心脏中心数据库
- DES 植入天数为 236 天。
- 在术前 77% 的病人停止了所有的抗血小板治疗，其中位时间为 10 天
- 在低风险的非心脏手术病人中发生支架植入后血栓形成的整体风险较低，特别是曾接受至少 180 天抗血小板治疗的病人

围术期治疗的临床宝典（Mayo Clin Proc 2009[40]）

- 不恰当的过早停用抗血小板治疗使围术期心脏猝死

率增加 5~10 倍,其平均死亡率约 30%

● 没有数据证实低分子肝素及普通肝素可以降低支架植入后血栓形成及死亡率

● 虽然,阿司匹林可以使出血并发症的发生率增加 1.5 倍,但大多数外科手术并不会因此增加出血相关致死率

● 颅内手术和经尿道前列腺手术例外

● 阿司匹林与氯吡格雷联用与阿司匹林单药相比较,可使围术期大出血的相对风险增加 30%~50%

● 避免在肌酐清除率 <30mL/min 病人中使用低分子肝素和磺达肝素

接受非心脏手术的病人中使用阿司匹林(NEJM 2014[41])

● poise-2 研究

● 手术前和术后早期 ASA 无显著性影响

非心脏手术病人应用可乐定(NEJM 2014[42])

● poise-2 研究

● 低剂量可乐定不降低死亡率或非致死性心肌梗死的发生率

术前抗生素的使用

预防性抗生素使用防止手术部位感染(AFP 2011[43])

● 在术前 1 小时内,若病人接受万古霉素或氟喹诺酮类治疗则可在术前 2 小时内

● 预防性抗生素应在 24 小时内停药,心胸外科手术则在 48 小时内停药

● 在手术超过 4 小时或术中有大量出血时(>1500mL),应追加静脉使用抗生素

● 文献原文表 1 关于 ABx

围术期卒中

围术期卒中(NEJM 2007[44])

● 围术期卒中的发生率和手术类型及复杂程度有关

● 围术期卒中主要为缺血和栓塞

- 约 45% 的围术期卒中在术后第一天内被发现
- 大多数心脏手术的卒中和低灌注无关
- 无症状性颈动脉狭窄与围术期卒中风险的关系被高估,见表 7-0-7

表 7-0-7　颈动脉狭窄与卒中的关系

总体风险	2%
无症状非双侧颈动脉狭窄 50%~99%	3%
双侧狭窄 50%~99%	5%
颈动脉闭塞	7%

- 心脏手术后 30%~50% 的病人会发生房颤,术后第 2~4 天为发病率高峰期
- 在心脏手术前 5 天开始预防性使用胺碘酮和 β 受体阻滞剂能有效减少术后房颤的发生
- 高血糖与房颤、卒中及死亡的发生率增加相关

老年非心脏手术中,术前红细胞压积和术后结果的关系(JAMA 2007[45])

- 来自 VA 的 NSQIP 数据库
- >65 岁
- 主要后果是 30 天死亡率
- 红细胞容积每超过(下降或升高)正常范围(39.0%~50.9%)一个百分点,病人 30 天死亡率就增加 1.6%

老年心脏手术病人延长 ICU 病房治疗时间的预测((Intensive Care Med 2011[46])

- 在 ICU 中常用的 3 种预测模型对老年病人的预测效力不佳

围术期阻塞性睡眠呼吸暂停(OSA)

围术期阻塞性睡眠呼吸暂停的管理(Chest 2010[47])
监测采用 STOP-Bang 评分系统,见表 7-0-8

表 7-0-8　STOP-Bang 评分系统

S:是否打鼾?
T:是否觉劳累、疲惫、白天易瞌睡?
O:是否被发现有窒息?
P:是否有血压? 或者正在服用高血压药物?
B:BMI>35?
A:>50 岁?
N:颈围 >40cm?
G:男性?

低风险:3 个以内问题是 YES
高风险:3 个及以上问题是 YES

其　　他

非心脏手术围术期贫血与术后结局(Lancet 2011[48])

● ACS NSQIP 数据

● 对于非心脏大手术病人,即使是术前轻度贫血也是 30 天死亡率的独立危险因素

病人血液管理(JAMA 2011[49])

● 术前自体血液捐献(PAD)

● 文献原文表 1 显示输血的主要传染性及非传染性并发症

慢性疼痛病人的围术期管理(BMJ 2012[50])

● 镇静和呼吸抑制在服用阿片类药物的慢性疼痛病人中更少见

术后即刻 BNP 检测和预测价值(Ann Vasc Surg 2011[51])

● 术前 BNP 的水平预测血管手术病人的生存率

● 术前 BNP 预测 1 年生存率的临界值 >281pg/mL

重复 NT-pro-BNP 检测作为增量预测值,对血管手术后长期心脏疾病结局预测的有效性(Am J Cardiol 2011[52])

● NT-pro-BNP 的水平有助于在术前对血管手术病人进

行心脏相关风险分层

- 中位随访时间 13 个月
- NT-pro-BNP 术前术后水平的差异是心脏结局的最强预测指标

参 考 文 献

1. ☺ ☺ Landesberg, G., et al. (2009). "Perioperative myocardial infarction." Circulation, 119: 2936-2944.

2. ☺ Livhits, M., et al. (2011). "Risk of surgery following recent myocardial infarction." Ann Surg, 253: 857-864.

3. Lee, T., et al. (1999). "Derivation and prospective validation of a simple index for prediction of cardiac risk of major noncardiac surgery." Circulation, 100: 1043-1049.

4. Boersma, E., et al. (2005). "Perioperative cardiovascular mortality in noncardiac surgery: validation of the Lee cardiac risk index." Am J Med, 118: 1134-1141.

5. van de Pol, M., et al. (2006). "Influence of cardiac risk factors and medication on length of hospitalization in patients undergoing major vascular surgery." Am J Cardiol, 97: 1423-1426.

6. Ford, M., et al. (2010). "Systematic review: Prediction of perioperative cardiac complications and mortality by the revised cardiac risk index." Ann Intern Med, 152: 26-35.

7. ☺ ☺ ☺ Freeman, W. and R. Gibbons (2009). "Perioperative cardiovascular assessment of patients undergoing noncardiac surgery." Mayo Clin Proc, 84: 79-90.

8. Gupta, P., et al. (2011). "Development and validation of a risk calculator for prediction of cardiac risk after surgery." Circulation, 124: 381-387.

9. Pearse, R., et al. (2011). "Managing perioperative risk in patients undergoing elective non-cardiac surgery." BMJ, 343: d5759.

10. Markowitsch, H. and A. Staniloiu (2012). "Amnesic disorders." Lancet, 380: 1429-1440.

11. Fleisher,L.,et al.(2014)2014 ACC/AHA guideline on perioperative cardiovascular evaluation and management of patients undergoing noncardiac surgery. Circulation,130,e278-e333 DOI:http://circ. ahajournals. org

12. ☺☺ Rock,P.(2006). "Perioperative management of patients at risk for postoperative pulmonary complications." Adv Stud Med,6:441-449.

13. Arozullah,A.,et al.(2000). "Multifactorial risk index for predicting postoperative respiratory failure in men after major noncardiac surgery." Ann Surg,232:242-253.

14. Arozullah,A.,et al.(2001). "Development and validation of a multifactorial risk index for predicting postoperative pneumonia after major noncardiac surgery." Ann Intern Med,135:919-921.

15. ☺☺ Smetana,G.(2007). "A 68-year-old man with COPD contemplating colon cancer surgery." JAMA,297:2121-2130.

16. Gupta,H.,et al.(2013). "Development and validation of a risk calculator for predicting postoperative pneumonia." Mayo Clin Proc,88(11):1241-1249.

17. Gupta,H.,et al.(2011). "Development and validation of a risk calculator predicting postoperative respiratory failure." Chest,140(5):1207-1215.

18. McFalls,E.,et al.(2004). "Coronary-artery revascularization before elective major vascular surgery." NEngl J Med,351:2795-2804.

19. Lindenauer,P.,et al.(2005). "Perioperative beta-blocker therapy and mortality after major noncardiac surgery." Ibid,353:349-361.

20. Devereaux,P.,et al.(2005). "How strong is the evidence for the use of perioperative beta-blockers in non-cardiac surgery? Systematic review and meta-analysis of randomised controlled trials." BMJ.

21. Juul,A.,et al.(2006). "Effect of perioperative beta blockage in patients with diabetes undergoing major non-cardiac surgery: randomised placebo controlled,blinded multicenter trial." Ibid.

22. ☺ POISE Study Group(2008). "Effects of extended-release

metoprolol succinate in patients undergoing non-cardiac surgery (POISE trial): a randomised controlled trial." Lancet, 371: 1839-1847.

23. Bangalore, S., et al. "Perioperative beta-blockers in patients having non-cardiac surgery: a meta-analysis." Ibid, 372: 1962-1976.

24. Fleischmann, K., et al. (2009). "2009 ACCF/AHA focused update on perioperative beta blockade. A report of the American College of Cardiology Foundation/American Heart Association task force on pactice guidelines." Circulation, 120: 2123-2151.

25. London, M., et al. (2013). "Association of perioperative beta-blockade with mortality and cardiovascular morbidity following major noncardiac surgery." JAMA, 309 (16): 1704-1713.

26. Andersson, C., et al. (2014). "Association of beta-blocker therapy with risks of adverse cardiovascular events and deaths in patients with ischemic heart disease undergoing noncardiac surgery." JAMA Intern Med, 174 (3): 336-344.

27. Dunkelgrun, M., et al. (2009). "Bisoprolol and fluvastatin for the reduction of perioperative cardiac mortality and myocardial infarction in intermediate-risk patients undergoing noncardiovascular surgery. A randomized controlled trial (DECREASE-IV)." Ann Surg, 249: 921-926.

28. Schouten, O., et al. (2009). "Fluvastantin and perioperative events in patients undergoing vascular surgery." N Engl J Med, 361: 980-989.

29. Chopra, V., et al. (2012). "Effect of perioperative statins on death, myocardial infarction, atrial fibrillation, and length of stay." Arch Surg, 147 (2): 181-189.

30. Girish, M., et al. (2001). "Symptom-limited stair climbing as a predictor of postoperative cardiopulmonary complications after high-risk surgery." Chest, 120: 1147-1151.

31. Westerdahl, E., et al. (2005). "Deep-breathing exercise reduce atelectasis and improve pulmonary function after coronary artery bypass surgery." Ibid, 128: 3482-3488.

32. Reilly, D., et al. (1999). "Self-reported exercise tolerance and the risk

of serious perioperative complications." Arch Intern Med, 159:2185-2192

33. Wijeysundera, D., et al. (2007). "Derivation and validation of a simplified predictive index for renal replacement therapy after cardiac surgery." JAMA, 297:1801-1809.

34. Regenbogen, S., et al. (2009). "Utility of the surgical apgar score. Validation in 4119 patients." Arch Surg, 144:30-36.

35. Abrams, T., et al. (2010). "Influence of psychiatric comorbidity on surgical mortality." Ibid, 145:947-953.

36. The VISION study investigators (2012). "Association between postoperative troponin levels and 30-day mortality among patients undergoing noncardiac surgery." JAMA, 307(21):2295-2304.

37. Halonen, J., et al. (2007). "Corticosteroids for the prevention of atrial fibrillation after cardiac surgery. A randomized controlled trial." Ibid, 297:1562-1567.

38. Dunn, A. and A. Turpie (2003). "Perioperative management of patients receiving oral anticoagulants. A systemic review." Arch Intern Med, 163:901-908.

39. Brotman, D., et al. (2007). "Discontinuation of antiplatelet therapy prior to low-risk noncardiac surgery in patients with drug-eluting stents: a retrospective cohort study." J Hospital Med, 2:378-384.

40. Mauck, K. and S. Litin (2009). "Clinical pearls in perioperative medicine." Mayo Clin Proc, 84(6):546-550.

41. Devereaux, P., et al. (2014). "Aspirin in patients undergoing noncardiac surgery." N Engl J Med, 370:1494-1503.

42. Devereaux, P., et al. "Clonidine in patients undergoing noncardiac surgery." Ibid, 1504-1513.

43. ☺ Salkind, A. and K. Rao (2011). "Antibiotic prophylaxis to prevent surgical site infections." AFP, 83(5):585-590.

44. ☺ ☺ Selim, M. (2007). "Perioperative stroke." N Engl J Med, 356:706-713.

45. Wu, W., et al. (2007). "Preoperative hematocrit levels and postoperative

outcomes in older patients undergoing noncardiac surgery." JAMA, 297:2481-2488.

46. Ettema, R., et al. (2011). "Predicting prolonged intensive care unit stays in older cardiac surgery patients: a validation study." Intensive Care Med, 37:1480-1487.

47. Adesanya, A., et al. (2010). "Perioperative management of obstructive sleep apnea." Chest, 138:1489-1498.

48. Musallam, K., et al. (2011). "Preoperative anaemia and postoperative outcomes in non-cardiac surgery: a retrospective cohort study." Lancet, 378:1396-1407.

49. Uhl, L. (2011). "Patient blood management. A 68-year-old woman contemplating autologous blood donation before elective surgery." JAMA, 306(17):1902-1910.

50. Farrell, C. and P. McConaghy (2012). "Perioperative management of patients taking treatment for chronic pain." BMJ, 344:e4148.

51. Suttie, S., et al. (2011). "Immediately postoperative B-type natriuretic peptide and its predictive value." Ann Vasc Surg, 25:248-255.

52. Goei, D., et al. (2011). "Usefulness of repeated N-terminal pro-B-type natriuretic peptide measurements as incremental predictor for long-term cardiovascular outcome after vascular surgery." Am J Cardiol, 107:609-614.

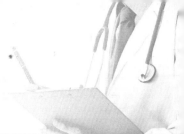

第八章　影像学

头　颅　CT

● 如何正确看头颅 CT 片?

● 正常头颅中三种钙化的 CT 表现是什么?（请填写）

1

2

3

● 如果怀疑蛛网膜下腔出血,那你要注意观察头颅 CT 的什么地方?

● 硬膜外血肿和硬膜下血肿的特征是什么?（请填写）,见表 8-0-1

表 8-0-1

	硬膜外血肿	硬膜下血肿
血肿的形态		
病因		

● 什么是正常压力脑积水的诊断标准?

● 脑挫伤的表现?

● 你看到一个左侧偏瘫的可疑脑卒中病人,你会在头颅 CT 的哪里看到异常变化?

● 什么是弥漫性轴索损伤?（附加题）

急诊平扫 CT 诊断蛛网膜下腔出血的敏感性怎样？（Ann Emerg Med 2008[1]）

- 回顾性研究
- 平扫 CT 能发现 94% 的蛛网膜下腔出血是由动静脉畸形或动脉瘤引起的（敏感度 94%）
- 仅表现为头痛而精神状态正常的蛛网膜下腔出血病人，平扫 CT 的敏感度为 91%
- 当诊断动脉瘤或动静脉畸形引起的自发性蛛网膜下腔出血时，平扫 CT 作为一个独立诊断模型的敏感度尚不足

CT 和腰穿表现均阴性是否就可以排除蛛网膜下腔出血？（AnnEmerg Med 2008[2]）

- 前瞻性队列研究
- 当他们来急诊科就诊后电话问卷调查随访 6~36 个月
- 神经系统检查正常的非创伤性头痛病人，如果 CT 阴性，则行腰穿检查
- 诊断蛛网膜下腔出血或动脉瘤，此策略的敏感度为 98%，特异度为 67%，阳性似然比为 2.98，阴性似然比为 0.02

神经系统影像常见问题的指南（BMJ 2010[3]）

- 文献原文表 1 是常见的神经影像征象
- 文献原文表 3 是颈部或下背部疼痛
- 当怀疑脑肿瘤、感染或炎症性疾病时需使用钆增强 MRI 检查

孤立性肺肿块的诊断

孤立性肺结节的评估（AFP 2009[4]）

- 8mm 大小是选择不同影像检查方法的临界值
- 临床表现对于恶性肿瘤的诊断非常重要[5]，见表 8-0-2

表 8-0-2　提示良性或恶性孤立性肺结节的放射学特征

放射学特征	良性结节	恶性结节
大小	<5mm	>10mm

续表

放射学特征	良性结节	恶性结节
边缘	光整	不规则或毛刺
钙化	同心圆样、中心型、爆米花样或均一型钙化	无钙化或偏心型钙化
密度	致密	非致密或磨玻璃样
倍增时间	少于 1 个月或大于 1 年	1 个月至 1 年之间

肺结节的个体评估:什么时候诊断肺癌?(Chest 2013[6])
见图 8-0-1、图 8-0-2

偶 发 瘤

对于肝脏良性病变的准确识别法(Am J Surg 2004[7])

回顾性分析经这种方法识别处理后认为有手术指征而行肝切除术的 71 例病人

● 92% 在术前正确分类

● 6 例诊断不准确,其中 4 例为局灶性结节增生,另外 2 例为腺瘤伴有恶变

偶发性肾和肾上腺肿块的评估(AFP 2001[8])

● 无症状的单纯性肾囊肿无需进一步评估

● 偶发的无症状肾肿块将根据 Bosniak 分级法来指导临床处理

● 肾上腺的偶发肿块应根据其大小和功能这两个因素来评估

对肾上腺肿块功能评估应遵循以下几个方面,肾上腺偶发瘤的诊查(NEJM 2007[9])

● 随着年龄的增长患病率增加

● 它们大多数是良性的肾上腺皮质腺瘤

● 肿块直径大于 4cm 诊断为肾上腺癌的敏感度为 90%,但特异度较低(24%)

● 双侧肾上腺偶发瘤应该诊断为转移瘤

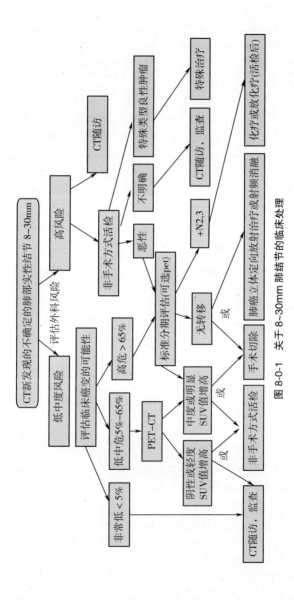

图 8-0-1 关于 8~30mm 肺结节的临床处理

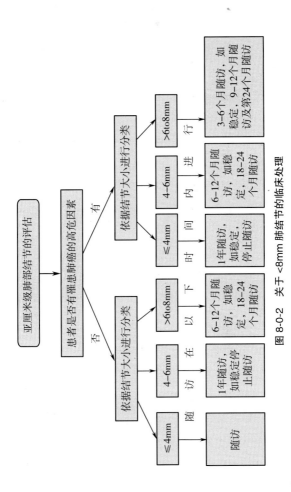

图 8-0-2　关于 <8mm 肺结节的临床处理

钆引起肾源性系统性纤维化（Am J Med 2007[10]）

- 高剂量的钆似乎增加肾源性系统性纤维化的风险

偶发肾上腺肿瘤的影像学评估（AFP 2010[11]）

- 通常认为至少 1cm 大的病灶才能进行影像评估
- 增强后腺瘤表现为对比剂快速流出，而恶性肿瘤相反
- 在没有恶性肿瘤病史的病人发现大于 4cm 的肾上腺肿块，如果不能被定性为囊肿或髓性脂肪瘤，则通常需要手术

腹部 CT 偶发病变的管理

术前超声检查鉴别附件良恶性肿块的简单规则（BMJ 2011[12]），这些简单规则大约能确诊 75% 的附件良恶性肿瘤

- 用于确定附件肿瘤良恶性的简单规则中每个超声特征的预测值。预测值用百分比表示（可信区间 95%）

偶发瘤：初始管理（AFP 2014[13]）

- 文献原文表 1 为初始管理
- 甲状腺结节
- 垂体结节

辐 射 暴 露

<10mSv 的辐射没有直接的流行病学数据支持会增加癌症的风险

- 腹部及盆腔 CT 多期扫描：天然本底辐射累积至相当剂量所需时间为 10 年
- 头颅 CT：天然本底辐射累积至相当剂量所需时间为 8 个月
- 普通胸片：天然本底辐射累积至相当剂量所需时间为 10 天
- 钼靶：天然本底辐射累积至相当剂量所需时间为 3 个月

放射影像检查的辐射危险及怎样尽量最小化辐射损伤？（BMJ 2011[14]）

- 估计 30% 的 CT 扫描是不必要的
- 2004 年，英国大概有 0.6% 的癌症是因 X 线相关性辐

射所致的

人的一生中如果有一次接受 10mSv 有效剂量的辐射,那么每 1000 个人中会有 1 人患癌症的风险。

参 考 文 献

1. Byyny,R.,et al.(2008)."Sensitivity of noncontrast cranial computed tomography for the emergency department diagnosis of subarachnoid hemorrhage."Ann Emerg Med,51:697-703.

2. Perry,J.,et al."Is the combination of negative computed tomography result and negative lumbar puncture result sufficient to rule out subarachnoid hemorrhage?"Ibid,707-713.

3. ☺Cohen,A.,et al.(2010)."A guide to imaging for common neurological problems."BMJ,341:388-393.

4. ☺☺Albert,R. and J. Russell(2009)."Evaluation of the solitary pulmonary nodule."AFP,80(8):827-831.

5. ☺☺Ost,D.,et al.(2003)."The solitary pulmonary nodule."N Engl J Med,348:2535-2542.

6. Gould,M.,et al.(2013)."Evaluation of individuals with pulmonary nodules:when is it lung cancer?"Chest,143(5(Suppl)):e93S-e120S.

7. Kim,J.,et al.(2004)."An algorithm for the accurate identification of benign liver lesions."Am J Surg,187:274-279.

8. ☺☺Higgins,J. and J. Fitzgerald(2001)."Evaluation of incidental renal and adrenal masses."AFP,63:288-294.

9. ☺Young,W.(2007)."The incidentally discovered adrenal mass."N Engl J Med,356:601-610.

10. Rodby,R.(2007)."Gadolinium-induced nephrogenic systemic fibrosis in patients with kidney disease."Am J Med,120:561-562.

11. Willatt,J. and I. Francis(2010)."Radiologic evaluation of incidentally discovered adrenal masses."AFP,81:1361-1366.

12. Timmerman,D.,et al.(2011)Simple ultrasound rules to distinguish between benign and malignant adnexal masses before surgery:prospective validation by IOTA group. BMJ,341,c6839 DOI:doi:10.

1136/bmj. c6839

13. Hitzeman, N. and E. Cotton (2014). "Incidentalomas: Initial management." AFP, 90(11): 784-489.

14. Davies, H., et al. (2011) Risks of exposure to radiological imaging and how to minimise them. BMJ, 342, d947 DOI: doi: 10. 1136/bmj. d947.

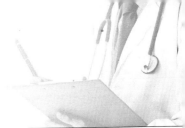

中英文词汇对照

阴离子间隙	Anion gap	AG
炎症性贫血	Anemia of inflammation	AI
动脉粥样硬化性颈内动脉闭塞	atherosclerotic internal carotid artery occlusion	AICAO
艾滋病	acquired immune deficiency syndrome	AIDS
急性肾损伤	Acute kidney injury	AKI
蛋白激酶 B	protein kinase B	Akt
急性肺损伤	Acute lung injury	ALI
谷丙转氨酶	Alanine transaminase	ALT
急性心肌梗死	acute myocardial infarction	AMI
抗核抗体	Anti-nuclear immune body	ANA
抗中性粒细胞胞浆抗体	Anti neutrophil cytoplastmic antibody	ANCA
无症状性神经认知功能受损	Asymptomatic nerve impaired cognitive function	ANI
心房利钠肽	atrial natriuretic peptide	ANP
动脉粥样硬化性肾动脉狭窄	atherosclerotic renal artery stenosis	ARAS
血管紧张素受体拮抗剂	Angiotensin receptor blocker	ARB
急性呼吸窘迫综合征	Acute Respiratory Distress Syndrome	ARDS
急性肾功能衰竭	Acute renal failure	ARF
阿司匹林	acetylsalicylic acid	ASA
动脉血栓栓塞事件	arterial thromboembolic events	ATE
急性肾小管坏死	Acute tubular necrosis	ATN
总弱酸浓度	Total weak acid concentration	ATOT
曲线下面积	area under the curve	AUC
房室结的	Atrioventricular nodal	AV nodal
房室结折返性心动过速	Atrioventricularnode reentrant tachycardia	AVNRT.
精氨酸加压素	Arginine Vasopression	AVP
胆汁酸吸收障碍	bile acid malabsorption	BAM
支链氨基酸	Branched-Chain Amino Acid	BCAA
基础能量消耗	Basal Energy Expenditure	BEE
一天两次	bis in die（拉丁语）	bid
体重指数	Body mass index	BMI

骨形成蛋白受体 2	Bone morphogenetic protein receptor 2	BMPR2
脑利钠肽	Brain Natriuretic Peptide	BNP
B 型钠尿肽	B-Type Natriuretic peptide	BNP
球囊肺动脉成形术	Balloon pulmonary artery molding techenique	BPA
良性前列腺增生	Benign prostate hyperplasia	BPH
良性位置性眩晕发作性	benign paroxysmal positional vertigo	BPPV
血糖	Blood sugar	BS
血尿素氮	blood urea nitrogen	BUN
变异型额颞叶痴呆	Variant Frontotemporal dementia	BvFTD
苯二氮䓬类药物受体激动剂	bezodiazepine receptor agonists	BzRAs
心输出量	cardiac output	C.O.
大脑淀粉样血管病	Cerebral amyloid angiopathy	CAA
冠状动脉旁路移植术	Coronary artery bypass graft（ing）	CABG
冠状动脉粥样硬化性心脏病	Coronary atherosclerotic heart disease	CAD
精神异常评估法	confusion assessment method	CAM
环腺氨酸	cyclic AMP	cAMP
心血管自主神经病	Cardiovascular autonomic neuropathy	CAN
静脉氧浓度	concentration of venous oxygen	CaO_2
社区获得性肺炎	Community-acquired pneumonia	CAP
探讨小窝蛋白	Caveolin-1	CAV1
慢性脑综合征	Chronic brain syndrome	CBS
钙通道阻滞剂	Calcium channel blockers	CCB
冠心病监护室	coronary care unit	CCU
艰难梭状芽孢杆菌感染	C.difficile infection	CDI
颈动脉内膜剥脱术	carotid endarterectomy	CEA
心脏衰竭	cardiac heart failure	CHF
慢性心功能衰竭	Chronic heart failure	CHF
颈动脉内膜厚度	Cartiod artery intima-media thickness	CIMT

造影剂肾病	Constrast induced nephropathy	CIN
慢性肾病	Chronic kidney disease	CKD
最大浓度	max of concentration	Cmax
钙调磷酸酶抑制剂	cakineurin inhibitor	CNI
中枢神经系统	central nervous system	CNS
二氧化碳	Carbon Dioxide	CO_2
慢性阻塞性肺疾病	Chronic obstructive pulmonary disease	COPD
持续气道正压通气	continuous positive airway pressure	CPAP
体外循环	Cardioplumonary bypass	CPB
肌酸磷酸激酶	creatine phosphokinase	CPK
肌酐清除率	creatinine clearance	CrCI
C 反应蛋白	C-reactive protein	CRP
心肾综合征	cardiac renal syndrome	CRS
毛细血管再充盈时间	Capillary refill time	CRT
心脏再同步疗法	cardiac resynchronization therapy	CRT
脑脊液	cerevrispinal fluid	CSF
CT 动脉造影	computerized tomography angiography	CTA
慢性血栓栓塞性肺动脉高压	Chronic thromboembolic pulmonary hypertension	CTEPH
心血管疾病	Cardiovascular disease	CVD
慢性静脉功能不全	chronic venous insufficiency	CVI
中心静脉线	Central venous line	CVL
动脉氧浓度	concentration of arterial oxygen	$C\dot{v}O_2$
中心静脉压	Central venous pressure	CVP
连续性静脉 - 静脉血液滤过	Continuous vena-venous hemofiltration	CVVH
胸片	chest X-ray	CXR
1- 脱氨基 -8-D 精氨酸血管加压素	1deamino-8-arginine vasopressin	DDAVP
药物洗脱支架	drug eluting stent	DES
糖尿病足感染	diabetic foot infection	DFI
二十二碳六烯酸	Docose Hexaenois Acid	DHA
深体温停循环	Deep hypothermic circulatory arrest	DHCA

弥散性血管内凝血	Disseminated Intravascular Coagulation	DIC
克罗伊茨费尔特—雅各布病	Creutzfeldt-Jakob disease	DJD
酮症酸中毒	Diabetic ketoacidosis	DKA
糖尿病酮症酸中毒	Diabetic ketoacidosis	DKA
路易体痴呆	Dementia with Lewy body	DLB
糖尿病	Diabetes Mellitus	DM
脱氧核糖核酸酶	Deoxyribonuclease	DNase
氧气运输量	delivery of oxygen	DO2
糖尿病周围神经病	Diabetic peripheral neuropathies	DPNs
由酒精中毒引起震颤谵妄	Delirium tremens	DT
迟发型超敏反应	Delayed Type Hypersensitivity	DTH
直接凝血酶抑制剂	Direct thrombin inhibitor	DTI
深静脉血栓	deep venous thromboembolism	DVT
弥散加权成像	Diffusion Weighted Imaging	DWI
有效血容量	Effective arterial blood volume	EABV
运动相关性低钠血症	Exercise-associated hyponatremia	EAH
细胞外液	Extracellular fluid	ECF
细胞外容量	Extracellular volume	ECV
急诊室	Emergency Department	ED
内皮依赖血管舒张功能	Endothelium dependent relaxing function	EDR
射血分数	ejection fraction	EF
早期目标导向治疗	Early goal directed therapy	EGDT
酶联免疫试验	Enzyme immuneassay	EIA
上皮细胞钠通道	Epithelial sodium channel	ENaC
依托孕烯	Etonogestrel	ENG
二十碳五烯酸	Eicosapentaenoic Acid	EPA
促红细胞生成素	Erythropoietin	EPO
早期复极	Early repolarization	ER
内镜下逆行胰胆管造影术	endoscopic retrograde cholangiopancreatography	ERCP
促红细胞生成素刺激剂	Erythropoietin stimulation	ESAs
超光谱 β 内酰胺酶	Extended-spectrum betalactamase	ESBL

终末期肾病	End stage kidney disease	ESKD
红细胞沉降率	erythrocyte sedimentation rate	ESR
乙醇	ethyl alcohol	EtOH
超声内镜	endoscopic ultrasonography	EUS
钾排泄分数	Fractional excretion of potassium	FEK
第一秒最大呼气量/用力肺活量	Forced expiratory volume in 1 second/Forced vital capacity	FEV1/FVC
血流储备分数	Fractional Flow Reserve	FFR
成纤维细胞生长因子	Fibroblast grow factor-23	FGF-23
成纤维生长因子受体	Fibroblast grow factor receptor	FGFR
吸入氧气浓度	fraction of inspiration O2	FiO2
额颞叶痴呆	Frontotemporal dementia	FTD
游离甲状腺素指数	free thyroxine index	FTI
不明原因发热	fever of unknown origin	FUO
氨基丁酸	Gamma Amino Acid Butyric Acid	GABA
肾小球滤过率	Glomerular filtration rate	GFR
生长激素	Growth hormone	GH
胃肠道	gastrointestinal	GI
胃肠道出血	gastrointestinal bleeding	GIB
全球急性冠脉事件	Global acute coronary events	GRACE
糖尿病低血糖相关的自主神经反射障碍	Hypoglycemia associated autonomic failure	HAAF
HIV 相关痴呆	HIV associated dementia	HAD
医院获得性肺炎	Hospital-acquired pneumonia	HAP
血红蛋白	hemoglobin	Hb
医疗机构相关性	Healthcare associated pneumonia	HCAP
血液透析	Hemodialysis	HD
高密度脂蛋白	High density lipoprotein-cholesterol	HDL-C
高度致吐性化疗	highly emetogenic chemotherapy	HEC
心力衰竭	heart failure	HF
射血分数保留的心力衰竭	Heart failure with preserved ejection fraction	HFpEF
射血分数下降的心力衰竭	Heart failure with reduced ejection fraction	HFrEF

高血糖性高渗状态	Hyperosmolar hyperglycemic state	HHS
头部冲击试验	head-impulse test	HIT
肝素诱导性血小板减少症	Heparin induced thrombocytopenia	HIT
肝素诱导的血小板减少及血栓症	Heparin-induced thrombocytopenia and thrombosis syndrome	HITT
艾滋病毒	human immunodeficiency virus	HIV
人类白细胞抗原	Human leukocyte antigen	HLA
高压力的慢性尿潴留	High-pressure chronic retention	HPCR
肝脏静脉压力梯度	hepatic venous pressure gradient	HPVG
心率	Heart rate	HR
高分辨计算机体层 X 线摄影术	High-resolution computed tomography	HRCT
高残余血小板反应性	High residual platelet reactivity	HRPR
心率变异率	Abnormal heart rate variability	HRV
海马萎缩	Hippocampus shrinking	HS
羟乙基淀粉	Hydroxyethyl starch	HSS
单纯疱疹病毒	herpes simplex virus	HSV
红细胞压积	hematocrit	HT
高血压病	Hypertension	HTN
溶血性尿毒综合征	Hemolytic uremic syndrome	HUS
主动脉内球囊反搏	Intra-arotic ballon pump	IABP
工具性日常生活活动量表	Instrumentalactivities Of Daily Living Scale	IADLs
回肠胆汁酸结合蛋白	ileal bile acid binding protein	IBABP
炎症性肠病	inflammatory bowel disease	IBD
腹泻性肠易激综合征	irritable bowel syndrome-diarrhea	IBS—D
植入型心律转复除颤器	implantable cardioverter defibrillator	ICD
细胞外液	Intracellular fluid	ICF
中心监护室	intensive care unit	ICU
肠脂肪酸结合蛋白	intestinal fatty acid binding protein	I-FABP
空腹血糖受损	Impaired fasting glucose	IFG

免疫球蛋白 A	immuno-globulin A	IgA
糖耐量异常	Impaired glucose tolerance	IGT
肠道菌群移植	intestinal microbiota transplantation	IMT
回肠贮袋肛管吻合术	ileal pouch-anal anastomosis	IPAA
特发性血小板减少性紫癜	Idiopathic thrombocytopenic purpura	ITP
下腔静脉	Inferior vena cava	IVC
髂静脉压迫综合征	iliac vein compression syndrome	IVCS
酸敏感钾离子通道蛋白 3	Potassium channel subfamily K member 3	KCNK3
尿肌酐比值	Kreatinine ration	KCR
左心房	Left atrium	LA
左心耳	left atrial appendage	LAA
左心耳血栓	left atrial appendage thrombus	LAAT
长效 β 受体激动剂	Long acting β-agonist	LABAs
腔隙性脑梗死	lacunar stroke	LACS
腹腔镜下改良胃捆绑术	Laparoscopic adjustable gastric banding	LAGB
长效胆碱受体拮抗剂	Long acting muscarinic antagonist	LAMA
左束支传导阻滞	left bundle branch block	LBBB
大神经纤维周围神经病	Large-fiber peripheral neuropathy	LFPN
肝功能	liver function	LFT
左心疾病	Left heart disease	LHD
正常值下限	Lower limits of normal	LLN
低分子量肝素	Low molecular weight heparin	LMWH
L- 鸟氨酸 -L- 门冬氨酸	L-omithine-L-sapartate	LOLA
少词型进行性失语	Part of speech less progressive aphasia	LPA
低压力的慢性尿潴留	Low-pressure chronic retention	LPCR
长 QT 综合征	long QT syndrome	LQTS
乳酸林格氏液	Lactated ringer	LR
下尿路症状	Lower urinary tract symptoms	LUTS
左心室	left ventricle	LV
左室射血分数	Left Ventricular Ejection Fractions	LVEF

左心室肥大	Left ventricular hypertrophy	LVH
路易体痴呆	Lewy body dementia	LwBD/LBD
微血管病性溶血性贫血	Microangiopathic hemolytic anemia	MAHA
平均动脉压	Mean arterial pressure	MAP
微管相关 tau 蛋白	Microtubule associated protein tau	MAPT
耐甲氧西林的金黄色葡萄球菌	Methicillin resistant staphylococcus	MASA
大脑中动脉	middle cerebral artery	MCA
最大对比剂量	Maximum contrast dose	MCD
平均红细胞容积	Mean Corpuscular Volume	MCV
多重耐药	Multiple drug resistance	MDR
骨髓增生异常综合征	Myelodysplastic syndrome	MDS
中度致吐性化疗	moderately emetogenic chemotherapy	MEC
终末期肝病模型	Model for End-stage Liver Disease	MELD
无症状微血栓信号	asymptomatic microembolic signals	MES
肌球蛋白重链 α	myosin heavy chain alpha	MHCα
肌球蛋白重链 β	myosin heavy chain beta	MHCβ
心肌梗死	miocardial infarction	MI
最小抑菌浓度	minimal inhibitory concentration	MIC
内科重症监护室	Medical Intensive Care Unit	MICU
基质金属蛋白酶	matrix metalloproteinase	MMP
微小 - 精神状态检查的韩国版本	Micro-mental state examination-korean	MMSE-KV
微型营养评定法	Mini Nutritional Assessment	MNA
轻度认知功能障碍	Mild Cognitive Disorder	MND
青年发病成人型糖尿病	Maturity onset diabetes of young	MODY
多脏器功能衰竭	Multiple organ failure	MOF
核磁共振成像	Magnetic Resonance Imaging	MRI
耐甲氧西林金黄色葡萄球菌	methicillin resistant staphylococcus aureus	MRSA
多系统萎缩	multiple systemic atrophy	MSA

甲氧西林敏感的金黄色葡萄球菌	Methicillin sensitive staphylococcus	MSSA
哺乳动物雷帕霉素靶蛋白	mammalian target of rapamycin	mTOR
肠系膜静脉血栓形成	mesenteric venous thrombosis	MVT
不适用	None applicable	NA
非酒精性脂肪肝	Non-alcoholic fatty liver disease	NAFLD
非动脉粥样硬化性周围动脉病	nonatherosclerotic peripheral arterial disease	NAPADs
胡桃夹现象	nutcracker phenomenon	NCP
英国国民健康保险制度	National health service	NHS
无创正压通气	Non Invasive Positive Pressure Ventilation	NIPPV
双水平无创压力支持通气	bilevel noninvasive pressure support ventilation	NIPSV
中性粒细胞淋巴细胞比率	neutrophil to lymphocyte ratio	NLR
天门冬氨酸	N Methyl D Aspartate	NMDA
神经阻滞剂恶性综合征	neuroleptic malignant syndrome	NMG
一氧化氮	Nitric oxide	NO
新型口服抗凝药	new oral anticoagulants	NOAC
神经源性体位性低血压	neurogenic orthostatic hypotension	NOH
非闭塞性肠系膜缺血	nonocclusive mesenteric ischemia	NOMI
中效胰岛素	Isophand insulin	NPL
生理盐水	Normal saline	NS
非甾体抗炎药	non-steroidal anti-inflammatory drug	NSAID
神经应激性心肌病	Neuropathic stress cardiomyopathy	NSC
非 ST 段抬高心肌梗死	non-ST elevation myocardial infarction	NSTEMI
护理谵妄筛查量表	The Nursing Delirium Screening Scale	Nu-DESC
纽约心脏病学会分级	new york heart association	NYHA
氧气	oxygen	O$_2$
摄氧率	O2 extraction Rate	O$_2$ER
门诊病人出血风险指数	Outpatient bleeding risk index	OBRI
渗透压间隙	Osmol gap	OG

体位性低血压	orthostatic hypotension	OH
比值比	Odd ratio	OR
阻塞性睡眠呼吸暂停	Obstructive sleep apnea	OSA
渗透压	Osmotic Activity	osm
磷酸肌醇 3 激酶	phosphoinositol 3-kinase	P13-K
肺动脉	Pulmonary artery	PA
动脉血氧分压	arterial partial pressure of Carbon Dioxide	PaCO$_2$
部分前循环脑梗死	partial anterior circulation stroke	PACS
周围动脉疾病	peripheral arterial disease	PAD
纯自主神经障碍	pure autonomic failure	PAF
纤溶酶原激活物抑制物 -1	plasminogen activatior inhibitaor-1	PAI-1
动脉二氧化碳分压	arterial partial pressure of oxygen	PaO$_2$
平均肺动脉压	Pulmonary artery pressure	PAP
估计体重	predicted body weight	PBW
后皮质萎缩	Posterior cortex atrophy	PCA
大脑后动脉	posterior cerebral artery	PCA
凝血酶原复合体浓缩物	prothrombin complex concentrate	PCC
经皮冠状动脉介入术	Percutaneous coronary intervention	PCI
肺动脉楔压	Pulmonary capillary wedged pressure	PCMP
五氯酚	pentachlorophenol	PCP
降钙素原	procalcitonin	PCT
帕金森病	Parkinson's disease	PD
腹膜透析	Peritoneal dialysis	PD
增值性糖尿病视网膜病	Proliferative DM retinopathy	PDR
肺动脉栓塞	Pulmonary embolism	PE
呼吸末正压	positive End Expiratory Pressure	PEEP
经皮胃造瘘	Percutaneous endoscopic gastrostomy	PEG
卵圆孔未闭	patent foramen ovale	PFO
前列腺素 E1	prostaglandin E1	PGE1

经外周静脉穿刺中心静脉置管	peripherally insertied central catheters	PICC
蛋白激酶C	protein kinase C	PKC
血小板淋巴细胞比率	platelet to lymphocyte ratio	PLR
进展性非流利型失语症	Progressive Non-fluent Aphasia	PNFA
后循环脑梗死	posterior circulation stroke	POCS
体位性心动过速综合征	postural tachycardia syndrome	POTS
脉搏血氧饱和度	pulse oximeter	Pox
原发性进行性失语	Primary progressive aphasia	PPA
新生儿顽固性肺动脉高压	Persistent pulmonary hypertension of the newborn	PPHN
质子泵抑制剂	proton pump inhibitor	PPI
持续性术后疼痛	Persistent postoperative pain	PPP
阳性预测值	positive predictIve value	PPV
门静脉的	portosystemic	PS
进行性核上性麻痹	Progressive supranuclear palsy	PSP
经皮腔内血管成形术	percutaneous transluminal angioplasty	PTA
经皮腔内血管成形术和支架植入术	percutaneous transluminal angioplasty and stenting	PTAS
经皮冠状动脉成形术	percutaneous transluminal coronary angioplasty	PTCA
肺静脉	Pulmonary vein	PV
周围静脉疾病	peripheral venous diseases	PVD
人工瓣膜心内膜炎	Prosthetic valve endocarditis	PVE
肺静脉电隔离术	pulmonary vein isolation	PVI
肺血管阻力	Pulmonary vascular resistance	PVR
膀胱残余尿	Postvoid residual	PVR
脉氧测定	Pulse Oximetry	PxO2
每12小时一次	quaque 12 hours（拉丁语）	q12h
一天一次	quaque die（拉丁语）	qd
类风湿性关节炎	rheumatoid arthritis	RA
肾素-血管紧张素-醛固酮系统	Renin-angiotensin aldosterone system	RAAS
肾素-血管紧张素系统	Renin-angiotensin system	RAAS
右心房扩大	Right Atrial enlargement	RAE
右侧动脉压	right arterial pressure	RAP
肾素-血管紧张素系统	Renin-angiotensin system	RAS

肾动脉狭窄	renal artery stenosis	RAS
右束支传导阻滞	right bundle branch block	RBBB
红细胞	Red blood cell	RBC
随机对照试验	Randomized Controlled Trial	RCT
类风湿因子	rheumatoid factor	RF
呼吸指数	respiratory index	RI
氧自由基	Reactive oxygen species	ROS
呼吸商	respiratory quotient	RQ
肾脏替代治疗	Renal replacement treatment	RRT
肾小管上皮细胞	Renal tubular epithelial cells	RTEC
重组组织型纤溶酶原激活物	recombiant tissue-type plasminogen activator	rtPA
右心室	Right ventricle	RV
右心室扩大	Right ventricular enlargement	RVE
右心室射血分数	Right ventricular ejection fraction	RVEF
右室面积变化率	Right ventricular fractional area change	RVFAC
右心室心肌梗塞	Right ventricular myocardial infarction	RVMI
右室流出道	right ventricular outflow tract	RVOT
右心室收缩压	Right ventricular systolicpressure	RVSP
金黄色葡萄球菌	staphylococcus aureus	S.aureus
蛛网膜下腔出血	Subarachnoid hemorrhage	SAH
亚急性细菌性心内膜炎	Subacute Bacterial Endocarditis	SBE
收缩压	Systolic Blood Pressure	SBP
社区获得性肺炎	Severe community-acquired pneumonia	SCAP
镰状细胞病	Sickle cell disease	SCD
中心性静脉血氧饱和度	Systemic central venous oxygen saturation	ScVo2
词义性痴呆	Semantic dementia	SD
癫痫持续状态	status epilepticus	SE
肌质网 Ca2+	sarcoplamic reticulum Ca2+	SERCa2+
抗利尿激素分泌异常综合征	Inappropriate antidiuretic hormone Syndrome	SIADH

小肠细菌过度生长	small intestinal bacterial overgrowth	SIBO
外科重症监护室	surgical intensive care unit	SICU
强离子差	Strong ion difference	SID
全身炎症反应综合征	Systemic inflammatory response syndrome	SIRS
系统性红斑狼疮	Systemic lupus erythematosus	SLE
肠系膜上动脉	superior mesenteric artery	SMA
SMAD 家族 9 抗体	SMAD family member 9	SMAD9
肠系膜上静脉	superior mesenteric vein	SMV
5 羟色胺再摄取抑制剂	Serotonin-norepinephrine reuptake inhibitors	SNRI
离子交换树脂	Exchange resin	SPS
皮下注射	Subcutaneous injection	SQ
5- 羟色胺释放试验	Seretonin-release assay	SRA
睡眠相关性呼吸障碍	sleep-related breathing disorder	SRBD
5- 羟色胺综合征	serotonin syndrome	SS
胰岛素梯度给药法	Sliding scale insulin	SSI
无羟色胺再摄取抑制剂	Selective serotonin reuptake inhibitor	SSPI
选择性 5- 羟色胺再摄取抑制剂	selective serotonin reuptake inhibitor	SSRI
ST 段抬高型心肌梗死	ST elevated myocardial infarction	STEMI
可溶性转铁蛋白受体	Serum transferrin receptor	sTfR
癫痫猝死	sudden unexpected death in epilepsy	SUDEP
压力性尿失禁	Stress urinary incontinence	SUI
上腔静脉	superior vena cava	SVC
室上性心动过速	SupraventricularTachycardia	SVT
三碘甲状腺氨酸	triiodothyronine	T3
完全前循环脑梗死	total anterior circulation stroke	TACS
三尖瓣收缩期位移	Tricuspid annular plane systolic excursion	TAPSE
结核病	tuberculosis	TB
体内水总含量	Total body water	TBW
Takotsubo 心肌病	Takotsubo cardiomyopathy	TC
三环类抗抑郁药	Tricyclic antidepressant	TCAs

经颅多普勒	transcranial doppler	TCD
组织多普勒检查	Tissue Doppler imaging	TDI
经食道超声	transesophageal echocardiography	TEE
全髋关节置换术	total hip replacement	THA
四氢大麻醇	tetrahydrocannabinol	THC
短暂性脑缺血发作	Transient ischemic attack	TIA
心肌梗死溶栓治疗	thrombolysis in myocardial infarction	TIMI
经颈静脉肝内门体分流术	transjugular intrahepatic shunk	TIPS
全膝关节置换术	total knee replacement	TKA
肿瘤溶解综合征	Tumor lysis syndrome	TLS
血栓性微血管病综合征	Thrombotic microangiopathy syndrome	TMA
甲氧苄氨嘧啶	Trimethoprim	TMP
短暂性神经系统缺血	transient neurological attack	TNA
纤维蛋白溶解原激活剂	tissue-type plasminogen activator	tPA
跨肺压差	Transpulmonary gradient	TPG
全部外周阻力	total peripheral resistance	TPR
输血相关的急性肺损伤	Transfusion related acute lung injury	TRALI
促甲状腺激素	thyroid stimulating hormone	TSH
经胸壁超声心动图	transthoracic echocardiography	TTE
跨小管钾离子梯度	transtubular K concentration gradient	TTKG
血栓性血小板减少性紫癜	Thrombotic Thrombocytopenic Purpura	TTP
治疗窗内时间	time to therapeutic range	TTR
血栓素	thromboxane	tx
血栓素 A	thromboxane a	TXA
尿液蛋白 / 肌酐比值	Urinary albumin-to-creatinine ratio	UACR
尿阴离子间隙	Urinary anion gap	UAG
溃疡性结肠炎	ulcerative colitis	UC
超滤	Ultrafiltration	UF
普通肝素	unfractionated heparin	UFH
尿量	Urine output	UO

尿路感染	urinary tract infection	UTI
急迫性尿失禁	Urgency urinary incontinence	UUI
通气相关肺损伤	Ventilator-associated lung injury	VALI
呼吸机相关性肺炎	Ventilator associated pneumonia	VAP
血管性认知功能障碍	Vascular cognitive impairment	VCI
血管内皮生长因子	Vacular endothelial growth factor	VEGF
通气诱导肺损伤	Ventilator Induced Lung Injury	VILI
维生素 K 拮抗剂	vitamin K antagonists	VKA
耐万古霉素肠球菌	Vancomycin-resistant enterococci	VRE
静脉血栓栓塞	venous thromboembolism	VTE
典型预激综合征	Wolff-Parkinson-Whitesyndrome	WPW syndrome
肾功能恶化	Worsing renal function	WRF

08